中西医结合执业助理医师资格考试拿分考典

(医学综合笔试部分)

阿虎医考研究组 编

中国中医药出版社
·北 京·

图书在版编目（CIP）数据

中西医结合执业助理医师资格考试拿分考典/阿虎医考研究组编. —北京：中国中医药出版社，2018.12

执业医师资格考试通关系列

ISBN 978－7－5132－5246－1

Ⅰ.①中…　Ⅱ.①阿…　Ⅲ.①中西医结合－资格考试－自学参考资料

Ⅳ.①R2－031

中国版本图书馆 CIP 数据核字（2018）第 231029 号

中国中医药出版社出版

北京市朝阳区北三环东路 28 号易亨大厦 16 层

邮政编码　100013

传　真　010－64405750

保定市中画美凯印刷有限公司印刷

各地新华书店经销

开本 787×1092　1/16　印张 27.75　字数 799 千字

2018 年 12 月第 1 版　2018 年 12 月第 1 次印刷

书　号　ISBN 978－7－5132－5246－1

定　价　128.00 元

网　址　www.cptcm.com

答 疑 热 线　010－86464504

购 书 热 线　010－89535836

维 权 打 假　010－64405753

微信服务号　zgzyycbs

微商城网址　https∥kdt.im/LIdUGr

官 方 微 博　http∥e.weibo.com/cptcm

天猫旗舰店网址　https∥zgzyycbs.tmall.com

如有印装质量问题请与本社出版部联系（010－64405510）

版权专有　侵权必究

编写说明

国家执业医师资格考试是评价申请医师资格者是否具备从事医师工作所必需的专业知识与技能的行业准入考试。考试分为两级四类，即执业医师和执业助理医师两级，每级分为临床、中医、口腔、公共卫生四类。中医类包括中医、民族医和中西医结合。

中医执业医师资格考试分为实践技能考试和医学综合笔试两部分。实践技能考试一般在每年的6月举行，医学综合笔试于8月下旬举行，具体时间以卫生健康委医师资格考试委员会公告时间为准。中医执业医师考试时间为2天，分4个单元；中医执业助理医师考试时间为1天，分2个单元，每单元均为两个半小时。笔试全部采用选择题形式，共有A1、A2、A3、B1四种题型。中医执业医师资格考试总题量为600题，中医执业助理医师资格考试总题量为300题。

自2013年原卫生计生委医师资格考试委员会批准实施新修订的《医师资格考试大纲（2013年）》以来，考试加强了对临床题的考核，加强考察考生动手操作能力和综合运用所学知识解决问题的能力。根据国家中医药管理局中医师资格认证中心最新统计数据，2015～2017年全国中医类别执业医师资格考试的通过率平均为38.9%，考试难度逐渐加大。2018年考试加入了A3型题，进一步增加了对临床综合诊疗能力的考察力度和试题难度。

本书由中国中医药出版社组织权威专家，在对2013年新版大纲颁布之后的考试命题规律和考试特点进行精心研究，系统梳理真题3000道，并充分收集往届考生的实战经验，全面分析总结高频考点的基础上，精心编写而成，是复习应考的必备辅导书。

本书用星号☆标示出历年高频考题出现的单元。在编写结构上分为重点提示和考点集合。重点提示概要分析该单元在历年考试中是否为重要内容，用于把握复习的大方向。考点集合按照考试大纲的要求对细目全面展开，重点突出，对常考及今后较可能考的知识点详细叙述，标出该考点在考试中出现的年份，对需要重点记忆的知识点以下划线形式突出。便于考生进行*应试型复习*，有的放矢，事半功倍，在有限的复习时间里冲刺最好的成绩。

目　　录

第一篇　中医基础理论 ································· 1
    第一单元　中医学理论体系的主要特点 ··············· 1
    第二单元　精气学说 ······························· 1
    第三单元　阴阳学说 ······························· 2
    第四单元　五行学说 ······························· 3
    第五单元　藏象学说 ······························· 4
    第六单元　五脏 ··································· 5
    第七单元　六腑 ··································· 7
    第八单元　奇恒之腑 ······························· 8
    第九单元　精、气、血、津液 ······················· 8
    第十单元　经络 ··································· 10
    第十一单元　体质 ································· 13
    第十二单元　病因 ································· 14
    第十三单元　发病 ································· 15
    第十四单元　病机 ································· 16
    第十五单元　防治原则 ····························· 18
    第十六单元　养生与寿夭 ··························· 19

第二篇　中医诊断学 ································· 21
    第一单元　绪论 ··································· 21
    第二单元　望诊 ··································· 21
    第三单元　望舌 ··································· 29
    第四单元　闻诊 ··································· 32
    第五单元　问诊 ··································· 35
    第六单元　脉诊 ··································· 42
    第七单元　按诊 ··································· 45
    第八单元　八纲辨证 ······························· 46
    第九单元　气血津液辨证 ··························· 49
    第十单元　脏腑辨证 ······························· 51

第三篇　中药学 ····································· 60
    第一单元　中药的性能 ····························· 60
    第二单元　中药的配伍 ····························· 61
    第三单元　中药的用药禁忌 ························· 61
    第四单元　中药的剂量与用法 ······················· 62
    第五单元　解表药 ································· 63
    第六单元　清热药 ································· 66

第七单元　泻下药 ································· 71
　　第八单元　祛风湿药 ······························· 73
　　第九单元　化湿药 ································· 75
　　第十单元　利水渗湿药 ····························· 76
　　第十一单元　温里药 ······························· 78
　　第十二单元　理气药 ······························· 79
　　第十三单元　消食药 ······························· 80
　　第十四单元　驱虫药 ······························· 81
　　第十五单元　止血药 ······························· 81
　　第十六单元　活血化瘀药 ··························· 83
　　第十七单元　化痰止咳平喘药 ······················· 85
　　第十八单元　安神药 ······························· 88
　　第十九单元　平肝息风药 ··························· 90
　　第二十单元　开窍药 ······························· 92
　　第二十一单元　补虚药 ····························· 93
　　第二十二单元　收涩药 ····························· 98
　　第二十三单元　攻毒杀虫止痒药 ···················· 100

第四篇　方剂学 ······································ 101
　　第一单元　总论 ··································· 101
　　第二单元　解表剂 ································· 102
　　第三单元　泻下剂 ································· 104
　　第四单元　和解剂 ································· 105
　　第五单元　清热剂 ································· 106
　　第六单元　祛暑剂 ································· 109
　　第七单元　温里剂 ································· 109
　　第八单元　表里双解剂 ····························· 111
　　第九单元　补益剂 ································· 111
　　第十单元　固涩剂 ································· 114
　　第十一单元　安神剂 ······························· 116
　　第十二单元　开窍剂 ······························· 117
　　第十三单元　理气剂 ······························· 117
　　第十四单元　理血剂 ······························· 119
　　第十五单元　治风剂 ······························· 121
　　第十六单元　治燥剂 ······························· 122
　　第十七单元　祛湿剂 ······························· 123
　　第十八单元　祛痰剂 ······························· 127
　　第十九单元　消食剂 ······························· 128
　　第二十单元　驱虫剂 ······························· 129

第五篇　中西医结合内科学 ···························· 130
　　第一单元　呼吸系统疾病 ··························· 130
　　第二单元　循环系统疾病 ··························· 140

第三单元	消化系统疾病	155
第四单元	泌尿系统疾病	165
第五单元	血液及造血系统疾病	173
第六单元	内分泌与代谢疾病	181
第七单元	风湿性疾病	186
第八单元	神经系统疾病	187
第九单元	理化因素所致疾病	194
第十单元	肺系病证	196
第十一单元	心系病证	198
第十二单元	脾系病证	199
第十三单元	肝系病证	201
第十四单元	肾系病证	203
第十五单元	气血津液病证	204
第十六单元	肢体经络病证	210

第六篇 中西医结合外科学 …… 212
  第一单元 中医外科证治概要 …… 212
  第二单元 无菌术 …… 213
  第三单元 麻醉 …… 215
  第四单元 体液与营养代谢 …… 216
  第五单元 输血 …… 218
  第六单元 围手术期处理 …… 218
  第七单元 疼痛与治疗 …… 219
  第八单元 内镜与腔镜外科技术 …… 219
  第九单元 外科感染 …… 220
  第十单元 损伤 …… 222
  第十一单元 肿瘤 …… 225
  第十二单元 急腹症 …… 227
  第十三单元 甲状腺疾病 …… 230
  第十四单元 乳腺疾病 …… 232
  第十五单元 胃、十二指肠溃疡的外科治疗 …… 233
  第十六单元 门静脉高压症 …… 235
  第十七单元 腹外疝 …… 235
  第十八单元 泌尿、男性生殖系统疾病 …… 236
  第十九单元 肛门直肠疾病 …… 238
  第二十单元 周围血管疾病 …… 239
  第二十一单元 皮肤及性传播疾病 …… 241

第七篇 中西医结合妇产科学 …… 245
  第一单元 女性生殖系统解剖 …… 245
  第二单元 女性生殖系统生理 …… 245
  第三单元 妊娠生理 …… 247
  第四单元 产前保健 …… 248

第五单元	正常分娩	248
第六单元	正常产褥	250
第七单元	妊娠病	250
第八单元	胎膜早破	255
第九单元	分娩期并发症	255
第十单元	产后病	256
第十一单元	外阴上皮内非瘤样病变	258
第十二单元	女性生殖系统炎症	258
第十三单元	月经病	260
第十四单元	女性生殖器官肿瘤	264
第十五单元	妊娠滋养细胞疾病	266
第十六单元	子宫内膜异位症及子宫腺肌病	267
第十七单元	子宫脱垂	268
第十八单元	不孕症	268
第十九单元	计划生育	269

第八篇　中西医结合儿科学 …… 271

第一单元	儿科学基础	271
第二单元	新生儿疾病	275
第三单元	呼吸系统疾病	276
第四单元	循环系统疾病	280
第五单元	消化系统疾病	281
第六单元	泌尿系统疾病	282
第七单元	神经肌肉系统疾病	286
第八单元	小儿常见心理障碍	286
第九单元	造血系统疾病	287
第十单元	内分泌疾病	288
第十一单元	变态反应、结缔组织病	289
第十二单元	营养性疾病	291
第十三单元	感染性疾病	292
第十四单元	寄生虫病	298
第十五单元	小儿危重症的处理	298
第十六单元	中医相关病证	299

第九篇　针灸学 …… 302

第一单元	经络系统	302
第二单元	腧穴的分类	303
第三单元	腧穴的主治特点	303
第四单元	特定穴	304
第五单元	腧穴的定位方法	305
第六单元	手太阴肺经、腧穴	305
第七单元	手阳明大肠经、腧穴	306
第八单元	足阳明胃经、腧穴	307

  第九单元 足太阴脾经、腧穴 ··· 308
  第十单元 手少阴心经、腧穴 ··· 309
  第十一单元 手太阳小肠经、腧穴 ·· 309
  第十二单元 足太阳膀胱经、腧穴 ·· 310
  第十三单元 足少阴肾经、腧穴 ·· 312
  第十四单元 手厥阴心包经、腧穴 ·· 313
  第十五单元 手少阳三焦经、腧穴 ·· 313
  第十六单元 足少阳胆经、腧穴 ·· 314
  第十七单元 足厥阴肝经、腧穴 ·· 315
  第十八单元 督脉、腧穴 ·· 316
  第十九单元 任脉、腧穴 ·· 317
  第二十单元 奇穴 ··· 318
  第二十一单元 毫针刺法 ·· 318
  第二十二单元 灸法 ··· 320
  第二十三单元 拔罐法 ·· 321
  第二十四单元 治疗总论 ·· 321
  第二十五单元 内科病证的针灸治疗 ··· 322
  第二十六单元 妇儿科病证的针灸治疗 ··· 324
  第二十七单元 皮外骨伤科病证的针灸治疗 ··· 325
  第二十八单元 五官科病证的针灸治疗 ··· 325

第十篇 诊断学基础 ·· 327
  第一单元 症状学 ··· 327
  第二单元 问诊 ··· 332
  第三单元 检体诊断 ·· 333
  第四单元 实验室诊断 ·· 350
  第五单元 心电图诊断 ·· 360
  第六单元 影像诊断 ·· 363
  第七单元 病历与诊断方法 ··· 369

第十一篇 药理学 ·· 371
  第一单元 药物作用的基本原理 ·· 371
  第二单元 拟胆碱药 ·· 372
  第三单元 有机磷酸酯类中毒与解救 ··· 373
  第四单元 抗胆碱药 ·· 373
  第五单元 拟肾上腺素药 ··· 375
  第六单元 抗肾上腺素药 ··· 376
  第七单元 镇静催眠药 ·· 377
  第八单元 抗癫痫药 ·· 378
  第九单元 抗精神失常药 ··· 378
  第十单元 抗帕金森病药 ··· 380
  第十一单元 镇痛药 ·· 380
  第十二单元 解热镇痛药 ·· 382

第十三单元　抗组胺药 ··· 383
　　第十四单元　利尿药、脱水药 ··· 383
　　第十五单元　抗高血压药 ··· 384
　　第十六单元　抗心律失常药 ·· 386
　　第十七单元　抗慢性心功能不全药 ··· 387
　　第十八单元　抗心绞痛药 ··· 388
　　第十九单元　血液系统药 ··· 389
　　第二十单元　消化系统药 ··· 391
　　第二十一单元　呼吸系统药 ·· 392
　　第二十二单元　糖皮质激素 ·· 393
　　第二十三单元　抗甲状腺药 ·· 394
　　第二十四单元　降血糖药 ··· 394
　　第二十五单元　合成抗菌药 ·· 396
　　第二十六单元　抗生素 ·· 397
　　第二十七单元　抗真菌药与抗病毒药 ·· 400
　　第二十八单元　抗结核病药 ·· 401
　　第二十九单元　抗恶性肿瘤药 ··· 402

第十二篇　传染病学 ·· 403
　　第一单元　传染病学总论 ··· 403
　　第二单元　病毒感染 ··· 404
　　第三单元　细菌感染 ··· 414
　　第四单元　消毒与隔离 ·· 421

第十三篇　医学伦理学 ··· 422
　　第一单元　概述 ··· 422
　　第二单元　医学伦理学的历史发展 ··· 423
　　第三单元　医学伦理学的理论基础 ··· 424
　　第四单元　医学道德的规范体系 ·· 425
　　第五单元　医患关系道德 ··· 427
　　第六单元　临床诊疗工作中的道德 ··· 428
　　第七单元　医学科研工作的道德 ·· 429
　　第八单元　医学道德的评价、教育和修养 ·· 429
　　第九单元　生命伦理学 ·· 430

第十四篇　卫生法规 ·· 432

第一篇　中医基础理论

第一单元　中医学理论体系的主要特点

重点提示

本单元属辨别记忆内容，虽较基础，却在历年考试中屡有涉及，应重点对整体观念和辨证论治、同病异治和异病同治两组概念进行对比记忆，知其所讲，亦能辨其所异。

=====考点集合=====

一、整体观念

1. 概念　人体自身的整体性、人与自然的统一性、人与社会的统一性。
2. 内容　①人体是一个有机的整体。②人与自然环境、社会环境具有统一性（2005）。

二、辨证论治

1. 病、证、症的概念　病，即疾病；证，即证候；症，即症状和体征（2001）。
2. 辨证论治的概念　"辨证"即把四诊（望诊、闻诊、问诊、切诊）所收集的资料、症状和体征，通过分析、综合，辨清疾病的病因、性质、部位，以及邪正之间的关系，概括、判断为某种性质的证（2004）。论治，又称为"施治"，即根据辨证的结果，确定相应的治疗方法。
3. 同病异治和异病同治
（1）"同病异治"：即对同一疾病不同阶段出现的不同证型，采用不同的治法（2006）。
（2）"异病同治"：是指不同的疾病在发展过程中出现性质相同的证型，因而可以采用同样的治疗方法（2004）。

第二单元　精气学说

重点提示

本单元内容虽然为中医基础理论中一个重要的组成部分，但是历年来出题率比较低，而且章节内容较为简单，复习时带过即可。

=====考点集合=====

一、概念

1. 精的概念　一种充塞于宇宙之中的无形而运动不息的极细微物质，是构成宇宙万物的本原（2016）。源于"水地说"。

2. 气的概念　存在于宇宙之中的不断运动且无形可见的极细微物质，是宇宙万物的共同构成本原。源于"云气说"。

二、精气学说的基本内容

1. 精气的运动与变化
（1）运动：即气机，具有普遍性，其基本形式是升、降、聚、散。
（2）变化：即气化，指由气的运动产生变化的过程，事物在形态、性能、表现方式上的变化皆是气化的结果。

2. 天地精气化生为人　人是由天地精气结合而成，天地精气是构成人体的本原物质，人的生死过程即气的聚散过程。

三、精气学说在中医学中的应用

1. 构建中医学的精气生命理论　①对精气学说建立的影响。②对中医学建立的影响。
2. 构建中医学的整体观念　人类为世界万物之一，与自然有着共同的化生之源，运行于宇宙中的精气，充塞于各个有形之物之间，具有传递信息的中介作用。通过气的中介作用，人与自然、社会环境相统一。

第三单元　阴阳学说

重点提示

本单元是助理考试中的重点内容，年年均考，屡试不爽，重点主要在：①事物的阴阳归类，如"呼吸有力属阴属阳""黑色属阴属阳""阴中之阴为哪个时间段"等，考生在遇到此类问题时应注意用特质类同性去比较，如火的特点、寒冷的特点、夜晚的特点，从中找出与题中选项共同之特性，解题不难。②阴阳的关系和相互作用，重点理解阴阳对立制约（水与火）、互根互用（谁也少不了谁）、消长平衡（跷跷板）、相互转化（否极泰来）的作用内涵和机理，遇题以事物参照比较，亦可得解。

―― 考点集合 ――

一、概念

1. 阴阳的含义　阴阳是相互关联的某些事物或现象对立双方属性的概括。凡是运动的、外向的、上升的、弥散的、温热的、明亮的、兴奋的都属于阳；相对静止的、内守的、下降的、凝聚的、寒冷的、晦暗的、抑制的都属于阴。

2. 事物阴阳属性的绝对性和相对性
（1）绝对性：阴阳属性是普遍存在的。
（2）相对性：阴阳的无限可分性。阴阳在一定条件下可以互相转化。
（3）昼夜阴阳属性：上午属阳中之阳，下午属阳中之阴，前半夜属阴中之阴，后半夜属阴中之阳。
（4）四季阴阳属性：夏天属太阳（阳中之阳），秋天属少阴（阳中之阴），冬天属太阴（阴中之阴），春天属少阳（阴中之阳）。

二、基本内容

1. 阴阳的对立制约　对立双方的互相斗争、互相制约和互相排斥（2003，2006）。

阴阳对立是指自然界一切事物或现象都存在着相互对立的阴阳两个方面，如上与下、左与右、天与地、动与静、出与入、升与降、昼与夜、明与暗、寒与热、水与火等（2009）。

2. 阴阳的互根互用　对立的阴阳双方始终具有相互依存、相互为用的关系（2005，2006，2008）。

3. 阴阳的交感互藏　对立双方在运动中相互感应而交合，相互发生作用，并且都包含对方。

4. 阴阳的消长　对立双方增减、盛衰、进退的运动变化（2002，2003，2006）。

5. 阴阳的转化　对立双方都能在一定条件下向其相反的方向转化（2004，2006，2007）。阴阳的转化，必须具备一定的条件，这种条件称之为"重"或"极"（2000，2001，2002，2003，2004，2005，2007）。

三、阴阳学说在中医学中的应用

1. 在组织结构和生理功能方面的应用　人体组织器官的阴阳属性。一脏之中也有阴阳之分。
2. 在病理方面的应用　阴阳失调是疾病发生的基础。
3. 在疾病诊断方面的应用　阴阳是八纲辨证的总纲。
4. 在疾病治疗方面的应用　①确定治疗原则。②归纳药物的性能。③指导养生。

第四单元　五行学说

重点提示

本单元为重点内容，历年考查较多。五行学说与阴阳学说一样，重在理解五种物质所表现的属性特点，掌握熟记人体内各器官和自然界多种有形无形事物的五行归属。掌握五行循环变化的顺序和规律，知何谓相生相克（正常的促进与克制），何又为相乘相侮（克制太过和反向克制），以及循环顺序所演变出来的相对"母子"关系。

考点集合

一、概念

1. 五行的含义　木、火、土、金、水五种物质的运动变化。
2. 五行的特性和事物与现象的五行归类
(1) 特性：木曰曲直；火曰炎上（2003）；土爱稼穑；金曰从革；水曰润下（2016）。
(2) 分类（2006）

自然界						五行	人体					
五音	五味	五色	五化	五气	五方	五季		五脏	六腑	五官	形体	情志	五声	变动
角	酸	青	生	风	东	春	木	肝	胆	目	筋	怒	呼	握
徵	苦	赤	长	暑	南	夏	火	心	小肠	舌	脉	喜	笑	忧

续表

自然界							五行	人体						
五音	五味	五色	五化	五气	五方	五季		五脏	六腑	五官	形体	情志	五声	变动
宫	甘	黄	化	湿	中	长夏	土	脾	胃	口	肉	思	歌	哕
商	辛	白	收	燥	西	秋	金	肺	大肠	鼻	皮毛	悲	哭	咳
羽	咸	黑	藏	寒	北	冬	水	肾	膀胱	耳	骨	恐	呻	栗

二、五行学说的基本内容

1. 五行相生与相克
（1）相生：五行之间有序的递相滋生、促进的关系。
木→火→土→金→水→木（2002，2003，2006）。
（2）相克：五行之间有序的递相克制、制约的关系。
木→土→水→火→金→木（2002，2003，2004）。
2. 五行制化　相生与相克的结合（2004，2006，2007，2008）。规律：木克土，土生金，金克木；火克金，金生水，水克火；土克水，水生木，木克土；金克木，木生火，火克金；水克火，火生土，土克水（2008）。
3. 五行相乘与相侮
（1）相乘：相克太过，超过正常的制约程度（太过、不及）（2004，2005，2006，2009）。
（2）相侮：反向克制（太过、不及）（2003，2007）。
4. 五行的母子相及　五行中的某一行异常，影响到其子行，导致母子两行皆异常（子病及母、母病及子）。

三、五行学说在中医学中的应用

1. 在生理方面的应用
（1）说明了五脏的生理特点。
（2）构建天人一体的五脏系统。
（3）说明五脏之间的生理联系。
2. 在病理方面的应用
（1）发病：一般是主时之脏首先受邪而发病。
（2）传变：应用五行相生的母子关系和五行相克的乘侮关系，说明脏腑疾病相互影响的传变规律。
3. 在疾病诊断方面的应用　①用于指导四诊。②用于推断病情。
4. 在疾病治疗方面的应用　①控制疾病传变。②确定治则治法。

第五单元　藏象学说

重点提示

本单元为五脏、六腑、奇恒之腑的提要，是中医学最基础的理论部分。出题不多，了解即可。

考点集合

五脏、六腑、奇恒之腑的生理特点及临床意义

脏腑分为脏、腑和奇恒之腑三类。五脏共同的生理特点是化生和贮藏精气，六腑共同的生理特点是受盛和传化水谷。奇恒之腑在形态上中空有腔与六腑相类，功能上贮藏精气与五脏相同，与五脏和六腑都有明显区别，故称之。五脏六腑的生理特点，对临床辨证论治有重要指导意义。一般说来，病理上"脏病多虚""腑病多实"；治疗上"五脏宜补""六腑宜泻"。

第六单元 五 脏

☆ 重点提示

本单元是基础理论部分所占分值最多的内容，也是临床学科的重要基础，在试卷第一单元基础部分年年出现，临床应用中也屡有相关应用涉及，应认真仔细研读，牢记各脏的生理功能和特性，并对脏与脏之间的协同关系所完成的整体生理功能熟练掌握，例如气机的调节、水液的生产运输由哪些脏器共同作用完成等，另五体、五官九窍、五志、五液、五时等与五脏关系应背诵记忆。

考点集合

一、五脏的生理功能与特性

（一）心的生理功能与特性

1. 生理功能

（1）主血脉（2001，2004）：主血体现于行血和生血两方面；主脉体现于心气推动血液运行脉中（2002，2008，2016）。

（2）藏神，又称主神明或主神志（2003，2007）：主宰人的精神、意识、思维活动；主宰人体的整个生命活动。

2. 生理特性　心为阳脏主通明；心气下降。

（二）肺的生理功能与特性

1. 生理功能

（1）主气、司呼吸（2001，2004）：主呼吸之气（宣发、肃降）；主一身之气（宗气的生成、调节全身气机）。

（2）主行水：肺为水之上源（2010）。

（3）朝百脉，主治节：全身血液通过肺的呼吸完成气体交换。调节呼吸运动、全身气机、血液运行、津液代谢。

2. 生理特性　肺为五脏之华盖；肺为娇脏。

（三）脾的生理功能与特性

1. 生理功能

（1）主运化（2002，2003，2005，2006，2017）：运化水谷（消化、吸收、传输水谷精微）；运化水液（对水液代谢起调节作用）。

（2）主统血：统摄血液在脉内运行（2008，2010）。

2. 生理特性　脾气上升；喜燥恶湿（2008）。

（四）肝的生理功能与特性

1. 生理功能

（1）<u>主疏泄（2002）</u>：调节精神情志。促进消化吸收（调节脾胃气机升降）；维持血液运行（气行则血行）；调节水液代谢（肺、脾、肾三脏为主，肝也有关）；调节性与生殖（冲、任二脉与足厥阴肝经相通）。

（2）<u>主藏血（2003）</u>：肝脏具有储存血液、调节血量的作用（2010，2016）。

2. 生理特性　肝气升发；<u>肝为刚脏（2001）</u>。

（五）肾的生理功能与特性

1. 生理功能

（1）藏精，主生长发育、生殖与脏腑气化：储存、封藏人身精气，包括先天之精和后天之精。肾精、肾气促进机体生长发育和生殖机能成熟。

（2）<u>主水</u>：其功能主要依靠肾阳对水液的气化作用来实现（2003）。

（3）<u>主纳气</u>：指肾具有摄纳肺吸入的清气而调节呼吸的作用，主要依赖于肾主封藏作用（2001，2003，2005，2009）。

2. 生理特性　主蛰守位；肾气上升。

（六）命门的概念和功用

命门学说是研究命门的概念、形态、部位、功能，以及与脏腑之间关系的理论。关于命门的功用，有主火、水火共主、非水非火为肾间动气之不同。目前多数医家认为肾阳即命门之火，肾阴即命门之水。肾阴、肾阳，即是真阴、真阳，或元阴、元阳。

二、五脏之间的关系

1. 心与肺的关系　表现为血液运行与呼吸吐纳之间的协同调节关系。

2. 心与脾的关系　表现为血液生成方面的相互为用及血液运行方面的相互协同。

3. 心与肝的关系　表现为行血与藏血以及精神调节两个方面。

4. 心与肾的关系　表现为"心肾相交"。<u>心肾相交的机理主要从水火既济、精神互用、君相安位来阐发（2001，2005，2006，2017）</u>。

5. 肺与脾的关系　<u>表现在气的生成与水液代谢两个方面（2006，2009）</u>。

6. 肺与肝的关系　表现在人体气机升降的调节方面。

7. 肺与肾的关系　<u>表现在水液代谢、呼吸运动及阴阳互资三个方面（2000，2002，2004，2005，2008）</u>。

8. 肝与脾的关系　<u>表现为疏泄与运化的相互为用、藏血与统血的相互协调关系（2005，2007）</u>。

9. 肝与肾的关系　<u>表现在精血同源、藏泻互用以及阴阳互滋互制等方面（2003，2007，2015，2017）</u>。

10. 脾与肾的关系　肾为先天之本，脾为后天之本，脾肾二者的关系是先后天相互滋养的关系。脾主运化水液，肾为主水之脏，脾肾的关系还表现在水液代谢方面。

11. 肾与命门的关系　历代医家大多认为命门与肾关系密切，同为五脏之本，内寓真阴真阳。就临床应用来看，肾与命门的功用是一致的。肾阳即命门之火，肾阴即命门之水。肾阴、肾阳，即是真阴、真阳，或元阴、元阳。

三、五脏与五体、五官九窍、五志、五液的关系

	心	肺	脾（2010）	肝	肾（2010）
五体	脉	皮（2010）	肉	筋	骨
五官九窍	舌	鼻	口	目	耳及二阴
五志	喜	悲（忧）	思	怒	恐
五液	汗	涕（2017）	涎	泪	唾
外华	面	毛	唇	爪（2015）	发
五时	夏	秋	长夏	春	冬

第七单元 六 腑

☆ 重点提示

本单元与五脏部分共相持重，年年均考，侧重点多在六腑的生理功能和特性，需牢记。五脏与六腑的关系部分考查相对较少，但仍需进行理解性阅读。

─── 考点集合 ───

一、六腑的生理功能

1. **胆的生理功能** ①储藏和排泄胆汁。②主决断。
2. **胃的分部名称、生理功能和生理特性**
（1）分部名称：上部为上脘，中部为中脘，下部为下脘。
（2）生理功能：受纳、腐熟水谷（太仓、水谷之海）（2006，2009，2010）。
（3）生理特性：胃气下降；喜润恶燥（2006）。
3. **小肠的生理功能** ①受盛化物（2000，2007，2016，2017）。②泌别清浊。③小肠主液（2004，2017）。
4. **大肠的生理功能** ①主津（2002，2007，2017）。②主传导糟粕（2001，2003，2006，2017）。
5. **膀胱的生理功能** ①汇聚水液。②储存和排泄尿液（州都之官）（2002，2004，2005）。
6. **三焦的概念和生理功能**
（1）概念：分布于胸腹腔的一个大腑，是脏腑间及脏腑内部间隙互相沟通所形成的通道。上、中、下三焦的合称。
（2）生理功能：①通行诸气。②运行水液（三焦气化）（2001，2003，2017）。上焦如雾，中焦如沤，下焦如渎。

二、六腑与五脏之间的关系

1. **心与小肠的关系** 心与小肠通过手少阴心经及手太阳小肠经互相络属，形成表里关系。
2. **肺与大肠的关系** 肺与大肠通过手太阴肺经和手阳明大肠经相络属成为表里关系。肺气肃降可以帮助大肠的传导功能，而大肠传导正常，又有助于肺气的肃降。
3. **脾与胃的关系** 脾与胃通过足太阴脾经和足阳明胃经相络属而构成表里关系。脾主运化，胃主受纳；脾气主升，胃气主降；脾属阴喜燥恶湿，胃属阳喜润恶燥。两脏一运一纳，一升一降，一燥一润，相互配合，共同完成食物的消化吸收和水谷精微的传输（2008）。

4. 肝与胆的关系　胆附于肝，肝胆通过足少阳胆经与足厥阴肝经互为络属而形成表里关系。胆汁的排泄依赖于肝的疏泄功能，而胆汁排泄的通畅与否，也会影响肝的疏泄。

5. 肾与膀胱的关系　肾与膀胱通过足少阴肾经和足太阳膀胱经互为络属而成表里关系。膀胱贮尿排尿功能有赖于肾脏的气化。肾气充足，固摄正常，则膀胱开合有度，水液代谢正常。

第八单元　奇恒之腑

重点提示

本单元内容较少，历年考试较少出题。主要应熟悉其生理功能和与脏腑的关系，另注意女子胞与经脉之间的关系，只需记住几个基础知识点即可。

考点集合

一、脑

1. 脑的生理功能（2016）　①主宰生命活动。②主司精神活动。③主管感觉运动。
2. 脑与脏腑精气的关系　脑的生理病理统归于心而分属于五脏，心是君主之官，五脏六腑之大主，神明之所出，故将人的意识、思维及情志活动统归于心，称之曰"心藏神"，又把神分为神、魂、魄、意、志五种不同的表现，"心藏神，肺藏魄，肝藏魂，脾藏意，肾藏志"。

二、女子胞

1. 女子胞的生理功能　①主持月经。②孕育胎儿。
2. 女子胞与脏腑经脉的关系

（1）与脏腑及天癸的关系：肾中精气充盈产生天癸，促进女性生殖器官的发育并维持其生殖功能。月经的排泄、胎儿的孕育，均有赖于血液，而心主血，肝藏血，脾统血而为气血生化之源（2001）。

（2）与经脉的关系：冲为血海，调节十二经气血；任主胞胎。

第九单元　精、气、血、津液

☆ 重点提示

本单元的重点在于气的功能分类，气血、精血之间的关系。尤其是元气、宗气、气血之间的关系经常考查。另外，血和津液的一些基本内容也需要掌握。

考点集合

一、精

1. 人体之精的概念　构成人体的基本物质，也是促进人体生长发育及各种功能活动的物质基础。
2. 人体之精的功能　①繁衍生命。②濡养作用。③化血作用。④化气作用。⑤化神作用。
3. 人体之精的分类　①先天之精（与生俱来，禀受于父母，为生命的基础）。②后天之精（来源于水谷精微，由脾化生并灌输于五脏六腑）。③脏腑之精。④生殖之精。

二、气

1. **人体之气的概念**　气是人体活动力很强运行不息的极细微物质，是构成人体和维持生命活动的基本物质之一。

2. **人体之气的生成**　①先天之精气：受之于父母的先天禀赋之气。其生理功能的发挥有赖于肾藏精气。②水谷之精气：即饮食水谷经脾胃运化后所得的营养物质。③吸入之清气：即由肺吸入的自然界的清气。

3. **人体之气的运动与气化**
   (1) 气的运动：①含义：即气机。②基本形式：升、降、出、入。
   (2) 气化：①含义：气的运动而产生的变化，生命最基本的特征之一（2015）。②基本形式：体内精、气、血、津液各自的代谢及相互转化。

4. **人体之气的功能**
   (1) 推动作用（2003，2005）：①推动人体的生长发育。②推动脏腑经络组织器官的功能活动。③推动津液的生成、输布和排泄。④激发和兴奋精神活动。
   (2) 温煦作用：温暖全身（2008）。
   (3) 防御作用：防御外邪入侵并驱逐侵入体内之病邪（2001，2004，2007）。
   (4) 固摄作用（2004，2009，2010）：固护统摄体液。
   (5) 中介作用：感应传导信息以维系机体的整体联系。

5. **人体之气的分类**
   (1) 元气：元气又称原气，是人体最根本、最重要的气，是人体生命活动的原动力（2000，2002，2004，2009）。
   (2) 宗气：宗气即胸中之气，由肺吸入之清气和脾胃运化的水谷精气结合而生成。
   (3) 营气：营气即运行于脉中、具有营养作用的气（2010，2016），主要由脾胃运化的水谷精气（精华部分）所化生（2011）。
   (4) 卫气（2003）：卫气即行于脉外、具有保卫作用的气（2016），与营气一样，也主要是由脾胃运化的水谷精气（慓悍滑利部分）所化生。

三、血

1. **血的基本概念**　血是流行于脉管之中的红色液体，是构成人体和维持人体生命活动的基本物质之一。

2. **血的生成**　①水谷之精化血。②肾精化血。

3. **血的功能**　①濡养。②化神。

4. **血的运行**　血液循行于脉管中，周而复始，如环无端。
   (1) 气的推动作用和固摄作用是血液得以正常运行的保证。
   (2) 心、肝、脾、肺等脏生理机能的相互协调与密切配合，共同保证了血液的正常运行（2001，2003）。

四、津液

1. **基本概念**　津液是体内各种正常水液的总称，包括各脏腑组织器官的内在体液及正常的分泌物。与气、血一样，津液也是构成人体和维持人体生命活动的基本物质。

2. **津液的生成输布与排泄**　《素问·经脉别论》所说："饮入于胃，游溢精气，上输于脾；脾气散精，上归于肺；通调水道，下输膀胱。水精四布，五经并行，合于四时五脏阴阳，揆度以为常也。"这就是对津液的生成、输布、排泄的阐释。
   (1) 津液的生成：津液来源于饮食水谷，通过脾胃的运化及有关脏腑的生理功能而生成。

(2) 津液的输布：津液的输布主要是依靠脾、肺、肾、肝和三焦等完成。脾气转输布散津液；肺气宣降以行水；肾气蒸腾气化水液；肝气疏泄促水行；三焦决渎利水道。

　　(3) 津液的排泄：津液的排泄主要通过排出尿液和汗液来完成。除此之外，呼气和粪便也带走一些水分。因此，津液的排泄主要与肾、肺、脾的生理功能有关，又以肾脏的生理功能在津液排泄中的地位最为重要。

　　3. 津液的功能
　　(1) <u>滋润、濡养</u>：可以滋润皮毛、肌肤、眼、鼻、口腔，濡养内脏、骨髓及脑髓。
　　(2) <u>充养血脉</u>：<u>是组成血液的主要成分</u>。
　　(3) 代谢：有助于体温的恒定及体内废物的排出。

五、精、气、血、津液之间的关系

　　1. 气与血的关系
　　(1) <u>气能生血</u>（2006，2010）：血的化生过程离不开气化。无论是饮食物转化成水谷精微、水谷精微转化成营气和津液、营气和津液转化成血液的过程，还是精转化成血的过程，均需要依靠气的作用。
　　(2) <u>气能行血</u>（2004，2009）：血液在脉中的循行有赖于气的推动，即所谓"气行则血行，气滞则血瘀"。心气的推动、肺气的宣发布散、肝气的疏泄条达均与血液的运行密切相关，无论哪个环节功能失调，均可导致血行不畅。
　　(3) <u>气能摄血</u>：气对血液具有统摄作用，<u>使之循行于脉中</u>，而不致外溢。气的统摄作用<u>主要是由脾气来实现的</u>（2001）。
　　(4) <u>血能养气</u>：<u>血液对气的濡养作用，血足则气旺</u>（2006）。
　　(5) 血能载气：气存于血中，依附于血而不致散失，赖血之运载而运行全身。大失血的病人，气亦随之发生大量丧失，导致气的涣散不收，漂浮无根的气脱病变，称为"气随血脱"。

　　2. 气与津液的关系
　　(1) 气能生津：津液来自于摄入的饮食物，而饮食物化生津液则依赖于脾胃之气。可以说，气是津液化生的动力。
　　(2) 气能行津：津液在体内的输布和排泄依赖于气的升降出入，通过肺、脾、肾、三焦等脏腑共同的气化作用，可以实现气对津液的行津、化水功能。
　　(3) 气能摄津：气对津液具有<u>固摄</u>作用，可以有节律地调节和控制津液的排泄，维持体内津液代谢的平衡。
　　(4) 津能载气：如同血一样，<u>津液也是气的载体</u>，气同样依附津液存在。因此，津液的流失也会使气受损伤。
　　(5) 津能生气：津液在输布过程中受到各脏腑阳气的蒸腾温化，可以化生为气，以敷布于脏腑、组织、形体、官窍，促进正常的生理活动。

　　3. 精、血、津液之间的关系
　　(1) <u>精血同源</u>：精和血都是由水谷精气化生和充养，化源相同。
　　(2) <u>津血同源</u>：血和津液都是由水谷精气所化生而来的，全身组织中的津液渗于脉中即成为血液的组成部分，而血液如渗出脉外，则成为津液。

　　4. 精、气、神之间的关系　①气能生精、摄精。②精能化气。③精气化神。④神驭精气。

第十单元　经　　络

重点提示

　　本单元是基础理论部分对针灸学的铺垫，考查较多。重点以经脉的概念、名称、循行规律、表里关系、生理功能等内容的背诵记忆为主,多记概念、名称和顺序。如"阴脉之海""阳脉之海",交接规律、循行规律。考试中,中医基础理论和针灸学的内容都在一个单元,所以此部分在中基的分值比例不大,且考题多较基础简单,对于经络的详细内容可与针灸学合并复习。

---考点集合---

一、经络学说

1. **经络的基本概念** 经络是经脉和络脉的总称。经,有路径之意。经脉贯通上下,沟通内外,是经络系统的主干。络,有网络之意。络脉是经脉别出的分支,较经脉细小,纵横交错,遍布全身。经络内属于脏腑,外络于肢节,沟通于脏腑与体表之间,将人体脏腑、组织、器官联结成为一个有机的整体,并借此行气血、营阴阳,使人体各部的功能活动得以保持协调和相对平衡。

2. 经络系统的组成

经络系统	经脉	十二经脉（正经）	手三阴经	手太阴肺经 手厥阴心包经 手少阴心经
			手三阳经	手阳明大肠经 手少阳三焦经 手太阳小肠经
			足三阴经	足太阴脾经 足厥阴肝经 足少阴肾经
			足三阳经	足阳明胃经 足少阳胆经 足太阳膀胱经
		奇经八脉 十二经别络脉		
	络脉	别络 孙络 浮络		
	十二经筋			
	十二皮部			

二、十二经脉

1. **十二经脉的走向规律** 手之三阴经从胸走手,在手指末端交手三阳经;手之三阳经从手走头,在头面部交足三阳经;足之三阳经从头走足,在足趾末端交足三阴经;足之三阴经从足走腹,在胸中交手三阴经(2006,2008)。

2. 十二经脉的交接规律

（1）相表里的阴经和阳经在四肢末端交接。

（2）<u>同名手足阳经在头面部交接（2017）</u>。

（3）手足阴经在胸部交接。

3. 十二经脉的分布规律　凡属六脏（心、肝、脾、肺、肾和心包）的阴经分布于四肢的内侧和胸腹部，其中分布于上肢内侧的为手三阴经，分布于下肢内侧的为足三阴经。凡属六腑（胆、胃、大肠、小肠、膀胱和三焦）的阳经，多循行于四肢外侧、头面和腰背部，其中分布于上肢外侧的为手三阳经，分布于下肢外侧的为足三阳经。手足三阳经的排列顺序是："阳明"在前，"少阳"居中，"太阳"在后；手足三阴经的排列顺序是："太阴"在前，"厥阴"在中，"少阴"在后（内踝上八寸以下为"厥阴"在前，"太阴"在中，"少阴"在后）（2000，2002，2004，2005，2006，2007，2009）。

4. 十二经脉的表里关系　手足三阴、三阳，通过经别和别络互相沟通，组成六对"表里相合"的关系。其中，足太阳与足少阴为表里，足少阳与足厥阴为表里，足阳明与足太阴为表里，手太阳与手少阴为表里，手少阳与手厥阴为表里，手阳明与手太阴为表里（2004，2016）。

5. 十二经脉的流注次序　从手太阴肺经开始，依次传至手阳明大肠经，足阳明胃经，足太阴脾经，手少阴心经，手太阳小肠经，足太阳膀胱经，足少阴肾经，手厥阴心包经，手少阳三焦经，足少阳胆经，足厥阴肝经，再回到手太阴肺经（2003）。

三、奇经八脉

1. 奇经八脉的含义与特点
（1）走向与分布不规则。
（2）与五脏六腑无络属关系。
（3）奇经八脉之间无表里关系。

2. 奇经八脉的主要功能　①沟通十二经脉之间的联系。②对十二经气血有蓄积渗灌等调节作用。③与脑、髓、女子胞等奇恒之腑及肾脏关系密切。

3. 任脉、督脉、冲脉、带脉、跷脉和维脉的循行特点和基本功能
（1）任脉：行于腹面正中线，其脉多次与手足三阴及阴维脉交会，能总任一身之阴经，故称"阴脉之海"（2000，2001，2006，2009）。任脉起于胞中，与女子妊娠有关（2006），故有"任主胞胎"之说。

（2）督脉：行于背部正中，其脉多次与手足三阳经及阳维脉交会，能总督一身之阳经，故称为"阳脉之海"（2005，2010）。督脉行于脊里，上行入脑，并从脊里分出属肾，它与脑、脊髓、肾又有密切联系。

（3）冲脉：上至于头，下至于足，贯穿全身，成为气血的要冲，能调节十二经气血，故称"十二经脉之海"（2000，2002，2007），又称"血海"（2006，2010）。同妇女的月经及孕育机能有关。

（4）带脉：起于季胁，斜向下行到带脉穴，绕身一周，如腰带，能约束纵行的诸脉，固护胞胎，主司带下。

（5）阴跷脉、阳跷脉：跷，有轻健跷捷之意。有司眼睑开合和下肢运动（2010）的功能。

（6）阴维脉、阳维脉：维，有维系之意。阴维脉的功能是"维络诸阴"；阳维脉的功能是"维络诸阳"。

四、经别、别络、经筋、皮部

1. 经别的概念、特点和生理功能
（1）概念：从十二经别行分出，深入躯体深部，循行于胸腹及头部的重要支脉。
（2）特点：离、入、出、合。
（3）生理功能：①加强十二经脉中相表里的两经在体内的联系。②加强体表与体内、四肢与躯干的向心性联系。③加强十二经脉与头面的联系。④加强足三阴、三阳经与心脏的联系。⑤扩大十二经脉的主治范围。

2. 别络的概念、特点和生理功能
（1）是经脉的分支，多分布于体表，是从经脉分出的支脉。
"十五别络"：十二经脉和任督两脉各别出一络，加上脾之大络，共十五条，称为"十五别络"。
"十六别络"："十五别络"加上胃之大络。
（2）特点：①四肢部：从肘、膝关节下分出，各经络脉分别走向与其相表里经脉的阴经或阳经。②躯干部：任脉之络散于腹部；督脉之络行于背，散于头上并别于足太阳经；脾之大络布胸胁。
（3）生理功能：①加强十二经中相表里经脉在体表的联系。②加强人体前、后、侧面的统一联系，统率其他络脉。③渗灌气血营养全身。
3. 经筋的概念、特点和生理功能
（1）概念：是十二经脉之气"结、聚、散、络"于筋肉、关节的体系，是十二经脉的附属部分。
（2）特点：一般都在浅部，从四肢末端走向头身，多结聚于关节和骨骼附近，进入胸腹腔而不络属脏腑。
（3）生理功能：①主司关节运动。②约束骨骼。
4. 皮部的概念、应用
（1）概念：十二经脉及其所属络脉在体表的分区，由于正经有十二条，所以体表皮肤亦相应地划分为十二个部分，称之为"十二皮部"。
（2）应用：①用于疾病的诊断。②用于疾病的治疗。

五、经络的生理功能和经络学说的应用
1. 经络的生理功能　①沟通联络。②运输气血，灌溉全身。③感应传导。④调节平衡。
2. 经络学说的应用　①阐释病理变化。②指导临床诊断。③指导疾病治疗。

第十一单元　体　质

重点提示

此单元内容是中医学较为基础的内容，了解即可。

=== 考点集合 ===

1. 体质的概念和构成
（1）体质的概念：体质是指人体生命过程中，在先天禀赋和后天获得的基础上所形成的形态结构、生理功能和心理状态方面综合的相对稳定的固有特质。
（2）体质的构成：体质由形态结构、生理功能和心理状态三个方面的差异性构成。
（3）体质的特点：①先天遗传性。②差异多样性。③形神一体性。④群类趋同性。⑤相对稳定性。⑥动态可变性。⑦连续可测性。⑧后天可调性。
2. 体质学说的应用
（1）体质与发病：人体的体质是正气盛衰偏倾的反映。因此，体质强弱决定着发病与否及发病情况。
（2）体质与病因病机：①说明个体对某些病因的易感性。②阐释病变的从化和传变，即病情随体质而发生的变化
（3）体质与诊治：①指导辨证。②指导治疗——立法、针药宜忌、善后调理。

（4）体质与养生：调摄时要根据各自不同的体质特征，选择相应的措施和方法。

第十二单元 病　因

☆ 重点提示

本单元历年考查较多，重点在六淫的性质和致病特点，其中风邪、暑邪、湿邪在近年的试题中出现频率逐渐增多。要对六淫各自的性质特点有比较清楚的认识，如风性开泄、湿性重浊等，理解该性质所表述的感官特点。另记住七情内伤的致病特点，并适当了解其他致病因素。

—— 考 点 集 合 ——

一、六淫

1. 六淫的概念　六淫，即风、寒、暑、湿、燥、火，在正常的情况下，称为"六气"。
2. 六淫的共同致病特点　外感性、季节性、地域性、相兼性。
3. 风邪的性质及致病特点　①风为阳邪，其性开泄。②风邪善行数变。③风为百病之长，"风者，百病之始也"。④风性主动。
4. 寒邪的性质及致病特点　①寒为阴邪，易伤阳气。②寒性凝滞。③寒性收引。
5. 暑邪的性质及致病特点　①暑为阳邪，其性炎热。②暑性升散，易扰心神，伤津耗气。③暑多夹湿。
6. 湿邪的性质及致病特点　①湿性重浊（2015）。②湿性黏滞，易阻气机。③湿为阴邪，损伤阳气（2010）。
7. 燥邪的性质及致病特点　①燥性干涩，易伤津液。②燥易伤肺。
8. 火（热）邪的性质及致病特点（2005）　①火热为阳邪，其性燔灼趋上。②火热易扰心神。③火热易伤津耗气（2013）。④火热易生风动血。⑤火邪易致疮痈。

二、疠气

1. 概念　疠气，即疫疠之气。是一类具有强烈传染性的病邪（2002）。在中医文献中，又有"瘟疫""疫毒""戾气""异气""毒气""乖戾之气"等名称。
2. 致病特点　①发病急骤，病情危笃。②传染性强，易于流行。③一气一病，症状相似。

三、七情内伤

1. 基本概念　七情，即喜、怒、忧、思、悲、恐、惊七种情志变化，是机体的精神状态。七情是人体对客观事物的不同反应，在正常的情况下，一般不会使人致病。
2. 七情与脏腑精气的关系　中医认为，人的精神活动与内脏密切相关，如《素问·阴阳应象大论》说："人有五脏化五气，以生喜怒悲忧恐。"可见情志活动必须以五脏精气作为物质基础。心"在志为喜"，肝"在志为怒"，脾"在志为思"（2010），肺"在志为忧"，肾"在志为恐"。喜怒思忧恐，简称"五志"。不同的情志变化对各脏腑有不同的影响，而脏腑气血的变化，也会影响情志的变化。
3. 七情内伤致病的特点　①直接伤及内脏。②影响脏腑气机。③多发为情志病。④影响病情变化。怒则气上，喜则气缓，恐则气下，惊则气乱，悲则气消，忧则气聚，思则气结（2006）。

四、饮食失宜

1. 饮食不节　即饥饱失常和饮食规律失常，过饥则气血生化无源，久之则亏虚而为病，过饱则损伤脾胃（2001，2003）。
2. 饮食不洁　进食不洁净的食物而导致疾病的发生。病变以肠胃病为主。
3. 饮食偏嗜　指饮食有所偏颇，或惯食过冷过热之饮食物。
（1）寒热偏嗜。
（2）五味偏嗜：多食咸，则脉凝泣而变色；多食苦，则皮槁而毛拔；多食辛，则筋急而爪枯；多食酸，则肉胝䐢而唇揭；多食甘，则骨痛而发落（2003，2004）。
（3）食类偏嗜。

五、劳逸失度

1. 过度劳累　包括劳力过度、劳神过度、房劳过度三方面。劳力过度伤气，劳神过度伤心脾，房劳过度伤肾精（2003，2007）。
2. 过度安逸　过逸则易致气机不畅，阳气不振，神气衰弱。

六、痰饮

1. 概念　是人体脏腑功能失调，津液代谢障碍，由津液凝聚而成的病理产物。
2. 痰饮的形成　外邪侵犯肺、脾、肾等脏，使水液敷布、排泄失常，或致三焦水道失畅，影响水液的正常代谢，乃至水湿停聚，酿成痰饮。
3. 痰饮的致病特点　①阻滞气血运行。②影响水液代谢。③易于蒙闭心神。④致病广泛，变幻多端（2001）。

七、瘀血

1. 概念　是指全身血脉运行不畅或局部血液停滞，或体内存在离经之血未能消散等病理状况。一般是由气虚、气滞、血寒、外伤等原因所致（2002）。
2. 瘀血的形成　气为血之帅，气行则血行。气虚则血行无力，无力则血易停滞，从而产生瘀血；气滞则血凝，凝则成瘀；血寒则气涩，血液乃不畅，不畅则血易凝滞成瘀；外伤则血溢于经，离经之血停聚而成瘀。
3. 瘀血的致病特点　①易于阻滞气机。②影响血脉运行。③影响新血生成。④病位固定，症状多样（2015）。
4. 瘀血致病的症状特点　①疼痛。②肿块。③出血。④色紫暗。⑤可出现肌肤甲错，脉涩或脉结代等（2017）。

第十三单元　发　病

重点提示

本单元历年考查较少，但作为中医理论体系的重要组成部分，建议在时间充裕的情况下进行理解性阅读。虽直接价值较少，但对其他临床科目的复习解题有益。

考点集合

一、发病基本原理

1. 正气与邪气的概念
（1）正气：是指人体内诸多能够供给人体完成各种功能活动及祛邪抗病、修复损伤的物质。

（2）邪气：泛指各种致病因素，包括存在于外界或人体内产生的种种具有致病作用的因素。

2. 正气不足是疾病发生的内在因素　正气具有抵御外邪入侵、驱邪外出、修复调节、维持脏腑经络功能的协调等作用，正气的强弱可以决定发病的证候性质，正虚则可感邪、生邪而发病。

3. 邪气是发病的重要条件（2017）　邪气入侵人体可导致生理功能失常，造成脏腑组织的形质损害，改变体质类型等，邪是导致发病的原因，影响发病的性质、部位、类型和特点，某些条件下在发病中起主导作用。

4. 邪正相搏的胜负与发病　邪气伤人，必然引起邪正相争，而邪正相争的胜负，不仅关系着疾病的发生，还关系疾病全过程病变的发展、变化与转归，而且发病后，邪正相争的状态还决定其证候类型、病变性质、病情轻重。

二、影响发病的主要因素

1. 环境与发病　①气候因素。②地域因素。③生活工作环境。④社会环境（2002）。
2. 体质与发病　体质决定对某种病邪的易感性、发病倾向及证候类型。
3. 精神状态与发病　精神状态好，情志舒畅，气机通畅，气血调和，脏腑机能协调，则正气强盛，邪气难以入侵，或虽受邪也易祛除（2004）。

三、发病类型

1. 感邪即发　指感邪后立即发病、发病迅速。多见于新感外邪较盛、情志剧变、毒物所伤及外伤等。
2. 徐发　感邪后缓慢发病，多见于内伤邪气致病。
3. 伏而后发　感受邪气后，病邪在机体内潜伏一段时间，或在诱因的作用下，过时发病。多见于外感性疾病及某些外伤（2011，2016）。
4. 继发　在原发疾病的基础上，继而发生新的疾病。
5. 合病　指两经或两个部位以上同时受邪所出现的病证。如太阳与少阳合病，太阳与阳明合病。
6. 复发　疾病初愈或疾病的缓解阶段，在某些诱因的作用下，引起疾病再度发作或反复发作的一种发病形式。

第十四单元　病　机

☆ 重点提示

本单元为中医学基础理论的重点内容，每年考试都会涉及。要点主要为"真热假寒""真寒假热"、气机失常，需重点熟记掌握，另外邪正盛衰、阴阳失调是常考点，特别是阴阳格拒的内容极易混淆。对于内生五邪、精气血失调的内容也应掌握。特别是气血失常的表现，会经常合并到诊断及内科当中复合考查。

考点集合

一、邪正盛衰

1. 邪正盛衰与虚实变化
（1）虚实病机：邪气盛则实，精气夺则虚（2001）。

（2）虚实变化：虚实错杂（虚中夹实、实中夹虚）、虚实转化、虚实真假（真实假虚、真虚假实）（2004，2007）。

2. 邪正盛衰与疾病转归
（1）正胜邪退：病势趋于好转或痊愈。
（2）邪胜正衰：病势趋于恶化或危险。
（3）邪正相持：病势处于迁延状态（2005）。
（4）邪去正虚：重病的恢复期，最终的转归是趋向好转、痊愈。
（5）正虚邪恋：病势缠绵难愈。

二、阴阳失调

1. 阴阳偏胜
（1）阳偏胜：阳气病理性偏盛，功能亢奋。
（2）阴偏胜：阴气病理性偏盛，功能抑制。
2. 阴阳偏衰
（1）阳偏衰：即阳虚，多表现为机体阳气不足，阳不制阴，阴气相对偏亢的虚寒证（2006，2010）。
（2）阴偏衰：即阴虚，多由于阳邪伤阴，或因五志过极，化火伤阴，或久病伤阴所致（2006）。
3. 阴阳互损（2010）
（1）阴损及阳：阴虚为主的阴阳两虚状态。
（2）阳损及阴：阳虚为主的阴阳两虚状态（2000）。
4. 阴阳格拒
（1）阴盛格阳：真寒假热（2001，2003，2004，2005）。
（2）阳盛格阴：真热假寒（2008）。
5. 阴阳亡失
（1）亡阴：体液大量耗损，阴液严重亏乏而欲竭所表现出的危重证候。
（2）亡阳：体内阳气极度衰微而表现出阳气欲脱的危重证候。

三、精、气、血失常

1. 精的失常
（1）精虚。
（2）精的施泄失常：失精、精瘀。
2. 气的失常　主要包括气的生化不足、耗损过多或气的某些功能减退所导致的气虚，以及气的运行失常，即气机失调，形成气滞、气逆、气陷、气闭或气脱等病理状态（2006，2007）。
3. 血的失常　主要表现在两个方面：一为血的生化不足或耗伤太过，或血的濡养功能减退，从而形成血虚的病理状态；二为血的运行失常，或为血行迟缓，或为血行逆乱，从而导致血瘀、血热，以及出血等病理变化。
4. 精、气、血关系失调
（1）精与气血关系的失调：精气两虚、精血不足、气滞精瘀和血瘀精阻。
（2）气与血关系的失调：气滞血瘀、气虚血瘀、气不摄血、气随血脱、气血两虚（2005）。

四、津液代谢失常

1. 津液不足　津液受劫所致的病变证候，多因大汗、出血、吐泻、多尿及燥热灼伤津液等所致。
2. 津液输布、排泄障碍　①湿浊困阻。②痰饮凝聚。③水液潴留。
3. 津液与气血关系失调　①水停气阻。②气随津脱。③津枯血燥。④津亏血瘀。⑤血瘀水停。

五、内生"五邪"

1. 内生"五邪"的概念　内生"五邪"指在疾病过程中，机体自身由于脏腑功能异常而导致化风、化火、化寒、化燥、化湿的病理变化。分别称为"内风""内寒""内湿""内燥"和"内火"，统称为内生"五邪"。内生"五邪"并不是致病因素，而是由于脏腑经络及精、气、血、津液的功能失调所引起的综合性病机变化。其与外感六淫有一定区别：内生"五邪"属内伤病的病机；外感六淫属外感病的病因。
2. 风气内动　肝阳化风、热极生风、阴虚风动、血虚生风、血燥生风。
3. 寒从中生　机体阳气虚衰，温煦气化功能减退，虚寒内生，或阴寒之邪弥漫的病理状态（2003）。内寒的病机多见于心、脾、肾（2016）。
4. 湿浊内生　由于脾的运化功能和输布津液的功能障碍，引起水湿痰浊蓄积停滞的病理状态。
5. 津伤化燥　津液不足，人体各组织器官和孔窍失其濡润，出现干燥枯竭的病理状态。
6. 火热内生　①实火：阳气过盛化火；外感六淫郁而化火；病理代谢产物和食积、虫积等邪郁化火；情志刺激，气机郁结，气郁日久化火。②虚火：阴气亏虚，不能制阳，阳气相对亢盛而化热化火。

六、疾病传变

1. 疾病传变的形式　病位变化、外感病传变、内伤病传变。
2. 病性转化　寒热转化、虚实转化。

第十五单元　防治原则

☆ 重点提示

本单元历年均有考查，近年考试中"正治反治"部分有侧重趋势，另标本概念、三因制宜是较易出现的经典考查内容，可酌情进行识记。

───── 考点集合 ─────

一、预防

预防，就是采取一定的措施，防止疾病的发生与发展，传统称为"治未病"。《千金要方》中提出，"古人善为医者，上医医未病之病，中医医欲病之病，下医医已病之病"，将疾病分为未病、欲病、已病三类，这是中医学最早的三级预防概念。治未病，包括未病先防和既病防变两个方面。

1. 未病先防（2011）
（1）养生以增强正气：①顺应自然。②养性调神。③护肾保精。④形体锻炼。⑤调理饮食。⑥针灸、推拿、药物调养等。
（2）防止病邪侵害：①避其邪气。②药物预防以防止病邪伤害。

2. 既病防变
（1）早期诊治。
（2）防止疾病的传变：①阻截病传途径。②先安未受邪之地。

二、治则

1. 正治与反治
（1）正治：是指疾病的临床表现与其本质相一致情况下的治法，采用的方法和药物与疾病的证象是相反的，又称为"逆治"。寒者热之，热者寒之，虚者补之，实者泻之（2003，2005，2007）。
（2）反治：是指疾病的临床表现与其本质不相一致情况下的治法，采用的方法和药物与疾病的证象是相顺从的，又称为"从治"。热因热用，寒因寒用，塞因塞用，通因通用，此皆属于反治之法（2004，2005，2008，2010，2011，2017）。

2. 治标与治本 "标"与"本"是中医治疗疾病时用以分析各种病证的矛盾，分清主次，解决主要矛盾的治疗理论（2001）。
（1）急则治其标：指标病危急，若不及时治疗，会危及患者生命，或影响本病的治疗。
（2）缓则治其本：指标病不甚急的情况下，采取治本的原则，即针对主要病因、病证进行治疗，以解除病的根本。
（3）标本兼治：病变过程中标本错杂并重时，当标本兼治。

3. 扶正与祛邪（2016）
（1）扶正：就是使用扶正的药物或其他方法，以增强体质，提高抗病能力，以达到战胜疾病、恢复健康的目的（2001）。
（2）祛邪：就是祛除体内的邪气，达到邪去正复的目的。适用于邪气为主的疾病，是《黄帝内经》"实则泻之"的运用。

4. 调整阴阳 即是根据机体阴阳失调的具体状况，损其偏盛，补其偏衰，促使其恢复相对的协调平衡。
（1）损其有余，即"实则泻之"："阳胜则热"的实热则"热者寒之"；"阴胜则寒"的实寒则"寒者热之"。
（2）补其不足，即"虚则补之"："阴虚则热"的虚热，当"壮水之主，以制阳光"，也可"阳中求阴"。"阳虚则寒"的虚寒则"益火之源，以消阴翳"，也可"阴中求阳"。
（3）阴阳两补：阳损及阴者，以阳虚为主，则在补阳的基础上辅以补阴；阴损及阳者，以阴虚为主，则应在补阴的基础上辅以补阳。

5. 调理精、气、血、津液
（1）调精：填精、固精、输利精气。
（2）调气：补气、调理气机。
（3）调血：补血、调理血供。
（4）调津液：滋养津液、祛除水湿痰饮。

6. 三因制宜 因时、因地、因人制宜，治疗疾病，必须从实际出发，即是必须从当时的季节、环境，人的体质、性别、年龄等实际情况，制定适宜的治疗方法（2003，2004，2012）。

第十六单元 养生与寿夭

重点提示

此单元内容了解即可。

---考 点 集 合---

1. 养生
（1）养生的原则：①顺应自然。②形神兼养。③调养脾肾。④因人而异。
（2）养生的方法：①适应自然，避其邪气。②调摄精神，内养真气。③饮食有节，谨和五味。④劳逸结合，不可过劳。⑤和于术数，适当调补。
2. 生命的寿夭
（1）人体生命的产生与变化规律：《黄帝内经》对人体生命的产生及其发展变化的论述，主要强调三点：一是脏腑精气的充盛及其功能的协调是生命进程的基础；二是形神合一是生命的保证；三是肾精、肾气是构成生命、维持生命活动的根本。
（2）决定寿夭的基本因素：脏腑功能协调者寿；肾精肾气充盛者寿；与天地融为一体者寿。

第二篇 中医诊断学

第一单元 绪 论

重点提示

识记三大原则：①整体审查。②诊法合参。③病证结合。

———— 考点集合 ————

中医诊断疾病的三大原则

1. 整体审查
（1）人是一个有机整体，内在脏腑与体表形体官窍之间是密切相关的，它们在病理情况下亦相互影响。
（2）人与环境亦是一个有机整体，整个人体受到自然环境和社会环境的影响。
2. 诊法合参　即四诊并重，诸法并用，综合收集病情资料。
3. 病证结合　即**辨病与辨证相结合**。辨病——重视疾病的基本矛盾。辨证——抓住当前的主要矛盾。

第二单元 望 诊

☆ 重点提示

本单元中望神、望面色是考试重点，如得神、失神、假神的常见表现及临床意义，常色和恶色的区别，五色主病的内容和机制等应着重复习。另外，望涕、痰、呕吐物的临床意义，望小儿指纹的方法和其病理变化的临床意义也是考点之一。对于形态、头面五官、躯体、皮肤等内容的望诊，熟悉即可。

———— 考点集合 ————

一、望神

1. 神的常见临床表现及意义

	常见表现（2009）	临床意义
得神	神志清楚，语言清晰，面色荣润（心的精气充足）	正气充足，精气充盛（健康）
	两目精采，反应灵敏，动作自如（肝肾精气充足）	正气未伤，精气未衰（病轻）
	呼吸平稳，肌肉不削（脾肺精气充足）	

续表

	常见表现（2009）	临床意义
失神	精亏神衰而失神：精神萎靡，甚或神志不清，面色无华，语言错乱（心之精气亏虚） 两目晦暗，反应迟钝，动作艰难（肝肾之精气亏虚） 邪盛神乱而失神：神昏谵语，循衣摸床，撮空理线，猝然昏倒，两手握固，牙关紧急	正气大伤，精气亏虚，机体功能严重衰减，常见于久病、重病 邪气亢盛，热扰神明，浊邪蒙闭，气机闭塞，肝风夹痰蒙闭清窍，闭阻经络，多见于急重病人
少神	精神不振，两目乏神，面色少华，肌肉松软，倦怠乏力，少气懒言，动作迟缓等	正气不足，精气轻度损伤，脏腑功能减弱，常见于素体虚弱，或病情较轻、病后恢复期。介于得神与失神之间
假神	精神转佳，目光转亮 言语不休，想见亲人 欲进饮食，两颧泛红如妆（2016）	精气衰竭已极，阴不敛阳，虚阳外越（2005）。古人称之为"回光返照"或"残灯复明"

2. 神乱的常见临床表现及意义　常见于脏躁、癫、狂、痴、痫等。

（1）焦虑恐惧（脏躁）：时时恐惧，焦虑不安，心悸气促，不敢独处——心胆气虚，心神失养。

（2）狂躁不安（狂）：狂躁妄动，胡言乱语，少寐多梦，甚或打人毁物，不避亲疏——气郁化火，痰火扰心神。

（3）淡漠痴呆（癫、痴呆）：精神抑郁，表情淡漠，神志痴呆，喃喃自语，哭笑无常，悲观失望——痰气郁结，蒙闭心神，或先天禀赋不足。

（4）猝然昏倒：突然昏倒，口吐白沫，目睛上视，四肢抽搐，醒后如常——脏气失调，肝风夹痰上逆，蒙闭清窍。

二、望面色

（一）常色与病色的分类、临床表现及意义

1. 常色

（1）含义：健康人面部皮肤的色泽。

（2）特点：红黄隐隐，明润含蓄。

（3）分类：①主色（正色）：人之种族皮肤的正常色泽。属个体素质，一生基本不变。②客色：因外界因素（如季节、昼夜、阴晴、气候等）的不同，或生活条件的差别，而微有相应变化的正常肤色（特别是面色），称为客色。

2. 病色

（1）含义：人体在疾病状态时面部显示的色泽。

（2）特点：晦暗、暴露。

（3）分类：①善色：病人面色虽有异常，但尚有光泽，为"气至"，说明胃气尚存，是新病、轻病、阳证，预后较好。②恶色：指病人面色异常，且枯槁晦暗，说明胃气不能上荣于面，为"气不至"，是久病、重病、阴证，预后较差。

（二）五色主病的临床表现及意义

	所主病证	具体表现
赤色	热证（或戴阳证）（2010）	满面通红——外感发热；实热证，里热亢盛 午后两颧潮红娇嫩——虚热证，阴虚阳亢 久病重病面色苍白，但时时泛红如妆，游移不定——戴阳证
白色	气血不足、寒证、失血	淡白无华，唇舌色淡——气血不足 㿠白——阳虚证 突然发生面色苍白——亡阳证，气血暴脱；实寒证，寒凝血滞；大失血
黄色	脾虚、湿证	萎黄（淡黄、枯槁无光）——脾胃气虚 黄胖（面黄虚浮）——脾虚湿蕴（2017） 黄疸（面目一身俱黄） 鲜明如橘子色——阳黄（湿热熏蒸） 晦暗如烟熏——阴黄（寒湿郁阻）（2017） 苍黄（面色青黄）——肝郁脾虚
青色	寒证、肝病、血瘀、疼痛、惊风（2003）	面色淡青——虚寒证 面色青黑——实寒证；剧痛；肝病迁延日久 面色青灰，口唇青紫——心阳虚衰，心血瘀阻，或肺气壅塞 面色青灰，口唇青紫，肢冷脉微——心阳暴脱证
黑色	肾虚、寒证、水饮、瘀血、剧痛	面黑暗淡或黧黑——肾阳虚（2004） 面黑干焦——肾阴精亏 面色黧黑，肌肤甲错——血瘀日久（2015） 眼眶周围发黑——肾虚水饮或寒湿带下

三、望形态

（一）形体强弱胖瘦的临床表现及意义

1. 形体强弱

（1）强壮：胸廓宽厚，骨骼粗大，皮肤润泽，肌肉丰满。

表明内脏坚实，气血旺盛，抗病能力强。

（2）羸弱：胸廓狭窄，骨骼细小，皮肤枯槁，肌肉消瘦。

表明内脏脆弱，气血不足，抗病能力弱。

2. 形体胖瘦

（1）体胖：体重超过正常标准的20%者。

体胖能食，肌肉坚实，神旺有力——形气有余。

体胖食少，肉松皮缓，神疲乏力——形盛气虚，是阳气不足，痰湿内盛的表现。

（2）消瘦：体重明显下降，较标准体重减少10%以上者。

体瘦食多——中焦有火。

体瘦食少，舌淡便溏——中气虚弱。

久病卧床不起，骨瘦如柴——脏腑精气衰竭，气液干枯。

（二）姿态异常（动静姿态、异常动作）的临床表现及意义

1. 动静姿态

动、强、仰、伸——阳证、热证、实证。

静、弱、俯、屈——阴证、寒证、虚证。

（1）坐姿

坐而喜伏——肺虚少气；坐而喜仰——肺实气逆。

但坐不得卧，卧则气逆——咳喘肺胀，或水饮停于胸腹；但卧不得坐，坐则晕眩——夺气失血则；坐卧不安——烦躁。

（2）卧姿

侧卧时常向外，身轻能自转侧——阳证、热证、实证；卧时喜向内，身重不能转侧——阴证、寒证、虚证。

仰卧伸足，掀去衣被——实热证；蜷卧缩足，喜加衣被——虚寒证。

2. 异常动作

唇、睑、指、趾颤动——动风先兆或筋脉失养。

颈项强直，两目上视，四肢抽搐，角弓反张——小儿惊风，破伤风，痫病，子痫。

猝然跌倒，不省人事，口眼㖞斜，半身不遂——中风。

猝倒神昏，口吐涎沫，四肢抽搐，醒后如常——痫病。

肢体软弱，行动不灵——痿证（肝肾不足或脾胃气虚或阳明湿热）。

关节拘挛，屈伸不利——痹证，为风寒湿痹阻筋脉。

四、望头面五官

（一）望头发的主要内容及意义

1. 发黄

稀疏易落，或干枯不荣——精血不足（慢性虚损病人或大病之后）。

小儿发黄稀疏，生长迟缓——先天不足，肾精亏损。

小儿发结如穗，枯黄无泽——疳积。

2. 发白

伴耳鸣、腰酸——肾虚。

伴失眠、健忘——劳神伤血。

3. 脱发

片状脱发（斑秃）——血虚受风。

青壮年脱发伴腰酸、健忘、眩晕——肾虚。

有头皮发痒、多屑、多脂——血热化燥。

（二）面肿、腮肿及口眼㖞斜的临床表现及意义

1. 面肿

（1）面部浮肿，按之凹陷者，为水肿病，属全身水肿的一部分。

发病迅速——阳水（外感风邪，肺失宣降）。

兼见面色㿠白，发病缓慢——阴水（脾肾阳虚，水湿泛滥）。

兼见面唇青紫，心悸气喘，不能平卧——心肾阳虚，血行瘀滞，水气凌心所致。

（2）面部红肿，多见于热毒证。

头面皮肤焮红灼热，肿胀疼痛，色如涂丹，压之退色——抱头火丹（风热火毒上攻）。

头面焮赤肿痛，头肿大如斗，面目肿盛，目不能开——大头瘟（天行时疫，火毒上攻）。

2. 腮肿

（1）痄腮：一侧或两侧腮部以耳垂为中心肿起，边缘不清，皮色不红，局部灼热疼痛或触痛。因外感温毒所致。多见于儿童，属传染病。

（2）发颐：颧骨之下，腮颔之上，耳前一寸三分，发红肿起，伴有寒热、疼痛。因少阳、阳明经热毒上攻所致。

3. 口眼㖞斜　单见口眼㖞斜，肌肤不仁，面部肌肉患侧偏缓、健侧紧急，患侧目不能合，

口不能闭，不能皱眉鼓腮，饮食言语皆不利——风邪中络所致。兼半身不遂——中风病。

（三）目的脏腑分属，望目色、目形、目态的主要内容及意义

1. 目的脏腑分属　眼胞为肉轮，属于脾脏；两眦为血轮，属于心脏；白睛为气轮，属于肺脏；黑睛为风轮，属于肝脏；瞳仁为水轮，属于肾脏（2000）。

2. 望目色

（1）目赤肿痛：多属实热证。

白睛色红——肺火；外感风热。两眦赤痛——心火上炎。

睑缘赤烂——脾有湿热。全目赤肿——肝经风热上攻。

（2）白睛发黄：多为黄疸病。多因湿热或寒湿内蕴，肝胆疏泄失常，胆汁外溢所致。

（3）目眦淡白：属血虚、失血，血液亏虚不能上荣于目所致。

（4）目胞色黑晦暗：多属肾虚，肾精亏耗，或肾阳虚衰所致。

（5）黑睛灰白混浊：为目翳。多因邪毒侵袭，或肝胆实火上攻，或湿热熏蒸，或阴虚火旺等，使黑睛受伤而致。

3. 望目形

（1）目窠肿：目窠微肿，面有水气之色泽——水肿病；上下眼睑肿，肿势急而色红——脾热；上下眼睑肿，肿势缓而宽软无力——脾虚；下眼睑肿——肾气衰。

（2）眼窠凹陷：吐泻伤津，或气血虚衰。

（3）眼球突出：伴喘者为肺胀；伴颈前肿块，急躁易怒，为瘿病。

（4）胞睑红肿：胞睑边缘肿起结节如麦粒，红肿较轻者——针眼；胞睑漫肿，红肿较重——眼丹。皆因风热邪毒或脾胃蕴热上攻于目所致。

4. 望目态

（1）瞳孔缩小：可见于川乌、草乌、毒蕈、有机磷类农药及吗啡、氯丙嗪等药物中毒；也可见于出血性中风病，病情危重。

（2）瞳孔散大：可见于颅脑损伤、出血中风病等，提示病情危重；若两侧瞳孔完全散大，对光反射消失则是临床死亡的指征之一。

（3）目睛凝视：指两眼固定，不能转动。

固定上视（戴眼反折）、固定前视（瞪目直视）痉气、固定侧视（横目斜视）——肝风内动或精气衰竭（2005）。

（4）闭合障碍：双目闭合障碍——痉病；单侧闭合障碍——风中面络；小儿睡眠露睛——脾气虚弱，气血不足，胞睑失养。

（5）眼睑下垂：又称睑废。

双睑下垂者——先天不足，脾肾亏虚（2001，2007）。

单睑下垂者——脾气不足和外伤；中风危候、颅脑病变。

（四）望口、唇、齿、龈的主要内容及意义

1. 望口

口角流涎，见于脾虚或中风。

口疮、口糜，多由湿热内蕴，上蒸口腔。

鹅口疮，因感受邪毒，心脾积热，上熏口舌。

麻疹黏膜斑，麻疹将出之兆。

2. 察唇

（1）色泽：红润为正常，枯槁晦暗为病重。

深红——热盛。红肿而干——热极。青紫——血瘀。青黑——冷极、痛极。樱桃红——煤气中毒。淡白——血虚或失血（2002，2007）。淡红——血虚或气血两虚。

(2) 形态

唇干而裂——津液已伤。嘴唇糜烂——脾胃积热上蒸。
唇内溃烂,色淡红——虚火上炎。唇边生疮,红肿疼痛——心脾积热。
唇角生疔,麻木痒痛——锁口疔。人中部生疔——人中疔。
人中满唇反——脾阳已绝。

3. 察牙齿

(1) 牙齿色泽

牙齿干燥——胃阴已伤。光燥如石——阳明热盛。燥如枯骨——肾阴枯竭(2003)。
齿焦有垢——胃肾热盛,但气液未竭。齿焦无垢——胃肾热盛,气液已竭。

(2) 牙齿动态

牙关紧急——风痰阻络或热极动风。
咬牙啮齿——热盛动风。睡中啮齿——胃热、虫积或常人。

4. 望牙龈

淡白——血虚或失血。红肿疼痛——胃火亢盛。
齿衄,齿缝出血,痛而红肿——胃热伤络;不痛不红微肿——气虚,或肾火伤络。
牙宣,龈肉萎缩,牙根暴露,牙齿松动——肾虚或胃阴不足。
牙疳,牙龈溃烂,流腐臭血水——外感疫疠之邪,积毒上攻。

(五) 望咽喉的主要内容及意义

1. 咽喉色泽

红肿灼痛——实热。娇嫩,肿痛不甚——阴虚。
淡红漫肿——为痰湿凝聚。淡红不肿,微痛痒——气阴两虚,虚火上炎。

2. 咽喉形态

(1) 喉核红肿:一侧或两侧喉核红肿疼痛,甚者溃烂或有黄白色脓点——乳蛾(肺胃热盛,火毒熏蒸)。

(2) 溃烂:咽喉腐烂,周围红肿——实证;溃烂成片或凹陷——火毒壅盛;腐烂分散浅表——肺胃之热尚轻。溃腐日久,周围淡红或苍白——虚证。

(3) 成脓:咽喉红肿高突,有波动感,压之柔软凹陷者,多已成脓;压之坚硬则尚未成脓。

(4) 伪膜:咽部溃烂处表面覆盖一层白腐,形如白膜者。若伪膜松厚,容易拭去,去后不复生——胃热上壅于咽,病情较轻;若咽部有灰白色伪膜,坚韧不易剥离,重剥则出血,或剥去随即复生——重证,多为白喉(肺胃热毒伤阴)。

乳蛾与白喉的区别:乳蛾——脓点擦之即去;白喉——脓点擦之不去,重擦出血,随即复生。

五、望皮肤

(一) 望皮肤色泽的内容及其意义

1. 皮肤发赤

皮肤突然色红成片,如染脂涂丹,焮热肿胀,边界清楚——丹毒(血分火毒)。发于头面——抱头火丹(风热化火)。
发于小腿足部——流火(湿热化火;外伤染毒)(2016)。发于全身,游走不定——赤游丹(心火偏旺,风热乘袭)。

2. 皮肤发黄

皮肤、面、目、爪甲皆黄——黄疸。

黄色鲜明如橘，有汗，尿色深黄如黄柏汁，舌苔黄腻——阳黄（脾胃或肝胆湿热）。

黄色晦暗如烟熏，畏寒，口淡，苔白腻——阴黄（寒湿困脾）。

3. 皮肤白斑　局部皮肤出现点、片状白色改变，大小不等，边界清楚——白癜风或白驳风（风湿侵袭，气血不荣）。

4. 皮肤发黑　皮肤色黑，干枯不荣，多属劳伤肾精，肌肤失养所致；若周身皮肤色黑而晦暗，由肾阳虚衰、失于温运所致。

（二）望斑疹的内容及意义

1. 斑　指皮肤出现深红色或青紫色、片状斑块，平摊于皮肤，摸之不应手，<u>压之不退色</u>。

（1）阳斑：皮肤出现色深红或紫红片状斑块，兼身热、面赤、脉数——外感温热邪毒，内迫营血。

（2）阴斑：皮肤出现色淡青或淡紫片状斑块，隐隐稀少，兼神疲、肢凉、脉虚等——<u>脾气虚衰，血失统摄；阳衰寒凝血瘀（2002）</u>。

2. 疹　<u>皮肤出现红色或紫红色粟粒状疹点，高出皮肤，抚之碍手，压之退色的症状</u>。麻疹——外感实邪疫毒。风疹——外感风热实邪。瘾疹——风寒或风热侵袭营卫或过敏。

（三）望水疱的内容及意义

1. 白㾦　皮肤上出现的一种白色小疱疹。晶莹如粟，高出皮肤，擦破流水，多发于颈胸部，四肢偶见，面部不发——湿温病（外感湿热，郁于肌表，汗出不彻）。白㾦有晶、枯之分。

2. 水痘　小儿皮肤上出现粉红色斑丘疹，很快变成椭圆形的小水疱——外感时邪，内蕴湿热。

3. 热气疮　口角、唇边、鼻旁出现成簇粟米大小水疱，灼热痒痛——外感风热；肺胃蕴热上熏。

4. 湿疹　周身皮肤出现红斑，迅速形成丘疹、水疱，破后渗液，出现红色湿润之糜烂面——湿热蕴结，复感风邪，郁于肌肤。

5. 缠腰火丹　初期皮肤焮红灼热刺痛，出现成簇水疱，粟米至黄豆大小，簇生成群，带状分布，多发于腰部和胸胁部——肝经湿热熏蒸肌肤。

（四）望疮疡的内容及意义

1. 痈

病因：湿热火毒内蕴，气血瘀滞。

表现：红肿高大，根盘紧束，焮热疼痛。

特点：未脓易消，已脓易溃，脓汁黄稠，溃后易敛。

2. 疽

病因：气血亏虚，阴寒凝滞。

表现：漫肿无头，肤色不变，或紫黑塌陷，不热少痛。

特点：未脓难消，已脓难溃，脓汁稀薄，溃后难敛。

3. 疔

病因：<u>外感疫毒或火毒蕴结而发</u>。

表现：形小如粟，根深如钉，漫肿灼热，麻木痒痛。

特点：发病较急，变化迅速，<u>易致疔毒走黄</u>。

4. 疖

病因：<u>外感火热毒邪或湿热内蕴</u>。

表现：形小而圆，红肿热痛不甚，脓出即愈。

特点：症状轻微，但易反复发作。

六、望排出物

1. 望痰

<u>痰白清稀量多——寒痰</u>（脾虚或寒邪客肺，津凝不化，聚而为痰）（2001）。
痰黄稠有块——热痰（热邪煎熬津液）。
<u>痰少而黏，难于咯出——燥痰</u>（燥邪伤肺或肺阴亏损）。
<u>痰白黏稠量多，滑易咯出——湿痰</u>（脾虚湿蕴，聚而为痰）（2005）。
痰中带血，色鲜红——热伤肺络（肺阴亏虚；肝火犯肺；痰热壅肺）。
咯吐脓血腥臭痰——肺痈（热毒壅肺，腐败酿脓）。

2. 望涕

<u>清涕——外感风寒或阳气虚弱</u>。
<u>浊涕——外感风热或肺胃蕴热</u>。
<u>腥臭脓涕，日久不愈者——鼻渊</u>（湿热蕴阻）（2006）。
鼻腔出血——鼻衄（肺胃蕴热，或阴虚肺燥，伤及鼻络）。

七、望小儿指纹

1. 望小儿指纹的方法及正常表现

（1）方法：向光，医生用左手拇指和食指固定小儿食指，以右手拇指从小儿食指指尖向指根部以轻柔适中的力度推擦几次，观察络脉的形色变化。

（2）正常表现：正常指纹在食指掌侧（桡侧）前缘，浅红隐隐或略带紫色，隐现于风关之内，形态为斜形、单支，粗细适中。

2. 小儿指纹病理变化的临床表现及意义

（1）长短

小儿食指按指节分为三关。
指纹达于风关——邪气入络，邪浅病轻。
指纹达于气关——邪气入经，邪深病重。
<u>指纹显于命关——邪入脏腑，病情严重</u>（2006）。
<u>指纹直达指端（透关射甲）——病情凶险，预后不良</u>（2006）。

（2）浮沉

指纹浮而显露——病邪在表；指纹沉隐不显——病邪在里。

（3）色泽

指纹鲜红——外感表证、寒证。指纹紫红——里热证。
指纹青色——疼痛、惊风。指纹紫黑——血络郁闭，危重。
指纹色淡——脾虚、气血不足等虚证。
指纹深浓而暗滞——实邪亢盛；指纹浅淡而枯槁不泽——正气虚衰。

（4）形状

脉络增粗，分支显见——实证、热证。
脉络变细，分支不显——虚证、寒证。
单支、斜形——病轻。
弯曲、环形、多支——病重，实证。

第三单元 望 舌

☆ 重点提示

本单元在历年考试中常见出题。舌诊的内容在临床各科都会用到,所以考生在复习时应对各种常见舌质、舌苔全面掌握。对于淡白舌、绛舌、齿痕舌、苔黄腻等临床意义应重点复习。个别病证出现的特殊舌苔也应熟悉了解。舌态变化考查较少,对颤动舌熟悉即可。

---考点集合---

一、舌诊原理

舌与脏腑、经络、气血的关系
心——心开窍于舌,可反映心脏和心神的情况。
脾——足太阴脾经连舌本、散舌下,脾开窍于口。
肝——藏血,主津,足厥阴肝经络舌本。
肾——足少阴肾经夹舌本。

二、正常舌象的特点及临床意义

正常舌象:简称"淡红舌、薄白苔",即舌体柔软灵活,色淡红而润;舌苔薄白均匀,苔质干湿适中。说明胃气旺盛,气血津液充盈,脏腑功能正常。

三、望舌质

1. 舌色变化(淡白、淡红、红、绛、青、紫)的特征与临床意义
(1) 淡白舌
舌象特征:舌色较正常人的淡红色浅淡,白色偏多红色偏少。全无血色者,称为枯白舌。
临床意义:气血两亏或阳虚。枯白舌主伤精、脱血夺气。
淡白湿润,而舌体胖嫩——阳虚水泛。淡白光莹瘦薄——气血两虚(2003,2004)。
(2) 淡红舌
舌象特征:舌色淡红润泽的表现。
临床意义:为气血调和的征象,多见于健康人,或病之轻者;为心血充足,胃气旺盛的生理状态;若外感病初起,病情轻浅,尚未伤及气血及内脏,舌色仍可保持淡红。
(3) 红舌
舌象特征:舌色较正常人的舌色红,甚至呈鲜红色。
临床意义:实热、阴虚内热。
若舌鲜红而起芒刺,或裂纹,兼黄厚苔——实热证。
若鲜红而少苔,或有裂纹或光红无苔——虚热证(2001,2007,2008)。
(4) 绛舌
舌象特征:较红舌更深的红色,或略带暗红色。
临床意义:主里热亢盛、阴虚火旺、瘀血。
舌绛有苔,有红点、芒刺——里热炽盛。舌绛少苔或无苔,或有裂纹——阴虚火旺(2002)。

（5）青、紫舌

舌象特征：全舌呈均匀青色或紫色，或局部现青紫斑点。

舌淡紫或青紫而湿润——阳气虚衰阴寒内盛，寒凝血瘀（2016）。

舌色淡红中泛现青紫——肺气壅滞，或肝郁血瘀，也可见于先天性心脏病，或某些药物、食物中毒。

舌紫红或绛紫而干枯少津——热盛伤津，气血壅滞。

全舌青紫——全身性瘀血。

舌有紫色斑点——瘀血阻滞于局部，或局部脉络损伤。

舌紫而肿胀——酒毒内蕴。

全舌青——寒邪直中肝肾，阳郁不宣。

舌边青，或口燥而漱水不欲咽——瘀血内阻。

2. 舌形变化（老嫩、胖瘦、点刺、裂纹、齿痕）的特征与临床意义

（1）老、嫩舌

临床意义：老舌属实证，嫩舌属虚证。是辨别虚实的主要指标之一。

（2）胖、瘦舌

舌象特征：舌体比正常舌大而厚，伸舌满口，为胖大舌。舌体肿大满嘴，甚至不能闭口，为肿胀舌。舌体比正常舌瘦小而薄，为瘦薄舌。

临床意义：胖大舌多主水湿痰饮内停。肿胀舌主心脾热盛、外感湿热。瘦薄舌多主气血两虚，阴虚火旺。

舌淡胖大——脾肾阳虚，水湿、痰饮内停；舌红胖大，舌苔黄腻——脾胃湿热；痰热内蕴。

舌红绛肿胀——心脾热盛；外感湿热，热毒上壅；青紫肿胀——先天性舌血管瘤。

舌体瘦薄而色淡——气血两虚；舌体瘦薄而色红绛干燥——阴虚火旺，津液耗伤。

（3）点、刺舌

舌象特征：点，指突出于舌面的红色或紫红色星点。大者为星，称红星舌；小者为点，称红点舌。刺，是指舌乳头突起如刺，摸之棘手的红色或黄黑色点刺，称为芒刺舌。点刺多见于舌尖部。

临床意义：脏腑热极，血分热盛之故。据芒刺出现的部位，还可分辨热在何脏。

（4）裂纹舌

舌象特征：舌面上有多少不等，深浅不一，各种形态明显的裂沟，称裂纹舌。

临床意义：热盛伤阴、血虚，脾虚湿侵（2005）。

红绛而有裂纹——热盛伤津，或阴虚液涸。淡白而有裂纹——血虚不润（2017）。

淡白胖嫩，边有齿痕而又有裂纹——脾虚湿侵。

（5）齿痕舌

舌象特征：舌体边缘见牙齿的痕迹，称为齿痕舌或称齿印舌。常与胖大舌同见。

临床意义：主脾虚，水湿内盛（2002，2007）。

淡白胖大润而有齿痕——寒湿壅盛或阳虚水湿内停。淡红而有齿痕——脾虚或气虚。

舌红而肿胀满口，边有齿痕——湿热痰浊壅滞。

3. 舌态变化（痿软、强硬、歪斜、颤动、吐弄、短缩）的特征与临床意义

（1）痿软舌

舌象特征：舌体软弱无力，不能随意伸缩回旋。

临床意义：气血俱虚，热灼津伤，或阴液亏虚。

久病舌淡白而痿——气血俱虚。新病舌干红而痿——热灼津伤。久病舌绛少苔或无苔而痿

软——外感病后期，热极伤阴，或内伤杂病，阴虚火旺。
（2）强硬舌
舌象特征：舌体运动不灵活，板硬强直。
临床意义：热入心包，高热伤津，风痰阻络。
分析：外感热入心包，扰乱心神，致舌无主宰；高热伤津，筋脉失养；风痰阻舌之络脉。临床上舌强硬伴舌胖大苔腻为风痰阻络。
（3）歪斜舌
舌象特征：舌体偏于一侧，称"歪斜舌"（2010）。
临床意义：主中风或中风先兆。
（4）颤动舌
舌象特征：舌体震颤抖动，不能自主，称为"颤动舌"。
临床意义：肝风内动。
舌淡白而颤动——气血两虚或阳虚（2001）。
舌绛紫而颤动，伴高热惊厥——热极生风，或见于酒毒（2002）。
（5）吐弄舌
舌象特征：舌伸出口外不即回缩者为"吐舌"；舌反复吐而即回，或舌舐口唇四周，掉动不停，称"弄舌"（2007）。
临床意义：两者皆因心、脾二经有热所致。
吐舌：疫毒攻心或正气已绝，往往全舌色紫。
弄舌：动风先兆或小儿智能发育不全。
（6）短缩舌
舌象特征：舌体卷短、紧缩、不能伸长，称为"短缩舌"。
临床意义：无论因虚因实，皆属危重证候（2000）。
舌短缩，色淡白或青紫而湿润——寒凝筋脉。舌短缩，体胖而苔黏腻——痰浊内阻。
舌短缩，色红绛而干——热盛伤津动风。舌短缩，色淡白胖嫩——气血俱虚。

四、望舌苔

1. 苔质变化（厚薄、润燥、腐腻、剥落、真假）的特征与临床意义
（1）薄、厚苔
舌象特征：苔质的厚薄，以"见底"和"不见底"为标准，即透过舌苔能隐隐见到舌质的为"薄苔"，不能见到舌质者则为"厚苔"。
临床意义：主要反映邪正的盛衰和邪气的深浅。
薄苔主外感表证，或内伤轻病或正常人。厚苔主邪盛入里，痰湿、食积等证（2003）。
（2）润、燥苔
舌象特征：舌面润泽有津，干湿适中为润苔。若水分过多，伸舌欲滴，扪之湿滑，此为"滑苔"。舌苔干燥，扪之无津，甚则干裂，此为"燥苔"。苔质粗糙如砂石，扪之碍手，称为"糙苔"。
临床意义：主要反映体内津液的盈亏和输布情况。
润苔——正常舌苔或津液未伤。滑苔——痰饮、水湿、寒证。
燥苔——热盛伤津、阴液亏耗、燥气伤肺、阳虚气不化津。糙苔——热盛伤津之重症。
（3）腻、腐苔
舌象特征：舌质颗粒细小，质地致密，紧贴舌面，揩之不去，刮之不易脱落，此为"腻苔"。苔质颗粒疏松，粗大而厚，形如豆腐渣堆积舌面，揩之可去，此为"腐苔"。
苔薄腻——食积或脾虚湿困。苔白滑腻——痰浊、寒湿内阻，为寒饮、寒食积滞。

黏腻、白厚——脾胃湿热。黄厚腻甜——痰热、湿热、暑湿、食热积滞（2002，2007，2017）。

苔厚腻如积粉——时邪夹湿。霉腐苔——气阴两虚，湿热秽浊之邪泛滥。

脓腐苔——内痈或邪毒内结，是邪盛病重的表现。

（4）剥落苔

舌苔全部退去，以致舌面光洁如镜，称为"光剥舌"，又叫镜面舌。

若舌苔多处剥脱，舌面仅斑驳残存少量舌苔者，称为"花剥苔"。

若不规则地大片脱落，边缘突起界限清楚，形似地图，部位时有转移者又称"地图舌"。

若剥脱处并不光滑，似有新生苔质颗粒叫"类剥苔"。

临床意义：可测胃气、胃阴之存亡。

舌红，剥苔——阴虚。淡，剥苔或类剥苔——气血两虚或血虚。

镜面舌红——胃阴枯涸（2010）。舌色白如镜，无血色——营血大虚，阳气虚衰。

剥脱部位与脏腑相应。

（5）真、假苔

病之初、中期，舌见真苔且厚——胃气壅实，病较深重。

久病见真苔——胃气尚存。久病，假苔——胃气匮乏，病情重。

2. 苔色变化（白、黄、灰黑）的特征与临床意义

（1）白苔

苔薄白而润——正常人，表证初起，里证病轻，阳虚内寒。

苔薄白而滑——外感寒湿或脾肾阳虚，水湿内停（2015，2016）。

苔薄白而干——外感风热（表热证）或风寒表证化热。

苔白厚腻——湿浊内停，痰饮，食积。

苔白厚而干——痰浊湿热中阻（2015）。苔白厚腻而干——痰、湿、食积化热，或为湿浊中阻，津不上承。

积粉苔（苔白如积粉，扪之不燥）——内痈、瘟疫。

苔白而燥裂，粗糙如砂石——燥热伤津，阴液亏损。

（2）黄苔

苔薄，白中兼黄（黄白相间）——表邪入里化热。苔薄淡黄——里热轻浅。

苔黄厚干燥，甚至干裂——邪热伤津，燥结腑实。苔黄腻——湿热蕴结、痰饮化热，或食积热腐（2005）。

苔淡黄而滑润多津（黄滑苔）——阳虚寒湿之体，痰饮聚久化热；气血亏虚，复感湿热之邪。

（3）灰黑苔

苔灰黑而润滑——阳虚寒盛或痰饮内停。苔黑而燥裂，甚则生芒刺——热极津枯（2001）。

第四单元 闻 诊

重点提示

本单元内容较少，大多为基础概念。对于谵语、独语和郑声的概念，白喉与百日咳的咳声特点，呕吐和呃逆等应重点掌握。另外几种常见的气味异常，如臭秽、蒜味、烂苹果味等的临床意义也要牢记。

---考点集合---

一、听声音

1. 音哑与失音的临床表现及意义

概念：语声嘶哑者为音哑，语而无声者为失音，或称为"喑"。

意义：新病音哑与失音多为实证，因外感风寒、风热袭肺或痰湿壅肺，肺失清肃，邪闭清窍，即"金实不鸣"（2006）；久病音哑与失音多为虚证，各种原因所致的阴虚火旺、肺肾精气内伤，即"金破不鸣"。

2. 谵语、郑声、独语、错语、狂言、言謇的临床表现及意义

（1）谵语

概念：神志不清，语无伦次，声高有力的症状（2005）。

意义：多属邪热内扰神明所致，属实证。见于温邪内入心包或阳明实热证、痰热扰乱心神（2010）。

（2）郑声

概念：指神志不清，语言重复，时断时续，语声低弱模糊的症状。

意义：久病心气大伤，心神散乱，属虚证。见于多种疾病的晚期、危重阶段（2010）。

（3）独语

概念：自言自语，喃喃不休，见人语止，首尾不续的症状。

意义：心气虚弱，神气不足，或气郁痰阻，蒙闭心神所致（2001），属阴证。见于癫证、郁病。

（4）错语

概念：病人神志清楚而时有错乱，语后自知言错的症状。

意义：虚证多因心气虚弱，神气不足所致；实证多为痰湿、瘀血、气滞阻碍心窍所致（2002）。

（5）狂言

概念：指精神错乱，语无伦次，狂叫骂詈，登高而歌的症状。

意义：多属阳证、实证、热证，多因情志不遂，气郁化火，痰火互结，扰乱神明所致，常见于狂病、伤寒蓄血证。

（6）言謇

概念：指神志清楚、思维正常而吐字困难，或吐字不清，又称语言謇涩。

意义：与舌强并见者，多因风痰阻络所致，为中风之先兆或后遗症。若因习惯而成者，不属病态。

3. 咳嗽、喘、哮的临床表现及意义

（1）咳嗽：指肺气上冲喉间而发出的一种"咳、咳"的声音。

咳声重浊，痰白清稀——外感风寒（风寒束肺，肺失肃降）。

咳有痰声，痰多易咯——痰湿阻肺。

咳声重浊紧闷——实证（寒痰湿浊停聚于肺，肺失肃降）（2001）。

咳声低微——虚证（久病肺气虚，失于宣降）。

咳声不扬，痰稠色黄，不易咳出——热咳（热邪犯肺，肺津被灼）。

干咳无痰或少痰，不易咳出——燥咳（燥邪犯肺或阴虚肺燥所致）。

咳声短促，呈阵发性、痉挛性、接续不断，咳后有鸡鸣样回声——百日咳（顿咳）（因风邪

与痰热搏结所致，见于小儿）。

咳声如犬吠，伴有声音嘶哑——白喉（肺肾阴虚，疫毒攻喉所致）（2003，2004）。

（2）喘

概念：指呼吸困难、急迫，张口抬肩，甚至鼻翼扇动，难以平卧。

实喘：发病急骤，呼吸深长，息粗声高，呼出为快。风寒袭肺，痰热壅肺，痰饮停肺，肺失宣肃，或水气凌心。

虚喘：病势缓慢，呼吸短浅，急促难续，息微声低，深吸为快，动则喘甚。肺肾亏虚，气失摄纳，心阳气虚所致。

（3）哮

概念：呼吸急促似喘，喉间有哮鸣音，有发作性的症状。

意义：痰饮内伏，复感外邪所诱发，或久居寒湿之地，过食酸咸生冷所诱发。

4. 呕吐、呃逆、嗳气的临床表现及意义

（1）呕吐

概念：指饮食物、痰涎从胃中上涌，由口中吐出的症状（2002）。

意义：胃失和降，胃气上逆。

吐势徐缓，声音微弱，呕吐物清稀者——虚寒证。

吐势较猛，声高有力，呕吐出黏稠黄水——实热证。

呕吐呈喷射状——热扰神明，或颅压增高；朝食暮吐，暮食朝吐——脾胃阳虚证。

（2）呃逆

概念：从咽喉发出的一种不由自主的冲击声，声短而频，呃呃作响症状（2002）。

意义：胃气上逆动膈。

实证：呃声频作，高亢而短，其声有力。虚证：呃声低沉，声弱无力。

（3）嗳气

概念：指胃中气体上出咽喉所发出的一种声长而缓的声音。

表现及意义：嗳气酸腐，兼脘腹胀满者——伤食。嗳气声高而频，胸胁胀满——肝气犯胃。嗳声低沉断续，无酸腐气味，兼见纳呆食少者——脾胃气虚。

5. 太息的临床表现及意义

概念：指病人在情绪抑郁时，因胸胁胀闷不畅，不自觉地发出的长吁或短叹声，又称叹息。

意义：多为肝气郁结之象。

二、嗅气味

1. 口气　指从口中散发出的异常气味。正常人呼吸或讲话时，口中无异常气味散出。口气酸臭，并伴食欲不振，脘腹胀满——食积胃肠。口气臭秽——胃热（2005，2007）。
2. 排泄物之气味　包括二便及妇人月经、带下等的异常气味。

大便泄泻臭如败卵，或夹未消化食物——伤食。尿甜并散发烂苹果气味——消渴病。

带下臭秽而黄稠——湿热。崩漏或带下奇臭而颜色异常——癌症。病情多危重。

3. 病室气味

尿臊味——水肿病晚期；烂苹果味——消渴并发症。

大蒜味——有机磷中毒；血腥味——失血；腐臭味——溃腐疮疡。

第五单元 问 诊

☆ 重点提示

本单元内容较多,也是历年考试的重点之一。从历年考试的趋势上看,本单元考查的基本都为细小的知识点。从寒热到经带,每一部分内容均常涉及,其中问寒热与饮食口味的内容出现频率稍高。虽然知识点看似细小而碎,但还是有规律可循的,主要还是结合各科内容联想记忆。对于四诊的内容,应打好坚实的基础,对于其他科目的复习也有很大帮助。

— 考点集合 —

一、问诊内容

问诊内容主要包括一般情况、主诉、现病史、既往史、个人生活史、家族史等。

1. 主诉的概念与意义

(1) 概念:主诉是病人就诊时最感痛苦的症状、体征及持续时间。

(2) 意义:①是疾病的主要矛盾所在。②对疾病的范畴和类别、病势的轻重缓急等具有重要的诊断价值。

2. 十问歌 即一问寒热二问汗,三问头身四问便,五问饮食六胸腹,七聋八渴俱当辨,九问旧病十问因,再兼服药参机变,妇女尤必问经期,迟速闭崩皆可见,再添片语告儿科,天花麻疹均占验。

二、问寒热

(一) 恶寒发热的临床表现及意义

根据恶寒发热的轻重不同和有关兼证,分三种类型。

1. **恶寒重,发热轻** 表寒证,外感寒邪所致(2004,2005)。

2. **发热重,恶寒轻** 表热证,外感热邪所致(2004,2005)。

3. 发热轻,恶风自汗 伤风表证的特征,外感风邪所致。如果病人只有恶风,无发热,则可能为外感风邪或肺卫气虚,卫表不固。

(二) 但寒不热的临床表现及意义

根据发病的缓急和有关兼症,分为两种类型:

1. 久病畏寒,脉沉迟无力者,属里虚寒证。

2. 新病恶寒,脘腹或其他局部冷痛剧烈,脉沉迟有力者,属里实寒证。因寒邪直接侵入体内,郁遏阳气,机体失于温煦。

(三) 但热不寒(壮热、潮热、微热)的临床表现及意义

1. 壮热

(1) 概念:高热(体温39℃以上)持续不退,不恶寒只恶热的症状。常兼有口渴、面赤、汗大出、脉洪大等症(四大症)。

(2) 意义:里实热证,多见于伤寒阳明经证和外感温热病气分阶段(病在胸、膈、胃肠、胆等)。

2. 潮热

(1) 概念:按时发热或按时热甚,发热如潮汐之有定时。

（2）分型

日晡潮热：日晡（下午3~5时，申时）之时发热明显，或热势更甚，又称阳明潮热，见于胃肠燥热内结。

湿温潮热：午后热甚，伴身热不扬，脘痞身重，舌红苔腻等，见于湿温病。因湿邪困阻，热难透达，湿遏热伏。

阴虚潮热：午后或入夜低热，有热自骨内向外蒸发的感觉，兼有颧红、盗汗等，见于阴虚证。

瘀血潮热：午后和夜间有低热，可兼见肌肤甲错，舌有瘀点瘀斑者，属瘀血积久，郁而化热。

3. 微热

（1）概念：轻度发热，热势偏低，多在37~38℃。

（2）意义：常见于某些内伤病和温热病的后期。

长期微热见于：阴虚潮热、气虚发热、血虚发热、气郁发热、瘀血发热、小儿夏季热。

（四）寒热往来的临床表现及意义

1. 寒热往来无定时

（1）概念：指病人时冷时热，一日发作多次而无时间规律的症状。

（2）意义：见于少阳病。

2. 寒热往来发有定时

（1）概念：恶寒战栗与高热交替发作，每日或2~3日发作1次，发有定时。兼头痛剧烈、口渴、多汗等症状。

（2）意义：常见于疟疾。

三、问汗

（一）特殊汗出（自汗、盗汗）的临床表现及意义

1. 自汗　病人醒时经常汗出，活动尤甚的症状。属气虚证和阳虚证（2002）。
2. 盗汗　病人睡时汗出，醒则汗止，兼见潮热、颧红等症，属阴虚（2002）。

（二）局部汗出（头汗、手足心汗）的临床表现及意义

1. 头汗　病人仅头部或头颈部出汗较多，又称为"但头汗出"。多因上焦邪热或中焦湿热上蒸，或病危虚阳上越所致。
2. 手足心汗　手足心汗指患者手足心汗出较多的症状。常因阳气内郁，阴虚阳亢或中焦湿热郁蒸所致。

四、问疼痛

（一）疼痛的性质及临床意义

疼痛性质	特点	临床意义
胀痛	痛而且胀	气滞，但头部胀痛或目胀而痛为肝阳上亢或肝火上炎
刺痛	痛如针刺	瘀血（2011）
冷痛	痛有冷感而喜暖	阳气不足或寒邪阻络
灼痛	痛有灼热感而喜凉	火邪窜络，或阴虚阳亢
重痛	痛有沉重感	湿邪困阻气机，但头部重痛，为肝阳上亢
酸痛	痛而有酸软感觉	风湿侵袭，气血运行不畅，或肾虚，气血不足

续表

疼痛性质	特点	临床意义
绞痛	痛势剧烈如刀绞	有形实邪阻闭气机或寒邪凝滞气机（2008）
空痛	痛有空虚感	虚证
隐痛	痛不剧烈，绵绵不休	虚证
走窜痛	疼痛部位游走不定	气滞，行痹
固定痛	疼痛部位固定不移	瘀血、寒湿、湿热阻滞或热壅血瘀
掣痛	抽掣牵扯而痛	筋脉失养或经脉阻滞不通所致

（二）头痛、胸痛、胁痛、胃脘痛、腹痛、腰痛的要点及临床意义

1. 头痛　是指整个头部或头的某一部位疼痛的症状。

（1）根据头痛部位确定病在何经

后头部连项痛——属太阳经头痛（2002）。头痛连齿者——属少阴经头痛。

前额部连眉棱骨痛——属阳明经头痛（2000）。颠顶痛——属厥阴经头痛（2003）。

侧头部痛，痛在两侧太阳穴附近为甚者——属少阳经头痛。

头痛连齿——属少阴经头痛。全头重痛——属太阴经头痛。

（2）根据头痛性质确定寒热虚实

头痛项强，遇风加重——风寒。头痛、怕热、面红目赤——风热。

头重如裹，肢体困倦——风湿。头痛绵绵，遇劳则甚——气虚。

头痛眩晕，面白无华——血虚。头脑空痛，腰膝酸软——肾虚。

2. 胸痛　指胸部某一部位疼痛的症状。

左胸心前区憋闷、疼痛，痛引肩背——胸痹心痛（心脉痹阻）。

胸痛掣背，面色青灰，手足青至节——真心痛（心脉痹塞）。

胸痛，壮热，喘促，鼻扇——肺热。

胸痛，伴盗汗、潮热、颧赤等——肺阴虚。

胸痛，伴壮热、咳吐脓血腥臭痰——肺痈（痰热郁肺，热壅血瘀）。

3. 胁痛　指胁的一侧或两侧疼痛的症状。

两胁是足厥阴肝经、足少阳胆经循行所过的部位，肝胆又居胁部，所以胁痛与肝胆病变有密切的关系。

胁胀痛易怒，脉弦——肝郁气滞。胁灼痛，伴面红目赤——肝胆火盛。

胸胁胀满，口苦，苔黄腻——肝胆湿热（2007）。

胁痛，咳唾引痛，患侧肋间饱满——悬饮。

胁肋刺痛，或胁下触及肿块，固定而拒按——肝血瘀阻。

4. 胃脘痛　指上腹部、剑突下，胃之所在部位疼痛的症状。

进食后疼痛缓解——多虚证。进食后疼痛加剧——多实证。

胃脘剧痛暴作，压痛、反跳痛——穿孔。

胃脘疼痛失去规律，痛无休止，消瘦明显——考虑胃癌。

5. 腹痛　指剑突下至耻骨毛际以上（胃脘所在部位除外）的腹部疼痛。

大腹隐痛，喜温喜按——脾胃虚寒。绕脐痛，有包块，按之可移——虫积。

少腹冷痛，牵及外阴——寒滞肝脉。小腹胀痛或刺痛，随月经而发——胞宫气滞血瘀。

小腹刺痛，小便自利——蓄血（瘀血停留下焦）。

小腹胀满而痛，小便不利——癃闭（膀胱气化不利）。

6. 腰痛　腰部两侧或腰背正中疼痛的症状。

腰部冷痛沉重，寒冷阴雨加剧——寒湿。腰部酸软而痛——肾虚。
腰部刺痛拒按，痛处固定不移——瘀血。腰脊疼痛连及下肢——经络痹阻。
腰部突然剧痛，向少腹部放射，尿血——结石。

五、问头身胸腹

头晕、胸闷、心悸、脘痞、腹胀的要点及临床意义

1. 头晕　头晕是患者自觉头脑有晕旋之感，轻者闭目自止，病重者感觉自身或景物旋转，站立不稳。风、火、痰、瘀、虚导致清窍失养。

头晕而胀，面红目赤，烦躁易怒，脉弦数——肝火上炎。
头晕胀痛，头重脚轻，腰酸耳鸣，脉弦细——肝阳上亢。
头晕目眩，过劳加重，面白倦怠，舌淡，脉细弱——气血亏虚。
头晕耳鸣，腰酸遗精，健忘——肾虚精亏。
头晕且重，如物裹缠，胸闷呕恶，舌苔白腻——痰湿内阻（2005）。
若外伤后头晕刺痛——瘀血阻络，夜间尤甚。

2. 胸闷　胸部有痞塞满闷之感，谓之胸闷，或称胸痞。本症与心、肺等脏气机不畅有密切关系。

胸闷，心悸，气短——心气不足、心阳不足。胸闷痰多——痰饮内停。
胸闷，壮热，鼻翼扇动——热邪或痰热壅肺。胸闷气喘，畏寒肢冷——寒邪客肺。
胸闷气喘，少气不足以息——肺气虚或肺肾气虚。

3. 心悸　病人自觉心跳不安的症状。多是心神或心脏病变的反映。

由于受惊而致心悸，或心悸易惊，恐惧不安者，称为惊悸。常由外因所引起，多时发时止，病情较轻，心之用病。心跳剧烈，上至心胸，下至脐腹者，谓之怔忡。

突受惊吓，气短神疲，惊悸不安——心胆气虚。
心神不安，惊惕不宁，胆怯烦躁，失眠眩晕，呕恶——胆郁痰扰。
心悸，胸闷，气短，精神疲倦，自汗，活动后加剧——心气虚。
心悸怔忡，心胸憋闷或痛，气短，自汗，畏寒肢冷——心阳虚。
心悸，面色无华——心血不足。
心悸，心烦少寐，头晕目眩，五心烦热，盗汗——心阴虚。
心悸怔忡，心胸憋闷疼痛，痛引肩背内臂——心脉痹阻。
心悸，气短，咳喘痰鸣，形寒肢冷，下肢浮肿——肾虚水泛。
心悸，头晕目眩，纳差乏力，失眠多梦——心脾两虚。

4. 脘痞　患者自觉胃脘部窒塞满闷的症状，是脾胃病的表现。

脘痞食少，腹胀便溏——脾胃虚弱。脘痞腹胀，呕恶痰涎——痰湿中阻。
脘痞，嗳腐吞酸——食滞胃脘。脘痞，胃脘有振水声——饮邪停胃。

5. 腹胀　患者自觉腹部胀满，痞塞不舒，甚则如物支撑的症状。

腹胀喜按——虚证（脾胃虚弱，失于健运）。
腹胀拒按者——实证（食积胃肠，或实热内结，阻塞气机）。

六、问耳目

（一）耳鸣、耳聋的临床表现及意义

1. 耳鸣　患者自觉耳内鸣响的症状。

突发耳鸣，声大如潮，按之鸣声不减或加重——实（肝胆火盛，上扰清窍）。

渐觉耳鸣，声小如蝉，按之鸣声减轻或暂停——虚（肝肾阴虚，肝阳上扰，或肾精亏虚，髓海不充，耳失所养，或脾虚气陷）。

2. 耳聋　患者听力减退，甚至听觉完全丧失的症状。

新病暴聋——实证（肝胆火逆，或外邪上袭，蒙闭清窍）。

久病或年老渐聋——虚证（肝肾亏虚，精气不能上荣清窍）。

（二）目眩的临床表现及意义

1. 概念　视物旋转动荡，如在舟车之上，或眼前如有蚊蝇飞动之感，谓之目眩，或称眼花（2002）。

2. 临床意义

（1）实：肝阳上亢、肝火上炎、肝阳化风及痰湿上蒙清窍所致——实证或本虚标实证。

（2）虚：气虚、血虚、阴精不足所致者。

七、问睡眠

（一）失眠的临床表现及意义

1. 失眠　失眠又称"不寐"，临床上指病人经常不易入睡，或睡后易醒，难以复睡，或时惊醒睡不安宁，甚至彻夜不眠的症状。阳不入阴，心神不安的病理表现。

2. 虚证　心肝血虚、阴虚火旺、心胆气虚（2000）。

3. 实证　心火、肝火、痰热、食积等。

不易入睡，甚至彻夜不眠，兼心烦不寐——心肾不交。时时惊醒，不易安卧——胆郁痰扰。

夜卧不安，腹胀嗳气——食滞内停（2017）。睡后易醒，不易再睡——心脾两虚。

（二）嗜睡的临床表现及意义

嗜睡又称"多眠"。临床上以精神疲倦，睡意很浓，经常不自主地入睡为症状。阳虚阴盛，阳不出阴。

兼见头目昏沉、身重脘闷、苔腻脉濡——痰湿困脾。

饭后困倦易睡，兼见食少纳呆、少气乏力——脾气虚弱（2005）。

极度衰惫，神志蒙眬，困倦易睡，肢冷脉微——心肾阳衰。

大病之后，精神疲乏而嗜睡——正气未复。

八、问饮食与口味

（一）口渴与饮水

1. 口渴多饮　提示津液损伤。

大渴喜冷饮，兼有壮热、面赤、汗出、脉洪大——实热证（里热炽盛，津液大伤）（2003，2007）。

大渴多饮，兼有小便量多，多食易饥，体渐消瘦——消渴病。

2. 渴不多饮　有口干或口渴感觉，但又不想喝水或饮水不多，是轻度伤津液或津液输布障碍的表现。

兼见头身困重，身热不扬，脘闷苔腻——湿热证（2008）。

兼身热夜甚，心烦不寐，舌红绛——温病营分证。

口燥咽干而不多饮，兼颧红盗汗、舌红少津——阴虚证。

渴喜热饮，饮量不多，或饮入即吐——痰饮内停证。

口干但欲漱水而不欲咽，兼面色黧黑，舌紫暗或有瘀斑——瘀血内停证。

(二) 食欲与食量

1. 食欲减退　又称为"纳呆"或"纳少"，即病人进食的欲望减退，甚至不想进食的症状。临床常见以下几种：

食少纳呆，兼见消瘦乏力，腹胀便溏，舌淡脉虚——脾胃虚弱。

脘闷纳呆，腹胀，兼见头身困重，便溏苔腻——湿邪困脾。

2. 厌食　指厌恶食物，甚至恶闻食臭的症状。

兼脘腹胀满，舌苔厚腻者——食滞胃脘。厌油腻，肢体困重——湿热蕴脾。厌油腻，胁肋胀痛，口苦泛恶，身目发黄——肝胆湿热。

妇女在妊娠早期，若有短暂择食或厌食反应，乃妊娠引起冲脉之气上逆，影响胃之和降，属生理现象；若长期或反复呕恶，厌食，甚至食入即吐，则属病态，为妊娠恶阻。

3. 消谷善饥　即病人食欲过于旺盛，进食量多，食后不久即感饥饿的症状。

消谷善饥，口臭便干，伴烦躁、口渴、舌红、苔黄厚——胃火亢盛。

消谷善饥，兼多饮、多尿、消瘦——消渴病（2017）。

消谷善饥，兼见大便溏泄——胃强脾弱。

4. 饥不欲食　即病人虽有饥饿感，但不想进食，勉强进食量亦很少的症状。

饥不欲食，胃中灼热感，舌红少苔，脉细数——胃阴不足，虚火内扰所致（2002，2004，2005，2007）。

5. 除中　久病或重病患者，本不欲食，甚至不能食，突然欲食或暴食的症状。除中是假神的表现之一，因胃气败绝所致。

(三) 口味

口味	临床意义
口淡	脾胃腐熟运化功能低下，病人食少纳呆，故感口淡乏味，属脾胃气虚（2006，2009，2015）
口甜	脾胃湿热，脾虚（2010）
口黏腻	湿浊停滞，痰饮食积
口酸	口中泛酸——属肝胃蕴热（郁久而泛酸）（2005，2007） 口中酸馊——伤食（因暴饮暴食，损伤脾胃，食停胃中不化，浊气上泛）
口涩	燥热伤津，脏腑热盛
口苦	肝胆火旺，湿热内蕴致胆气上逆、心火上炎
口咸	肾病及寒水上泛皆可使口中味咸，属肾病及寒证

九、问二便

(一) 大便异常（便次、便质、排便感觉）的临床表现及意义

1. 便次异常

（1）便秘：大便燥结，排便时间延长，便次减少，或时间虽不延长但排便困难的症状。

便秘可因热结肠道，或津液亏少，或阴血不足，导致肠道燥化太过，肠失濡润，传导不利所致；也可因气虚传送无力，或阳虚寒凝，传化乏力，肠道气机滞塞所致。

（2）泄泻：大便次数增多，便稀薄不成形，甚至呈水样的症状，称为泄泻。

泻下黄糜而臭或下痢脓血——大肠湿热。

腹痛肠鸣，泻后痛减，胁胀，每因恼怒紧张而泄泻，脉弦——肝郁乘脾（2001）。
厌食，嗳腐，腹痛即泻，泻后痛减——伤食。
兼见纳少腹胀、大腹隐痛——脾胃气虚。
黎明前腹痛作泻，泻后则安，兼见形寒肢冷，腰膝酸软——"五更泻"（脾肾阳虚）。

2. 便质异常　大便质地除干燥和稀溏等异常之外，还可见如下几种情况：
（1）完谷不化：大便中夹有未消化的食物，可见于脾虚泄泻及肾虚泄泻（2006）。
（2）溏结不调：指大便时干时稀的症状。可见于肝郁脾虚，若大便先干后溏，多属脾虚。
（3）脓血便：指大便中含有脓血的症状。可见于痢疾或肠癌（2008）。
（4）便血：指血自肛门排出，包括血随便出，或便黑如柏油样，或单纯下血的症状。
远血：先便后血，血色暗红或紫黑，或大便色黑如柏油状者，为远血，多为胃脘部位出血。
近血：先血后便，便血鲜红，血附在大便表面或于排便前后滴出者，为近血，多由肛门部位的病变引起，如肛裂。

3. 排便感觉异常　排便感觉异常是辨证的重要依据，常见以下几种：
（1）肛门灼热：排便时肛门有灼热感，多为大肠湿热。
（2）里急后重：排便前腹痛，急迫欲便，便时窘迫不畅，肛门重坠，便意频数的症状。多因湿热内阻，肠道气滞所致，常见于痢疾。
（3）排便不爽：排便不通畅，有涩滞难尽之感的症状，为肝气乘脾，大肠湿热，食滞肠道所致。
（4）大便失禁：大便不能控制，滑出不禁，甚至便出而不自知的症状。久泻不愈，为脾肾阳虚，肛门失约所致。
（5）肛门重坠：肛门有下坠感，甚则脱肛，多属中气下陷。

（二）小便异常（尿次、尿量、排尿感觉）的临床表现及意义
1. 尿次异常
（1）小便频数
小便频数、短赤而急迫——淋证（膀胱湿热，气化不利）（2016）。
小便频数而色清量多，夜间明显——肾阳不足，肾气不固，膀胱失约（2007，2016）。
（2）癃闭：小便不畅，点滴而出为癃；小便不通，点滴不出为闭。
实：瘀血、结石、湿热等。
虚：久病或年老气虚，阳虚，肾气化不利，开合失司。

2. 尿量异常
（1）尿量增多：常见于虚寒证及消渴病。
小便清长、量多——虚寒证（阳虚不能蒸化津液，水湿下流于膀胱，而尿清长）。
口渴、多饮、多尿、消瘦——消渴病（肾阴亏虚，开多合少）。
（2）尿量减少：常见于实热、伤津及水肿。
小便短赤、发热面红——实热证，或汗、吐、下后伤津。
尿少浮肿——水肿病（多与肺失宣通、脾失运化、肾失气化有关）。

3. 排尿感觉异常
（1）小便涩痛：小便排出不畅而痛，伴有急迫、灼热——淋证（湿热下注，膀胱气化不利）。
（2）余沥不尽：排尿后小便点滴不尽，常见于老年人和久病体衰者——（肾阳亏虚，肾气不固）。
（3）小便失禁：神志清醒时小便不能随意控制而自遗——肾气不固，膀胱失约；神昏而小便自遗——危重证候。
（4）遗尿：睡眠中不自主排尿——肾气不足，膀胱虚衰。

十、问经带

(一) 经期、经量异常的临床表现及意义

1. 经期异常　可分为月经先期、月经后期和月经前后不定期三种。
(1) 月经先期：指连续 2 个月经周期出现月经提前 7 天以上的症状。

<u>虚（脾气虚、肾气虚）——冲任不固</u>。
<u>热（肝郁化热、阴虚火旺）——热扰冲任（2006）</u>。

(2) 月经后期：指连续 2 个月经周期出现月经延后 7 天以上的症状。

虚：血虚，阳气虚（化源不足）。
实：<u>气滞寒凝血瘀，冲任受阻（2007）</u>。

(3) 月经先后不定期：指月经周期时而提前时而延后达 7 天以上的症状，亦称经期错乱。

虚：脾肾亏虚，冲任失调（血海蓄溢失常）。
实：肝气郁滞，瘀血阻滞。

2. 经量异常
(1) 月经过多：月经血量较常量明显增多的症状。因<u>血热、气虚、瘀血</u>所致。
(2) 月经过少：月经血量较常量明显减少的症状。因<u>精亏血少、气血亏虚、寒凝、血瘀、痰湿阻滞</u>。

(二) 崩漏、闭经、痛经的临床表现及意义

1. 崩漏　非正常行经期间阴道出血的症状。若来势猛，出血量多者，为崩；势缓而量少，淋沥不断者，为漏。二者病机相同。因<u>热盛、瘀血、脾肾气虚</u>等。

2. 闭经　年逾 18 周岁，月经尚未来潮，或已行经，未受孕、不在哺乳期，而又停经，闭止在 3 个月以上者，称为闭经。

虚：气血亏虚、肝肾不足、阴虚血燥——血海空虚。
实：痨虫侵及胞宫、气滞血瘀、寒凝痰阻——冲任不通。

3. 痛经　在行经时或行经前后，出现周期性小腹疼痛，或痛引腰骶，甚至剧痛难忍。
经前或经期小腹胀痛或刺痛——气滞或血瘀。经期小腹冷痛，得温痛减——寒凝或阳虚。
经期或经后小腹隐痛、空痛——气血两虚，或肾精不足，胞脉失养。

(三) 带下异常（白带、黄带）的临床表现及意义

1. 白带　若带下色白，量多，质清稀，无臭味，淋沥不绝——<u>脾肾阳虚、寒湿下注</u>；若带下色白、质稠、状如凝乳，或呈豆腐渣状，气味酸臭，伴阴部瘙痒——湿浊下注。

2. 黄带　若带下色黄，质黏稠，味臭秽——<u>湿热下注</u>或湿毒蕴结。

第六单元　脉　诊

☆ 重点提示

脉诊亦是历年考试的重中之重，需要记忆内容较多，也是容易失分的题目之一。正常脉象以及各种病理脉象的特征、类比、临床意义均需掌握。出题点常涉及正常脉象胃、神、根的含义，洪、细、濡、弱、滑、涩等几种常见脉象的特征也要重点掌握。对于几种脉象特征的类比熟悉了解即可，虽然考试也有涉及，但考题难度不大。真脏脉及小儿脉基本不见考查。

考点集合

一、脉诊概说

1. 寸口脉与脏腑的关系

（1）心、脉是形成脉象的主要脏器

心脏的搏动：宗气和心气的作用下，心脏有规律地跳动。

脉管的舒缩：脉为血之府，是气血运行的通道，心与脉在组织结构上相互衔接，形成了人体的血液循环系统，在功能上亦相互依存和协调，故称为"心之合"。

心阴与心阳的协调：心血和心阴是心脏生理活动的物质基础，心气和心阳被视为心脏的功能状态。心阳概括了心搏加强，心率加速，气血运行加快，精神情志兴奋等功能状态；心阴概括了心搏减弱，心率减慢和精神情志宁静、抑制等功能状态。

（2）其他脏腑与脉象的关系

肺主气，司呼吸，朝百脉，参与宗气的生成，具有助心行血的功能。

脾胃，气血的盛衰和水谷精微的多寡，表现为脉之"胃气"。脉象中的"胃气"，在切脉时可以感知，主要在切脉的指下具有从容徐和软滑的感觉。

肝藏血，即指肝有贮藏血液、调节血量的作用。

肾藏精，为元气之根，是脏腑功能的动力源泉，亦是全身阴阳的根本。肾气充盛则脉搏重按不绝，尺脉有力，是谓"有根"。

2. 切脉指法

（1）选指：用左手按诊病人的右手，用右手按诊病人的左手。三指应呈弓形，指头平齐，以指腹按触脉体，用指腹感觉较为灵敏。

（2）布指：首先用中指按在掌后高骨内侧关脉部位，接着用食指按关前的寸脉部位，无名指按关后的尺脉部位。布指的疏密要和病人的身长相适应，身高臂长者，布指宜疏，身矮臂短者，布指宜密。

（3）运指：指医生布指之后，运用指力的轻重、挪移及布指变化以体察脉象，常用的指法有举、按、寻、总按和单诊。

3. 寸口"三部九候"的概念

左寸可候：心；右寸可候：肺。

左关可候：肝、胆（2001）；右关可候：脾与胃。

左尺可候：肾；右尺可候：肾。

二、正常脉象

1. 正常脉象的表现　不浮不沉，不大不小，从容和缓，节律一致，不快不慢（一息四五至，相当于70~80次/分）。胃：从容、和缓、流利。神：柔和有力，节律一致。根：沉取不绝，应指有力。

2. 正常脉象的特点　脉之胃气，主要反映脾胃运化功能的盛衰、营养状况的优劣和功能的储备状况。脉神之有无，可察精气之盈亏，并与胃气的盛衰有关。脉之有根无根主要说明肾气的盛衰。

三、常见脉象的特征及临床意义

（一）浮、散、芤、革脉

1. 浮脉　轻按即得，重按稍弱。主表证，亦见于虚阳浮越。

外感风寒——脉浮紧；外感风热——脉浮数。

2. 散脉　浮散无根，至数不齐。为元气耗散（具体情况具体分析）。
3. 芤脉　浮大中空，如按葱管。失血，伤阴。
4. 革脉　浮而搏指，中空外坚，如按鼓皮。亡血、失精、半产、漏下等。

（二）沉、伏、牢脉

1. 沉脉　轻取不应，重按始得。常见于里证，亦见于正常人。
脉沉有力——实证；脉沉无力——脏腑虚弱（2005）。
2. 伏脉　极重按之，推筋着骨始得。常见于邪闭、厥证和痛极。
3. 牢脉　沉按实大弦长。阴寒内盛，疝气癥瘕之实证。

（三）迟、缓脉

1. 迟脉　脉来缓慢，一息不足四至（少于60次/分）。寒证，亦可见于邪热结聚的实热证。
迟而有力——实寒，迟而无力——虚寒。
2. 缓脉　缓脉有两种意义，一是脉来和缓，一息四至（每分钟60～70次），可见于正常人；亦称为平缓脉，是脉有胃气的一种表现。二是脉势纵缓，缓怠无力。主湿病，脾胃虚弱，或正常人。

（四）数、疾脉

1. 数脉　脉来急促，一息五至七至（90～120次/分）。常见于热证，里虚。
2. 疾脉　脉来急疾，一息七八至（每分钟121次以上）。阳极阴竭，元气将脱。

（五）虚、实脉

1. 虚脉　三部脉举按皆无力。主虚证，多见于气血两虚。
2. 实脉　三部脉举按皆有力（2001）。主实证，亦见于常人。

（六）洪、长脉

1. 洪脉　洪大有力，来盛去衰。主气分热盛。
2. 长脉　首尾端直，超过寸、关、尺三部（2004）。主阳证、实证、热证，亦见于平人。

（七）细、濡、弱、微、短脉

1. 细脉　脉细如线，应指明显。主气血两虚，诸虚劳损，又主湿邪为病。
2. 濡脉　浮细无力而软。主诸虚或湿证（2006，2008）。
3. 弱脉　沉细无力而软（2006）。主气血两虚、阳气虚衰。
4. 微脉　极细极软，按之欲绝，若有若无。主气血大虚，阳气衰微（2005，2006，2008）。
5. 短脉　首尾俱短，不能满部（2011）。气郁或气虚。

（八）滑、涩、动脉

1. 滑脉　往来流利，如盘走珠，应指圆滑。主痰湿、食滞、实热诸证（2001，2004，2005，2007）。
2. 涩脉　细迟短涩，往来艰难。主伤精、血少、气滞血瘀等证（2017）。
3. 动脉　滑、数有力，关部明显。多见于惊恐、疼痛之证。

（九）弦、紧脉

1. 弦脉　端直以长，如按琴弦。主肝胆病，诸痛证，痰饮，疟疾等（2005）。
2. 紧脉　脉来绷急弹指，状如牵绳转索。寒证、痛证和宿食（2001，2016）。

（十）结、代、促脉

1. 结脉　缓而时止，止无定数。主阳盛气结，寒痰血瘀，气血虚衰（2002，2004，2005，

2011）。

2. 代脉　脉来一止，止有定数，良久方还。主脏气衰微、疼痛、惊恐、跌打损伤。（2002，2004，2005，2015）。

3. 促脉　数而时止，止无定数。常见于阳盛实热、气血痰食停滞、脏气衰败（2002，2004，2005，2009，2011，2015）。

第七单元　按　诊

重点提示

本单元内容较少，历年考试中出题不多，简单熟悉按肌肤、腹部的要点即可。

考点集合

1. 按诊的方法与注意事项
按诊的方法：触、摸、按、叩四法。
注意事项：
（1）按诊的体位及触、摸、按、叩四法的选择应有针对性。
（2）医生举止要大方，态度要严肃认真，手法要轻柔。
（3）注意争取病人的主动配合。
（4）要边检查边注意观察病人的反应及表情变化。
（5）要通过谈话了解病情，以转移病人的注意力。

2. 按肌肤
（1）诊寒热：可了解人体阴阳的盛衰、病邪的性质。
（2）诊润燥滑涩：可了解汗出与否及气血津液的盈亏。
（3）诊疼痛：可分辨疾病的虚实。
（4）诊肿胀：可分辨水肿和气肿。
（5）诊疮疡：可判断证之阴阳寒热。

3. 按手足　通过触摸病人手足部位的冷热程度，以判断病情的寒热虚实及表里内外顺逆。

4. 按腹部辨疼痛、痞满、积聚
（1）疼痛：凡腹痛，喜按者属虚，拒按者属实。按之局部灼热，痛不可忍者，为内痈。
（2）痞满：痞满是自觉心下或胃脘部痞塞不适和胀满的一种症状。按之柔软，无压痛者，属虚证；按之较硬，有抵抗感和压痛者，为实证。脘部按之有形而胀痛，推之辘辘有声者为胃中有水饮。
（3）积聚：是指腹内的结块，或肿或痛，见症不一。积与聚有别，痛有定处，按之有形而不移的为积，病属血分；痛无定处，按之无形，聚散不定的为聚，病属气分（2010）。

5. 按胸部虚里　内容包括有无搏动，搏动部位及范围、搏动强度和节奏、频率、聚散等，以了解宗气之强弱、疾病之虚实、预后之吉凶。

6. 按腧穴　注意穴位上是否有结节或条索状物，有无压痛或其他敏感反应，然后结合望、闻、问诊所得的资料综合判断穴位相对应脏腑的疾病。

第八单元 八纲辨证

☆ **重点提示**

本单元内容较为重要，在考试中占分值较多。需从总体上把握八纲证候的辨证要点，掌握证候相兼与错杂以及证候真假的辨别要点，对于寒热与虚实的内容应重点把握，另外真热假寒、真寒假热的机制应重点记忆，考试中常容易混淆。

—— 考点集合 ——

一、概述

八纲，即阴、阳、表、里、寒、热、虚、实（2001）。八纲辨证是从各种辨证方法中概括出来的，用于分析各种疾病共性的辨证方法，是临床各种辨证方法的纲领。

二、表里

1. 表证
主症：恶寒发热，舌苔薄，脉浮。
兼症：头身疼痛，鼻塞流涕，咽喉痒痛，咳嗽气喘。
证候分析：外感早期，外邪袭表，邪从皮毛、口鼻而入，正邪相争所致。
2. 里证
临床表现：里证的范围广，临床表现多种多样，概而言之，凡非表证的证候皆为里证。
证候分析：表证不解，邪传入里；外邪直中脏腑；内伤七情，饮食劳倦，脏腑功能紊乱。
3. 鉴别要点

	表证	里证
病位	皮毛、经络	脏腑
病史、病程	新病、短	久病、长
主要症状	寒热、恶寒、发热同见，发热多无定时	但寒不热，但热不寒或无寒热，发热多有定时
舌苔	苔薄	视病情具体而定
脉	浮	不浮
治疗	解表	和里

三、寒热

1. 寒证与热证的概念　寒证指感受寒邪，或阳虚阴盛所表现的证候。热证主要指人体感受温邪、暑气或寒邪化热而引起的热性证候。寒热是辨别疾病性质的两个纲领。其本质为外邪侵袭或阴阳失调。

2. 寒证与热证的临床表现、鉴别要点
（1）寒证：临床表现为恶寒喜暖，面色苍白，四肢厥冷，口淡不渴，安静少言，痰涕清稀，小便清长，大便稀溏，舌淡苔白而润滑，脉迟或紧。
（2）热证：临床表现为恶热喜冷，面红目赤，四肢温热，口渴饮冷，烦躁多言，痰涕黄稠，小便短赤，大便燥结，舌红苔黄而干燥，脉数。

（3）鉴别要点

	寒证	热证
寒热	恶寒喜温	恶热喜寒
口渴	不渴或渴喜热饮	渴喜冷饮
面色	白	赤
四肢	冷	热
大便	稀溏	秘结
小便	清长	短赤
舌象	舌淡、苔白润	舌红苔黄
脉象	迟或紧	数

四、虚实

1. 虚证与实证的概念　虚证指人体因精气不足而出现的正气虚弱证候。实证指人体受外邪侵袭，或因痰火、瘀血、虫积、食积、水湿等阻滞所引起的实性证候。虚实是辨别人体邪正盛衰的两个纲领，主要反映病变过程中人体正气的强弱和致病邪气的盛衰。

2. 虚证与实证的临床表现、鉴别要点

（1）虚证：一般久病、势缓者多为虚证，耗损过多者多虚证，体质素弱者多虚证。

（2）实证：一般新起、暴病者多为实证，病情急剧者多实证，体质壮实者多实证（2007）。

3. 鉴别要点

	虚证	实证
病程	长	短
体质	虚弱	壮实
精神	萎靡	兴奋
声息	声低息微	声高气粗
疼痛	喜按	拒按
胸腹	按之不痛，胀满时减（2005）	按之疼痛，胀满不减
发热	五心烦热，午后微热	蒸蒸壮热
恶寒	畏寒，加衣近火可减	恶寒，加衣近火不减
舌	质嫩，苔少或无苔	质老，苔厚腻
脉	无力	有力

五、阴阳

1. 阴证与阳证的概念　对一般疾病的临床辨证，指阴阳属性归类，分"阴证"与"阳证"。凡属于慢性的，虚弱的，静的，抑制的，功能低下的，代谢减退的，退行性的，向内的证候，都属于阴证，而其相对的，都属于阳证。阴阳是八纲中的总纲，是辨别疾病属性的两个纲领。

2. 阴证与阳证的临床表现、鉴别要点

	阴证	阳证
望	面色苍白或暗淡，身重蜷卧，倦息无力，萎靡不振，舌质淡而胖嫩，舌苔润滑	面色潮红或通红，喜凉，狂躁不安，口唇燥裂，舌质红绛，苔色黄或老黄，甚则燥裂，或黑而生芒刺

续表

	阴证	阳证
闻	语声低微，静而少言，呼吸怯弱，气短	语声壮厉，烦而多言，呼吸气粗，喘促痰鸣，狂言叫骂
问	恶寒畏冷，喜温，大便气腥臭，饮食减少，口中无味，不烦不渴，或喜热饮，小便清长短少	身热，恶热，喜凉，大便或硬或秘，或有奇臭，恶食，口干，烦渴引饮，小便短赤
切	腹痛喜按，身寒足冷，脉象沉微细涩弱迟无力	腹痛拒按，身热足暖，脉象浮洪数大滑实而有力

3. 阳虚证、阴虚证的临床表现

（1）阳虚证：主要为虚寒证候——畏冷，肢凉，口淡不渴，或喜热饮，或自汗，小便清长或尿少不利，大便稀薄，面色㿠白，舌淡胖，苔白滑，脉沉迟（或细数）无力。可兼有神疲、乏力、气短等气虚的表现（2015）。

（2）阴虚证：主要为虚热证候——形体消瘦，口燥咽干，两颧潮红，五心烦热，潮热，盗汗，小便短黄，大便干结，舌红少津或少苔，脉细数等。

4. 亡阳证、亡阴证的临床表现与鉴别要点（2008）

	亡阴证（2011）	亡阳证
汗	汗热，味咸，不黏	汗凉，味淡，微黏
四肢	温和	厥冷
舌象	红干	白润
脉象	细数无力	微细欲绝
其他	身热，烦躁不安，口渴喜冷饮	身冷，蜷卧神疲，口淡喜热饮

六、八纲证候间的关系

（一）证候相兼、错杂与转化

1. 证候相兼　各种证候的相兼存在。

2. 证候错杂　疾病的某一阶段，不仅表现为病位的表里同时受病，而且呈现寒、热、虚、实性质相反的证候。

3. 证候转化　证候转化指疾病在其发展变化过程中，其病位、病性，或邪正盛衰的状态发生变化，由一种证候转化为对立的另一种证候。证候的转化包括表里出入、寒热转化、虚实转化。

（1）寒证化热：指原为寒证，后出现热证，而寒证随之消失。常见于外感寒邪未及时发散，而机体阳气偏盛，阳热内郁到一定程度，寒邪化热，形成热证；或寒湿之邪郁遏，而机体阳气不衰，由寒而化热；或因使用温燥之品太过，使寒证转化为热证。

（2）热证转寒：指原为热证，后出现寒证，而热证随之消失（2016）。常见于邪热毒气严重的情况之下，或因失治、误治，以致邪气过盛，耗伤正气，正不胜邪，机能衰败，阳气耗散，故而转为虚寒证，甚至出现亡阳的证候。

（3）实证转虚：指原先表现为实证，后来表现为虚证。提示病情发展、邪正斗争的趋势，或是正气胜邪而向愈，或是正不胜邪而迁延。故病情日久，或失治误治，正气伤而不足以御邪，皆可形成实证转化为虚证。

（二）证候真假的鉴别要点

1. 寒热真假

（1）真热假寒

概念：内真热，外假寒。机制：阳盛格阴（2004）。

表现：四肢厥冷，神志昏沉，面色紫暗，脉沉迟；胸腹灼热，烦躁谵语，渴喜冷饮，咽干口臭，小便短赤，大便燥结，舌质红绛，苔黄而干等（2002，2004，2016）。

（2）真寒假热

概念：内真寒，外假热。机制：阴盛格阳（2004）。

表现：身热，面色浮红，口渴，咽痛，脉大；胸腹触之不热，下肢冷，便溏，尿清，舌淡，苔白。

（3）寒热真假的鉴别：以内部、中心症状为准，胸腹的冷热是关键（2005）。

2. 虚实真假

（1）真实假虚（大实有羸状）

概念：证属实，反见虚。机制：热邪、痰食、湿热、瘀血等大积大聚，经脉阻滞，气血不畅。

表现：虽默默不语却声高气粗；虽倦怠乏力却动之觉舒；肢体羸瘦而腹部硬满拒按；脉沉细而按之有力。

（2）真虚假实（至虚有盛候）

概念：证属虚，反见实。机制：脏腑虚衰，气血不足，运化无力，气机不畅。

表现：腹虽胀满而有时缓解，或触之腹内无肿块而喜按（2017）；虽喘促但气短息弱；虽大便闭塞而腹部不甚硬满；虽小便不利但无舌红、口渴等症；并有神疲乏力，面色萎黄或淡白，脉虚弱，舌淡胖嫩等症。

（3）虚实真假的鉴别：关键在于脉象的有力无力、有神无神，其中尤以沉取之象为真谛；其次是舌质的嫩胖与苍老，言语呼吸的高亢粗壮与低怯微弱；体质状况、病之新久、治疗经过等也是辨析的依据。

第九单元　气血津液辨证

☆ 重点提示

在助理考试中，较注重诊断辨证理论的考察，故本单元和脏腑辨证、八纲辨证一样，在历年考试中出题多于四诊等实践诊断部分，从中可以看出助理考试对中诊的要求是重在理解中医诊断学的内在特点和辨证原理，加强对中诊理论基础的理解，考生在复习过程中需加以注意。

━━ 考点集合 ━━

一、气病辨证

1. 气虚证

临床表现：神疲乏力，气短，懒言，动则加重，头晕目眩，自汗，脉虚，舌淡嫩（2005，2010）。

辨证要点：以疲乏、气短、脉虚为辨证要点（2004）。

2. 气陷证

临床表现：气虚，内脏下垂。

辨证要点：体瘦而弱，气短，气坠，脏器下垂为主要表现（2006）。

3. 气不固证

临床表现：自汗不止；或遗尿；或大便失禁；或崩漏、滑胎；或遗精等。

辨证要点：疲乏、气短、脉虚及自汗，或二便、经、精等不固。

4. 气滞证

临床表现：胀痛、窜痛、攻痛，时轻时重；按之无形，随情绪而变化，脉弦。

辨证要点：以胸胁、脘腹等处或损伤部位的胀闷、胀痛、窜痛为主要表现。

5. 气逆证

临床表现：咳嗽频作，呼吸喘促；呃逆、嗳气不止，或呕吐、呕血；头痛、眩晕，甚至昏厥、咯血等（2016）。

辨证要点：以咳喘或呕吐、呃逆等为突出表现。

二、血病辨证

1. 血虚证

临床表现：面色淡白或萎黄，唇、爪、眼睑色淡；头晕眼花，心悸健忘，失眠多梦；手足发麻，四肢拘急不利，妇女月经后期、量少、色淡、闭经；舌质淡，脉细无力（2006，2009）。

辨证要点：虚弱，以肌肤黏膜的颜色淡白、脉细为主要表现。

2. 血瘀证

临床表现：局部刺痛，痛处不移而拒按，常夜间加重；局部肿块，质硬，按之不移；唇、甲紫暗，或皮下、舌上有瘀点瘀斑，或皮肤丝状红缕，青筋显露。出血色紫暗，或夹血块，或大便色黑如柏油；面色黧黑，或肌肤甲错。舌质紫暗或有青紫色斑点；脉细涩，或结代，或无脉。

辨证要点：以固定刺痛、肿块、出血、瘀血、脉涩为辨证着眼点（2004，2007）。

3. 血热证

临床表现：身热夜甚；心烦，失眠，甚则躁扰发狂、神昏谵语；或见各种出血色深红，或发斑疹，或为疮痈；舌质红绛，脉数疾等（2002）。

辨证要点：血热证以身热口渴、烦躁谵语、舌红绛、脉数有力等为辨证要点。

4. 血寒证

临床表现：面色苍白，形寒肢冷；局部肌肤紫暗、冷痛，得温则减（2001），遇寒加重；月经后期，经色紫暗夹血块；舌淡紫，苔白滑，脉沉迟或弦涩等。

辨证要点：本证以局部冷痛、剧痛或肿胀、青紫，得温则减，妇女月经后期、经色紫暗夹块等为辨证要点。

三、气血同病辨证

各证的临床表现，一般是两个基本证候的相合而同时存在。

1. 气滞血瘀　胸胁痛，急躁易怒或抑郁不乐，胁下痞块，刺痛拒按，妇女可有闭经、痛经，或经色暗紫有块，舌质暗紫有瘀斑，脉弦涩。

2. 气虚血瘀　神疲乏力，少气懒言，头晕目眩，自汗，刺痛固定不移，拒按夜甚，血瘀，面色晦暗，舌质暗紫有瘀斑，脉细涩（2017）。

3. 气血两虚　神疲乏力，少气懒言，头晕目眩，心悸失眠，手足麻木，面色淡白或萎黄，舌淡而嫩，脉细弱。

4. 气不摄血　神疲乏力，少气懒言，头晕目眩，自汗，吐血，便血，尿血，崩漏，皮下瘀斑，舌淡，脉弱（2017）。

5. **气随血脱** 大出血时见到面白息微，大汗淋漓，汗出凉而淡，微黏，四肢厥冷，心烦神昏，甚至昏厥，舌淡，脉微欲绝，或见芤脉。

四、津液病辨证

1. **痰证** 咳嗽痰多，痰质黏稠，胸脘痞闷，呕恶，纳呆，或头晕目眩，或形体肥胖，或神昏而喉中痰鸣，或神志错乱而为癫、狂、痴、痫，或某些部位出现圆滑柔韧的包块等，舌苔腻，脉滑（2017）。
2. **饮证** 以胸闷脘痞、呕吐清水、咳吐清稀痰涎、肋间饱满、苔滑为表现。
   （1）痰饮（饮停胃肠）：脘腹痞胀，呕吐清涎，胃中振水音，肠间水声辘辘。
   （2）悬饮（饮停胸胁）：胸胁饱满、胀痛、咳嗽、转侧则痛增，脉弦。
   （3）支饮（饮停心肺）：胸闷心悸，气短不能平卧等。
   （4）溢饮（饮溢四肢）：肢体沉重、酸痛，或浮肿，小便不利。
3. **水停证** 头面、肢体甚至全身水肿，按之凹陷不易起，或为腹水而见腹部隆起，叩之音浊，小便短少不利，身体困重，舌淡胖，苔白滑，脉濡缓。
4. **津液亏虚证** 咽干口渴，口唇干燥，皮肤干枯无泽，大便干结，小便短少黄赤，舌红少津，脉细数（2001，2003，2005）。

第十单元 脏腑辨证

☆ **重点提示**

本单元属考试的重中之重，因考点较多，且历年考查知识点较散，所以需要全面掌握各种证型的临床表现及鉴别要点。其中心与小肠病辨证，需要掌握各种虚类证候的辨证要点，尤其心阴虚、心神蒙闭的相关内容。肺、脾、肾病辨证，常结合出现。出现气虚、阴虚、阳虚的证候应首先考虑这几个脏腑兼证。另外，本单元常常结合中医诊断学的其他内容，所以要求考生对于四诊的知识点要扎实。

━━━━━━━━━━━ **考点集合** ━━━━━━━━━━━

一、心与小肠病辨证

1. **心气虚、心阳虚证的临床表现、鉴别要点** 心气虚证以心悸、胸闷兼气虚证为特征；心阳虚证是在心气虚的基础上，出现心胸闷痛、畏寒肢冷等虚寒证候为特征。

证型	相同症状	不同症状
心气虚证	心悸，怔忡，胸闷，气短，活动后加重，自汗（2016）	面色淡白或㿠白，舌淡苔白，脉虚（2005，2008，2011）
心阳虚证		畏寒肢冷，心痛，面色㿠白或晦暗，舌淡胖苔白滑，脉微细（2010）

2. 心血虚、心阴虚证的临床表现、鉴别要点 心血虚以"色白"为特征而无热象，心阴虚以"色赤"为特征而有明显热象。

证型	相同症状	不同症状
心血虚证	心失所养，心神不安，心悸失眠多梦	血虚表现——面色淡白或萎黄，唇舌色淡，脉细无力（2000，2007）
心阴虚证		阴虚表现——口燥咽干，形体消瘦，五心烦热，潮热盗汗，两颧潮红，舌红少苔乏津，脉细数（2000，2005）

3. 心脉痹阻证的临床表现及瘀阻心脉、痰阻心脉、寒凝心脉、气滞心脉四证的鉴别 心脉痹阻只是病理结果，导致心脉不通的原因主要有瘀血、痰浊、阴寒、气滞几个方面。

证型	相同症状	不同症状
瘀阻心脉证	心悸怔忡，心胸憋闷作痛，痛引肩背内臂，时作时止（2001）	心胸刺痛，舌暗或有青紫斑点，脉细涩或结代
痰阻心脉证		心胸闷痛，体胖痰多，身重困倦，苔白腻，脉沉滑或沉涩
寒凝心脉证		心痛剧痛，遇寒加重，得温痛减，形寒肢冷，舌淡苔白，脉沉迟或沉紧
气滞心脉证		心胸胀痛，胁胀善太息，舌淡红，脉弦

4. 痰蒙心神、痰火扰神证的临床表现、鉴别要点

（1）痰蒙心神证：神情痴呆，意识模糊，甚则昏不知人，或神情抑郁，表情淡漠（2003），喃喃独语，举止失常；或突然昏仆，不省人事，口吐涎沫，喉有痰声；并见面色晦暗，胸闷，呕恶，舌苔白腻，脉滑等症。

（2）痰火扰神证：发热，口渴，胸闷，气粗，咯吐黄痰，喉间痰鸣，心烦，失眠，甚则神昏谵语，或狂躁妄动，打人毁物，不避亲疏，胡言乱语，哭笑无常，面赤，舌质红，苔黄腻，脉滑数。

（3）鉴别要点：痰蒙心神与痰火扰神证均有神志异常与痰浊（2001）的表现，痰蒙心神证有痰无火，痰火扰神证则有痰有火。

5. 心火亢盛证的临床表现 心烦失眠，面赤口渴，便秘尿赤，舌尖红，苔黄，脉数有力或口舌生疮（心火上炎）（2017），或小便赤涩灼痛，尿血（心火下移），或狂躁谵妄，神志不清（热扰或热闭心神），或见吐血、衄血（心火迫血妄行）。

6. 瘀阻脑络证的临床表现 头痛、头晕经久不愈，痛处固定不移，痛如锥刺，头部外伤后昏不知人，或健忘、失眠、心悸，或见面晦不泽，舌质紫暗，或有瘀点、瘀斑，脉细涩。

7. 小肠实热证的临床表现 心烦失眠，面赤口渴，口舌生疮，溃烂灼痛，小便赤涩，尿道灼痛，尿血，舌红苔黄，脉数。

二、肺与大肠病辨证

1. 肺气虚、肺阴虚证的临床表现、鉴别要点 肺气虚证伴有气虚症状，肺阴虚证伴有虚热内扰、潮热盗汗等阴虚症状。

证型	相同症状	不同症状
肺气虚证	咳嗽	气短而喘，动则尤甚，咯痰清稀，声低懒言，或有自汗，畏风，易感冒，神疲体倦，面色淡白，舌淡苔白，脉弱
肺阴虚证		无痰或痰少而黏难咯，或痰中带血，声音嘶哑，口燥咽干，形体消瘦，五心烦热，潮热盗汗，两颧潮红，舌红少苔乏津，脉细数

2. 风寒犯肺、寒痰阻肺、饮停胸胁证的临床表现、鉴别要点　风寒犯肺证多为风寒侵袭，伴有风寒表证。寒痰阻肺证为寒饮或痰浊停聚于肺，伴有寒象。饮停胸胁证为水饮停于胸胁，伴有胸廓饱满、胸胁胀闷或痛。

证型	相同症状	不同症状
风寒犯肺证	咳嗽，咳痰，痰色白	气喘，微有恶寒发热，鼻塞，流清涕，喉痒，或见身痛无汗，舌苔薄白，脉浮紧
寒痰阻肺证		痰质稠或清稀、易咯，胸闷，气喘，或喉间有哮鸣声，恶寒，肢冷，舌质淡，苔白腻或白滑，脉弦或滑
饮停胸胁证		胸廓饱满，胸胁部胀闷或痛，气喘，呼吸、咳嗽或身体转侧时牵引胁痛，或有头晕目眩，舌苔白滑，脉沉弦

3. 风热犯肺、肺热炽盛、痰热壅肺、燥邪犯肺证的临床表现、鉴别要点　风热犯肺证为风热犯肺，肺卫失宣。肺热炽盛证为火热炽盛，壅积于肺。痰热壅肺证为痰热交结，壅滞于肺。燥邪犯肺证为燥邪犯肺，肺卫失宣。

证型	典型症状	其他表现
风热犯肺证	咳嗽，痰黄稠	风热表证——恶寒轻发热重，鼻塞流黄浊涕，身热恶风，口干咽痛，舌尖红苔薄黄，脉浮数（2016）
肺热炽盛证	咳喘气粗，鼻翼扇动	实热症状——发热，口渴，鼻息灼热，咽喉红肿，小便短黄，舌红苔黄，脉洪数（2016）
痰热壅肺证	发热、咳喘、痰多黄稠	实热症状——胸闷，气喘息粗，发热口渴，烦躁不安，舌红苔黄腻，脉滑数（2002，2004，2005）
燥邪犯肺证	干咳，痰少质黏	燥邪犯表证——口舌咽喉干燥，恶寒发热，无汗或少汗，舌苔薄而干燥，舌苔薄白，脉浮偏数（2004）

4. 肠道湿热、肠热腑实、肠燥津亏证的临床表现、鉴别要点　肠道湿热证为湿热内蕴，阻滞肠道。肠热腑实证为里热炽盛，腑气不通。肠燥津亏证为津液亏损，肠失濡润。

证型	鉴别要点	其他表现
肠道湿热证	腹痛，暴泄如水，下痢脓血，大便黄稠，秽臭	身热口渴，肛门灼热，小便短黄，舌质红，苔黄腻，脉滑数
肠热腑实证	发热（高热，或日晡潮热），大便秘结或热结旁流，腹满硬痛	汗多，口渴，小便短黄，甚则神昏谵语、狂乱，舌质红，苔黄厚而燥，或焦黑起刺，脉沉数或沉迟有力

续表

证型	鉴别要点	其他表现
肠燥津亏证	大便燥结、排便困难与津亏症状	腹胀作痛，或可于左少腹触及包块，口干，或口臭，或头晕，舌红少津，苔黄燥，脉细涩（2003）

三、脾与胃肠病辨证

1. 脾气虚、脾阳虚、脾虚气陷、脾不统血证的临床表现、鉴别要点　脾气虚证以脾气亏虚，失于健运为主要病机。脾阳虚证是在脾气虚基础上，阳虚生寒所致，虚寒证与脾气虚证并见。脾虚气陷证因脾气亏虚，升举无力而清阳下陷所致，下陷证候与脾气虚证并见。脾不统血证因脾气亏虚，而统血无权所致，各种慢性出血与脾气虚证并见。

证型	相同症状	不同症状
脾气虚证	纳呆腹胀，食后尤甚，便溏肢倦，食少懒言，神疲乏力，面色萎黄	或浮肿，或消瘦，舌质淡或胖嫩有齿痕，苔白润，脉缓或弱
脾阳虚证		腹痛喜温喜按，肢冷尿少等，舌质淡胖或边有齿痕，苔白滑，脉沉迟无力
脾虚气陷证		脘腹坠胀，或便意频数，肛门坠重，甚则脱肛，或子宫下垂等，舌质淡，苔薄白，脉缓或弱
脾不统血证		便血，尿血，鼻衄，或妇女月经过多、崩漏等各种出血证，舌淡苔白，脉细无力

2. 湿热蕴脾、寒湿困脾证的临床表现、鉴别要点　湿热蕴脾（2004，2007）与寒湿困脾证均因湿邪困脾、脾胃纳运失职所致，区别在于兼热、兼寒之不同。

证型	相同症状	不同症状
湿热蕴脾证	脘腹痞闷，纳呆，恶心呕吐，便溏，肢体困重	身热起伏，汗出热不解，肌肤发黄色泽鲜明，皮肤发痒，小便短赤，舌红苔黄腻，脉濡数或滑数（2005）
寒湿困脾证		口淡不渴，肢体浮肿，小便短少，身目发黄，面色晦暗不泽，舌淡苔白腻，脉濡缓或沉细（2005）

3. 胃气虚、胃阳虚、胃阴虚证的临床表现、鉴别要点　胃气虚证为胃气亏虚，胃失和降。胃阳虚证为胃阳不足，胃失温煦。胃阴虚证为胃阴亏虚，胃失濡润。

证型	相同症状	不同症状
胃气虚证	胃痛痞胀	胃部按之觉舒，气短懒言，神疲乏力，舌质淡，苔薄白，脉弱
胃阳虚证		胃脘冷痛，喜温喜按，畏寒肢冷，舌淡胖嫩，脉沉迟无力
胃阴虚证		胃脘嘈杂，饥不欲食，或痞胀不舒，隐隐灼痛，干呕，呃逆，口燥咽干，舌红少苔乏津，脉细数

4. 胃热炽盛、寒饮停胃证的临床表现、鉴别要点　胃热炽盛与寒饮停胃证，一因火热壅滞于胃，一因寒饮停积于胃，皆致胃失和降，胃痛痞胀

证型	相同症状	不同症状
胃热炽盛证	胃痛痞胀	胃部灼痛，渴喜冷饮，口臭，牙龈肿痛溃烂，舌红苔黄，脉滑数（2002，2004）
寒饮停胃证		胃脘痞胀，呕吐清水痰涎，口淡不渴，舌苔白滑，脉沉弦

5. 寒滞胃肠、食滞胃肠证的临床表现、鉴别要点

证型	相同症状	不同症状
寒滞肠胃证	胃脘疼痛痞胀	胃脘部冷痛，痛势剧烈，得温则减，舌苔白润，脉弦紧或沉紧
食滞肠胃证		脘腹痞胀疼痛，呕泻物酸馊腐臭，舌苔厚腻，脉滑或沉实

四、肝与胆病辨证

1. 肝血虚、肝阴虚证的临床表现、鉴别要点　两者均属肝的虚证，均有头晕等表现，但前者为血虚，目、筋、爪甲失于濡养（2011）；后者为阴虚，虚热之象明显。

（1）肝血虚证：头晕眼花，视力减退或夜盲，或肢体麻木，关节拘急，手足震颤，肌肉瞤动，或为妇女月经量少、色淡，甚则闭经，爪甲不荣，面白无华，舌淡，脉细。

（2）肝阴虚证：头晕眼花，两目干涩，视力减退，或胁肋隐隐灼痛，或手足蠕动，面部烘热或两颧潮红，口咽干燥，五心烦热，潮热盗汗，舌红少苔乏津，脉弦细数（2002，2004，2005，2007）。

2. 肝郁气滞、肝火炽盛、肝阳上亢证的临床表现、鉴别要点　肝郁气滞证指肝失疏泄，气机郁滞，以情志抑郁，胸胁、少腹胀痛及气滞症状为主，又称肝气郁结证。肝火炽盛证属火热过盛的实证，以肝经循行部位的实火症状为主，阴虚证候不突出，病程较短，病势较急。肝阳上亢证属上实下虚，虚实夹杂，系肝肾阴虚阳亢所致，以上亢症状为主，且见下虚症状，阴虚证候明显，病程较长。

（1）肝郁气滞证：情志抑郁，善太息，胸胁、少腹胀满疼痛，走窜不定，或咽部异物感，或颈部瘿瘤、瘰疬，或胁下肿块。妇女可见乳房作胀疼痛，月经不调，痛经。舌苔薄白，脉弦。病情轻重与情绪变化关系密切（2005，2008，2010）。

（2）肝火炽盛证：头晕胀痛，痛如刀劈，面红目赤，口苦口干，急躁易怒，耳鸣如潮，甚或突发耳聋，失眠，噩梦纷纭，或胁肋灼痛，吐血、衄血，小便短黄，大便秘结，舌红苔黄，脉弦数。

（3）肝阳上亢证：眩晕耳鸣，头目胀痛，面红目赤，急躁易怒，失眠多梦，头重脚轻，腰膝酸软，舌红少津，脉弦有力或弦细数（2004，2010，2011）。

3. 肝风内动四证的临床表现、鉴别要点　此四证皆见动风之象，肝阳化风证平素即有头晕目眩等肝阳上亢症状，猝见动风（2003，2006，2008）；热极生风证兼见高热；阴虚动风证兼见阴虚表现；血虚生风证兼见血虚表现。

证型	性质	主症	兼症	舌	脉
肝阳化风证	上实下虚	眩晕欲仆，头摇肢颤，言语謇涩或舌强不语（2017）	手足麻木，步履不正	舌红，苔白或腻	弦而有力
热极生风证	实热	手足抽搐，颈项强直，两目上视，牙关紧闭，角弓反张	高热神昏，躁热如狂	舌红绛	弦数

续表

证型	性质	主症	兼症	舌	脉
阴虚动风证	虚	手足蠕动	午后潮热，五心烦热，口咽干燥，形体消瘦	舌红少津	弦细数
血虚生风证	虚	手足震颤，肌肉眴动，关节拘急不利，肢体麻木	眩晕耳鸣，面白无华	舌淡，苔白	细

4. 寒滞肝脉证的临床表现　少腹冷痛，阴部坠胀作痛，或阴器收缩引痛，或颠顶冷痛，得温则减，遇寒痛增，恶寒肢冷，舌淡，苔白润，脉沉紧或弦紧。

5. 肝胆湿热证的临床表现　身目发黄，胁肋胀痛，或胁下痞块，纳呆厌油，泛恶欲呕，腹胀，大便不调，小便短赤，发热或寒热往来，口苦口干，舌红，苔黄腻，脉弦滑数，或阴部潮湿、瘙痒、湿疹，阴器肿痛，带下黄稠臭秽等。

6. 胆郁痰扰证的临床表现　胆怯易惊，惊悸不宁，失眠多梦，烦躁不安，胸胁胀闷，善太息，头晕目眩，口苦呕恶，舌淡红或红，苔白腻或黄滑，脉弦缓或弦数（2016）。

五、肾与膀胱病辨证

1. 肾阳虚、肾阴虚证的临床表现、鉴别要点

（1）肾阳虚证：腰膝酸冷或痛，性欲减退，夜尿增多，面色㿠白或黧黑，精神萎靡，或男子阳痿，女子宫寒不孕，或畏寒肢冷，或小便清长，或久泻不止，五更泄泻，舌淡苔白，脉沉细无力，尺部尤甚（2003，2006，2010）。

（2）肾阴虚证：腰膝酸软而痛，头晕，耳鸣，齿松，发脱，男子阳强易举、遗精、早泄，女子经少或经闭、崩漏，失眠，健忘，口咽干燥，形体消瘦，五心烦热，潮热盗汗，骨蒸发热，午后颧红，小便短黄，舌红少津，少苔或无苔，脉细数（2000，2017）。

2. 肾精不足、肾气不固、肾虚水泛证的临床表现、鉴别要点

（1）肾精不足证：小儿发育迟缓，身体矮小，囟门迟闭，骨骼痿软，智力低下；男子精少不育，女子经闭不孕，性功能低下；成人早衰，耳鸣耳聋，健忘恍惚，神情呆钝，两足痿软，动作迟钝，发脱齿摇，舌淡，脉弱（2017）。

（2）肾气不固证：小便频数，或尿后余沥，或遗尿，尿失禁，夜尿增多，男子滑精早泄，女子带下清稀或胎动不安，神疲乏力，耳鸣腰酸，舌淡苔白，脉弱（2001，2003）。

（3）肾虚水泛证：浮肿，腰以下尤甚，尿少或心悸咳喘，腹胀，腰膝酸冷，畏寒肢冷，舌淡胖苔白滑，脉沉迟无力（2010）。

3. 肾阳虚与肾虚水泛证的鉴别要点　两者均以肾阳亏虚为基本病机，前者以温煦失职，生殖机能减退为主，后者以气化无权，水湿泛滥为主。

证型	相同症状	典型症状	不同症状
肾阳虚证	畏寒肢冷，腰膝酸冷，面白神疲	性欲减退，夜尿频多	头晕目眩，面色㿠白或黧黑，精神萎靡，男子阳痿早泄、滑精精冷，女子宫寒不孕，或久泻不止，完谷不化，五更泄泻，舌淡苔白，脉沉细无力，尺部尤甚（2003，2006）
肾虚水泛证		水肿下肢为甚，尿少，畏凉肢冷共见	耳鸣，身体浮肿，腰以下为甚，按之没指，舌质淡胖，苔白滑，脉沉迟无力

4. 肾阴虚与肾精不足证的鉴别要点　两者皆属肾的虚证，均可见腰膝酸软、头晕耳鸣、齿松发脱等症，但前者有阴虚内热的表现，后者主要为生长发育迟缓，早衰，生育机能低下，无虚热表现（2010）。

证型	相同症状	不同症状
肾阴虚证	腰膝酸软	失眠多梦，阳强易举，遗精早泄，潮热盗汗，咽干颧红，溲黄便干，舌红少津，脉细数
肾精不足证		成人精少，经闭，发脱齿摇，健忘耳聋，动作迟缓，足痿无力，精神呆钝，舌淡红苔白，脉沉细

5. 膀胱湿热证的临床表现　小便频数，排尿灼热涩痛，小便短赤，尿血或有砂石，小腹胀痛，腰痛，发热口渴，舌红苔黄腻，脉濡数。

六、脏腑兼病辨证

1. 心肾不交、心脾气血虚证的临床表现、鉴别要点

（1）心肾不交证：心烦失眠，惊悸健忘，头晕，耳鸣，腰膝酸软，梦遗，口咽干燥，五心烦热，潮热盗汗，便结尿黄，舌红少苔，脉细数（2005）。

（2）心脾气血虚证：心悸怔忡，头晕，多梦，健忘，食欲不振，腹胀，便溏，神疲乏力，或见皮下紫斑，女子月经量少色淡、淋沥不尽，面色萎黄，舌淡嫩，脉弱（2008）。

（3）鉴别要点：两者都有心悸、失眠的症状，但前者多由心肾阴液亏虚所致，可兼有腰酸、腰痛、耳鸣及虚热症状；而后者多由脾气亏虚、心血不足所致，多伴有食少、腹胀、便溏等症状。

2. 肝火犯肺、肝胃不和、肝郁脾虚证的临床表现、鉴别要点

（1）肝火犯肺证：胸胁灼痛，急躁易怒，头胀头晕，面红目赤，口苦口干，咳嗽阵作，痰黄黏稠，甚则咳血，舌红，苔薄黄，脉弦数。

（2）肝胃不和证：胃脘、胁肋胀满疼痛，走窜不定，嗳气，吞酸嘈杂，呃逆，不思饮食，情绪抑郁，善太息，或烦躁易怒，舌淡红，苔薄黄，脉弦（2006）。

（3）肝郁脾虚证：胸胁胀满窜痛，善太息，情志抑郁，或急躁易怒，食少，腹胀，肠鸣矢气，便溏不爽，或腹痛欲便、泻后痛减，或大便溏结不调，舌苔白，脉弦或缓。

（4）鉴别要点：肝火犯肺证由肝火炽盛，上逆犯肺所致。肝胃不和、肝郁脾虚证多由肝郁气滞引起，导致胃失和降、脾失健运，二者均有肝气郁结，一兼胃失和降之症，一兼脾失健运之症。

3. 心肺气虚、脾肺气虚、肺肾气虚证的临床表现、鉴别要点

（1）心肺气虚证：胸闷，咳嗽，气短而喘，心悸，动则尤甚，吐痰清稀，神疲乏力，声低懒言，自汗，面色淡白，舌淡苔白，或唇舌淡紫，脉弱或结或代（2005，2017）。

（2）脾肺气虚证：食欲不振，食少，腹胀，便溏，久咳不止，气短而喘，咯痰清稀，面部虚浮，下肢微肿，声低懒言，神疲乏力，面白无华，舌淡，苔白滑，脉弱。

（3）肺肾气虚证：咳嗽无力，呼多吸少，气短而喘，动则尤甚，吐痰清稀，声低，乏力，自汗，耳鸣，腰膝酸软，或尿随咳出，舌淡紫，脉弱（2017）。

（4）鉴别要点：均有肺气虚，呼吸功能减退。心肺气虚证兼有心气不足的证候；肺脾气虚证兼有脾失健运的证候；肺肾气虚证兼有肾失摄纳的证候。

4. 心肾阳虚、脾肾阳虚证的临床表现、鉴别要点

（1）心肾阳虚证：畏寒肢冷，心悸怔忡，胸闷气喘，肢体浮肿，小便不利，神疲乏力，腰膝酸冷，唇甲青紫，舌淡紫，苔白滑，脉弱（2001）。

（2）脾肾阳虚证：腰膝、下腹冷痛，畏冷肢凉，久泄久痢，或五更泄泻，完谷不化，便质清冷，或全身水肿，小便不利，面色㿠白，舌淡胖，苔白滑，脉沉迟无力（2003，2007）。

（3）鉴别要点：均有虚寒证候与肾阳虚水湿内停的表现。但前者心阳不振、血行不畅的症状突出；后者则有脾阳虚运化无权的表现。

5. 心肝血虚、肝肾阴虚、肺肾阴虚证的临床表现、鉴别要点

（1）心肝血虚证：心悸心慌，多梦健忘，头晕目眩，视物模糊，肢体麻木、震颤，女子月经量少色淡，甚则经闭，面白无华，爪甲不荣，舌质淡白，脉细。

（2）肝肾阴虚证：头晕，目眩，耳鸣，健忘，胁痛，腰膝酸软，口燥咽干，失眠多梦，低热或五心烦热，颧红，男子遗精，女子月经量少，舌红，少苔，脉细数（2004）。

（3）肺肾阴虚证：咳嗽痰少，或痰中带血，或声音嘶哑，腰膝酸软，形体消瘦，口燥咽干，骨蒸潮热，盗汗，颧红，男子遗精，女子经少，舌红，少苔，脉细数（2002，2007）。

（4）鉴别要点：心肝血虚证以心肝阴血不足为主要病机。肝肾阴虚和肺肾阴虚证都有肾阴虚的证候，但肝肾阴虚证兼肝阴虚损，失于滋养；肺肾阴虚证兼肺阴亏损，肺失清肃。

七、脏腑辨证各相关证候的鉴别

1. 心脾气血虚证与心肝血虚证鉴别要点　均有心血不足，心及心神失养，但前者兼有脾虚失运，血不归经的表现；后者兼有肝血不足，失于充养的表现。

2. 肝胃不和、肝郁脾虚、胃肠气滞三证的鉴别要点　前二者均有肝气郁结表现，但肝胃不和证兼胃失和降，肝郁脾虚证兼脾失健运。胃肠气滞证则为胃肠气机阻滞的表现。

3. 肝胆湿热证与湿热蕴脾证的鉴别　两证均因湿热内蕴所致，见湿热证候及脾胃纳运升降失职表现。肝胆湿热证病位主要在肝胆（疏泄功能失职），故以肝胆疏泄失常症状为主，尚可出现寒热往来及阴部瘙痒、妇女带下黄臭等症。湿热蕴脾证病位主要在脾胃（纳运升降失职），故以受纳运化失常症状为主，还可出现肢体困重、身热不扬等症状。

4. 肝火犯肺证与燥邪犯肺、热邪壅肺、肺阴虚证的鉴别　四证均可能有咳嗽、咳血的表现，但肝火犯肺证系肝经气火上逆犯肺，肺失清肃，有肝火内炽的症状；燥邪犯肺证只发于秋季，必兼发热恶寒之表证；热邪壅肺证系邪热内盛，痰热互结，壅闭于肺，有典型的实热表现；肺阴虚证系内伤久病，肺津受损，虚热内生，有潮热盗汗等阴虚内热症状。四证的舌脉表现也各有不同。

证型	病机	相同症状	不同症状
肝火犯肺证	肝经气火上逆犯肺，肺失清肃	咳嗽，咳血	急躁易怒、胁肋灼痛等肝火内炽的症状，舌红，苔薄黄，脉弦数
燥邪犯肺证	外界燥邪侵犯肺卫，肺系津液耗伤		只发于秋季，必兼发热恶寒之表证，苔薄而干燥少津，脉浮数或浮紧
热邪壅肺证	邪热内盛，痰热互结，壅闭于肺		一般与情志无关，肝经症状不明显，有实热表现，舌红苔黄或黄腻，脉数或滑数
肺阴虚证	内伤久病，肺津受损，虚热内生		潮热盗汗等阴虚内热症状，舌苔白，脉弦或缓弱

5. 肝肾阴虚与肝阳上亢证的鉴别要点　二证均有肝肾阴亏，阴不制阳的病机，均有头晕目眩、耳鸣、腰膝酸软等症，但肝肾阴虚证为虚证，以颧红盗汗、五心烦热等虚火内扰的表现为主，肝阳上亢证为本虚标实证，以急躁易怒、头目胀痛、头重脚轻等肝阳亢逆、气血上冲的症状比较突出。

6. 肝肾阴虚与肝阳上亢证的鉴别　二证均有肝肾阴亏，阴不制阳的病机，但肝肾阴虚为虚证，以虚热内扰的表现为主；肝阳上亢为本虚标实证，以肝阳亢逆，气血上冲的表现为主。

证型	相同症状	不同症状
肝肾阴虚证	头晕目眩，耳鸣，腰膝酸软	颧红盗汗、五心烦热等虚火内扰的表现，舌红少苔，脉细数
肝阳上亢证		面红目赤、急躁易怒、头目胀痛、头重脚轻等肝阳亢逆，气血上冲的症状，舌红，脉弦或弦细数

第三篇 中 药 学

第一单元 中药的性能

重点提示

本单元的内容主要包括四气、五味、药物的升降沉浮、归经，是学习好中药学的基础。考试涉及相对较少，了解即可。

———————— 考点集合 ————————

一、四气

1. 结合有代表性的药物认识四气的确定　四气，指药物的寒、热、温、凉四种不同药性，又称四性，它反映了药物对人体阴阳盛衰、寒热变化的作用倾向，是对药物治疗寒热病证作用的概括。一般而言，能够减轻或消除热证的药物属于寒性或凉性，如黄芩、板蓝根等有清热解毒作用；而能够减轻或消除寒证的药物属于温性或热性，如附子、干姜等有温中散寒作用。

2. 四气的作用及适应证　一般来讲，寒凉药分别具有清热泻火、凉血解毒、滋阴除蒸、泄热通便、清热利尿、清化痰热、清心开窍、凉肝息风等作用；而温热药则分别具有温里散寒、暖肝散结、补火助阳、温阳利水、温经通络、引火归原、回阳救逆等作用。

二、五味

1. 结合有代表性的药物认识五味的确定　五味是指药物有辛、甘、酸、苦、咸五种不同的味道，因而具有不同的治疗作用。有些还具有淡味或涩味，因而实际上不止五种。五味不仅仅是药物味道的真实反映，更重要的是对药物作用的高度概括。

2. 五味的作用及适应证

（1）辛："能散能行"，即具有发散、行气行血的作用（2010）。多用治表证及气血阻滞之证。

（2）甘："能补能和能缓"，即具有补益、和中、调和药性和缓急止痛的作用。多用治正气虚弱、身体诸痛及调和药性、中毒解救等几个方面。

（3）酸："能收能涩"，即具有收敛、固涩的作用（2008）。多用治体虚多汗、肺虚久咳、久泻肠滑、遗精滑精、遗尿尿频、崩带不止等证。

（4）苦："能泄、能燥、能坚"（2017），即具有清泻火热、泄降气逆、通泻大便、燥湿、坚阴等作用。多用治热证、火证、喘咳、呕恶、便秘、湿证、阴虚火旺等证。

（5）咸："能下、能软"，即具有泻下通便、软坚散结的作用。多用治大便燥结、痰核、瘿瘤、癥瘕痞块等证。

三、升降浮沉

1. 各类药物的升降浮沉趋向　升降浮沉代表不同的药性，标示药物不同的作用趋向。一般升浮药，其性主温热，味属辛、甘、淡，质地多为轻清至虚之品，作用趋向多主上升、向外。发表、透疹、升阳、涌吐、开窍等药具有升浮作用。沉降药，其性主寒凉，味属酸、苦、咸，质地多为重浊坚实之品，作用趋向多主下行向内（2006）。收敛固涩、泻下、利水、潜阳、镇惊安神、止咳平喘、止呕等药具有沉降作用。

2. 影响药物升降浮沉的主要因素　药物的炮制可以影响转变其升降浮沉的性能。如有些药物酒制则升，姜炒则散，醋炒收敛，盐炒下行。如大黄，属于沉降药，峻下热结、泄热通便，经酒炒后，大黄则可清上焦火热，可治目赤头痛。

四、归经

结合有代表性的药物认识归经的确定：归经指药物对于机体某部分的选择性作用。如朱砂、远志能治疗心悸失眠，说明它们归心经；桔梗、杏仁能治愈胸闷、咳喘，说明它们归肺经；选用白芍、钩藤能治愈胁痛、抽搐，说明它们归肝经。

第二单元　中药的配伍

重点提示

本单元内容较为简单。考生对于药物"七情"的含义及各种配伍关系的意义了解即可。相须和相使、相畏和相杀应注意鉴别。

── 考点集合 ──

1. 各种配伍关系的配伍意义
（1）单行：单用一味药来治疗某种病情单一、病轻、不复杂的疾病。
（2）相须：两种性味功效类似的药物配合应用，可以增强原有药物的功效（2001，2005）。
（3）相使：以一种药物为主，另一种药物为辅，两药合用，辅药可以提高主药的功效。
（4）相畏：一种药物的毒副反应能被另一种药物抑制（2000，2002，2005，2007）。
（5）相杀：一种药物能够消除另一种药物的毒副反应（2001，2003）。
（6）相恶：一种药物能破坏另一种药物的功效（2004）。
（7）相反：两种药物同用能产生或增强毒性或副作用（2002）。

2. 用药时怎样对待各种配伍关系　除单行外，相须、相使可以起到协同作用，能提高药效；相畏、相杀可以减轻或消除不良反应；相恶则是抵消或削弱其中一种药物的功效；相反则是药物相互作用，能产生毒性反应或强烈的副作用，故相恶、相反是配伍用药的禁忌。

第三单元　中药的用药禁忌

☆ 重点提示

十八反与十九畏是每位考生必须牢记的内容，也是每年考试的必考知识点。另外，一些妊娠的慎用、禁用药物也要注意。

———— 考点集合 ————

一、配伍禁忌

1. "十八反"的内容　乌头反贝母、瓜蒌、半夏、白及、白蔹；甘草反甘遂、大戟、海藻、芫花；藜芦反人参、丹参、玄参、沙参、细辛、芍药（2000，2001，2002，2004，2007，2011）（本草明言十八反，半蒌贝蔹及攻乌，藻戟遂芫俱战草，诸参辛芍叛藜芦）。

2. "十九畏"的内容　硫黄畏朴硝，水银畏砒霜，狼毒畏密陀僧，巴豆畏牵牛，丁香畏郁金，川乌、草乌畏犀角，牙硝畏三棱，肉桂畏赤石脂，人参畏五灵脂（2002，2003，2004，2006，2010）。

二、妊娠用药禁忌

1. 禁用药物　毒性较强或药性猛烈的药物，如巴豆、牵牛子、大戟、商陆、麝香、三棱、莪术、水蛭、斑蝥、雄黄、砒霜等。

2. 慎用药物　通经祛瘀、行气破滞及辛热滑利之品，如桃仁、红花、牛膝、大黄、枳实、附子、肉桂、干姜、木通、冬葵子、瞿麦等。

第四单元　中药的剂量与用法

重点提示

本单元的主要内容为中药的用药剂量及用法。尤其是中药的用法，如先煎、后下、包煎、另煎等用法的典型药物，是历年考试的常考内容。在具体单元中，对于特殊药物的特殊用法还会有详细说明，考生可将其归类整理，以便熟记。

———— 考点集合 ————

一、剂量

影响中药剂量的因素：①药物性质。②剂型、配伍。③年龄、体质、病情。④季节变化。

二、中药的用法

1. 先煎　主要指一些有效成分难溶于水的金石、矿物、介壳类药物，应打碎先煎，煮沸20~30分钟。另外，一些毒副作用较强的药物，宜先煎45~60分钟后再下他药，久煎可以降低毒性。

2. 后下　主要指一些气味芳香的药物，久煎其有效成分易于挥发而降低药效，须在其他药物煎沸5~10分钟后放入，此外，有些药物久煎也能破坏其有效成分，如钩藤、大黄、番泻叶等亦属后下之列。

3. 包煎　主要指那些黏性强、粉末状及带有绒毛的药物，宜先用纱布袋装好，再与其他药物同煎，以防止药液混浊或刺激咽喉引起咳嗽，以及沉于锅底加热时引起焦化或糊化。

4. 另煎　又称另炖，指某些贵重药材，为了更好地煎出有效成分还应单独另煎，即另炖2~3小时。煎液可以另服，也可与其他煎液混合服用。

5. 溶化　又称烊化，单用水或黄酒将药物加热溶化即烊化后，用煎好的药液冲服，也可将此类药放入其他药物煎好的药液中加热烊化后服用。

6. 冲服　主要指某些贵重药，用量较轻，为防止散失，常需要研成细末制成散剂用温开水或其他药物煎液冲服。根据病情需要，为提高药效，也常研成散剂冲服。此外，还有一些液体药物，如竹沥汁、姜汁、藕汁、荸荠汁、鲜地黄汁等也须冲服。

7. 泡服　又叫焖服，主要指某些有效成分易溶于水或久煎易破坏药效的药物，可以用少量开水或复方其他药物的滚烫煎出液浸泡，加盖闷润，减少挥发，半小时后去渣即可服用，如藏红花、番泻叶、胖大海等。

8. 煎汤代水　主要指为了防止某些药物与其他药物同煎使煎液混浊，难于服用，宜先煎后取其上清液代水再煎煮其他药物，如灶心土等。此外，某些药物质轻用量多，体积大，吸水量大，如玉米须、金钱草等，也须煎汤代水用。

第五单元　解　表　药

☆ **重点提示**

本单元是中药学的重点内容。应重点掌握解表药的含义、功效、适用范围及配伍方法。各类解表药物均常涉及，对于每一味药的功效主治都应做到熟记于心。另外，一些特殊药物的用法，如薄荷、辛夷、葛根等，也是考试曾经涉及的内容，应多加留意。

——考点集合——

一、发散风寒药

1. 麻黄

【性能】辛、微苦，温。归肺、膀胱经。

【功效】发汗解表，宣肺平喘，利水消肿（2002，2008，2010，2011，2016）。

【主治】①风寒感冒。②咳嗽气喘。③风水水肿。

【用法用量】煎服，2~9g。发汗解表宜生用，止咳平喘多炙用。

【注意】凡表虚自汗、阴虚盗汗及肺肾虚喘者均当慎用。

2. 桂枝

【性能】辛、甘，温。归心、肺、膀胱经。

【功效】发汗解肌，温通经脉，助阳化气（2000，2007）。

【主治】①风寒感冒。②寒凝血滞诸痛证。③痰饮、蓄水证。④心悸。

【注意】凡外感热病、阴虚火旺、血热妄行等证，均当忌用。孕妇及月经过多者慎用。

	相同点	不同点
麻黄	麻黄、桂枝皆为辛温解表、发散风寒常用药，均可用治风寒感冒	发汗作用较强，多用于风寒表实无汗证
桂枝		发汗解表作用较为和缓，凡风寒感冒，表实无汗，表虚有汗均可用之

3. 紫苏

【性能】辛，温。归肺、脾经。

【功效】解表散寒，行气宽中，解鱼蟹毒。

【主治】①风寒感冒。②脾胃气滞，胸闷呕吐。③进食鱼蟹中毒引起的腹痛吐泻。

4. 荆芥

【性能】辛，微温。归肺、肝经。

【功效】祛风解表，透疹消疮，止血（2002）。

【主治】①外感表证。②麻疹不透、风疹瘙痒。③疮疡初起兼有表证。④吐衄下血。

【用法用量】煎服，4.5～9g。不宜久煎。发表透疹消疮宜生用，止血宜炒用；荆芥穗更长于祛风。

5. 防风

【性能】辛、甘，微温。归膀胱、肝、脾经。

【功效】祛风解表，胜湿止痛，止痉。

【主治】①外感表证。②风疹瘙痒。③风湿痹痛。④破伤风证。⑤脾虚湿盛、清阳不升所致的泄泻，以及土虚木乘、肝郁侮脾、肝脾不和所致的腹泻而痛者。

	相同点	不同点
荆芥	味辛性微温，温而不燥，长于发表散风，对于外感表证，两者均可使用	质轻透散，发汗之力较防风为强，又能透疹、消疮、止血
防风		为"风药之润剂"，又能胜湿、止痛、止痉，又可用于风湿痹证、破伤风等证

6. 羌活

【功效】解表散寒，祛风胜湿，止痛。

【主治】①风寒感冒。②风寒湿痹。

7. 白芷

【功效】解表散寒，祛风止痛，通鼻窍，燥湿止带，消肿排脓（2004）。

【主治】①风寒感冒。②头痛，牙痛，风湿痹痛。③鼻渊。④带下证。⑤疮痈肿毒。

8. 生姜

【功效】解表散寒，温中止呕，温肺止咳。

【主治】①风寒感冒。②脾胃寒证。③胃寒呕吐。④肺寒咳嗽。⑤解生半夏、生南星等药物之毒，以及鱼蟹等食物中毒。

9. 香薷

【功效】发汗解表，化湿和中，利水消肿（2001，2006）。

【主治】①风寒感冒。②水肿脚气。

【用法用量】煎服，3～9g。用于发表，量不宜过大，且不宜久煎；用于利水消肿，量宜稍大，且须浓煎。

10. 细辛

【功效】解表散寒，祛风止痛，通窍，温肺化饮（2000）。

【主治】①风寒感冒。②头痛，牙痛，风湿痹痛。③鼻渊。④肺寒咳喘。

【用法用量】煎服，1～3g；散剂每次服0.5～1g。

【注意】凡阴虚阳亢头痛，肺燥伤阴干咳者忌用。不宜与藜芦同用。

11. 辛夷

【功效】发散风寒，通鼻窍（2003，2007）。

【主治】①风寒感冒。②头痛鼻塞、鼻渊。

【用法用量】煎服，3～9g。本品有毛，易刺激咽喉，入汤剂宜用纱布包煎（2004，2011）。

12. 藁本
【功效】祛风散寒，除湿止痛。

13. 苍耳子
【功效】发散风寒，通鼻窍，祛风湿，止痛（2003）。
【注意】凡血虚头痛不宜服用。过量服用易致中毒。

二、发散风热药

1. 薄荷
【性能】辛，凉。归肺、肝经。
【功效】疏散风热，清利头目，利咽透疹，疏肝行气（2002）。
【主治】①风热感冒，温病初起。②风热头痛，目赤多泪，咽喉肿痛。③麻疹不透，风疹瘙痒。④肝郁气滞，胸闷胁痛。⑤夏令感受暑湿秽浊之气，脘腹胀痛，呕吐泄泻。
【用法】煎服，宜后下。薄荷叶长于发汗解表，薄荷梗偏于行气和中。

2. 牛蒡子
【功效】疏散风热，宣肺祛痰，利咽透疹，解毒消肿（2000，2007，2016）。
【主治】①风热感冒，温病初起。②麻疹不透，风疹瘙痒。③痈肿疮毒，丹毒，痄腮喉痹。
【注意】本品性寒，滑肠通便，气虚便溏者慎用。

3. 蝉蜕
【功效】疏散风热，利咽开音，透疹，明目退翳，息风止痉（2004，2005，2011）。
【主治】①风热感冒，温病初起，咽痛音哑。②麻疹不透，风疹瘙痒。③目赤翳障。④急慢惊风，破伤风证。⑤小儿夜啼不安。

	相同点	不同点
薄荷	疏散风热、透疹、利咽，均可用于外感风热或温病初起，发热、微恶风寒、头痛，麻疹初起，透发不畅，风疹瘙痒，风热上攻，咽喉肿痛等证	宣散表邪之力较强，又能清利头目、利咽喉、疏肝行气
牛蒡子		兼能宣肺祛痰，清利咽喉
蝉蜕		疏散风热而利咽、开音疗哑，又明目退翳，凉肝息风止痉

4. 桑叶
【功效】疏散风热，清肺润燥，平抑肝阳，清肝明目（2006）。
【主治】①风热感冒，温病初起。②肺热咳嗽，燥热咳嗽。③肝阳上亢眩晕。④目赤昏花。⑤血热妄行之咯血、吐血、衄血。

5. 菊花
【功效】疏散风热，平抑肝阳，清肝明目，清热解毒（2010）。
【主治】①风热感冒，温病初起。②肝阳眩晕，肝风实证。③目赤昏花。④疮痈肿毒。

	相同点	不同点
桑叶	疏散风热，平抑肝阳，清肝明目	疏散风热之力较强，又能清肺润燥、凉血止血
菊花		平肝、清肝明目之力较强，又能清热解毒

6. 柴胡
【性能】苦、辛，微寒。归肝、胆经。
【功效】解表退热，疏肝解郁，升举阳气（2005，2009，2017）。

【主治】①表证发热及少阳证。②肝郁气滞。③气虚下陷,脏器脱垂。④退热截疟,为治疗疟疾寒热的常用药。

【用法】煎服,解表退热宜生用,且用量宜稍重;疏肝解郁宜醋炙,升阳可生用或酒炙,其用量均宜稍轻。

7. 葛根

【性能】甘、辛,凉。归脾、胃经。

【功效】解肌退热,透疹,生津止渴,升阳止泻(2000,2010,2017)。

【主治】①表证发热,项背强痛。②麻疹不透。③热病口渴,阴虚消渴。④热泻热痢,脾虚泄泻。

【用法】煎服,解肌退热、透疹、生津宜生用,升阳止泻宜煨用。

8. 蔓荆子

【功效】疏散风热,清利头目(2001,2003,2004)。

9. 升麻

【功效】解表透疹,清热解毒,升举阳气(2009)。

	相同点	不同点
柴胡	皆能发表、升阳,均可治风热感冒、发热、头痛,以及清阳不升等证	长于疏散少阳半表半里之邪,退热,疏肝解郁,为治疗少阳证的要药
升麻		升提之力较柴胡为强,并善于清热解毒
葛根		主升脾胃清阳之气而达到生津止渴、止泻之功,兼能解肌退热

第六单元 清 热 药

☆ 重点提示

本单元是中药学的重点内容,复习的重点在于清热药的功效和主治。对于清热燥湿、清热泻火的药物应重点复习,清热解毒以及清热凉血的药物也应熟记,特别是金银花、连翘、生地黄、玄参等典型药物。

考点集合

一、清热泻火药

1. 石膏

【性能】甘、辛,大寒(2002)。归肺、胃经。

【功效】生用:清热泻火,除烦止渴;煅用:敛疮生肌,收湿,止血(2005)。

【主治】①温热病气分实热证。②肺热喘咳证。③胃火牙痛、头痛、消渴证。④溃疡不敛、湿疹瘙痒、水火烫伤、外伤出血。

【用法】生石膏煎服,宜先煎。煅石膏适量外用,研末撒敷患处。

【注意】脾胃虚寒及阴虚内热者忌用。

2. 知母

【性能】苦、甘，寒。归肺、胃、肾经。

【功效】清热泻火，生津润燥（2006）。

【主治】①热病烦渴。②肺热燥咳。③骨蒸潮热。④内热消渴。⑤肠燥便秘。

	相同点	不同点
石膏	均能清热泻火，除烦止渴，可用治温热病气分热盛及肺热咳嗽等	长于清解，重在清泻肺胃实火，肺热喘咳，胃火头痛、牙痛多用
知母		长于滋阴润燥，重在滋润肺、胃、肾阴

3. 栀子

【性能】苦，寒。归心、肺、三焦经。

【功效】泻火除烦，清热利湿，凉血解毒（2001）。

【主治】①热病心烦。②湿热黄疸。③血淋涩痛。④血热吐衄。⑤目赤肿痛。⑥火毒疮疡。

【用法】煎服。外用生品适量，研末调敷。

4. 夏枯草

【功效】清热泻火，明目，散结消肿（2000）。

【主治】①目赤肿痛、头痛眩晕、目珠夜痛。②瘰疬、瘿瘤（2000）。③乳痈肿痛。

5. 芦根

【功效】清热泻火，生津止渴，除烦，止呕，利尿（2003，2007）。

【主治】①热病烦渴。②胃热呕哕。③肺热咳嗽，肺痈吐脓。④热淋涩痛。

6. 天花粉

【功效】清热泻火，生津止渴，消肿排脓（2004）。

【主治】①热病烦渴。②肺热燥咳。③内热消渴。④疮疡肿毒。

【注意】不宜与乌头类药材同用。

7. 淡竹叶

【功效】清热泻火，除烦，利尿（2001，2007）。

8. 决明子

【功效】清热明目，润肠通便。

【用法】煎服。用于润肠通便，不宜久煎。

二、清热燥湿药

1. 黄芩

【性能】苦，寒。归肺、胆、脾、胃、大肠、小肠经（2017）。

【功效】清热燥湿，泻火解毒，止血，安胎（2001，2004，2006，2017）。

【主治】①湿温，暑湿，胸闷呕恶，湿热痞满，黄疸泻痢。②肺热咳嗽，高热烦渴。③血热吐衄。④痈肿疮毒。⑤胎动不安。

2. 黄连

【性能】苦，寒。归心、脾、胃、胆、大肠经。

【功效】清热燥湿，泻火解毒（2004，2005）。

【主治】①湿热痞满，呕吐吞酸。②湿热泻痢。③高热神昏，心烦不寐，血热吐衄。④痈肿疔疮，目赤牙痛。⑤消渴。⑥外治湿疹、湿疮、耳道流脓。

3. 黄柏

【性能】苦,寒。归肾、膀胱、大肠经。

【功效】<u>清热燥湿,泻火解毒,除骨蒸(2001,2006)</u>。

【主治】①湿热带下、热淋。②湿热泻痢、黄疸。③湿热脚气、痿证。④骨蒸劳热,盗汗,遗精。⑤疮疡肿毒、湿疹瘙痒。

	相同点	不同点
黄芩	三药均以清热燥湿、泻火解毒为主要功效,用治湿热内盛或热毒炽盛之证,常相须为用	偏泻上焦肺火,肺热咳嗽者多用
黄连		偏泻中焦胃火,并长于泻心火,清胃火
黄柏		偏泻下焦相火、除骨蒸,湿热下注诸证及骨蒸劳热者多用

4. 龙胆草

【功效】清热燥湿,<u>泻肝胆火</u>。

【主治】①湿热黄疸、阴肿阴痒、带下、湿疹瘙痒。②肝火头痛、目赤耳聋、胁痛口苦。③惊风抽搐。

5. 苦参

【功效】<u>清热燥湿,杀虫,利尿</u>。

【主治】①湿热泻痢、便血、黄疸。②湿热带下、阴肿阴痒、湿疹湿疮、皮肤瘙痒、疥癣。③湿热小便不利。

【注意】脾胃虚寒者忌用,<u>反藜芦</u>。

三、清热解毒药

1. 金银花

【性能】甘,寒。归肺、心、胃经。

【功效】<u>清热解毒,疏散风热(2002,2004,2006)</u>。

【主治】①痈肿疔疮。②外感风热,温病初起。③热毒血痢。

2. 连翘

【性能】苦,微寒,归肺、心、小肠经。

【功效】<u>清热解毒,消肿散结,疏散风热(2006)</u>。

【主治】①痈肿疮毒,瘰疬痰核。②风热外感,温病初起。③<u>热淋涩痛(2010)</u>。

	相同点	不同点
连翘	均有清热解毒,疏散风热作用。用于外感风热、温病初起、热毒疮疡等证,常相须为用	清心解毒之力强,并善于消痈散结,为疮家圣药,亦治瘰疬痰核
金银花		疏散表热之效优,浓煎善于凉血止痢,用治热毒血痢

3. 大青叶

【性能】苦、寒。归心、胃经。

【功效】清热解毒,凉血消斑。

【主治】①热入营血,温毒发斑。②喉痹口疮,痄腮丹毒。

4. 蒲公英

【功效】清热解毒,消肿散结,利湿通淋。

【主治】①痈肿疔毒，乳痈内痈。②热淋涩痛，湿热黄疸。

5. 鱼腥草

【功效】清热解毒，消痈排脓，利尿通淋（2002，2004，2005）。

【主治】①肺痈吐脓，肺热咳嗽。②热毒疮毒。③湿热淋证。

6. 射干

【功效】清热解毒，消痰，利咽（2001，2002，2004，2006）。

【主治】①咽喉肿痛。②痰盛咳喘。

7. 白头翁

【功效】清热解毒，凉血止痢（2005）。

【主治】①热毒血痢。②疮痈肿毒。

8. 板蓝根

【功效】清热解毒，凉血，利咽。

【主治】①外感发热，温病初起，咽喉肿痛。②温毒发斑，痄腮，丹毒，痈肿疮毒。

9. 青黛

【功效】清热解毒，凉血消斑，清肝泻火，定惊。

【主治】①温毒发斑，血热吐衄。②咽痛口疮，火毒疮疡。③咳嗽胸痛，痰中带血。④暑热惊痫，惊风抽搐。

【用法用量】内服 1.5～3g。本品难溶于水，一般作散剂冲服，或入丸剂服用（2015）。外用适量。

10. 贯众

【功效】清热解毒，凉血止血，杀虫（2000）。

【主治】①风热感冒，温毒发斑。②血热出血。③虫疾。④烧烫伤及妇人带下。

11. 土茯苓

【功效】解毒，除湿，通利关节。

12. 山豆根

【功效】清热解毒，利咽消肿（2009）。

13. 白花蛇舌草

【功效】清热解毒，利湿通淋。

14. 穿心莲

【功效】清热解毒，凉血，消肿，燥湿。

15. 紫花地丁

【功效】清热解毒，凉血消肿。

16. 马齿苋

【功效】清热解毒，凉血止血，止痢。

17. 鸦胆子

【功效】清热解毒，止痢，截疟，腐蚀赘疣。

【用法用量】内服 0.5～2g，以干龙眼肉包裹或装入胶囊吞服，亦可压去油制成丸剂、片剂服，不宜入煎剂。外用适量。

【注意】本品有毒，不宜多用久服。外用注意用胶布保护好周围正常皮肤，以防止对正常皮肤的刺激。孕妇及小儿慎用。胃肠出血及肝肾病患者应忌用或慎用。

18. 大血藤

【功效】清热解毒，活血，祛风，止痛。

19. 败酱草

【功效】清热解毒，消痈排脓，祛瘀止痛。

四、清热凉血药

1. 生地黄

【性能】甘、苦，寒。归心、肝、肾经。

【功效】<u>清热凉血，养阴生津（2000，2007）</u>。

【主治】①<u>热入营血，舌绛烦渴，斑疹吐衄</u>。②阴虚内热，骨蒸劳热。③津伤口渴，内热消渴，肠燥便秘。

2. 玄参

【性能】甘、苦、咸，微寒。归肺、胃、肾经。

【功效】<u>清热凉血，泻火解毒，滋阴（2002，2003，2004）</u>。

【主治】①温邪入营，内陷心包，温毒发斑。②热病伤阴，津伤便秘，骨蒸劳嗽。③目赤咽痛，瘰疬，白喉，痈肿疮毒。

【注意】脾胃虚寒，食少便溏者不宜服用。<u>反藜芦</u>。

	相同点	不同点
生地黄	均能清热凉血、养阴生津，用治热入营血、热病伤阴、阴虚内热等证，常相须为用	清热凉血力较大，故血热出血、内热消渴多用
玄参		泻火解毒力较强，故咽喉肿痛、痈肿疮毒多用

3. 牡丹皮

【性能】苦、辛，微寒。归心、肝、肾经。

【功效】<u>清热凉血，活血祛瘀</u>。

【主治】①温毒发斑，血热吐衄。②温病伤阴，阴虚发热，夜热早凉，<u>无汗骨蒸（2011）</u>。③血滞经闭、痛经、跌打伤痛。④痈肿疮毒。

4. 赤芍

【功效】清热凉血，<u>散瘀止痛</u>。

【主治】①<u>温毒发斑，血热吐衄</u>。②目赤肿痛，痈肿疮疡。③<u>肝郁胁痛，经闭痛经，癥瘕腹痛，跌打损伤（2010）</u>。

【注意】血寒经闭不宜用。<u>反藜芦</u>。

	相同点	不同点
牡丹皮	均能清热凉血，活血散瘀	清透阴分伏热，可用于温热病后期，邪伏阴分，夜热早凉及肠痈腹痛等证
赤芍		散瘀止痛力强，血滞诸证尤为多用，并能泻肝火，用于肝热目赤肿痛

5. 紫草

【功效】<u>清热凉血，活血，解毒透疹（2005）</u>。

【主治】①温病血热毒盛，斑疹紫黑，麻疹不透。②疮疡，湿疹，水火烫伤。

【注意】脾虚便溏者忌服。

6. 水牛角

【功效】清热凉血，解毒，定惊。

【主治】①温病高热，神昏谵语，惊风，癫狂。②血热妄行，斑疹，吐衄。③痈肿疮疡，咽喉肿痛。

【用法】镑片或粗粉煎服，宜先煎3小时以上。水牛角浓缩粉冲服。

五、清虚热药

1. 青蒿

【性能】苦、辛，寒。归肝、胆经。

【功效】清透虚热，凉血除蒸，解暑，截疟（2008）。

【主治】①温邪伤阴，夜热早凉。②阴虚发热，劳热骨蒸。③暑热外感，发热口渴。④疟疾寒热。

【用法】不宜久煎；或鲜用绞汁服。

2. 地骨皮

【性能】甘，寒。归肺、肝、肾经。

【功效】凉血除蒸，清肺降火，生津止渴（2007，2009，2010）。

【主治】①阴虚发热，盗汗骨蒸（2011）。②肺热咳嗽。③血热出血证。

	相同点	不同点
牡丹皮	清热凉血，退虚热，均可治血热吐衄、阴虚发热证	长于清热凉血，常用治热入营血证，又能活血化瘀，用于多种瘀血证以及肠痈、痈疡肿毒等证
地骨皮		长于清退虚热，多用于虚热证，并能清泻肺热，可用于肺热咳嗽以及内热消渴证

3. 白薇

【功效】清热凉血，利尿通淋，解毒疗疮（2008）。

4. 银柴胡

【功效】清虚热，除疳热。

5. 胡黄连

【功效】退虚热，除疳热，清湿热（2009）。

	相同点	不同点
胡黄连	均为苦寒清热燥湿之品，善除胃肠湿热，同为治湿热泻痢之良药	善退虚热、除疳热
黄连		善清心火、泻胃火，为解毒药

第七单元 泻 下 药

☆ 重点提示

本单元的重点在攻下药、峻下逐水药的性能和使用注意。对于三类泻下药，应了解其各自的特点和相互间的区别，泻下类药物的用法用量、使用注意等也较为重要。总体来说需要掌握的药物不多，但都应熟记。

―――――――――――――― 考 点 集 合 ――――――――――――――

一、攻下药

1. 大黄

【性能】苦，寒。归脾、胃、大肠、肝、心包经。

【功效】泻下攻积，清热泻火，凉血解毒，逐瘀通经（2003，2004）。

【主治】①积滞便秘。②血热吐衄，目赤咽肿。③热毒疮疡，烧烫伤。④瘀血证。⑤湿热痢疾、黄疸、淋证。

【用法用量】煎服，5～15g。外用适量。

【注意】本品为峻烈攻下之品，易伤正气，如非实证，不宜妄用；本品苦寒，易伤胃气，脾胃虚弱者慎用；其性沉降，且善活血祛瘀，故妇女妊娠期、月经期、哺乳期应忌用。

2. 芒硝

【功效】泻下攻积，润燥软坚，清热消肿（2000，2012）。

【主治】①积滞便秘。②咽痛、口疮、目赤及痈疮肿痛。

【用法用量】内服，10～15g。冲入药汁内或开水溶化后服（2010）。外用适量。

【注意】孕妇及哺乳期妇女忌用或慎用。

	相同点	不同点
大黄	均能泄热通便，外用能清热消肿，常相须用治肠燥便秘	味苦泻下力强，有荡涤肠胃之功
芒硝		味咸，软坚泻下，善除燥屎坚结

3. 番泻叶

【功效】泻下通便。

【用法用量】温开水泡服，1.5～3g。煎服，2～6g。宜后下。

【注意】妇女哺乳期、月经期及孕妇忌用。

二、润下药

1. 火麻仁

【功效】润肠通便。

2. 郁李仁

【功效】润肠通便，利水消肿（2003）。

3. 松子仁

【功效】润肠通便，润肺止咳（2003）。

三、峻下逐水药

1. 甘遂

【功效】泻水逐饮，消肿散结（2001，2006）。

【用法用量】入丸散服，每次0.5～1g。外用适量，生用。内服醋制用，以减低毒性（2011）。

【注意】虚弱者及孕妇忌用。不宜与甘草同用。

2. 牵牛子

【功效】泻下逐水，去积杀虫（2001）。

【用法用量】煎服，3～9g。入丸、散服，每次1.5～3g（2017）。本品炒用药性减缓。
【注意】孕妇忌用。不宜与巴豆、巴豆霜同用。

3. 巴豆
【功效】峻下冷积，逐水退肿，祛痰利咽，外用蚀疮。
【用法用量】入丸散服，每次0.1～0.3g。大多数制成巴豆霜用，以减低毒性。外用适量（2006）。
【注意】孕妇及体弱者忌用。不宜与牵牛子同用。

第八单元 祛风湿药

☆ 重点提示

本单元需要掌握的药物不多，但历年考试也曾涉及，对于一些重点药物，如桑寄生、五加皮、防己等，应熟记其功效主治。除祛湿外，桑寄生能安胎、五加皮可利水的功效也应注意。

---考点集合---

一、祛风寒湿药

1. 独活
【性能】辛、苦，微温。归肾、膀胱经。
【功效】祛风湿，止痛，解表（2000）。
【主治】①风寒湿痹。②风寒夹湿表证。③少阴头痛。

	相同点	不同点
羌活	均能祛风湿，止痛，解表，以治风寒湿痹，风寒夹湿表证，头痛	气味较浓，发散力强，常用于风寒湿痹，痛在上半身者，治头痛因于风寒者
独活		气味较淡，性较缓和，发散力较羌活为弱，多用于风寒湿痹在下半身者，治头痛属少阴者

2. 蕲蛇
【性能】甘、咸，温。有毒。归肝经。
【功效】祛风，通络，止痉。
【主治】①风湿顽痹，中风半身不遂。②小儿惊风，破伤风。③麻风，疥癣。
【用法】煎服，或研末吞服，或酒浸，熬膏，入丸、散服。

3. 木瓜
【性能】酸，温。归肝、脾经。
【功效】舒筋活络，和胃化湿（2001，2003）。
【主治】①风湿痹证。②脚气水肿。③吐泻转筋。

4. 威灵仙
【功效】祛风湿，通络止痛，消骨鲠（2002）。
【主治】①风湿痹证。②骨鲠咽喉。③跌打伤痛、头痛、牙痛、胃脘痛等。④消痰逐饮，可用于痰饮、噎膈、痞积。

	相同点	不同点
独活	祛风湿、止痛，治疗风寒湿痹	还可解表，治疗风寒夹湿表证，且善入肾经而搜伏风，治少阴头痛
威灵仙		消骨鲠，可治骨鲠咽喉

5. 川乌

【功效】祛风湿，温经止痛。

【主治】①风寒湿痹。②心腹冷痛，寒疝疼痛。③跌打损伤，麻醉止痛。

【用法】宜先煎、久煎。外用适量。

【注意】孕妇忌用；不宜与贝母类、半夏、白及、白蔹、天花粉、瓜蒌类同用；内服一般应炮制用，生品内服宜慎；酒浸、酒煎服易致中毒，应慎用。

6. 乌梢蛇

【功效】祛风，通络，止痉。

【主治】①风湿顽痹，中风半身不遂。②小儿惊风，破伤风。③麻风，疥癣。④瘰疬、恶疮。

二、祛风湿热药

1. 秦艽

【性能】辛、苦，平。归胃、肝、胆经。

【功效】祛风湿，通络止痛，退虚热，清湿热（2016）。

【主治】①风湿痹证。②中风不遂。③骨蒸潮热，疳积发热。④湿热黄疸。

2. 防己

【功效】祛风湿，止痛，利水消肿。

【主治】①风湿痹证。②水肿，小便不利，脚气。③湿疹疮毒。

【注意】本品大苦大寒易伤胃气，胃纳不佳及阴虚体弱者慎服。

	相同点	不同点
秦艽	祛风湿、止痹痛，用治风湿热痹	可通经络、退虚热、清湿热，用治中风不遂；骨蒸潮热，疳积发热；湿热黄疸
防己		可利水消肿，用治水肿、小便不利、脚气

3. 豨莶草

【功效】祛风湿，利关节，解毒。

【用法用量】煎服，9~12g。外用适量。治风湿痹痛、半身不遂宜制用，治风疹湿疮、疮痈宜生用。

4. 络石藤

【功效】祛风通络，凉血消肿。

三、祛风湿强筋骨药

1. 桑寄生

【性能】苦、甘，平。归肝、肾经。

【功效】祛风湿，补肝肾，强筋骨，安胎（2005，2006，2015）。

【主治】①风湿痹证。②崩漏经多,妊娠漏血,胎动不安。
2. 五加皮
【功效】祛风湿,补肝肾,强筋骨,利水(2004)。
【主治】①风湿痹证(2007)。②筋骨痿软,小儿行迟,体虚乏力。③水肿,脚气。

	相同点	不同点
五加皮	祛风湿、补肝肾、强筋骨	有温补之效,用于小儿行迟,体虚乏力;利水,用于水肿,脚气
桑寄生		固冲任、安胎,用于崩漏经多,妊娠漏血,胎动不安

3. 狗脊
【功效】祛风湿,补肝肾,强腰膝。

第九单元 化 湿 药

☆ 重点提示

本单元需要掌握的药物较少,但是主要药物的功效以及应用须牢记,特别是苍术、厚朴在记忆时注意对比。本单元的典型药物都曾考查过,在复习时每种药物都应重点对待。

考点集合

1. 藿香
【性能】辛,微温。归脾、胃、肺经。
【功效】化湿,止呕,解暑(2002,2007,2010)。
【主治】①湿阻中焦。②呕吐。③暑湿或湿温初起。
2. 苍术
【性能】辛、苦,温。归脾、胃、肝经。
【功效】燥湿健脾,祛风散寒(2000)。
【主治】①湿阻中焦证。②风湿痹证。③风寒夹湿表证。
3. 厚朴
【性能】苦、辛,温。归脾、胃、肺、大肠经。
【功效】燥湿消痰,下气除满(2007,2009)。
【主治】①湿阻中焦,脘腹胀满。②食积气滞,腹胀便秘。③痰饮喘咳。④梅核气。

	相同点	不同点
苍术	辛苦温,具有燥湿之功,常相须为用,治疗湿阻中焦之证	苦降下气,消积除胀满,又下气消痰平喘,可治食积气滞、痰饮咳喘等证
厚朴		燥湿健脾要药,并可祛风湿、散表邪和明目,可治风湿痹证、风寒表证以及夜盲等

4. 砂仁
【功效】化湿行气,温中止泻,安胎(2006)。
【主治】①湿阻中焦及脾胃气滞证。②脾胃虚寒吐泻。③气滞妊娠恶阻及胎动不安。
【用法】入汤剂宜后下(2004,2011)。

5. 白豆蔻
【功效】化湿行气，温中止呕（2005）。
【主治】①湿阻中焦及脾胃气滞证。②呕吐。
【用法】入汤剂宜后下（2005）。
6. 佩兰
【功效】化湿，解暑。

第十单元 利水渗湿药

☆ 重点提示

本单元的考点较多，对于典型药物，如茯苓、泽泻、滑石、虎杖等，均应重点复习。虎杖的功效在复习时容易被忽视，此药虽不是重点，也应多加留意。

---考点集合---

一、利水消肿药

1. 茯苓
【性能】甘、淡，平。归心、脾、肾经。
【功效】利水渗湿，健脾，宁心（2017）。
【主治】①水肿。②痰饮。③脾虚泄泻。④心悸，失眠（2005，2010）。

2. 薏苡仁
【性能】甘、淡，凉。归脾、胃、肺经。
【功效】利水渗湿，健脾，除痹，清热排脓（2003，2004，2008，2017）。
【主治】①水肿，小便不利，脚气。②脾虚泄泻。③湿痹拘挛。④肺痈，肠痈。
【用法】煎服。清利湿热宜生用，健脾止泻宜炒用。

	相同点	不同点
茯苓	均利水消肿、渗湿，用治水肿	平和，能补能利，既善渗泄水湿，又能健脾宁心
薏苡仁		性凉而清热，排脓消痈，又善除痹

3. 泽泻
【功效】利水渗湿，泄热（2007）。
【主治】①水肿，小便不利，泄泻。②淋证，遗精。

4. 猪苓
【功效】利水渗湿。
【主治】水肿，小便不利，泄泻。

二、利尿通淋药

1. 车前子
【性能】甘，微寒。归肝、肾、肺、小肠经。
【功效】利尿通淋，渗湿止泻，明目，祛痰（2006）。
【主治】①淋证，水肿。②泄泻。③目赤肿痛，目暗昏花，翳障。④痰热咳嗽。

【用法】宜包煎（2002）。
2. 滑石
【功效】利水通淋，清热解暑，收湿敛疮。
【主治】①热淋，石淋，尿热涩痛。②暑湿，湿温。③湿疮，湿疹，痱子。
【用法】宜包煎。外用适量。

	相同点	不同点
车前子	利尿通淋，用治湿热下注膀胱之小便淋沥涩痛	渗湿止泻，又能清肝明目、清肺化痰止咳，既善治肝热或肝肾阴虚之目疾，又可治肺热咳嗽痰黄
滑石		滑利清热，又善清解暑热，治暑热烦渴尿赤，外用收湿敛疮，治湿疹湿疮及小儿痱毒

3. 瞿麦
【功效】利尿通淋，破血通经。
4. 地肤子
【功效】利尿通淋，清热利湿，止痒。
5. 海金沙
【功效】利尿通淋，止痛。
【用法】宜包煎。
6. 萆薢
【功效】利湿祛浊，祛风除痹。
7. 石韦
【功效】利尿通淋，清肺止咳，凉血止血。

三、利湿退黄药

1. 茵陈
【性能】苦、辛，微寒。归脾、胃、肝、胆经。
【功效】清利湿热，利胆退黄。
【主治】①黄疸。②湿疮瘙痒。
2. 金钱草
【性能】甘、咸，微寒。归肝、胆、肾、膀胱经。
【功效】利湿退黄，利尿通淋，解毒消肿。
【主治】①湿热黄疸。②石淋，热淋。③痈肿疔疮，毒蛇咬伤。
3. 虎杖
【功效】利湿退黄，清热解毒，散瘀止痛，化痰止咳，泄热通便。
【主治】①湿热黄疸，淋浊，带下。②水火烫伤，痈肿疮毒，毒蛇咬伤。③经闭，癥瘕，跌打损伤。④肺热咳嗽。

	相同点	不同点
大黄	均有活血祛瘀、泻下通便、利胆退黄、清热解毒的作用	泻下攻积之力较强，为苦寒攻下之要药，并能清热泻火，凉血止血
虎杖		化痰止咳

第十一单元 温 里 药

☆ 重点提示

本单元大纲要求的药物较少,其中附子、肉桂、吴茱萸等药物在考试中经常出现,对于其功效、主治及用法等内容应重点记忆。其次应注意功效相近药物的鉴别,以及个别药物的使用注意。

考点集合

1. 附子

【性能】辛、甘,大热。有毒。归心、肾、脾经。

【功效】回阳救逆,补火助阳,散寒止痛(2004,2007)。

【主治】①亡阳证。②阳虚证。③寒痹证。

【用法用量】煎服,3~15g。本品有毒,宜先煎。

【注意】孕妇及阴虚阳亢者忌用。反半夏、瓜蒌、贝母、白蔹、白及。生品外用,内服须炮制。若内服过量,或炮制、煎煮方法不当,可引起中毒。

2. 干姜

【性能】辛,热。归脾、胃、肾、心、肺经。

【功效】温中散寒,回阳通脉,温肺化饮(2000,2015)。

【主治】①腹痛,呕吐,泄泻。②亡阳证。③寒饮喘咳。

3. 肉桂

【性能】辛、甘,大热。归肾、脾、心、肝经。

【功效】补火助阳,散寒止痛,温经通脉,引火归原(2001,2004)。

【主治】①阳痿,宫冷。②腹痛,寒疝。③腰痛,胸痹,阴疽,闭经,痛经。④虚阳上浮诸证。

【用法用量】煎服,1~4.5g。宜后下或焗服;研末冲服,每次1~2g。

【注意】阴虚火旺,里有实热,血热妄行出血及孕妇忌用。畏赤石脂。

	相同点	不同点
附子	性味均辛热,能温中散寒止痛,用治脾胃虚寒之脘腹冷痛、大便溏泄等	温里散寒,以治中下二焦里寒证为主
干姜		温里散寒,以治中上二焦里寒证为主
肉桂		温通经脉,引火归原,鼓舞气血生长

4. 吴茱萸

【性能】辛、苦,热。有小毒。归肝、脾、胃、肾经。

【功效】散寒止痛,降逆止呕,助阳止泻(2000)。

【主治】①寒凝疼痛。②胃寒呕吐。③虚寒泄泻。

【用法用量】煎服,1.5~4.5g。外用适量。

5. 小茴香

【功效】散寒止痛,理气和胃(2001)。

【主治】①寒疝腹痛,睾丸偏坠胀痛,少腹冷痛,痛经。②中焦虚寒气滞证。

6. 丁香

【功效】温中降逆，散寒止痛，温肾助阳（2004）。

【注意】热证及阴虚内热者忌用。畏郁金。

7. 花椒

【功效】温中止痛，杀虫止痒（2002）。

【用法用量】煎服，3~6g。外用适量，煎汤熏洗。

8. 高良姜

【功效】散寒止痛，温中止呕。

第十二单元 理 气 药

☆ 重点提示

本单元药物较多，但考试经常考查的药物较少，主要对于陈皮、枳实、木香等一些较为典型的药物着重复习，其他药物也应对比记忆。

考点集合

1. 陈皮

【性能】辛、苦，温（2004）。归脾、肺经。

【功效】理气健脾，燥湿化痰。

【主治】①脾胃气滞证。②呕吐、呃逆证。③湿痰、寒痰咳嗽。④胸痹证。

2. 枳实

【性能】苦、辛、酸，温。归脾、胃、大肠经。

【功效】破气除痞，化痰消积（2005，2010）。

【主治】①胃肠积滞，湿热泻痢。②胸痹，结胸。③气滞胸胁疼痛。④产后腹痛。

3. 木香

【性能】辛、苦，温。归脾、胃、大肠、胆、三焦经。

【功效】行气止痛，健脾消食（2006）。

【主治】①脾胃气滞证。②泻痢里急后重。③腹痛胁痛，黄疸，疝气疼痛。④气滞血瘀之胸痹。

【用法】生用行气力强，煨用行气力缓而实肠止泻，用于泄泻腹痛。

4. 香附

【性能】辛、微苦、微甘，平。归肝、脾、三焦经。

【功效】疏肝解郁，调经止痛，理气调中。

【主治】①肝郁气滞胁痛、腹痛。②月经不调，痛经，乳房胀痛。③气滞腹痛。

5. 薤白

【功效】通阳散结，行气导滞（2003）。

【主治】①胸痹心痛。②脘腹痞满胀痛，泻痢里急后重。

6. 青皮

【功效】疏肝破气，消积化滞（2000）。

【主治】①肝郁气滞证。②气滞脘腹疼痛。③食积腹痛。④癥瘕积聚、久疟痞块。

	相同点	不同点
陈皮	均能行气消滞，用于脾胃气滞之脘腹胀痛，食积不化等	性较平和，归脾、肺经，主理脾肺气滞，并能燥湿化痰，主要治疗脾胃气滞之脘腹胀满及湿痰、寒痰壅肺之咳嗽、胸闷等证
青皮		主归肝、胆、胃经，长于疏肝破气，常用于肝气郁结、食积气滞及癥瘕积聚等证

7. 川楝子
【功效】行气止痛，杀虫。
【主治】①肝郁化火所致诸痛证。②虫积腹痛。③头癣、秃疮。
【注意】本品有毒，不宜过量或持续服用，以免中毒。又因性寒，脾胃虚寒者慎用。

8. 乌药
【功效】行气止痛，温肾散寒。
【主治】①寒凝气滞之胸腹诸痛证。②尿频，遗尿。

	相同点	不同点
木香	行气止痛，可治气滞腹痛	善行脾胃、大肠气滞，兼消食健胃
香附		长于疏肝解郁，调经止痛，为调经要药
乌药		上入脾肺，下达肾与膀胱，长于散寒止痛，并能温肾

9. 檀香
【用法】煎服，宜后下。入丸散。

10. 佛手
【功效】疏肝解郁，理气和中，燥湿化痰。

11. 大腹皮
【功效】行气宽中，利水消肿。

第十三单元 消 食 药

重点提示

本单元内容很好复习，只有山楂、莱菔子、鸡内金、神曲、麦芽五味药，熟记各自的功效即可。考试中常有消食药与理气药混淆在选项之中，应稍加注意。

考点集合

1. 山楂
【性能】酸、甘，微温。归脾、胃、肝经。
【功效】消食化积，行气散瘀（2004，2015）。
【主治】①肉食积滞证。②泻痢腹痛，疝气痛。③瘀阻胸腹痛，痛经。

2. 莱菔子
【性能】辛、甘，平。归肺、脾、胃经。
【功效】消食除胀，降气化痰（2001）。
【主治】①食积气滞证。②咳喘痰多，胸闷食少（2010）。
【注意】本品辛散耗气，故气虚及无食积、痰滞者慎用。不宜与人参同服。

3. 鸡内金

【性能】甘，平。归脾、胃、小肠、膀胱经。
【功效】消食健胃，涩精止遗。
【主治】①饮食积滞，小儿疳积。②肾虚遗精、遗尿。③砂石淋证，胆结石。
【用法】煎服。研末服，研末服效果比煎剂好（2017）。

4. 神曲

【功效】消食和胃（2005）。
【主治】饮食积滞证。

5. 麦芽

【功效】消食健胃，回乳消胀，疏肝解郁（2010）。
【主治】①米面薯芋食滞证。②断乳、乳房胀痛。③肝气郁滞或肝胃不和之胁痛、脘腹痛。
【注意】授乳期妇女不宜使用。

第十四单元　驱　虫　药

重点提示

本单元内容较为次要，考试涉及不多。主要掌握槟榔的功效。另外注意驱虫类药物一般应在空腹时服用。

考点集合

槟榔

【性能】苦、辛，温。归胃、大肠经。
【功效】杀虫消积，行气，利水，截疟（2001，2006）。
【主治】①多种肠道寄生虫病。②食积气滞，泻痢后重。③水肿，脚气肿痛。④疟疾。
【用法用量】煎服，3~10g。驱杀绦虫、姜片虫30~60g。生用力佳，炒用力缓；鲜者优于陈久者。
【注意】脾虚便溏或气虚下陷者忌用；孕妇慎用。

第十五单元　止　血　药

☆ 重点提示

本单元药物种类较多，应注意凉血止血、化瘀止血、收敛止血、温经止血这四类相似药物的各自特点。对大蓟、小蓟、三七、白茅根等应重点记忆，其他药物应把握其功效。

考点集合

一、凉血止血药

1. 小蓟

【性能】甘、苦，凉。归心、肝经。
【功效】凉血止血，散瘀解毒消痈（2001）。
【主治】①血热出血证。②热毒痈肿。

2. 地榆
【性能】苦、酸、涩，微寒。归肝、大肠经。
【功效】凉血止血，解毒敛疮。
【主治】①血热出血证。②烫伤、湿疹、疮疡痈肿。
【注意】本品性寒酸涩，凡虚寒性便血、下痢、崩漏及出血有瘀者慎用。大面积烧伤病人不宜使用地榆制剂外涂，以防其所含鞣质被大量吸收而引起中毒性肝炎。

3. 大蓟
【功效】凉血止血，散瘀解毒消痈（2001）。
【主治】①血热出血证。②热毒痈肿。

	相同点	不同点
大蓟	凉血止血，散瘀解毒消痈，广泛用治血热出血诸证及热毒疮疡	散瘀消痈力强，止血作用广泛，故对吐血、咯血及崩漏下血尤为适宜
小蓟		兼能利尿通淋，故以治血尿、血淋为佳

4. 槐花
【功效】凉血止血，清肝泻火（2003）。
【主治】①血热出血证。②目赤、头痛（2016）。

5. 侧柏叶
【功效】凉血止血，化痰止咳，生发乌发。
【主治】①血热出血证。②肺热咳嗽。③脱发、须发早白。

6. 白茅根
【功效】凉血止血，清热利尿，清肺胃热（2006，2007）。
【主治】①血热出血证。②水肿、热淋、黄疸。③胃热呕吐、肺热咳喘。

二、化瘀止血药

1. 三七
【性能】甘、微苦，温。归肝、胃经。
【功效】化瘀止血，活血定痛（2000，2004，2005）。
【主治】①出血证。②跌打损伤，瘀血肿痛（2000）。
【用法用量】多研末吞服，1~1.5g；煎服，3~10g；亦入丸、散。外用适量，研末外掺或调敷。
【注意】孕妇应慎用。

2. 茜草
【性能】苦，寒。归肝经。
【功效】凉血化瘀止血，通经（2003，2004）。
【主治】①出血证。②血瘀经闭，跌打损伤，风湿痹痛。

3. 蒲黄
【功效】止血，化瘀，利尿（2003，2004）。
【主治】①出血证。②瘀血痛证。③血淋尿血。
【用法用量】煎服，3~10g。包煎。外用适量，研末外掺或调敷。止血多炒用，化瘀、利尿多生用。
【注意】孕妇应慎用。

	相同点	不同点
三七	均能<u>化瘀止血</u>，同可治瘀血阻滞、血不归经的多种出血证。<u>止血而不留瘀</u>是本类药物的特点	不仅止血力强，化瘀力也强，又善消肿定痛，为止血化瘀疗伤之要药。除治各种出血证外，还善治经闭、痛经、癥瘕、血瘀胸痹绞痛、跌打损伤瘀血肿痛及痈肿疮毒等
茜草		炒炭化瘀止血，生用清热凉血活血，又可治血瘀经闭、痛经、产后瘀阻腹痛等一切瘀血作痛之证，为凉血化瘀止血之良药，以血热有瘀或兼有出血者用之为佳
蒲黄		甘缓化瘀止血，生用炒用均可，又常用治疗心腹疼痛、产后瘀痛、痛经，兼能利尿通淋，治血淋尿涩作痛

三、收敛止血药

1. 白及

【性能】苦、甘、涩，寒。归肺、胃、肝经。

【功效】<u>收敛止血，消肿生肌（2000）</u>。

【主治】①出血证。②痈肿疮疡、手足皲裂、水火烫伤。

【注意】不宜与乌头类药材同用。

2. 仙鹤草

【功效】<u>收敛止血，止痢，截疟，补虚（2000）</u>。

【主治】①出血证。②腹泻、痢疾。③疟疾寒热。④脱力劳伤。⑤疮疖痈肿、阴痒带下。

3. 血余炭

【功效】收敛止血，化瘀利尿。

【主治】①出血证。②小便不利。

四、温经止血药

艾叶

【性能】辛、苦，温。有小毒。归肝、脾、肾经。

【功效】<u>温经止血，散寒调经，安胎（2011）</u>。

【主治】①出血证。②月经不调、痛经。③胎动不安。

第十六单元 活血化瘀药

☆ 重点提示

本单元重点药物较多，对于川芎、郁金、益母草、丹参、牛膝等药物应重点把握，其他药物也应熟记其功效。另外，对于个别药物的使用注意以及用法用量也要稍加带过，虽然三棱、莪术等在历年考试中涉及较少，但也应留有印象。

考点集合

一、活血止痛药

1. 川芎

【性能】辛，温。归肝、胆、心包经。

【功效】<u>活血行气，祛风止痛（2004）</u>。

【主治】①血瘀气滞痛证。②头痛，风湿痹痛。

2. 延胡索

【性能】辛、苦，温。归心、肝、脾经。

【功效】活血，行气，止痛。

【主治】用于气血瘀滞诸痛证（2015）。

【用法】煎服，研粉吞服。

3. 郁金

【性能】辛、苦，寒。归肝、胆、心经。

【功效】活血止痛，行气解郁，清心凉血，利胆退黄（2003，2008）。

【主治】①气滞血瘀之胸、胁、腹痛。②热病神昏，癫痫痰闭。③吐血、衄血、倒经、尿血、血淋。④肝胆湿热黄疸、胆石病。

【注意】畏丁香。

4. 姜黄

【功效】活血行气，通经止痛（2002）。

【主治】①气滞血瘀所致的心、胸、胁、腹诸痛。②风湿痹痛。③牙痛，疮疡痈肿，皮癣痛痒。

	相同点	不同点
郁金	均能活血散瘀、行气止痛，用于气滞血瘀之证	药用块根，苦寒降泄，行气力强，且凉血，以治血热瘀滞之证为宜，又能利胆退黄，清心解郁，用于湿热黄疸、热病神昏等证
姜黄		药用其根茎，辛温行散，祛瘀力强，以治寒凝气滞血瘀之证为好，且可祛风通痹而用于风湿痹痛

5. 乳香

【功效】活血行气止痛，消肿生肌。

【主治】①跌打损伤，疮疡痈肿。②气滞血瘀之痛证。

【注意】胃弱者慎用，孕妇及无瘀滞者忌用。

二、活血调经药

1. 丹参

【性能】苦，微寒。归心、心包、肝经。

【功效】活血调经，祛瘀止痛，凉血消痈，除烦安神（2007）。

【主治】①月经不调，闭经痛经，产后瘀滞腹痛。②血瘀心痛、脘腹疼痛、癥瘕积聚、跌打损伤及风湿痹证。③疮痈肿毒。④热病烦躁神昏及心悸失眠。

【注意】反藜芦。孕妇慎用。

	相同点	不同点
川芎	皆能活血祛瘀，常用于各种瘀血病证	辛散温通，既活血，又行气，为"血中之气药"，尤宜寒凝气滞血瘀，亦可祛风止痛
丹参		既活血，又凉血，尤宜血热瘀滞，亦可凉血消痈，除烦安神

2. 红花

【性能】辛，温。归心、肝经。

【功效】活血通经，祛瘀止痛（2003）。

【主治】①血滞经闭、痛经、产后瘀滞腹痛。②癥瘕积聚。③胸痹心痛、血瘀腹痛、胁痛。④跌打损伤，瘀滞肿痛。⑤瘀滞斑疹色暗。

3. 桃仁

【功效】<u>活血祛瘀，润肠通便，止咳平喘（2010，2016）</u>。

【主治】①瘀血阻滞病证。②肺痈、肠痈。③肠燥便秘。④咳嗽气喘。

4. 益母草

【性能】辛、苦，微寒。归心、肝、膀胱经。

【功效】<u>活血调经，利水消肿，清热解毒（2011，2016）</u>。

【主治】①血滞经闭、痛经、经行不畅、产后恶露不尽、瘀滞腹痛。②水肿，小便不利。③跌打损伤，疮痈肿毒，皮肤瘾疹。

5. 牛膝

【性能】苦、甘、酸，平。归肝、肾经。

【功效】<u>活血通经，补肝肾，强筋骨，利水通淋，引火（血）下行（2003，2004，2005）</u>。

【主治】①瘀血阻滞之经闭、痛经、经行腹痛、胞衣不下及跌仆伤痛。②腰膝酸痛、下肢痿软。③淋证、水肿、小便不利。④头痛、眩晕、齿痛、口舌生疮、吐血、衄血。

【用法】煎服。活血通经、利水通淋、引火（血）下行宜生用；<u>补肝肾、强筋骨宜酒制用</u>。

6. 鸡血藤

【功效】<u>行血补血，调经，舒筋活络（2011，2017）</u>。

【主治】①月经不调、痛经、闭经。②风湿痹痛，手足麻木，肢体瘫痪及血虚萎黄。

三、活血疗伤药

1. 土鳖虫

【功效】破血逐瘀，续筋接骨。

2. 骨碎补

【功效】活血续伤，补肾强骨。

四、破血消癥药

1. 莪术

【功效】<u>破血行气，消积止痛</u>。

2. 水蛭

【功效】<u>破血通经，逐瘀消癥</u>。

3. 三棱

【功效】破血行气，消积止痛。

第十七单元 化痰止咳平喘药

☆ **重点提示**

本单元药物较多，对于几个典型药物，如半夏、旋覆花、贝母、白芥子等常考，应多加留意，其他药物也应熟记其功效，对于相似药物的鉴别、个别药物的使用注意也应复习。

一、温化寒痰药

1. 半夏

【性能】辛,温。有毒。归脾、胃、肺经。

【功效】燥湿化痰,降逆止呕,消痞散结;外用消肿止痛(2003)。

【主治】①湿痰,寒痰证。②呕吐。③心下痞,结胸,梅核气。④瘿瘤,痰核,痈疽肿毒及毒蛇咬伤。

【用法用量】煎服,3~10g。一般宜制过用。炮制品中有姜半夏、法半夏等,其中姜半夏长于降逆止呕,法半夏长于燥湿且温性较弱,半夏曲则有化痰消食之功,竹沥半夏能清化热痰。外用适量。

【注意】不宜与乌头类药材同用。其性温燥,阴虚燥咳、血证、热痰、燥痰应慎用。

2. 天南星

【功效】燥湿化痰,祛风解痉;外用散结消肿(2003)。

【主治】①湿痰、寒痰证。②风痰眩晕、中风、癫痫、破伤风。③痈疽肿痛,蛇虫咬伤。

【用法用量】煎服,3~10g。多制用。外用适量。

【注意】阴虚燥痰者及孕妇忌用。

	相同点	不同点
半夏	药性辛温有毒,均为燥湿化痰要药,善治湿痰、寒痰,炮制后又能治热痰、风痰	主入脾、肺,重在治脏腑湿痰,且能止呕
天南星		走经络,偏于祛风痰而能解痉止厥,善治风痰证

3. 旋覆花

【功效】降气化痰,降逆止呕(2000,2001)。

【主治】①咳喘痰多,痰饮蓄结,胸膈痞满。②噫气,呕吐。

【用法用量】煎服,3~10g。宜包煎。

4. 白芥子

【功效】温肺化痰,利气,散结,通络止痛(2005,2006)。

【用法用量】煎服,3~6g。外用适量,研末调敷,或作发疱用。

【注意】本品辛温走散,耗气伤阴,久咳肺虚及阴虚火旺者忌用;消化道溃疡、出血者及皮肤过敏者忌用。用量不宜过大。

5. 白前

【功效】降气化痰。

二、清化热痰药

1. 川贝母

【性能】苦、甘,微寒。归肺、心经。

【功效】清热化痰,润肺止咳,散结消肿。

【主治】①虚劳咳嗽,肺热燥咳。②瘰疬、乳痈、肺痈。

【注意】不宜与乌头类药材同用。脾胃虚寒及有湿痰者不宜用。

2. 浙贝母

【性能】苦,寒。归肺、心经。

【功效】清热化痰，散结消痈。
【主治】①风热、痰热咳嗽。②瘰疬，瘿瘤，乳痈疮毒，肺痈。
【注意】不宜与乌头类药材同用。脾胃虚寒及有湿痰者不宜用。

	相同点	不同点
川贝母	化痰、清热散结	以甘味为主，性偏于润，肺热燥咳、虚劳咳嗽用之为宜
浙贝母		以苦味为主，性偏于泄，风热犯肺或痰热郁肺之咳嗽用之为宜

3. 瓜蒌
【性能】甘、微苦，寒。归肺、胃、大肠经。
【功效】清热化痰，宽胸散结，润肠通便（2010）。
【主治】①痰热咳喘。②胸痹、结胸。③肺痈，肠痈，乳痈。④肠燥便秘。
【注意】本品甘寒而滑，脾虚便溏者及寒痰、湿痰证忌用。不宜与乌头类药材同用。

4. 桔梗
【性能】苦、辛，平。归肺经。
【功效】宣肺，祛痰，利咽，排脓（2002，2017）。
【主治】①咳嗽痰多，胸闷不畅。②咽喉肿痛，失音。③肺痈吐脓。

5. 竹茹
【功效】清热化痰，除烦止呕（2001，2003，2004）。
【主治】①痰热、肺热咳嗽，痰热心烦不寐。②胃热呕吐、妊娠恶阻。

6. 竹沥
【功效】清热豁痰，定惊利窍。
【用法用量】30～50g，冲服。本品不能久藏，但可熬膏瓶贮，称竹沥膏，近年以安瓿瓶密封装置。

7. 天竺黄
【功效】清热化痰，清心定惊。

8. 前胡
【功效】降气化痰，疏散风热。

9. 海藻
【功效】消痰软坚，利水消肿。
【注意】传统认为反甘草。

三、止咳平喘药

1. 苦杏仁
【性能】苦，微温。有小毒。归肺、大肠经。
【功效】止咳平喘，润肠通便（2006，2008，2010）。
【主治】①咳嗽气喘。②肠燥便秘。
【用法】煎服。宜打碎入煎，或入丸、散。
【注意】阴虚咳喘及大便溏泄者忌用。本品有小毒，用量不宜过大；婴儿慎用。

2. 紫苏子
【功效】降气化痰，止咳平喘，润肠通便（2000）。

【主治】①咳喘痰多。②肠燥便秘。

	相同点	不同点
苦杏仁	降气止咳平喘，润肠通便	兼宣肺，止咳平喘力强，咳喘要药
紫苏子		功偏降气化痰

3. 百部
【性能】甘、苦，微温。归肺经。
【功效】润肺止咳，杀虫灭虱（2004，2006，2017）。
【主治】①新久咳嗽，百日咳，肺痨咳嗽。②蛲虫、阴道滴虫、头虱及疥癣等。
【用法】煎服，外用适量。久咳虚嗽宜蜜炙用。
【注意】脾虚食少便溏者忌用。

4. 桑白皮
【功效】泻肺平喘，利水消肿。
【主治】①肺热咳喘。②水肿。

5. 葶苈子
【性能】苦、辛，大寒。归肺、膀胱经。
【功效】泻肺平喘，利水消肿（2011）。
【主治】①痰涎壅盛，喘息不得平卧。②水肿，悬饮，胸腹积水，小便不利。

	相同点	不同点
桑白皮	均能泻肺平喘、利水消肿，治疗肺热及肺中水气，痰饮咳喘及水肿，常相须为用	甘寒，药性较缓，长于清肺热，降肺火，多用于肺热咳喘，痰黄及皮肤水肿
葶苈子		葶苈子力峻，重在泻肺中水气、痰涎，对邪盛喘满不得卧者尤宜，其利水力量也强，可兼治鼓胀、胸腹积水之证

第十八单元 安 神 药

☆ 重点提示

本单元主要为安神类的药物，对于重镇安神类和养心安神类的药物应区别记忆，朱砂、磁石、酸枣仁、远志等药物均是安神药物的典型，应着重复习这些药物的功效。历年考试虽涉及不多但也应慎重对待。

---- 考点集合 ----

一、重镇安神药

1. 朱砂
【性能】甘，微寒。有毒。归心经。
【功效】清心镇惊，安神解毒（2005，2016）。
【主治】①心神不宁，心悸，失眠。②惊风，癫痫。③疮疡肿毒，咽喉肿痛，口舌生疮。
【用法用量】内服，只宜入丸、散服，每次0.1～0.5g。不宜入煎剂。外用适量。

【注意】本品有毒,内服不可过量或持续服用,孕妇及肝功能不全者禁服。入药只宜生用,忌火煅。

2. 磁石

【性能】咸,寒。归心、肝、肾经。

【功效】镇惊安神,平肝潜阳,聪耳明目,纳气平喘(2003,2004)。

【主治】①心神不宁,惊悸,失眠,癫痫。②头晕目眩。③耳鸣耳聋,视物昏花。④肾虚气喘。

【用法用量】煎服,9~30g。宜打碎先煎。

【注意】因吞服后不易消化,如入丸、散,不可多服,脾胃虚弱者慎用。

	相同点	不同点
朱砂	均为重镇安神常用药,二药质重性寒入心经,均能镇心安神	镇心、清心而安神,善治心火亢盛之心神不安
磁石		益肾阴、潜肝阳,主治肾虚肝旺,肝火扰心之心神不宁

3. 龙骨

【性能】甘、涩,平。归心、肝、肾经。

【功效】镇惊安神,平肝潜阳,收敛固涩。

【主治】①心神不宁,心悸失眠,惊痫癫狂。②肝阳眩晕。③滑脱诸证。④湿疮痒疹,疮疡久溃不敛。

【用法用量】煎服,15~30g。宜先煎。外用适量。镇静安神,平肝潜阳多生用。收敛固涩宜煅用。

	相同点	不同点
龙骨	均有重镇安神、平肝潜阳、收敛固涩作用,均可用治心神不安、惊悸失眠、阴虚阳亢、头晕目眩及各种滑脱证	长于镇惊安神,且收敛固涩力优于牡蛎
牡蛎		平肝潜阳功效显著,又有软坚散结之功

4. 琥珀

【功效】镇惊安神,活血散瘀,利尿通淋。

【用法用量】研末冲服,或入丸、散,每次1.5~3g。外用适量。不入煎剂。忌火煅(2002)。

二、养心安神药

1. 酸枣仁

【性能】甘、酸,平。归心、肝、胆经。

【功效】养心益肝,安神,敛汗(2006),生津。

【主治】①心悸失眠。②自汗,盗汗。③伤津口渴咽干。

2. 柏子仁

【功效】养心安神,润肠通便。

【主治】①心悸失眠。②肠燥便秘。③阴虚盗汗,小儿惊厥。

	相同点	不同点
酸枣仁	均有养心安神之功，用治阴血不足、心神失养所致的心悸怔忡、失眠、健忘等，常相须为用	益肝血，更宜于心神不宁证，兼敛汗，体虚自汗、盗汗较常选用
柏子仁		长于治疗心神不宁证，兼能润肠通便而治肠燥便秘

3. 远志
【功效】宁心安神，祛痰开窍，消散痈肿（2001，2010）。
【主治】①失眠多梦，心悸怔忡，健忘。②癫痫惊狂。③咳嗽痰多。④痈疽疮毒，乳房肿痛，喉痹。
【注意】凡实热或痰火内盛者，以及有胃溃疡或胃炎者慎用。

4. 合欢皮
【功效】解郁安神，活血消肿（2000）。

第十九单元　平肝息风药

☆ 重点提示

本单元看似药物较多，且都较为常用，其实可归类记忆。历年考试对于本单元内容的考查变化不大，重点要求掌握各种药物的功效，特别注意辨别相似药物的功效，如僵蚕、蜈蚣、全蝎等。

考点集合

一、平抑肝阳药

1. 石决明
【性能】咸，寒。归肝经。
【功效】平肝潜阳，清肝明目（2010）。
【主治】①肝阳上亢，头晕目眩。②目赤，翳障，视物昏花。
【用法】煎服，应打碎先煎（2004）。平肝、清肝宜生用，外用点眼宜煅用、水飞。

	相同点	不同点
决明子	均有清肝明目之功效，皆可用治目赤肿痛、翳障等偏于肝热者	苦寒，功偏清泻肝火而明目，常用治肝经实火之目赤肿痛
石决明		咸寒质重，凉肝镇肝，滋养肝阴，故无论实证、虚证之目疾均可应用，多用于血虚肝热之羞明、目暗、青盲等

2. 牡蛎
【性能】咸，微寒。归肝、胆、肾经。
【功效】重镇安神，平肝潜阳，软坚散结，收敛固涩（2002）。
【主治】①心神不安，惊悸失眠。②肝阳上亢，头晕目眩。③痰核，瘰疬，瘿瘤，癥瘕积聚。④滑脱诸证。
【用法】煎服，宜打碎先煎。外用适量。收敛固涩宜煅用，其他宜生用。

3. 代赭石
【功效】平肝潜阳，重镇降逆，凉血止血。

【主治】①肝阳上亢，头晕目眩。②呕吐，呃逆，噫气。③气逆喘息。④血热吐衄，崩漏。
【用法】煎服，宜打碎先煎。外用适量。降逆、平肝宜生用，止血宜煅用。
【注意】孕妇慎用。因含微量砷，故不宜长期服用。

4. 珍珠母
【功效】平肝潜阳，镇惊安神，清肝明目。
【用法】煎服，宜打碎先煎，或入丸、散剂。外用适量。

5. 刺蒺藜
【功效】平肝疏肝，祛风明目。

二、息风止痉药

1. 羚羊角
【性能】咸，寒。归肝、心经。
【功效】平肝息风，清肝明目，清热解毒（2005，2008）。
【主治】①肝风内动，惊痫抽搐。②肝阳上亢，头晕目眩。③肝火上炎，目赤头痛。④温热病壮热神昏，热毒发斑。
【用法用量】煎服，1～3g。宜单煎2小时以上。磨汁或研粉服，每次0.3～0.6g（2004，2009）。

2. 牛黄
【性能】甘，凉。归心、肝经。
【功效】化痰开窍，凉肝息风，清热解毒。
【主治】①热病神昏。②小儿惊风，癫痫。③口舌生疮，咽喉肿痛，牙痛，痈疽疔毒。
【用法用量】入丸、散剂，每次0.15～0.35g。外用适量，研末敷患处。
【注意】非实热证不宜用，孕妇慎用。

	相同点	不同点
羚羊角	归心、肝经，清肝热、息风止痉。用治温热病壮热神昏及肝风惊厥抽搐	性寒，又可平肝潜阳、明目、散血、解热、镇痛。常用治肝阳上亢之头晕目眩、肝火目赤头痛，以及热毒发斑、风湿热痹、肺热咳喘、百日咳等
牛黄		性凉，又可化痰开窍，清热解毒。常用治热入心包或痰蒙清窍之癫痫和口舌生疮、咽喉肿痛、牙痛、痈疽疔毒等证

3. 钩藤
【性能】甘，凉。归肝、心包经。
【功效】清热平肝，息风定惊。
【主治】①头痛，眩晕。②肝风内动，惊痫抽搐。
【用法用量】煎服，3～12g。入煎剂宜后下（2000）。

4. 天麻
【性能】甘，平（2010）。归肝经。
【功效】息风止痉，平抑肝阳，祛风通络（2000）。
【主治】①肝风内动，惊痫抽搐。②眩晕，头痛。③肢体麻木，手足不遂，风湿痹痛。

	相同点	不同点
钩藤	均有平肝息风、平肝潜阳之功，均可治肝风内动、肝阳上亢之证	轻清透达，长于清热息风，用治小儿高热惊风轻症为宜
天麻		清热之力不及钩藤、羚羊角，但肝风内动、惊痫抽搐之寒热虚实皆可配伍应用，且能祛风止痛

5. 地龙
【功效】清热息风，通络，平喘，利尿。
【主治】①高热惊痫，癫狂。②气虚血滞，半身不遂。③痹证。④肺热哮喘。⑤小便不利，尿闭不通。

6. 全蝎
【功效】息风镇痉，攻毒散结，通络止痛。
【主治】①痉挛抽搐。②疮疡肿毒，瘰疬结核。③风湿顽痹。④顽固性偏正头痛。
【用法用量】煎服，3～6g。研末吞服，每次0.6～1g。外用适量。
【注意】本品有毒，用量不宜过大。孕妇慎用。

7. 蜈蚣
【功效】息风镇痉，攻毒散结，通络止痛。
【用法用量】煎服，3～5g。研末冲服，每次0.6～1g。外用适量。
【注意】本品有毒，用量不宜过大。孕妇忌用。

8. 僵蚕
【功效】息风止痉，祛风止痛，化痰散结（2001）。
【主治】①惊痫抽搐。②风中经络，口眼㖞斜。③风热头痛，目赤，咽痛，风疹瘙痒。④痰核，瘰疬。

9. 珍珠
【功效】安神定惊，明目消翳，解毒生肌。

第二十单元 开 窍 药

☆ 重点提示

本单元内容较为次要，历年考试涉及较少。只需对麝香、石菖蒲的功效熟悉了解，其他药物大致了解即可。

考点集合

1. 麝香
【性能】辛，温。归心、脾经。
【功效】开窍醒神，活血通经，消肿止痛，催生下胎。
【主治】①闭证神昏。②疮疡肿毒，瘰疬痰核，咽喉肿痛。③血瘀经闭，癥瘕，心腹暴痛，头痛，跌打损伤，风寒湿痹。④难产，死胎，胞衣不下。
【用法用量】入丸、散，每次0.03～0.1g。外用适量。不宜入煎剂。
【注意】孕妇禁用。

2. 石菖蒲
【功效】开窍醒神，化湿和胃，宁神益志（2005，2016）。

【主治】①痰蒙清窍，神志昏迷。②湿阻中焦，脘腹痞满，胀闷疼痛。③噤口痢。④健忘、失眠、耳鸣、耳聋。

3. 冰片

【功效】开窍醒神，清热止痛。

【主治】①闭证神昏。②目赤肿痛，喉痹口疮。③疮疡肿痛，疮溃不敛，水火烫伤。

【用法用量】外用适量，研粉点敷患处。不宜入煎剂。入丸、散剂，每次0.03~0.1g（2008）。

【注意】孕妇慎用。

	相同点	不同点
麝香	同为开窍醒神之品，均可用治闭证，常相须为用	性温，开窍醒神作用极强，为开窍醒神要药，热闭、寒闭均可运用。还具有活血通经、止痛、催生下胎的功效
冰片		开窍醒神力不及麝香，且药性微寒，宜用于热闭。味苦、性寒，还具有清热解毒止痛之效

4. 苏合香

【功效】开窍醒神，辟秽，止痛。

【用法用量】入丸、散，0.3~1g。外用适量，不入煎剂。

第二十一单元　补　虚　药

☆ 重点提示

本单元内容较多较杂，历年考试涉及率也较高，每个药物的功效都应牢记，对于典型药物如黄芪、白术、当归、熟地黄、白芍等应重点掌握，另外，几类补药要互相区别，考试中常互为混淆选项。

考点集合

一、补气药

1. 人参

【性能】甘、微苦，微温。归肺、脾、心经。

【功效】大补元气，补脾益肺，生津，安神益智（2006）。

【主治】①元气虚脱证。②肺脾心肾气虚证。③热病气虚津伤口渴及消渴证。

【用法用量】煎服，3~9g；挽救虚脱可用15~30g。宜文火另煎分次兑服。野山参研末吞服，每次2g，日服2次。

【注意】不宜与藜芦同用。

2. 党参

【功效】补脾肺气，补血，生津。

【主治】①脾肺气虚证。②气血两虚证。③气津两伤证。④与解表药、攻下药等祛邪药配伍，用于气虚外感及邪实正虚之证。

	相同点	不同点
人参	均具有补脾气、补肺气、益气生津、益气生血及扶正祛邪之功,均可用于脾气虚、肺气虚、气津两伤及气虚邪实之证	长于益气助阳,安神增智
党参		药力薄弱,用以主治以上轻症和慢性疾病患者,可用党参加大用量代替,而急症、重症仍以人参为宜。党参不具有人参益气救脱之功,但兼有补血之功

3. 黄芪

【性能】甘,微温。归脾、肺经。

【功效】健脾补中,升阳举陷,益卫固表,利尿消肿,托毒生肌(2005,2010)。

【主治】①脾气虚证。②肺气虚证。③气虚自汗证。④气血亏虚,疮疡难溃难腐,或溃久难敛。⑤痹证、中风后遗症等气虚而致血滞,筋脉失养,症见肌肤麻木或半身不遂者,亦常用本品补气以行血。

【用法用量】煎服,9~30g。蜜炙可增强其补中益气作用。

4. 白术

【性能】甘、苦,温。归脾、胃经。

【功效】健脾益气,燥湿利尿,止汗,安胎(2003,2006)。

【主治】①脾气虚证。②气虚自汗。③脾虚胎动不安。

【用法用量】煎服,6~12g。炒用可增强补气健脾止泻作用。

【注意】本品性偏温燥,热病伤津及阴虚燥渴者不宜使用。

	相同点	不同点
白术	健脾燥湿,可治脾失健运,湿浊中阻证	补气健脾,并能固表止汗、益气安胎,可用治气虚自汗、气虚胎动不安等
苍术		燥湿力强,尤宜于湿盛不虚者,还能祛风湿、发汗解表、明目,可治风湿痹痛、外感风寒湿表证,以及夜盲症等

5. 甘草

【性能】甘,平。归心、肺、脾、胃经。

【功效】补脾益气,祛痰止咳,缓急止痛,清热解毒,调和诸药(2011)。

【主治】①心气不足,脉结代,心动悸。②脾气虚证。③咳喘。④脘腹、四肢挛急疼痛。⑤热毒疮疡,咽喉肿痛,药物、食物中毒。⑥调和药性。

【用法用量】煎服,1.5~9g。生用性微寒,可清热解毒;蜜炙药性微温,并可增强补益心脾之气和润肺止咳作用。

【注意】不宜与京大戟、芫花、甘遂同用。本品有助湿壅气之弊,湿盛胀满、水肿者不宜用。大剂量久服可导致水钠潴留,引起浮肿。

6. 西洋参

【功效】补气养阴,清热生津。

【主治】①气阴两伤证。②肺气虚及肺阴虚证。③热病气虚津伤口渴及消渴。

【用法用量】另煎兑服,3~6g。

7. 太子参

【功效】补气健脾,生津润肺(2016)。

8. 山药

【功效】益气养阴,补脾肺肾,固精止带(2003)。

【主治】①脾虚证。②肺虚证。③肾虚证。④消渴气阴两虚证。

· 94 ·

9. 白扁豆
【功效】补脾和中,化湿。
10. 大枣
【功效】补中益气,养血安神。
11. 蜂蜜
【功效】补中,润燥,止痛,解毒。

二、补阳药

1. 鹿茸
【性能】甘、咸,温。归肾、肝经。
【功效】<u>补肾阳,益精血,强筋骨,调冲任,托疮毒(2003,2011)</u>。
【主治】①肾阳虚衰,精血不足证。②肾虚骨弱,腰膝无力或小儿五迟。③妇女冲任虚寒,崩漏带下。④疮疡久溃不敛,阴疽疮肿内陷不起。
【用法用量】研末吞服,1~2g,或入丸、散。
【注意】服用本品宜从小量开始,缓缓增加,不可骤用大量,以免阳升风动,头晕目赤,或伤阴动血。凡发热者均当忌服。

2. 淫羊藿
【功效】<u>补肾壮阳,祛风除湿</u>。
【主治】①肾阳虚衰,阳痿尿频,腰膝无力。②风寒湿痹,肢体麻木。

3. 杜仲
【性能】甘,温。归肝、肾经。
【功效】<u>补肝肾,强筋骨,安胎(2000,2003)</u>。
【主治】①肾虚腰痛及各种腰痛。②胎动不安或习惯性堕胎。

	相同点	不同点
杜仲	<u>补肝肾,强筋骨,安胎</u>。用治肾虚腰痛或足膝痿弱,肝肾亏虚之胎动不安	可温补肾阳。常用治肾虚阳痿,精冷不固,小便频数,风湿腰痛冷重
桑寄生		善祛风湿。常用治痹证日久,伤及肝肾,腰膝酸软,筋骨无力者

4. 续断
【性能】苦、辛,微温。归肝、肾经。
【功效】<u>补益肝肾,强筋健骨,止血安胎,疗伤续折(2006)</u>。
【主治】①阳痿不举,遗精遗尿。②腰膝酸痛,寒湿痹痛。③崩漏下血,胎动不安。④跌打损伤,筋伤骨折。

	相同点	不同点
杜仲	归肝肾经,药性偏温,均能补肝肾、强筋骨、安胎,治肾虚腰痛脚弱、筋骨无力、胎动不安常相须为用	补益作用较好,且可安胎、降压,故肾虚腰酸、胎动不安、习惯性堕胎及高血压肝肾不足或肝阳上亢者尤为常用
续断		补肝肾、强腰膝、安胎作用不及杜仲,但能行血通脉、续筋骨,为补而不滞之品,又为妇科崩漏、乳汁不行,外科痈疽疮疡,伤科跌打损伤所常用

5. 菟丝子

【性能】辛、甘,平。归肾、肝、脾经。

【功效】<u>补肾益精,养肝明目,止泻,安胎(2004)</u>。

【主治】①肾虚腰痛,阳痿遗精,尿频及宫冷不孕。②肝肾不足,目暗不明。③脾肾阳虚,便溏泄泻。④肾虚胎动不安。

6. 巴戟天

【功效】<u>补肾助阳,祛风除湿</u>。

【主治】①阳痿不举,宫冷不孕,小便频数。②风湿腰膝疼痛及肾虚腰膝酸软无力。

7. 补骨脂

【功效】<u>补肾壮阳,固精缩尿,温脾止泻,纳气平喘(2004,2006)</u>。

【主治】①肾虚阳痿,腰膝冷痛。②肾虚遗精,遗尿,尿频。③脾肾阳虚,五更泄泻。④肾不纳气,虚寒喘咳。

8. 肉苁蓉

【功效】补肾助阳,润肠通便。

9. 益智仁

【功效】暖肾固精缩尿,温脾开胃摄唾。

10. 紫河车

【功效】补肾益精,养血益气。

【主治】①阳痿遗精,腰酸,头晕,耳鸣。②气血不足诸证。③肺肾两虚之咳喘。

三、补血药

1. 当归

【性能】甘、辛,温。归肝、心、脾经。

【功效】<u>补血调经,活血止痛,润肠通便(2008,2017)</u>。

【主治】①血虚诸证。②血虚血瘀,月经不调、经闭、痛经。③虚寒性腹痛、跌打损伤、痈疽疮疡、风寒痹痛等。④血虚肠燥便秘。

【用法】煎服。一般生用,为加强活血效果则酒炒用。通常补血用当归身,活血用当归尾,和血(补血活血)用全当归。

【注意】湿盛中满、大便泄泻者忌服。

2. 熟地黄

【性能】甘,微温。归肝、肾经。

【功效】<u>补血养阴,填精益髓(2005,2015)</u>。

【主治】①血虚诸证。②肝肾阴虚诸证。

【注意】本品性质黏腻,较生地黄更甚,有碍消化,凡气滞痰多、脘腹胀痛、食少便溏者忌服。重用久服宜与陈皮、砂仁等同用,防止黏腻碍胃。

3. 白芍

【性能】苦、酸,微寒。归肝、脾经。

【功效】<u>养血敛阴,柔肝止痛,平抑肝阳(2007,2008)</u>。

【主治】①肝血亏虚及血虚月经不调。②肝脾不和,胸胁脘腹疼痛,四肢挛急疼痛。③肝阳上亢,头痛眩晕。

【注意】阳衰虚寒之证不宜用。反藜芦。

	相同点	不同点
白芍	皆能止痛，均可用治疼痛的病证	长于养血调经，敛阴止汗，平抑肝阳，主治肝阴不足，血虚肝旺，肝气不舒所致的胁肋疼痛、脘腹四肢拘挛作痛
赤芍		长于清热凉血，活血散瘀，清肝泻火，主治血滞诸痛证，因能清热凉血，故血热瘀滞者尤为适宜

4. 阿胶
【功效】补血，滋阴，润肺，止血。
【主治】①血虚证。②出血证。③肺阴虚燥咳。④热病伤阴之心烦失眠及阴虚风动，手足瘛疭等。
【用法】入汤剂宜烊化冲服。
【注意】本品黏腻，有碍消化。脾胃虚弱者慎用。

5. 何首乌
【功效】制用：补益精血，固肾乌须。生用：解毒，截疟，润肠通便（2005，2006）。
【主治】①精血亏虚、头晕眼花、须发早白、腰膝酸软。②久疟、痈疽、瘰疬、肠燥便秘等。

四、补阴药

1. 北沙参
【性能】甘、微苦，微寒。归肺、胃经。
【功效】养阴清肺，益胃生津。
【主治】①肺阴虚证。②胃阴虚证。
【注意】不宜与藜芦同用。

2. 麦冬
【性能】甘、微苦，微寒。归胃、肺、心经。
【功效】养阴润肺，益胃生津，清心除烦。
【主治】①胃阴虚证。②肺阴虚证。③心阴虚证。

3. 龟甲
【性能】甘，寒。归肾、肝、心经。
【功效】滋阴潜阳，益肾健骨，养血补心（2002）。
【主治】①肝肾阴虚所致的阴虚阳亢、阴虚内热、阴虚风动证。②肾虚筋骨痿弱，囟门不合。③阴血亏虚之惊悸、失眠、健忘。
【用法】煎服，宜先煎。本品经砂炒醋淬后，有效成分更容易煎出，并除去腥气，便于制剂（2000）。

4. 鳖甲
【性能】甘、咸，寒。归肝、肾经（2001）。
【功效】滋阴潜阳，退热除蒸，软坚散结。
【主治】①肝肾阴虚证。②癥瘕积聚。
【用法】煎服，宜先煎。本品经砂炒醋淬后，有效成分更容易煎出，可去其腥气，易于粉碎，方便制剂。

	相同点	不同点
龟甲	均能滋阴清热，潜阳息风，常相须为用	长于滋肾，还兼有健骨、补血、养心等功效，常用于肝肾不足，筋骨痿弱，腰膝酸软，妇女崩漏、月经过多，心血不足，失眠，健忘等
鳖甲		长于退虚热，还兼软坚散结作用，常用于腹内癥瘕积聚

5. 百合
【功效】养阴润肺，清心安神（2005）。
【主治】①阴虚燥咳，劳嗽咯血。②阴虚有热之失眠心悸及百合病心肺阴虚内热证。

6. 天冬
【功效】养阴润燥，清肺生津。
【主治】①肺阴虚证。②肾阴虚证。③热病伤津之食欲不振、口渴及肠燥便秘等证。

	相同点	不同点
麦冬	既能滋肺阴、润肺燥、清肺热，又可养胃阴、清胃热、生津止渴，对于热病伤津之肠燥便秘，还可增液润肠以通便。二药性能功用相似，相须为用	清火与滋润之力虽稍弱，但滋腻性亦较小，且能清心除烦、宁心安神，又宜于心阴不足及心热亢旺之证
天冬		清火与润燥之力强于麦冬，且入肾滋阴，还宜于肾阴不足，虚火亢旺之证

7. 石斛
【功效】益胃生津，滋阴清热。
【主治】①胃阴虚及热病伤津证。②肾阴虚证。

8. 玉竹
【功效】养阴润燥，生津止渴。
【主治】①肺阴虚证。②胃阴虚证。③热伤心阴，烦热多汗，惊悸。

9. 枸杞子
【功效】滋补肝肾，益精明目。
【主治】肝肾阴虚及早衰证。

10. 女贞子
【功效】滋补肝肾，乌须明目（2010）。
【用法】煎服。以入丸散剂效佳。以黄酒拌后蒸制，可增强滋补肝肾作用，并使苦寒之性减弱，避免滑肠。

11. 黄精
【功效】补气养阴，健脾，润肺，益肾。

12. 墨旱莲
【功效】滋补肝肾，凉血止血。

第二十二单元 收 涩 药

重点提示

本单元历年出题不多，对于五味子、肉豆蔻、山茱萸、莲子等药物的功效应着重掌握，这对于方剂的复习也有帮助。

考点集合

一、固表止汗药

1. 麻黄根
【功效】固表止汗。
2. 浮小麦
【功效】固表止汗，益气，除热。

二、敛肺涩肠药

1. 五味子
【性能】酸、甘，温。归肺、心、肾经。
【功效】收敛固涩，益气生津，补肾宁心。
【主治】①久咳虚喘。②自汗，盗汗。③遗精，滑精。④久泻不止。⑤津伤口渴，消渴。⑥心悸，失眠，多梦。

2. 乌梅
【性能】酸、涩，平。归肝、脾、肺、大肠经。
【功效】敛肺止咳，涩肠止泻，安蛔止痛，生津止渴。
【主治】①肺虚久咳。②久泻，久痢。③蛔厥腹痛，呕吐。④虚热消渴。⑤炒炭后可用于崩漏不止、便血等；外敷能消疮毒，可治胬肉外突、头疮等。

	相同点	不同点
五味子	都具有敛肺止咳、涩肠止泻及生津之功	兼甘性温，滋补收敛之功兼备，既入肺肾经而敛肺滋肾，可收标本同治之效，又入心经宁心安神
乌梅		兼涩性平，虽无补益之功，但长于生津止渴，且又能安蛔止痛，炒炭可止血

3. 诃子
【功效】涩肠止泻，敛肺止咳，利咽开音。
【主治】①久泻，久痢。②久咳，失音。
【用法】煎服，涩肠止泻宜煨用，敛肺清热、利咽开音宜生用。

4. 肉豆蔻
【功效】涩肠止泻，温中行气。
【主治】①虚泻，冷痢。②胃寒胀痛，食少呕吐。

5. 赤石脂
【功效】涩肠止泻，收敛止血，敛疮生肌（2009）。
【注意】湿热积滞泻痢者忌服。孕妇慎用。畏肉桂。

三、固精缩尿止带药

1. 山茱萸
【性能】酸、涩，微温。归肝、肾经。
【功效】补益肝肾，收敛固涩（2003）。

【主治】①腰膝酸软，头晕耳鸣，阳痿。②遗精滑精，遗尿尿频。③崩漏，月经过多。④大汗不止，体虚欲脱。⑤亦治消渴证。

2. 桑螵蛸

【功效】固精缩尿，补肾助阳。

【主治】①遗精滑精。②遗尿尿频，白浊。③肾虚阳痿。

3. 海螵蛸

【功效】固精止带，收敛止血，制酸止痛，收湿敛疮（2008）。

【主治】①遗精，带下。②崩漏，吐血，便血及外伤出血。③胃痛吐酸。④湿疮，湿疹，溃疡不敛。

4. 莲子

【功效】益肾固精，补脾止泻，止带，养心安神（2001，2005，2017）。

【主治】①遗精，滑精。②带下。③脾虚泄泻。④心悸，失眠。

5. 芡实

【功效】益肾固精，健脾止泻，除湿止带。

【主治】①遗精，滑精。②脾虚久泻。③带下。

	相同点	不同点
莲子	益肾固精，健脾止泻，止带，常相须为用	兼养心，可治虚烦、心悸、失眠等
芡实		能除湿止带，为治虚、实带下的常用药

6. 金樱子

【功效】固精缩尿止带，涩肠止泻。

第二十三单元　攻毒杀虫止痒药

重点提示

本单元内容较少，考试很少涉及，不作为考生重点复习对象。对于硫黄的功效大致了解即可。

考点集合

硫黄

【功效】外用解毒杀虫止痒；内服补火助阳通便（2001）。

【主治】①外用治疗疥癣，湿疹，阴疽疮疡。②内服治阳痿，虚喘冷哮，虚寒便秘。

第四篇 方 剂 学

第一单元 总 论

重点提示

本单元内容重点不多,首先着重掌握方剂的基本结构和变化形式,这是出题的重点,还要熟悉剂型的种类及其作用,特别是每一类剂型的优点和缺点。最后要熟悉常用治法及其区别,这些考题有时候也会涉及。

考点集合

一、方剂与治法

1. 方剂与治法的关系 方从法出,法随证立。
2. 常用治法 "八法":汗法、和法、下法、消法、吐法、清法、温法、补法。

二、方剂的组成与变化

1. 方剂的组成原则
(1)君药:治证主药。
(2)臣药:①辅君。②治兼证。
(3)佐药:①佐助药:辅君臣以强效。②佐制药:弱君臣毒峻之性。③反佐药:防药病格拒,起相成作用(2001,2003,2005)。
(4)使药:①引经药:带诸药入病所。②调和药:调和诸药。
2. 方剂的变化形式
(1)药味的增损:方中主证不变,君药不变为前提(2005)。
(2)药量的加减:方中药物组成不变为前提,如小承气汤变化为厚朴三物汤(2001)。
(3)剂型的变化:方中药物组成及配伍用量比例不变为前提。

三、常用剂型及其特点

剂型	特点
汤剂	吸收迅速,药效快,便于随证化裁,适于重症及病情不稳定者(2017)
散剂	制备简便,吸收较快,节省药材,不易变质,易于携带和服用
丸剂	吸收慢,药效持久,节省药材,体积小,便于携带与服用。有水丸、蜜丸、糊丸、浓缩丸等
膏剂	有流浸膏、浸膏、煎膏、软膏、硬膏之分,临床上使用范围广

第二单元 解 表 剂

☆ 重点提示

本单元历年考试频频涉及。重点为方剂的组成及功效。重点掌握麻黄汤、小青龙汤、银翘散、败毒散等常用方剂。麻黄汤作为方剂学中第一个方剂已被大家所熟记,考查的可能性反而不大。另外要特别注意像九味羌活汤、银翘散、败毒散组成药物比较多的方剂。

---考点集合---

一、辛温解表

1. 麻黄汤

【组成】麻黄、桂枝、甘草、杏仁。

【方歌】麻黄汤中用桂枝,杏仁甘草四般施,发热恶寒头项痛,喘而无汗服之宜。

【功用】辛温发汗,宣肺平喘。

【主治】外感风寒表实证(2006,2011,2015)。

【配伍意义】麻黄为君,发汗解表、宣肺平喘;与桂枝相配,营卫双解,与杏仁相配,止咳平喘;甘草调和诸药。

【全方配伍特点】一是麻黄、桂枝相须为用,开腠畅营,发汗解表之力较强;二是麻黄、杏仁相使为用,宣降相因,宣肺平喘之效较著。

2. 桂枝汤

【组成】桂枝、芍药、甘草、生姜、大枣(2001,2008)。

【方歌】桂枝汤治太阳风,桂芍甘草姜枣同,解肌发表调营卫,汗出恶风此方功。

【功用】解肌发表,调和营卫。

【主治】外感风寒表虚证(2001,2010)。

【配伍意义】桂枝为君,调和营卫,解肌散邪;与芍药相配,共调营卫,姜枣相配,养阴护卫;甘草合桂枝取其"辛甘化阳",合芍药取其"酸甘化阴",兼调诸药,用为佐使。全方法中有法,被称为"仲景群方之冠"。桂枝与芍药用量相等,寓意有三:一为针对营卫失调病机,体现营卫同治,祛邪扶正,邪正兼顾之意;二为相辅相成,桂枝得芍药相助则汗出有源,芍药得桂枝相助则滋而能化;三为相制相成,散中有收,汗中寓补。

【全方配伍特点】发中有补,散中有收,邪正兼顾,祛邪扶正,阴阳并调。

3. 大青龙汤

【组成】麻黄、桂枝、炙甘草、杏仁、石膏、生姜、大枣。

【方歌】大青龙汤桂麻黄,杏草石膏姜枣藏,太阳无汗兼烦躁,散寒清热此方良。

【功用】发汗解表,兼清郁热。

【主治】外感风寒,兼有郁热证。

【配伍意义】方中以麻黄为君,辛温发汗解表,兼宣肺平喘。桂枝为臣,助麻黄发汗解表,温通经脉。石膏亦为臣,既可助麻黄解肌开阳郁,又可清阳郁之烦躁。佐以杏仁,肃降肺气,与麻黄相配,宣降肺气以助解表。佐以生姜,助麻、桂解散表寒。炙甘草、大枣为使药,一是和中气以滋汗源,二是缓解麻、桂峻烈之性,三是调和麻、杏宣降之性,四是调和麻、石寒温之性。

4. 九味羌活汤

【组成】羌活、防风、细辛、苍术、白芷、川芎、黄芩、生地黄、甘草（2000，2004）。

【方歌】九味羌活防风苍，辛芷芎草芩地黄，发汗祛湿兼清热，分经论治变通良（2012）。

【功用】发汗祛湿，兼清里热。

【主治】外感风寒湿邪，内有蕴热证（2000，2003）。

【配伍意义】羌活为君，祛除在表之风寒湿邪；防风、苍术为臣，助羌活发汗除风湿；佐以细辛、白芷、川芎祛风散寒，宣痹止痛，黄芩、生地黄清泻里热兼制温燥之药性；甘草为使，调和诸药。

二、辛凉解表

1. 银翘散

【组成】连翘、金银花、竹叶、荆芥穗、牛蒡子、淡豆豉、薄荷、甘草、桔梗、鲜苇根（2006）。

【方歌】银翘散主上焦疴，竹叶荆蒡豉薄荷，甘桔芦根凉解法，清疏风热煮无过。

【功用】辛凉透表，清热解毒（2004）。

【主治】温病初起。

【配伍意义】金银花、连翘为君，透邪清热，芳香解毒。配荆芥穗、淡豆豉开腠理而祛邪，伍薄荷、牛蒡子疏风热利咽喉，共为臣药。桔梗利咽，竹叶清热除烦，芦根清肺止咳，共为佐使药。生甘草调和诸药，护胃安中，合桔梗利咽止咳。全方主用辛凉药，透表清热，被吴鞠通称为"辛凉平剂"。

【全方配伍特点】一是辛凉之中配伍少量辛温之品，既有利于透邪，又不悖辛凉之旨。

2. 桑菊饮

【组成】桑叶、菊花、桔梗、杏仁、连翘、苇根、甘草、薄荷（2002，2004，2006，2008）。

【方歌】桑菊饮中桔杏翘，苇根甘草薄荷饶，清疏肺卫轻宣剂，风温咳嗽服之消。

【功用】疏风清热，宣肺止咳（2003）。

【主治】风温初起，表热轻证。但咳，身热不甚，口微渴。

3. 麻黄杏仁甘草石膏汤

【功用】辛凉疏表，清肺平喘。

【主治】外感风邪，邪热壅肺证。

【配伍意义】麻黄开宣肺气以平喘，开腠解表以散邪，配石膏制麻黄之温燥，兼清泻肺热，透热生津，共为君药。佐以杏仁降气，配麻黄止咳平喘。甘草益气和中，祛邪而不伤正，为佐使药。

三、扶正解表

败毒散

【组成】柴胡、前胡、川芎、枳壳、羌活、独活、茯苓、桔梗、人参、甘草、生姜、薄荷（2005）。

【方歌】人参败毒草苓芎，羌独柴前枳桔共，薄荷少许姜三片，气虚感寒有奇功。

【功用】散寒祛湿，益气解表（2000，2007）。

【主治】气虚，外感风寒湿表证。

【配伍意义】羌活、独活为君，辛温发散，祛全身风寒湿邪，通络止痛。柴胡解肌，川芎行血，共同宣痹止痛，为臣药。枳壳降气，桔梗开肺，茯苓渗湿，前胡祛痰，共为佐药。配小量人参作用有三：助正驱邪，祛邪护正，防邪复感。全方以祛邪为主，少佐扶正药。

第三单元 泻下剂

☆ 重点提示

本单元首先掌握每节的主要方剂，其次掌握每味方剂的组成、功效及主治，特别是麻子仁丸、温脾汤。

——— 考点集合 ———

一、寒下

1. 大承气汤

【组成】大黄、芒硝、枳实、厚朴（2010，2011）。

【功用】峻下热结。

【主治】①阳明腑实证。②热结旁流证。③里热实证之热厥、痉病或发狂等（2002，2004）。

【配伍意义】大黄为君，泄热涤肠。芒硝助大黄泄热又能软坚散结，为臣药。厚朴行气散满，枳实消痞破结，共为佐使药。煎煮时应该先煎枳、朴，后入大黄，芒硝溶服。

【全方配伍特点】泻下与行气并重，泻下以利行气，行气以助泻下，相辅相成，共成峻下热结的最佳配伍。

2. 大黄牡丹汤

【组成】大黄、牡丹皮、桃仁、芒硝、冬瓜仁。

【方歌】金匮大黄牡丹汤，桃仁芒硝瓜子襄，肠痈初起腹按痛，尚未成脓服之消。

【功用】泄热破瘀，散结消肿。

【主治】肠痈初起，湿热瘀滞证（2002，2016）。

二、温下

温脾汤

【组成】大黄、附子、当归、芒硝、干姜、人参、甘草（2009）。

【方歌】温脾附子大黄硝，当归干姜人参草，攻下寒积温脾阳，阳虚寒积腹痛疗。

【功用】攻下冷积，温补脾阳。

【主治】阳虚寒积。

【配伍意义】附子辛热，温阳散寒，大黄泻下通便，两药相合为君药，温下冷积。干姜守而不走，温阳散寒；芒硝润肠软坚，助大黄泻下攻积。两药共为臣药。当归益气养血，人参补脾益气扶阳，为佐药。甘草健脾益气，并防大黄伤正气，调和诸药，兼为佐使。全方以温补脾阳为主，泻下导滞为辅，尤适于虚实夹杂及不宜峻下的病证。

三、润下

麻子仁丸

【组成】麻子仁、枳实、厚朴、大黄、杏仁、芍药、蜜（2001，2016）。

【方歌】麻子仁丸脾约治，杏芍大黄枳朴蜜，润肠泄热又行气，胃热肠燥便秘施。

【功用】润肠泄热，行气通便（2009）。

【主治】肠胃燥热，脾约便秘证。

第四单元 和 解 剂

☆ 重点提示

本单元的出题率一般，重点掌握小柴胡汤、逍遥散、半夏泻心汤的药物组成、功效。其他方剂也要熟悉功效。

考点集合

一、和解少阳

1. 小柴胡汤

【组成】柴胡、人参、半夏、甘草、黄芩、生姜、大枣（2005，2008）。

【方歌】小柴胡汤和解供，半夏人参甘草从，更加黄芩生姜枣，少阳为病此方宗。

【功用】和解少阳。

【主治】①伤寒少阳证。②热入血室证。妇人中风，经水适断，寒热发作有时。③疟疾、黄疸，以及内伤杂病见少阳证者（2010，2011，2017）。

【配伍意义】柴胡为君，苦辛微寒入肝经，既能透表里之邪，又能舒畅经气。黄芩解肌，清泻少阳之热，为臣药。半夏、生姜和胃止呕，人参、大枣扶正祛邪，并防邪内陷，共为佐药。甘草补中扶正，调和诸药，为使药。

【全方配伍特点】和解少阳为主，兼补胃气；祛邪为主，兼顾正气。

2. 蒿芩清胆汤

【组成】青蒿脑、淡竹茹、仙半夏、赤茯苓、青子芩、生枳壳、陈广皮、碧玉散（滑石、甘草、青黛）。

【方歌】蒿芩清胆夏竹茹，碧玉赤苓枳陈辅，清胆利湿又和胃，少阳湿热痰浊除。

【功用】清胆利湿，和胃化痰。

【主治】少阳湿热证。

【配伍意义】方中以苦寒芳香之青蒿，清透少阳邪热；以苦寒之黄芩，清泻胆热，并能燥湿。两药相合，既可内清少阳湿热，又能透邪外出，共为君药。竹茹善清胆胃之热，化痰止呕；枳壳下气宽中，除痰消痞；半夏燥湿化痰，和胃降逆；陈皮理气化痰，宽胸畅膈。四药相伍，使热清湿化痰除，共为臣药。赤茯苓、碧玉散清热利湿，导邪从小便而去，为佐使药。

二、调和肝脾

1. 四逆散

【组成】柴胡、芍药、枳实、炙甘草。

【方歌】阳郁厥逆四逆散，等分柴芍枳实甘，透邪解郁理肝脾，肝郁脾滞力能堪。

【功用】透邪解郁，疏肝理脾（2007，2010）。

【主治】①阳郁厥逆证。②肝脾气郁证。

2. 逍遥散

【组成】当归、芍药、柴胡、茯苓、白术、甘草、生姜、薄荷（2012）。

【方歌】逍遥散用当归芍，柴苓术草加姜薄，肝郁血虚脾气弱，调和肝脾功效卓。

【功用】疏肝解郁，养血健脾（2011）。
【主治】肝郁血虚脾虚证。
【配伍意义】柴胡为君，疏肝解郁。白芍柔肝疏肝，当归养血活血，养肝体以助肝用，共为臣药。白术、茯苓、甘草益气健脾，薄荷、生姜疏肝散郁，共为佐药。甘草调和药性，为使药。
【全方配伍特点】肝脾同调，以疏肝为主；气血兼顾，以理气为先，使木郁达之，脾弱得复，血虚得养。

三、调和肠胃

半夏泻心汤
【组成】黄连、黄芩、干姜、炙甘草、大枣、人参、半夏（2008）。
【方歌】半夏泻心配芩连，干姜人参草枣全，辛开苦降除痞满，寒热错杂痞证蠲。
【功用】寒热平调，消痞散结（2005，2007）。
【主治】寒热错杂之痞证。
【配伍意义】方中半夏为君药，辛温苦燥，能和胃降逆，消痞散结。干姜消痞散结，温胃和阴，黄连、黄芩清泻里热而和阳，共为臣药。人参、大枣健脾益气，共为佐药。炙甘草调和诸药为使药。
【全方配伍特点】寒热互用，辛开苦降，补泻兼施。

第五单元　清　热　剂

☆ 重点提示

本单元为考试重点，重点方剂较多，考点较散，应全面复习。其中清营汤、犀角地黄汤、龙胆泻肝汤、白头翁汤等典型方剂的组成、功效应重点掌握。其余方剂的药物组成、功效主治也要熟记。另外，本单元考纲要求了解的配伍意义较多，可结合中药学的知识复习。

———— 考点集合 ————

一、清气分热

白虎汤
【组成】石膏、知母、炙甘草、粳米。
【方歌】白虎膏知粳米甘，清热生津止渴烦，气分热盛四大证，益气生津人参添。
【功用】清热生津。
【主治】气分热盛证（2000）。
【配伍意义】方中重用石膏为君，大辛大寒，能够解肌退热，生津止渴，清泻阳明气分实热，清热不伤正；知母寒润，能滋阴生津，助石膏清泻里热而为臣药；炙甘草、粳米固护胃气，防止大寒伤中，共为佐使药。

二、清营凉血

1. 清营汤
【组成】犀角（现用代用品，下同）、生地黄、玄参、竹叶、麦冬、丹参、黄连、金银花、连翘（2000）。

【方歌】清营汤治热传营，身热燥渴眠不宁，犀地银翘玄连竹，丹麦清热更护阴。
【功用】清营解毒，透热养阴（2000）。
【主治】热入营分证（2003）。
【配伍意义】方中犀角为君，因其轻寒透发，所以既能清热解毒，又能散瘀安神。生地黄滋阴清热，玄参解毒清热，麦冬生津清热，共助犀角凉血解毒为臣药。金银花、连翘清热解毒，透营转气；黄连清心解毒；竹叶清心除烦；丹参凉血活血。几药共为佐药。本方以清热解毒为主，兼以滋阴清热、透营转气、活血散瘀。

2. 犀角地黄汤
【组成】犀角（现用代用品）、生地黄、赤芍、牡丹皮。
【方歌】犀角地黄芍药丹，清热凉血散瘀专，热入血分服之安，蓄血伤络吐衄斑。
【功用】清热解毒，凉血散瘀。
【主治】热入血分证：①热扰心神证。②热伤血络证。③蓄血瘀热证。

三、清热解毒

1. 黄连解毒汤
【组成】黄连、黄芩、黄柏、栀子。
【功用】泻火解毒。
【主治】三焦火毒证。
【配伍意义】方中以大苦大寒之黄连泻心火为君药，并且兼泻中焦之火。黄芩清肺火，泻上焦之火热，为臣药。黄柏泻下焦之火，栀子通泻三焦之火，导热下行，引邪热从小便出，共为佐药。四药合用，苦寒直折，使三焦之火邪去而热毒解，诸证可愈。

2. 仙方活命饮
【组成】白芷、贝母、防风、赤芍、当归、甘草、皂角、穿山甲、天花粉、乳香、没药、金银花、陈皮、酒。
【方歌】仙方活命君银花，归芍乳没陈皂甲，防芷贝粉甘酒煎，阳证痈疡内消法。
【功用】清热解毒，消肿散坚，活血止痛。
【主治】阳证痈疡肿毒初起。
【配伍意义】金银花为君，善于清热解毒，可以透散痈结，泄热清气，凉血解毒。当归、赤芍活血和营，乳香、没药散瘀消肿，陈皮理气止痛，共为臣药。白芷、防风疏风透邪，穿山甲、皂角通络透脓，浙贝母、天花粉清热散结，为佐药。甘草清热解毒，调和诸药，为使药。

四、清脏腑热

1. 导赤散
【组成】生地黄、木通、生甘草梢、竹叶。
【方歌】导赤木通生地黄，草梢煎加竹叶尝，清心利水又养阴，心经火热移小肠。
【功用】清心养阴利水。
【主治】心经火热证。
【配伍意义】方中生地凉血滋阴以制心火，木通上清心经之火，下导小肠之热，共为君药。竹叶导心火下行，为臣药。生甘草清热解毒，调和诸药，防木通、生地之寒凉伤胃，用"梢"尚可直达茎中而止淋痛，为佐使药。四药合用，甘寒与苦寒相合，滋阴利水为主，滋阴而不恋邪，利水而不伤阴，泻火而不伐胃，共收清热利水养阴之效。本方选药配伍，与小儿稚阴稚阳、易寒易热、易虚易实、疾病变化迅速的特点和治实宜防其虚、治虚宜防其实的治则要求十分吻合，《医宗金鉴》以"水虚火不实"五字概括本方证之病机较为贴切。

2. 龙胆泻肝汤

【组成】龙胆草、黄芩、栀子、泽泻、木通、车前子、当归、生地黄、柴胡、生甘草。

【方歌】龙胆栀芩酒拌炒，木通泽泻车柴草，当归生地益阴血，肝胆实火湿热消。

【功用】泻肝胆实火，清肝经湿热（2003）。

【主治】①肝胆实火上炎证。②肝经湿热下注证（2001）。

【配伍意义】龙胆草大苦大寒，上泻实火，下清湿热，泻火除湿为君药。黄芩、栀子苦寒泻肝胆三焦，助君药燥湿清热，为臣药。泽泻、木通、车前子导湿热随小便而解，又用生地黄、当归养血滋阴，共为佐药（2011）。柴胡舒畅肝胆之气，引诸药归于肝胆之经，甘草调和诸药，护胃安中，为佐使药。

【全方配伍特点】泻中有补，利中有滋，降中寓升，祛邪而不伤正，泻火而不伐胃。

3. 左金丸

【组成】黄连、吴茱萸。

【功用】清肝泻火，降逆止呕。

【主治】肝火犯胃证（2011）。

【配伍意义】重用黄连为君，可清泻肝火与胃热，标本兼顾；佐吴茱萸既可疏肝降逆，又能制黄连苦寒之性，免其伤胃。全方辛开苦降，相反相成。

4. 苇茎汤

【组成】苇茎、薏苡仁、瓜瓣、桃仁。

【方歌】苇茎瓜瓣苡桃仁，清肺化痰逐瘀能，热毒痰瘀致肺痈，脓成未成均胜任。

【功用】清肺化痰，逐瘀排脓。

【主治】肺痈，热毒壅滞，痰瘀互结证。

5. 泻白散

【组成】地骨皮、桑白皮、炙甘草、粳米（2001）。

【方歌】泻白桑皮地骨皮，粳米甘草扶肺气，清泻肺热平和剂，热伏肺中喘咳医。

【功用】清泻肺热，止咳平喘（2008）。

【主治】肺热喘咳证。

6. 清胃散

【组成】生地黄、当归身、牡丹皮、黄连、升麻（2000）。

【方歌】清胃散中升麻连，当归生地丹皮全，或加石膏泻胃火，能消牙痛与牙宣。

【功用】清胃凉血。

【主治】胃火牙痛。

【配伍意义】黄连直泻胃火为君药。升麻清热解毒，升宣郁火，为臣药。君臣相合，升降并用。生地黄滋阴凉血，当归养血活血，牡丹皮凉血清热，共为佐药。升麻引药入经，兼为使药。

7. 白头翁汤

【组成】白头翁、黄柏、黄连、秦皮（2002）。

【方歌】白头翁治热毒痢，黄连黄柏佐秦皮，清热解毒并凉血，赤多白少脓血医。

【功用】清热解毒，凉血止痢（2001，2003）。

【主治】热毒痢疾（2011）。

五、清虚热

青蒿鳖甲汤

【组成】青蒿、鳖甲、细生地、知母、丹皮（2000）。

【方歌】青蒿鳖甲知地丹，热自阴来仔细辨，夜热早凉无汗出，养阴透热服之安。

【功用】养阴透热。
【主治】温病后期，邪伏阴分证。
【配伍意义】方中鳖甲、青蒿相配，滋阴清热，内清外透，使阴分伏热有外达之机，共为君药。生地甘凉，滋阴凉血，知母苦寒质润，滋阴降火，二药共助鳖甲以养阴退虚热，为臣药。丹皮辛苦性凉，泄血中伏火，以助青蒿清透阴分伏热，为佐药。诸药合用，滋清兼备，标本兼顾，清中有透，养阴而不恋邪，祛邪而不伤正，共奏养阴透热之功。

第六单元 祛暑剂

重点提示

本单元历年考查不是很多，主要是考查功效、主治及其在主治的基础上选择用药。

考点集合

一、祛暑解表

香薷散
【组成】香薷、白扁豆、厚朴、酒。
【功用】祛暑解表，化湿和中。
【主治】阴暑。
【配伍意义】方中香薷辛温芳香，解表散寒，祛暑化湿，为君药。厚朴辛香温燥，行气化湿而解胸闷，祛苔腻，为臣药。白扁豆健脾和中，兼能渗湿消暑，为佐药。入酒少许为使，温散以助药力。

二、祛暑益气

清暑益气汤
【组成】西洋参、石斛、麦冬、黄连、竹叶、荷梗、知母、甘草、粳米、西瓜翠衣。
【方歌】王氏清暑益气汤，暑热气津已两伤，洋参麦斛粳米草，翠衣荷连知竹尝。
【功用】清暑益气，养阴生津。
【主治】暑热气津两伤证。

第七单元 温里剂

☆ 重点提示

本单元比较重要，首先要掌握功效和组成，特别是理中丸、小建中汤和当归四逆汤，其次要掌握药物的组成及一些药物的特殊运用。这些是历年都要考查的内容。总体来说，本单元每个方剂在临床各科试题中的出现率都比较高，应重点复习。

考点集合

一、温中祛寒

1. 理中丸
【组成】炙甘草、人参、白术、干姜（2000，2005，2007，2011）。

【方歌】理中干姜参术草，温中健脾治虚寒，中阳不足痛呕利，丸汤两用腹中暖。
【功用】温中祛寒，补气健脾（2007）。
【主治】①脾胃虚寒证（2006）。②阳虚失血证。③脾胃虚寒之胸痹；病后多涎唾；小儿慢惊。
【配伍意义】重用干姜为君药，大辛大热，是温中驱寒之要药；人参甘温，补气健脾为臣药；白术健脾燥湿，疏理气机为佐药；炙甘草与诸药等量，其意有三：一为合参、术以助益气健脾，二为缓急止痛，三为调和药性，是佐药而兼使药之用。

2. 小建中汤
【组成】桂枝、炙甘草、大枣、芍药、生姜、饴糖（2002，2010）。
【方歌】小建中汤君饴糖，方含桂枝加芍汤，温中补虚和缓急，虚劳里急腹痛康。
【功用】温中补虚，和里缓急。
【主治】中焦虚寒，肝脾不和证。
【配伍意义】全方是把桂枝汤中芍药加倍并加饴糖组成的。饴糖温中补血、缓急止痛、益阴生津为君药。桂枝助君药，有辛甘化阳以补中阳之意，白芍合君药有酸甘化阴之妙（2005），共为臣药。生姜温中散寒，大枣益脾生津，均为佐药。甘草益气缓中，兼调诸药，为使药。

二、回阳救逆

四逆汤
【组成】附子、炙甘草、干姜。
【功用】回阳救逆。
【主治】心肾阳衰寒厥证（2000）。
【配伍意义】方中使用大辛大热的附子为君药，壮命火、逐阴寒、通经脉以回阳救逆。干姜守而不走，助附子温中回阳，前人有"附子无姜不热"的说法，为臣药。炙甘草解生附子之毒，缓姜、附之峻，又能护养阴液。全方温补并用，回阳救逆。

三、温经散寒

1. 当归四逆汤
【组成】当归、桂枝、白芍、细辛、炙甘草、通草、大枣（2003）。
【方歌】当归四逆用桂芍，细辛通草甘大枣，养血温经通脉剂，血虚寒厥服之效。
【功用】温经散寒，养血通脉。
【主治】血虚寒厥证（2002）。
【配伍意义】当归甘温，补血行血，桂枝温经散寒，温通血脉，共为君药。白芍滋阴敛营，助君养血，细辛温经散寒，共为臣药。通草通利关节，大枣补血，甘草益气，均为佐药。

2. 阳和汤
【组成】熟地黄、白芥子、鹿角胶、肉桂、炮姜炭、麻黄、生甘草（2010，2016）。
【方歌】阳和熟地鹿角胶，姜炭肉桂麻芥草，温阳补血散寒滞，阳虚寒凝阴疽疗。
【功用】温阳补血，散寒通滞（2002，2004）。
【主治】阴疽。

第八单元 表里双解剂

重点提示

本单元着重掌握大柴胡汤的组成、功效、配伍特点。

― 考点集合 ―

一、解表清里

葛根黄芩黄连汤
【组成】葛根、炙甘草、黄芩、黄连。
【方歌】葛根黄芩黄连汤，再加甘草共煎尝，邪陷阳明成热利，清里解表保安康。
【功用】清解里热（2002）。
【主治】协热下利。

二、解表攻里

大柴胡汤
【组成】柴胡、大黄、枳实、半夏、黄芩、白芍、生姜、大枣。
【方歌】大柴胡汤用大黄，枳芩夏芍枣生姜，少阳阳明同合病，和解攻里效无双。
【功用】和解少阳，内泻热结（2006）。
【主治】少阳、阳明合病。
【配伍意义】本方为小柴胡汤合小承气汤而成，柴胡为君。配黄芩清泻半表半里之郁热，轻用大黄，配伍枳实，以泻阳明热结，行气消痞，共为臣药。芍药缓急止痛（2005，2011），半夏、生姜和胃止呕，共为佐药。大枣和中益气生津，为使药（2011）。其中柴胡配伍黄芩，可以内清外透，是和解少阳的主要药对（2000）。

第九单元 补 益 剂

☆ 重点提示

本单元历年都会考查，应作为重中之重复习。四君子汤、参苓白术散、补中益气汤、生脉散、四物汤、归脾汤、炙甘草汤以及六味地黄丸是重点方剂。每一个方剂的药物组成、功效运用都应熟练掌握，其余方剂的组成、功效也应熟记。

― 考点集合 ―

一、补气

1. 四君子汤
【组成】人参、白术、茯苓、炙甘草（2001）。
【方歌】四君子汤中和义，人参苓术甘草比，益气健脾基础剂，脾胃气虚治相宜。
【功用】益气健脾（2000）。
【主治】脾胃气虚证。

【配伍意义】人参甘温补气,养脾益胃为君药;白术燥湿健脾,助人参益气补脾,为臣药;茯苓健脾渗湿,合白术健脾助运,为佐药;炙甘草益气补中又调和诸药,为佐使药。

2. 参苓白术散

【组成】<u>莲子肉、薏苡仁、砂仁、桔梗、白扁豆、茯苓、人参、甘草、白术、山药、大枣(2001)</u>。

【方歌】参苓白术扁豆莲,甘草山药砂苡仁,桔梗上浮兼保肺,枣汤调服益脾神。

【功用】<u>益气健脾,渗湿止泻(2003,2008)</u>。

【主治】<u>脾虚湿盛证(2002)</u>。

【配伍意义】方中配伍四君子汤(人参、白术、茯苓、甘草)益气健脾以补虚;山药补脾益气,莲子肉涩肠开胃,扁豆健脾化湿,薏苡仁健脾利湿;<u>砂仁醒脾和胃(2007)</u>,桔梗开肺利水;甘草、大枣补脾和中,调和诸药。

3. 补中益气汤

【组成】<u>黄芪、炙甘草、人参、升麻、柴胡、橘皮、当归身、白术(2007,2011)</u>。

【方歌】补中益气芪参术,炙草柴升归陈助,清阳下陷能升举,气虚发热甘温除。

【功用】补中益气,升阳举陷(2009)。

【主治】<u>①气虚发热证。②脾虚气陷证(2006,2015)</u>。

【配伍意义】重用黄芪,既能补中益气,又能补肺实卫,以升阳固表,为君药;人参、白术、炙甘草补中健脾,助君药补气健脾,共为臣药;当归和营养血,陈皮疏理气机,共为佐药;<u>加柴胡、升麻升提中气,为佐使药(2016)</u>;炙甘草调和诸药,为使药。全方有甘温补中升阳的特点。

【全方配伍特点】补中寓升,补气为主,升提为辅;甘温益气为主,略佐行气,补中兼行,补而不滞。

4. 生脉散

【组成】<u>人参、麦冬、五味子(2003)</u>。

【方歌】生脉麦味与人参,保肺清心治暑淫,气少汗多兼口渴,病危脉绝急煎斟。

【功用】<u>益气生津,敛阴止汗(2000,2002)</u>。

【主治】①温热、暑热,耗气伤阴证。②久咳伤肺,气阴两虚证。

【配伍意义】人参大补元气,生津固脱,为君药;麦冬滋阴润燥,合人参双补气阴,为臣药;五味子益气敛阴,与人参、麦冬相配,敛阴养阴为佐药。

二、补血

1. 四物汤

【组成】白芍、当归、熟地黄、川芎。

【方歌】四物熟地归芍芎,补血调血此方宗,营血虚滞诸多证,加减运用贵变通。

【功用】<u>补血养血(2000)</u>。

【主治】<u>营血虚滞证(2005)</u>。

【配伍意义】本方重用滋阴补血的熟地黄为君药;当归补血活血,助君药补血又行血,为臣药;白芍养血敛阴,柔肝,缓急止痛,川芎善行,可通畅血脉,共为佐药。全方补虚导滞,养血活血。

2. 归脾汤

【组成】白术、人参、黄芪、当归、甘草、白茯苓、远志、酸枣仁、木香、龙眼肉、生姜、大枣。

【方歌】归脾汤用术参芪,归草茯神远志齐,酸枣木香龙眼肉,煎加姜枣益心脾。

【功用】<u>益气补血,健脾养心</u>。

【主治】①心脾气血两虚证。②脾不统血证（2004）。
【配伍意义】方中黄芪甘温，补脾益气；参、苓、术、草益气健脾；当归、龙眼肉补血养心；茯苓、酸枣仁、远志宁心安神；木香理气醒脾，使补而不滞，滋而不腻；煎煮时加入少量姜、枣调和脾胃，以资化源。

三、气血双补

炙甘草汤
【组成】炙甘草、生姜、人参、生地黄、桂枝、阿胶、麦冬、麻仁、大枣、（清酒）（2017）。
【方歌】炙甘草参枣地胶，麻仁麦桂姜酒熬，益气养血温通脉，结代心悸肺痿疗，加芍去参枣桂姜，加减复脉滋阴饶。
【功用】益气滋阴，通阳复脉（2006）。
【主治】①阴血阳气虚弱，心脉失养证。②虚劳肺痿证（2010）。
【配伍意义】方中炙甘草补气生血，养心健脾，生地黄滋阴补血，养心充脉，合用而以恢复血脉之本，共为君药；人参、大枣补益心脾，阿胶、麦冬、麻仁甘润养血，助君药补脾充脉，共为臣药；桂枝、生姜温散，可温阳通脉，共为佐药。全方气血双补，心肺肝肾并调，补血通脉，则脉气相续，诸症自解。

四、补阴

1. 六味地黄丸
【组成】熟地黄、山茱萸、干山药、泽泻、牡丹皮、白茯苓。
【方歌】六味地黄山药萸，泽泻苓丹三泻侣，三阴并补重滋肾，肾阴不足效可居。滋阴降火知柏需，养肝明目加杞菊，都气五味纳肾气，滋补肺肾麦味续。
【功用】滋补肝肾。
【主治】肝肾阴虚证（2004）。
【配伍意义】本方重用熟地黄主入肾经，滋阴补肾，填精益髓，为君药。山茱萸酸涩温补，补益肝肾，固涩精气，山药补益脾胃，以后天养先天，共为臣药。泽泻利水渗湿，制地黄之滋腻，牡丹皮清泻相火，制山茱萸之温，茯苓健脾渗湿，充养后天，均为佐药。
【全方配伍特点】全方"三补三泻，以补为主；三阴并补，以补肾阴为主"，为平补少阴的方剂。

2. 大补阴丸
【组成】知母、黄柏、熟地黄、龟甲、猪脊髓、蜂蜜（2003）。
【方歌】大补阴丸知柏黄，龟甲脊髓蜜丸方，咳嗽咯血骨蒸热，阴虚火旺制亢阳。
【功用】滋阴降火。
【主治】阴虚火旺证。
【配伍意义】熟地黄填精益髓，龟甲益精潜阳，合为君药，以大补真阴；黄柏、知母滋阴泻火，助君药滋补肾阴，为臣药；以猪脊髓、蜂蜜糊丸，取其甘润补精之功，起佐使之用。

3. 百合固金汤
【组成】百合、熟地黄、生地黄、当归身、白芍、甘草、桔梗、贝母、麦冬、玄参。
【方歌】百合固金二地黄，玄参贝母桔草藏，麦冬芍药当归配，喘咳痰血肺家伤。
【功用】滋养肺肾，止咳化痰。
【主治】肺肾阴虚，虚火上炎证（2000）。
【配伍意义】方中百合滋阴清热，润肺止咳，生地黄、熟地黄壮水制火，兼凉血止血，又能润燥利咽，共为君药。麦冬助百合以滋阴清热，润肺止咳，玄参助二地滋阴凉血，以清虚火，并可清利咽喉，共为臣药。当归、白芍相配，能够养血补肝，柔肝疏肝，贝母化痰止咳，俱为佐药。桔梗载药上行，甘草调和诸药，并清热泻火，共为佐使药。全方滋养肺肾，有金水相生之用，兼以柔肝疏肝，寓五行制化之理。

4. 一贯煎

【组成】北沙参、麦冬、当归、生地黄、枸杞子、川楝子。

【方歌】一贯煎中生地黄，沙参归杞麦冬襄，少佐川楝泄肝气，阴虚胁痛此方良。

【功用】滋阴疏肝（2002，2003，2004，2006）。

【主治】肝肾阴虚，肝气郁滞证。

五、补阳

肾气丸

【组成】干地黄、山药、山茱萸、泽泻、茯苓、牡丹皮、桂枝、炮附子。

【方歌】肾气丸主肾阳虚，干地山药及山萸，少量桂附泽苓丹，水中生火在温煦。济生加入车牛膝，温肾利水消肿需。十补丸有鹿茸味，主治肾阳精血虚。

【功用】补肾助阳。

【主治】肾阳不足证。

【配伍意义】方中附子大辛大热，温补真阳，桂枝温通阳气，共为君药而补肾阳。干地黄滋阴生精，取"阴中求阳"之意（2010），又加山茱萸、山药益气补脾，取阳生阴长之用，共为臣药。全方大队滋阴药配少量补阳药，有阴中求阳、少火生气的妙用，且补中有泻，以补为主，以泻助补。

【全方配伍特点】补阳之中配伍滋阴之品，阴中求阳，使阳有所化；少量补阳药与大队滋阴药为伍，微微生火，少火生气；补中有泻，以补为主，以泻助补。

六、阴阳双补

地黄饮子

【组成】熟地黄、巴戟天、山茱萸、肉苁蓉、附子、石斛、五味子、肉桂、白茯苓、麦冬、远志、菖蒲、生姜、大枣（2001，2010）。

【方歌】地黄饮萸麦味斛，苁戟附桂阴阳补，化痰开窍菖远茯，加入姜枣喑痱服。

【功用】滋肾阴，补肾阳，开窍化痰。

【主治】下元虚衰，痰浊上泛之喑痱证。

【配伍意义】熟地黄、山茱萸补肾益精，肉苁蓉、巴戟天温壮肾阳，合用则治下元虚衰，为君药。附子、肉桂助阳益火，引火归原，石斛、麦冬滋阴补胃，五味子酸敛，固肾涩精，共为臣药。石菖蒲、远志、茯苓化痰开窍，且交通心肾，均为佐药。全方标本并治、补通开合，平补肾阴肾阳。

第十单元 固涩剂

重点提示

本单元考试偶有涉及。重点熟悉每个方剂的组成功效，真人养脏汤、固冲汤等典型方剂应重点记忆，牡蛎散、四神丸也有再次考查的可能。

考点集合

一、固表止汗

牡蛎散

【组成】黄芪、麻黄根、煅牡蛎、小麦。

【方歌】牡蛎散内用黄芪，麻黄根与小麦齐，益气固表又敛阴，体虚自汗盗汗宜。

【功用】敛阴止汗，益气固表（2002）。

【主治】体虚自汗、盗汗证（2004）。

【配伍意义】方中煅牡蛎质重性寒，既能滋阴潜阳，重镇安神，又能收敛止汗，重用为君；黄芪补气实卫，固表止汗，配牡蛎标本兼治，为臣药；小麦养心除烦，麻黄根收敛止汗，均为佐药；小麦养心气，滋心阴，退虚热，亦为使药。

二、涩肠固脱

真人养脏汤

【组成】人参、当归、白术、肉豆蔻、肉桂、炙甘草、白芍、木香、罂粟壳、诃子（2001）。

【方歌】真人养脏木香诃，当归肉蔻与粟壳，术芍参桂甘草共，脱肛久痢服之瘥。

【功用】涩肠固脱，温补脾肾。

【主治】脾胃虚寒，久泻久痢证（2003）。

【配伍意义】罂粟壳涩肠固脱止泻，为君药。肉豆蔻、诃子涩肠止泻，助君药固脱，并能温中行气，共为臣药。肉桂温肾暖脾，以散阴寒；人参、白术健脾补中；当归、白芍养血和血；木香行气止痛，疏理气机。几药共为佐药。甘草调和诸药，为佐使药。

三、涩精止遗

桑螵蛸散

【组成】桑螵蛸、远志、菖蒲、龙骨、人参、茯神、当归、龟甲。

【方歌】桑螵蛸散龙龟甲，参归茯神菖远合，调补心肾又涩精，心肾两虚尿频佳。

【功用】调补心肾，固精止遗。

【主治】心肾两虚的尿频或滑精证。

【配伍意义】方中桑螵蛸补肾助阳，缩尿固精，为君药；生龙骨宁心安神，收涩固精，龟甲滋阴潜阳，补益心肾，共助君药补心肾，止滑遗，为臣药；人参大补元气，当归养血补心，茯神宁心定志，菖蒲、远志开窍安神，且交通心肾，俱为佐药。全方寓补于涩，交通心肾，精神并治。

四、固崩止带

固冲汤

【组成】炒白术、生黄芪、煅龙骨、煅牡蛎、山茱萸、生杭白芍、海螵蛸、茜草、棕榈炭、五倍子（2007）。

【方歌】固冲芪术山萸芍，龙牡倍棕茜海蛸，益气健脾固摄血，脾虚冲脉不固疗。

【功用】益气健脾，固冲摄血（2004）。

【主治】脾肾亏虚，冲脉不固证。

【配伍意义】方中重用山萸肉，甘酸而温，补益肝肾，收敛固涩，为君药。煅龙骨、煅牡蛎收涩固脱，以增强君药固涩滑脱之功，俱为臣药。白术、黄芪补气健脾，黄芪还可升阳，用于崩漏等，二药配伍，俟脾气健旺则统摄有权，重在治本，亦为臣药。生白芍补益肝肾，养血敛阴；棕榈炭、五倍子收涩止血，重在治标；在大队固涩药中配伍海螵蛸、茜草化瘀止血，使血止而无留瘀之弊。几药共为佐药。

第十一单元 安 神 剂

☆ 重点提示

本单元虽然方药很少，但是考查的知识点还是比较多的，除了组成、功效、主治以外，还要掌握一些药物的特殊应用，如黄连、酸枣仁根据症状判断选择药物。另外，天王补心丹的组成、功效、主治在历年考试中经常出现。

── 考点集合 ──

一、重镇安神

朱砂安神丸

【组成】朱砂、黄连、甘草、生地黄、当归（2003）。

【方歌】朱砂安神东垣方，归连甘草合地黄，怔忡不寐心烦乱，养阴清热可复康。

【功用】镇心安神，清热养血（2010）。

【主治】心火偏盛，阴血不足证（2002，2011，2016）。

【配伍意义】朱砂质重性寒，主入心经，重镇安神，可上清心火，下益肾水，重用为君；黄连苦寒，善清心火，与君药配伍，清心除烦，为臣药（2005）；当归、生地黄补阴血，养心神（2006），为佐药；甘草和中调药，又能制约黄连、朱砂之毒性，兼为佐使药。全方合用，清火安神。

二、滋养安神

1. 天王补心丹

【组成】生地黄、人参、丹参、玄参、白茯苓、远志、桔梗、五味子、当归身、天冬、麦冬、柏子仁、酸枣仁、朱砂、竹叶（2007）。

【方歌】补心地归二冬仁，远茯味砂桔三参，阴亏血少生内热，滋阴养血安心神。

【功用】养血安神，滋阴清热。

【主治】阴虚血少，神志不安证。

【配伍意义】重用生地黄养心血，滋肾水，清虚火，使心神安宁，精关秘固，为君药；天冬、麦冬壮水制火，酸枣仁、柏子仁养心安神（2005），当归补血润燥，共为臣药；丹参清心活血，合补血药使补而不滞，心血易生，五味子酸敛心气，安心神，远志、茯苓益心安神，玄参滋阴降火，人参补气生血，安神益智，朱砂镇心安神，共为佐药；桔梗载药上行，竹叶清心泻火，为使药。全方益水降火，宁心安神。

2. 酸枣仁汤

【组成】酸枣仁、茯苓、知母、川芎、甘草。

【方歌】酸枣仁汤治失眠，川芎知草茯苓煎，养血除烦清虚热，安然入睡梦乡甜。

【功用】清热除烦，养血安神。

【主治】肝血不足，虚热扰神证。

【配伍意义】酸枣仁性味甘平，入心、肝经，可养血补心，宁心安神，为君药（2006）；

茯苓宁心安神，知母滋阴清热，共助君药安神除烦；川芎舒畅肝气，与君药合用，酸辛收散，养血调肝，为佐药；甘草调和诸药为使药。全方养肝宁心，清心除烦。

第十二单元 开 窍 剂

重点提示

本单元首先要掌握开窍药"三宝"的功效和主治，其次要掌握其治疗特点及区别。历年所考次数不多。

---考 点 集 合---

一、凉开

1. 安宫牛黄丸
【功用】清热解毒，开窍醒神（2017）。
【主治】邪热内陷心包证。

2. 紫雪
【功用】清热开窍，息风止痉（2004）。
【主治】温热病，热闭心包及热盛动风证。

3. 至宝丹
【功用】化浊开窍，清热解毒（2003）。
【主治】痰热内陷心包证。

二、温开

苏合香丸
【功用】芳香开窍，行气止痛。
【主治】寒闭证。

第十三单元 理 气 剂

☆ 重点提示

本单元基本每年都会出题，主要考查的是组成、功效和主治，特别是苏子降气汤、旋覆代赭汤。对于药物配伍的意义，也应注意。

---考 点 集 合---

一、行气

1. 越鞠丸
【组成】香附、川芎、苍术、神曲、栀子（2008，2012）。
【方歌】行气解郁越鞠丸，香附芎苍栀曲研，气血痰火湿食郁，随证易君并加减。
【功用】行气解郁。
【主治】六郁证。
【配伍意义】香附行气解郁为君药（2002）；川芎活血祛瘀治血郁，栀子清热泻火治火郁，苍术治湿郁，神曲治食郁，共为臣佐药。

2. 柴胡疏肝散

【组成】柴胡、陈皮、川芎、香附、芍药、枳壳、炙甘草。

【功用】疏肝行气，活血止痛。

【主治】肝气郁滞证。

3. 瓜蒌薤白白酒汤

【组成】瓜蒌、薤白、白酒。

【方歌】瓜蒌薤白白酒汤，胸痹胸闷痛难当，咳息短气时咳唾，难卧再加半夏良。

【功用】通阳散结，行气祛痰。

【主治】胸阳不振，痰气互结之胸痹轻症。

【配伍意义】方中瓜蒌为君药，甘寒入肺，善于涤痰散结，理气宽胸；以薤白为臣药，温通滑利，通阳散结，行气止痛；佐以辛通温散之白酒，以增行气通阳之力。

4. 半夏厚朴汤

【组成】半夏、厚朴、茯苓、生姜、苏叶。

【方歌】半夏厚朴与紫苏，茯苓生姜共煎服，痰凝气聚成梅核，降逆开郁气自舒。

【功用】行气散结，降逆化痰。

【主治】梅核气。

【配伍意义】方中半夏化痰散结，降逆和胃，为君药。厚朴下气除满，助半夏散结降逆，为臣药。茯苓渗湿健脾，以助半夏化痰；生姜散结，和胃止呕，且可以制半夏毒性；苏叶理肺疏肝，助厚朴行气宽胸，宣通郁结之气。几药共为佐药。

二、降气

1. 苏子降气汤

【组成】紫苏子、半夏、川当归、厚朴、甘草、肉桂、生姜、大枣、前胡、苏叶（2001，2016）。

【方歌】苏子降气祛痰方，夏朴前苏甘枣姜，肉桂纳气归调血，上实下虚痰喘康。

【功用】降气平喘，祛痰止咳。

【主治】上实下虚之喘咳证。

【配伍意义】紫苏子辛温而润，善于降肺气消痰，为治疗痰壅气逆之要药，并能润肠通便助肃降，为君药。半夏助苏子化痰，厚朴助苏子降逆，前胡降气祛痰，并宣降肺气，共为臣药。肉桂补肾纳气平喘，当归既能养血补虚，温补下元，又可治"咳逆上气"，并制半夏、厚朴之燥（2004），略加生姜、苏叶以散寒宣肺，共为佐药。甘草、大枣和中调药，是为使药。

【全方配伍特点】一是上下并治，标本兼顾，降气祛痰以治标，温肾补虚以治本，但以治上治标为主；二是宣降结合，大队降逆之品中配伍少量宣肺散邪之品，但以降肺为主。

2. 定喘汤

【组成】白果、麻黄、紫苏子、甘草、款冬花、杏仁、桑白皮、黄芩、半夏（2003）。

【方歌】定喘白果与麻黄，款冬半夏桑白皮，苏子黄芩甘草杏，宣肺平喘效力彰。

【功用】宣降肺气，清热化痰。

【主治】风寒外束，痰热内蕴证。

3. 旋覆代赭汤

【组成】旋覆花、人参、生姜、代赭石、炙甘草、半夏、大枣（2005，2010）。

【方歌】旋覆代赭重用姜，半夏人参枣尝，降逆化痰益胃气，胃虚痰阻痞噫康。

【功用】降逆化痰，益气和胃（2002，2015）。

【主治】胃虚痰阻气逆证。

【配伍意义】旋覆花善于下气，化顽痰，重用为君药。代赭石质重降逆，助君降逆化痰，半夏祛痰和胃，生姜温胃化痰，散寒止呕，共为臣药。人参、大枣、炙甘草健脾养胃，温中益气，共为佐使之用。

第十四单元 理 血 剂

☆ 重点提示

本单元较为重点。应熟悉掌握几个典型方剂的组成、功效、主治。特别是温经汤、咳血方屡屡考查，须熟记。还要注意区别同类方剂的共同组成药物。

―――――― 考点集合 ――――――

一、活血祛瘀

1. 桃核承气汤

【组成】桃仁、大黄、芒硝、甘草、桂枝。

【方歌】桃核承气硝黄草，少佐桂枝温通妙，下焦蓄血小腹胀，泄热破瘀微利效。

【功用】泄热逐瘀。

【主治】下焦蓄血证。

【配伍意义】本方实为调味承气汤加桃仁、桂枝组成。桃仁破血祛瘀，大黄逐瘀泄热，合用则瘀热并治，为君药。桂枝既通利血脉，又防寒药遏邪留瘀，芒硝软坚助逐瘀热，共为臣药。甘草和中调药，缓峻护正，为佐使药。全方活血药配泄热药，瘀热同治，众多寒凉药合少量桂枝，凉而不遏。

2. 血府逐瘀汤

【组成】桃仁、红花、当归、生地黄、川芎、赤芍、牛膝、桔梗、柴胡、枳壳、甘草。

【功用】活血化瘀，行气止痛（2001）。

【主治】胸中血瘀证（2010）。

【配伍意义】方中桃仁破血行滞而润燥，红花活血祛瘀以止痛，共为君药。赤芍、川芎助君药活血祛瘀，牛膝活血通经，祛瘀止痛，引血下行，共为臣药。生地、当归养血益阴，清热活血；桔梗、枳壳，一升一降，宽胸行气，桔梗并能载药上行；柴胡疏肝解郁，升达清阳，与桔梗、枳壳同用，尤善理气行滞，使气行则血行。以上均为佐药。甘草调和诸药，为使药。

【全方配伍特点】一为气血并调，既行血分瘀滞，又解气分郁结；二为养活同施，则活血而无耗血之虑，行气又无伤阴之弊；三为升降兼顾，既能升达清阳，又佐降泄下行，使气血和调。

3. 补阳还五汤

【组成】黄芪、当归、赤芍、地龙、川芎、红花、桃仁。

【方歌】补阳还五赤芍芎，归尾通经佐地龙，四两黄芪为主药，血中瘀滞用桃红。

【功用】补气活血通络。

【主治】中风之气虚血瘀（2001）。

【配伍意义】重用生黄芪，大补脾胃之气，使气行则血行，祛瘀不伤正，为君药；当归活血养血，使化瘀不伤血，为臣药（2003）；川芎、赤芍、桃仁、红花助当归活血祛瘀，共为佐药；地龙通经活络，为佐使药（2016）。全方大量补气药配少量活血通络药，使元气大振，鼓动血行，活血不伤血。

【全方配伍特点】重用补气药与少量活血药相伍，使气旺血行以治本，祛瘀通络以治标，标本兼顾，且补气而不壅滞，活血又不伤正。

4. 温经汤

【组成】吴茱萸、当归、芍药、川芎、人参、桂枝、阿胶、牡丹皮、生姜、甘草、半夏、麦冬（2001，2017）。

【方歌】温经汤用萸桂芎，归芍丹皮姜夏冬，参草益脾胶养血，调经重在暖胞宫。

【功用】温经散寒，养血祛瘀（2000）。

【主治】冲任虚寒，瘀血阻滞证（2001，2004）。

【配伍意义】吴茱萸入肝经血脉，散寒止痛，桂枝通脉，温经散寒，二药合用，温通血脉，共为君药（2005）。当归补血活血止痛，川芎活血祛瘀以调经，行气开郁而止痛，丹皮既助诸药活血散瘀，又能清血分虚热，共为臣药。阿胶养血止血，滋阴润燥；白芍养血敛阴，柔肝止痛；麦冬养阴清热；人参、甘草益气健脾，半夏通降胃气，不仅和胃安中、散结，而且与参、草相伍，健脾和胃，以助祛瘀调经；生姜既温胃气以助生化，又助吴茱萸、桂枝以温经散寒。以上均为佐药。甘草调和诸药为使。

5. 生化汤

【组成】当归、川芎、桃仁、炮姜、炙甘草（黄酒、童便各半煎服）（2003，2006，2007）。

【方歌】生化汤是产后方，归芎桃草酒炮姜，消瘀活血功偏擅，止痛温经效亦彰。

【功用】养血祛瘀，温经止痛（2001）。

【主治】血虚寒凝，瘀血阻滞证。

【配伍意义】当归养血活血、化瘀生新、行滞止痛，为君药（2011）；川芎活血行气，桃仁活血祛瘀，均为臣药；炮姜入血散寒，黄酒通脉活血，均为佐药；炙甘草调和诸药为使。童便同煎，取其益阴化瘀，引败血下行之意。

二、止血

1. 咳血方

【组成】青黛、瓜蒌仁、海粉、山栀子、诃子（蜜、姜汁）（2002，2005，2006，2008）。

【方歌】咳血方中诃子收，瓜蒌海粉山栀投，青黛蜜丸口噙化，咳嗽痰血服之瘳。

【功用】清肝宁肺，凉血止血。

【主治】肝火犯肺之咳血证（2004）。

【配伍意义】青黛泻肝经实火而凉血，栀子泻火除烦凉血，两药合用，澄本清源，为君药。瓜蒌仁清热化痰，润肺止咳，海粉清金降火，软坚化痰，共为臣药。诃子清热下气，敛肺化痰，为佐药。诸药合用，共奏清肝宁肺、止咳止血之效。本方寓止咳于泻火之中，使火清肺宁，咳血自止。

2. 小蓟饮子

【组成】生地黄、小蓟、木通、滑石、蒲黄、藕节、淡竹叶、当归、山栀子、甘草（2004，2008）。

【方歌】小蓟生地藕蒲黄，滑竹通栀归草襄，凉血止血利通淋，下焦瘀热血淋康。

【功用】凉血止血，利水通淋（2001，2004）。

【主治】热结下焦之血淋、尿血。

3. 黄土汤

【组成】甘草、干地黄、白术、附子、阿胶、黄芩、灶心土（2001）。

【方歌】黄土汤中芩地黄，术附阿胶甘草尝，温阳健脾能摄血，便血崩漏服之康。
【功用】温阳健脾，养血止血。
【主治】脾阳不足，脾不摄血证。
【配伍意义】灶心土即伏龙肝，辛温而涩，能温中、收敛、止血，为君药。白术、附子温阳健脾，以复脾胃统摄之权，为臣药。干地黄、阿胶滋阴养血止血，既可补益阴血之不足，又可制术、附之温燥伤血，干地黄、阿胶得术、附可避滋腻呆滞碍脾之弊，黄芩止血，又佐制术、附温燥以免伤阴动血，共为佐药。甘草和药并益气调中为使。全方寒温并用，标本兼治，刚柔相济，使温阳不伤阴，滋阴不碍阳。

第十五单元 治 风 剂

☆ **重点提示**

本单元药物种类比较多，考试经常作为重要的出题点，消风散、镇肝息风汤、天麻钩藤饮应重点掌握其组成、功效。注意区分几种息风方剂的治疗特点。其余了解即可。

── **考点集合** ──

一、疏散外风

1. 川芎茶调散
【组成】川芎、荆芥、白芷、羌活、甘草、细辛、薄荷、防风、清茶（2010）。
【方歌】川芎茶调有荆防，辛芷薄荷甘草羌，目昏鼻塞风攻上，偏正头痛悉能康。
【功用】疏风止痛。
【主治】外感风邪头痛。
【配伍意义】川芎善治少阳、厥阴经头痛，祛风活血而止头痛，"诸经头痛之要药"，重用为君；薄荷、荆芥轻而上行，善疏风止痛、清利头目，为臣药；羌活治太阳经头痛，白芷治阳明经头痛，细辛散寒止痛，长于治少阴经头痛，防风辛散上部风邪，共为佐药；甘草益气和中，调和诸药，为使药。
【全方配伍特点】辛温疏风药为主，升散之中寓有清降，疏风止痛而不温燥。

2. 消风散
【组成】当归、生地黄、防风、蝉蜕、知母、苦参、胡麻仁、荆芥、苍术、牛蒡子、石膏、甘草、木通（2006）。
【方歌】消风散中有荆防，蝉蜕胡麻苦参苍，知膏蒡通归地草，风疹湿疹服之康。
【功用】疏风除湿，清热养血。
【主治】风疹、湿疹。
【配伍意义】荆芥、防风、牛蒡子、蝉蜕开发腠理，透解在表的风邪，使风邪得以从外透达，共为君药；苍术散风除湿，苦参清热燥湿，木通利热渗湿，石膏、知母清热泻火，共为臣药；生地黄清热凉血，胡麻仁养血润燥，当归和营活血，均为佐药；甘草调药和中并能解毒为使。

3. 小活络丹
【组成】川乌、草乌、地龙、天南星、乳香、没药。
【方歌】小活络祛风湿寒，化痰活血三者兼，二乌南星乳没龙，寒湿痰瘀痹痛蠲。
【功用】祛风除湿，化痰通络，活血止痛。
【主治】风寒湿痹。

二、平息内风

1. 羚角钩藤汤

【组成】羚角片、双钩藤、霜桑叶、滁菊花、鲜生地黄、生白芍、川贝母、淡竹茹、茯神木、生甘草。

【方歌】羚角钩藤菊花桑，地芍贝茹茯草襄，凉肝息风又养阴，肝热生风急煎尝。

【功用】凉肝息风，增液舒筋。

【主治】肝热生风证。

【配伍意义】羚角清热解痉，钩藤清热平肝息风，二药相合，则清热凉肝、息风止痉作用更强，共为君药。桑叶既能散风热，又能清肝热，菊花辛甘苦微寒，疏风清热，清肝作用甚好，合为臣药。白芍、生地黄、甘草酸甘化阴，滋养阴液，柔肝舒筋，缓解挛急，竹茹、贝母清热化痰，茯神木安神，共为佐药。甘草调和诸药为使。

2. 镇肝息风汤

【组成】怀牛膝、生赭石、生龙骨、生牡蛎、生龟甲、生杭芍、玄参、天冬、川楝子、生麦芽、茵陈、甘草（2010）。

【方歌】镇肝息风芍天冬，玄参龟甲赭茵从，龙牡麦芽膝草楝，肝阳上亢能奏功。

【功用】镇肝息风，滋阴潜阳（2003）。

【主治】类中风（2000，2006）。

【配伍意义】牛膝味苦酸而平，引血下行，补益肝肾，重用为君。代赭石镇肝降逆，龙骨、牡蛎、龟甲益阴潜阳，镇肝息风，白芍补血敛阴，泻肝柔筋，共为臣药。玄参、天冬滋阴清热，壮水涵木，茵陈、川楝子、生麦芽清泻肝热，疏肝理气，以利于肝阳的平降镇潜，俱为佐药。甘草调和诸药，防止金石类药物碍胃之弊，为佐使药。

3. 天麻钩藤饮

【组成】天麻、钩藤、石决明、栀子、黄芩、川牛膝、杜仲、益母草、桑寄生、夜交藤、朱茯神。

【方歌】天麻钩藤石决明，栀杜寄生膝与芩，夜藤茯神益母草，主治眩晕与耳鸣。

【功用】平肝息风，清热活血，补益肝肾。

【主治】肝阳偏亢，肝风上扰证（2005）。

【配伍意义】天麻、钩藤平肝息风合为君药。石决明平肝潜阳，除热明目，与天麻、钩藤合用，加强平肝息风之功；川牛膝引血下行，栀子、黄芩清热泻火，使肝经之热不致上扰。几药共为臣药。益母草活血利水；杜仲、桑寄生补益肝肾；夜交藤、朱茯神安神定志。几药俱为佐药。

第十六单元　治　燥　剂

☆ 重点提示

本单元内容较为重要，需着重掌握每个方剂的组成和功效。特别是桑杏汤、麦门冬汤及清燥救肺汤，经常合并考查共同药物。另外，清燥救肺汤和麦门冬汤的配伍意义也应注意。

── 考点集合 ──

一、轻宣外燥

1. 杏苏散

【组成】紫苏叶、半夏、茯苓、前胡、苦桔梗、枳壳、甘草、生姜、橘皮、杏仁、大枣。

【方歌】杏苏散内夏陈前，枳桔苓草姜枣研，轻宣温润治凉燥，咳止痰化病自痊。
【功用】<u>轻宣凉燥，理肺化痰</u>。
【主治】外感凉燥证。
【配伍意义】杏仁苦温而润，能宣肺止咳除痰，苏叶辛温，微发其汗，使凉燥从表而解，合为君药。桔梗、枳壳一升一降助杏仁宣肺止咳，前胡疏风降气助杏仁、苏叶轻宣达表除痰，生姜助苏叶解表散风寒，半夏、橘皮、茯苓合治燥邪束于表，肺气不降，内之津液蕴聚为痰，共为臣药。甘草、大枣调和营卫，协调诸药，共为佐使药。

2. 清燥救肺汤
【组成】<u>桑叶、煅石膏、甘草、人参、胡麻仁、真阿胶、麦冬、杏仁、枇杷叶</u>。
【方歌】清燥救肺桑麦膏，参胶胡麻杏杷草，清宣润肺养气阴，温燥伤肺气阴耗。
【功用】<u>清燥润肺，益气养阴</u>。
【主治】<u>温燥伤肺，气阴两伤证（2004）</u>。
【配伍意义】桑叶质轻性寒，清透肺中燥热之邪，重用为君。石膏辛甘而寒，清泻肺热，石膏虽质重沉寒而量少，故不碍桑叶轻宣之性，麦冬甘寒，养阴润肺，合为臣药。人参益胃津，养肺气，胡麻仁、阿胶养阴润肺，杏仁、枇杷叶降泄肺气，共为佐药。甘草益脾胃、补肺气，调和诸药，为佐使。全方使燥邪得宣，气阴得复而清燥救肺。

3. 桑杏汤
【组成】<u>桑叶、杏仁、沙参、象贝、香豉、栀皮、梨皮（2003）</u>。
【方歌】桑杏汤中象贝宜，沙参栀豉与梨皮，干咳鼻涸又身热，清宣凉润温燥医。
【功用】<u>清宣温燥，润肺止咳</u>。
【主治】外感温燥证。

二、滋阴润燥

麦门冬汤
【组成】<u>麦门冬、半夏、人参、甘草、粳米、大枣（2005）</u>。
【方歌】麦门冬汤用人参，枣草粳米半夏存，肺痿咳逆因虚火，清养肺胃此方珍。
【功用】<u>滋养肺胃，降逆下气（2001，2006）</u>。
【主治】<u>①虚热肺痿。②胃阴不足证</u>。
【配伍意义】麦门冬清肺胃虚热，滋肺胃之阴，重用为君。人参益气生津，是为臣药。粳米、大枣益脾胃，助人参益气生津，寓"培土生金"之意，半夏降逆下气，化其痰涎，为佐药。甘草润肺利咽，调和诸药，为使药。
【全方配伍特点】一是体现"培土生金"法；二是大量甘润药中少佐辛燥之品，润燥相宜，滋而不腻，燥不伤津。

第十七单元 祛湿剂

☆ 重点提示

本单元内容较为重点，平胃散、实脾散、独活寄生汤的组成、功效应重点记忆。掌握三仁汤中三仁的配伍意义。其余内容熟悉即可。

考点集合

一、燥湿和胃

1. 平胃散

【组成】苍术、厚朴、陈皮、甘草、生姜、大枣（2005）。

【方歌】平胃散内君苍术，厚朴陈草姜枣煮，燥湿运脾又和胃，湿滞脾胃胀满除。

【功用】燥湿运脾，行气和胃。

【主治】湿滞脾胃证（2004）。

【配伍意义】苍术既可燥湿健脾，还有辛散作用，故可行气，其味香，燥湿之力强，重用为君；厚朴行气化湿，散满除胀为臣药；陈皮理气和胃，芳香醒脾，以助苍术、厚朴之力，为佐药；甘草、姜枣甘缓和中，调和诸药，兼为佐使药。

2. 藿香正气散

【组成】大腹皮、白芷、紫苏、茯苓、半夏、白术、陈皮、厚朴、苦桔梗、藿香、甘草、生姜、大枣（2000，2003，2006，2008）。

【方歌】藿香正气腹皮苏，甘桔陈苓朴白术，夏曲白芷加姜枣，风寒暑湿并能除。

【功用】解表化湿，理气和中。

【主治】外感风寒，内伤湿滞证。

【配伍意义】方中藿香辛散风寒，芳化湿浊，和胃悦脾，为君药。半夏燥湿降气，和胃止呕；厚朴行气化湿，宽胸除满；紫苏叶、白芷助藿香外散风寒，兼可芳香化湿。几药共为臣药。陈皮理气和中燥湿；茯苓、白术健脾运湿；大腹皮行气利湿；桔梗宣肺利膈，通调水道。几药俱为佐药。生姜、大枣调和脾胃，甘草调和诸药，兼为佐使药。

【全方配伍特点】表里同治，以治里为主。

二、清热祛湿

1. 茵陈蒿汤

【组成】茵陈、栀子、大黄（2017）。

【功用】清热，利湿，退黄。

【主治】湿热黄疸证。

【配伍意义】茵陈最善清利湿热，退黄疸，为治黄疸之要药，故重用为君；栀子清泻三焦湿热，并能燥湿、引热下行，为臣药；大黄降泄瘀热，通二便，使邪出有道，为佐药。方中茵陈配栀子可使湿热由小便而出；茵陈配大黄可使瘀热从大便而解。

【全方配伍特点】利湿与泄热并进，通利二便，前后分消。

2. 三仁汤

【组成】杏仁、白蔻仁、生薏苡仁（2012）、飞滑石、白通草、竹叶、厚朴、半夏（2017）。

【方歌】三仁杏蔻薏苡仁，朴夏通草滑竹存，宣畅气机清湿热，湿重热轻在气分。

【功用】宣畅气机，清利湿热。

【主治】湿温初起及暑温夹湿之湿重于热证（2016）。

【配伍意义】杏仁苦温，善开上焦，宣通肺气，肺主一身之气，气化则湿亦化也，白蔻仁芳香苦辛，能宣中焦，和畅脾胃，薏苡仁甘淡，疏导下焦，益脾渗湿，合为君药（2004，2010）。通草、滑石、竹叶清利湿热，共为臣药。佐以半夏、厚朴行气化湿，散结除满。

【全方配伍特点】宣上、畅中、渗下，从三焦分消湿热病邪（2011）。

3. 八正散
【组成】车前子、瞿麦、萹蓄、滑石、山栀子仁、甘草、木通、大黄、灯心。
【方歌】八正木通与车前，萹蓄大黄栀滑研，草梢瞿麦灯心草，湿热诸淋宜服煎。
【功用】清热泻火，利水通淋。
【主治】湿热淋证。
【配伍意义】方中木通、滑石，清热利湿，利水通淋，共为君药。水湿内结，以车前子、瞿麦、萹蓄助木通、滑石清热利水通淋，共为臣药。热结于内，以大黄泄热祛湿，使湿热从大便而去，栀子泄热利湿，使湿热从小便而去，灯心利水通淋，共为佐药。甘草调和诸药，清热解毒，缓急止痛，为佐使药。诸药配伍，以奏清热泻火，利水通淋之效。

三、利水渗湿

1. 五苓散
【组成】猪苓、泽泻、白术、茯苓、桂枝。
【方歌】五苓散治太阳腑，白术泽泻猪苓茯，桂枝化气兼解表，小便通利水饮逐。
【功用】利水渗湿，温阳化气。
【主治】膀胱气化不利之蓄水证（2003）。
【配伍意义】方中泽泻善入膀胱，利水渗湿，重用为君。茯苓淡渗除湿，猪苓除湿利小便，增强利水渗湿，共为臣药。白术健脾复运，桂枝既能解太阳之表，又能助膀胱气化，且治脐下动悸，俱为佐药。全方淡渗兼以通阳，有利水兼扶脾温阳的妙用。

2. 猪苓汤
【组成】猪苓、茯苓、阿胶、滑石、泽泻。
【方歌】猪苓汤内有茯苓，泽泻阿胶滑石并，小便不利兼烦渴，滋阴利水症自平。
【功用】利水，养阴，清热。
【主治】水热互结证。
【配伍意义】猪苓专入肾与膀胱，苦能下降，而甘淡又能渗利走散，故为君药。泽泻、茯苓以甘淡之性，助猪苓利水渗湿，共为臣药。滑石甘寒，利水而清热，阿胶润燥而滋阴，俱为佐药。五药共合成利水清热养阴之方，使水去而热消，阴复而烦降，利水而不伤阴，滋阴而不敛邪。

3. 防己黄芪汤
【组成】防己、黄芪、甘草、白术、生姜、大枣。
【方歌】金匮防己黄芪汤，白术甘草加枣姜，益气祛风行水良，表虚风水风湿康。
【功用】益气祛风，健脾利水。
【主治】气虚之风水或风湿证。

四、温化寒湿

1. 苓桂术甘汤
【功用】温阳化饮，健脾利湿。
【主治】中阳不足之痰饮（2010）。

2. 真武汤
【组成】茯苓、芍药、白术、生姜、炮附子。
【方歌】真武附苓术芍姜，温阳利水壮肾阳，脾肾阳虚水气停，腹痛悸眩瞤惕康。
【功用】温阳利水。
【主治】阳虚水泛证。

【配伍意义】附子大辛大热，善补肾阳，水为阴邪，"阴得阳助则化"，此即"益火之源以消阴翳"，为君药。白术燥湿健脾，茯苓健脾渗湿，可淡渗水湿，使阴邪从小便而出，共为臣药。生姜辛温，走而不守，助附子行散客于肌表之湿邪，芍药柔肝疏肝，缓急止痛，又能防姜、术、附等温燥之品性过而伤阴，共为佐药。全方温补脾肾，利渗水湿，共起温阳利水的作用。

3. 实脾散
【组成】厚朴、白术、木瓜、木香、草果仁、大腹子（槟榔）、附子、白茯苓、干姜、甘草、生姜、大枣。
【方歌】实脾温阳行利水，干姜附苓术草从，木瓜香槟朴枣果，阳虚水肿腹胀祟。
【功用】温阳健脾，行气利水。
【主治】脾肾阳虚，水气内停之阴水。
【配伍意义】附子善温肾阳，助气化以行水，干姜温补脾阳，助运化以制水，二药合用，温肾暖脾，合为君药。茯苓、白术健脾渗湿，使水湿从小便而解，共为臣药。木瓜芳香化湿，厚朴宽肠降逆，木香理气导滞，槟榔行气之中兼能利水消肿，草果仁善治湿郁伏邪，共为佐药。甘草、大枣、生姜调和诸药，健脾温中，共为使药。

五、祛湿化浊

完带汤
【组成】白术、山药、人参、白芍、车前子、苍术、甘草、陈皮、黑芥穗、柴胡（2006，2012）。
【功用】补脾疏肝，化湿止带。
【主治】脾虚肝郁，湿浊带下。
【配伍意义】重用白术、山药健脾益气以祛湿止带，共为君药；人参补中益气，苍术辛香化浊，助君药健脾祛湿，白芍柔肝疏肝，车前子利湿化浊，共为臣药；柴胡疏肝理气，陈皮理气，使补益之品补而不滞，黑芥穗祛风渗湿，共为佐药；甘草调和诸药为使。
【全方配伍特点】肝脾同治，培土抑木，寓补于散，寄消于升。

六、祛风胜湿

1. 羌活胜湿汤
【组成】羌活、独活、藁本、防风、甘草、川芎、蔓荆子（2005）。
【方歌】羌活胜湿独防风，蔓荆藁本草川芎，祛风胜湿通经络，善治周身风湿痛。
【功用】祛风，胜湿，止痛（2011）。
【主治】风湿在表之痹证。
【配伍意义】方中羌活、独活共为君药，辛散以祛风，味苦以燥湿，性温以散寒，故皆可祛风除湿、通利关节。其中羌活善祛上部风湿，独活善祛下部风湿，两药相合，能散一身上下之风湿。臣以防风、藁本，祛风胜湿，且善止头痛。佐以川芎活血行气，祛风止痛，蔓荆子祛风止痛。使以甘草调和诸药。

2. 独活寄生汤
【组成】独活、桑寄生、杜仲、牛膝、细辛、秦艽、茯苓、肉桂心、防风、川芎、人参、甘草、当归、芍药、干地黄。
【方歌】独活寄生艽防辛，归芎地芍桂苓均，杜仲牛膝人参草，顽痹风寒湿是因。
【功用】祛风湿，止痹痛，益肝肾，补气血（2011）。
【主治】痹证日久，肝肾两亏，气血不足证。

【配伍意义】方中重用独活为君，性善下行，治伏风，除久痹，以祛下焦与筋骨间的风寒湿邪。以细辛、防风、秦艽、桂心为臣，其中细辛长于入少阴肾经，搜剔阴经之风寒湿邪，除经络留湿，秦艽祛风湿，舒筋络，利关节，桂心温经散寒，通利血脉，防风祛一身之风湿。佐以桑寄生、杜仲、牛膝，补益肝肾，强壮筋骨，且桑寄生兼可祛风湿，牛膝兼能活血通筋脉；当归、川芎、地黄、白芍养血和血；人参、茯苓、甘草健脾益气。其中白芍与甘草相合，尚能柔肝缓急，以助舒筋止痛。当归、川芎、牛膝、桂心活血，寓"治风先治血，血行风自灭"之意。甘草调和诸药，兼使药之用。

【全方配伍特点】祛风寒湿邪为主，补益肝肾气血为辅，邪正兼顾，祛邪不伤正，扶正不留邪。

第十八单元 祛 痰 剂

☆ 重点提示

本单元内容不是很复杂，重点掌握二陈汤的组成功效。另外，温胆汤、清气化痰丸以及半夏白术天麻汤在内科中较常出现，应注意。

―――――― 考点集合 ――――――

一、燥湿化痰

1. 二陈汤

【组成】半夏、橘红、白茯苓、甘草、生姜、乌梅（2000，2007）。

【方歌】二陈汤用半夏陈，苓草梅姜一并存，理气祛痰兼燥湿，湿痰为患此方珍。

【功用】燥湿化痰，理气和中。

【主治】湿痰证（2001）。

【配伍意义】方中半夏辛温散结，行气下气，燥湿化痰，故为君药。橘红专于燥湿醒脾，理气化痰，为臣药。茯苓健脾渗湿，使湿从小便而出；生姜降逆化痰，既能制半夏之毒，又能行气消痰；乌梅生津敛肺，与半夏相配，一散一收，相反相成。几药共为佐药（2017）。甘草既能和中健脾，又能缓和峻药，兼为佐使。

2. 温胆汤

【组成】半夏、竹茹、枳实、陈皮、甘草、茯苓、生姜、大枣。

【方歌】温胆夏茹枳陈助，佐以茯草姜枣煮，理气化痰利胆胃，胆郁痰扰诸症除。

【功用】理气化痰，利胆和胃。

【主治】胆胃不和，痰热内扰证（2000）。

【配伍意义】方中半夏燥湿化痰，和胃降逆，为君药。胆有痰热，以竹茹清胆和胃，止呕除烦，半夏与竹茹相配，一温一凉，化痰和胃，止呕除烦，以陈皮理气化痰，助半夏和胃化痰，枳实理气化痰，助竹茹清胆降逆，共为臣药。脾能化湿，佐以茯苓益气健脾利湿，杜绝生痰之源，生姜、大枣调和脾胃，生姜制半夏毒性，亦为佐药。甘草为使，调和诸药。

二、清热化痰

清气化痰丸

【组成】瓜蒌仁、陈皮、黄芩、杏仁、枳实、茯苓、胆南星、制半夏。

【方歌】清气化痰胆星蒌，夏芩杏陈枳实投，茯苓姜汁糊丸服，气顺火清痰热瘳。

【功用】清热化痰，理气止咳。
【主治】热痰咳嗽（2006）。

三、润燥化痰

贝母瓜蒌散
【组成】贝母、瓜蒌、天花粉、茯苓、橘红、桔梗。
【方歌】贝母瓜蒌臣花粉，橘红茯苓加桔梗，肺燥有痰咳难出，润肺化痰此方珍。
【功用】润肺清热，理气化痰。
【主治】燥痰咳嗽（2006）。

四、温化寒痰

苓甘五味姜辛汤
【组成】茯苓、甘草、干姜、细辛、五味子。
【功用】温肺化饮。
【主治】寒饮咳嗽（2006）。

五、化痰息风

半夏白术天麻汤
【组成】半夏、白术、茯苓、天麻、橘红、甘草、生姜、大枣。
【方歌】半夏白术天麻汤，苓草橘红枣生姜，眩晕头痛风痰盛，痰化风息复正常。
【功用】化痰息风，健脾祛湿。
【主治】风痰上扰证（2008，2016）。
【配伍意义】天麻息风止晕，半夏燥湿化痰，二者相合为治风痰眩晕之要药，故合为君药；白术、茯苓健脾祛湿，以治生痰之源，为臣药；橘红理气化痰为佐药；甘草、生姜、大枣调和脾胃，固护正气，为佐使药。本方风痰共治，肝脾并调，标本兼顾。

第十九单元 消 食 剂

重点提示

本单元首先掌握每个方剂的组成、功效、主治，其次掌握一些方剂的配伍特点，尤其是保和丸。

─────── 考点集合 ───────

一、消食化滞

保和丸
【组成】山楂、神曲、半夏、茯苓、陈皮、连翘、莱菔子（2000，2008）。
【方歌】保和山楂莱菔曲，夏陈茯苓连翘齐，炊饼为丸白汤下，消食和胃食积去。
【功用】消食和胃。
【主治】食滞胃脘证（2000，2015）。
【配伍意义】山楂酸温，能消一切饮食积滞，更善于消肉食之积，行瘀破滞，重用为君；神曲辛温，能消酒食积滞，莱菔子辛甘下气而化面食之积，共为臣药；茯苓健脾渗湿，和中止泻，陈皮、半夏行气化滞、和胃止呕，连翘苦寒，散结而清热，共为佐药。全方消食药配伍理气和胃药，使积滞得消，胃气得和，则诸症自愈。

二、健脾消食

健脾丸

【组成】白术、木香、黄连、甘草、白茯苓、人参、神曲、陈皮、砂仁、麦芽、山楂、山药、肉豆蔻（2002，2011）。

【方歌】健脾参术苓草陈，肉蔻香连合砂仁，楂肉山药曲麦炒，消补兼施不伤正。

【功用】健脾和胃，消食止泻（2007）。

【主治】脾虚食积证（2003）。

【配伍意义】方中重用白术、茯苓为君，健脾祛湿以止泻。臣以山楂、神曲、麦芽，消食和胃，除已停之积；人参、山药，益气补脾，以助茯苓、白术健脾之力。佐以木香、砂仁、陈皮，理气开胃，醒脾化湿，既除脘腹痞闷，又使全方补而不滞；肉豆蔻涩肠止泻；黄连清热燥湿，并解除食积所化之热。甘草补中和药，是为佐使。

【全方配伍特点】补气健脾药与消食行气药并用，消补兼施，补重于消。

第二十单元 驱 虫 剂

重点提示

本单元只需要掌握乌梅丸的组成、功效、主治。另外还要熟记药物的分析及其功用。

―――― 考点集合 ――――

乌梅丸

【组成】乌梅、附子、细辛、干姜、黄连、当归、蜀椒、桂枝、人参、黄柏、蜂蜜（2005）。

【方歌】乌梅丸用细辛桂，黄连黄柏及蜜归，人参椒姜加附子，温肠清热又安蛔。

【功用】温脏安蛔。

【主治】脏寒蛔厥证（2015）。

【配伍意义】乌梅味酸，制蛔安蛔，宁其扰动，使蛔安而痛止，重用为君（2017）。细辛、蜀椒，温脏祛寒驱蛔，助乌梅安蛔止痛，共为臣药。桂枝、干姜、附子均性温，能够加强温脏散寒之力；黄连、黄柏味苦可驱蛔，性寒能清上热，又能缓和方中诸药之过于温热，以防伤阴；人参、当归补气养血，固护正气。几药共为佐药。蜂蜜调和诸药，为使药。

第五篇　中西医结合内科学

第一单元　呼吸系统疾病

☆ **重点提示**

本单元是出题的热点,历年考试对于各种病均有涉及。重点复习支气管哮喘以及肺炎球菌肺炎等几个临床常见病,尤其是其中医辨证论治。对于每个病的临床表现、实验室检查以及并发症等内容要掌握好。另外,对于西药的用药原则和方法也应了解。

———— 考点集合 ————

一、慢性阻塞性肺疾病

1. 西医病因、发病机制　吸烟、职业粉尘和化学物质、空气污染、感染、蛋白酶-抗蛋白酶失衡,其他如自主神经功能失调、营养状况、气温的突变等。

2. 临床表现与分级　慢性咳嗽,咳痰,清晨排痰较多,气短或呼吸困难,喘息、胸闷,晚期患者体重下降、食欲减退等。桶状胸,缩唇呼吸;双侧语颤减弱;肺部过清音,心浊音界缩小,肺下界和肝浊音界下降;两肺呼吸音减弱,呼气延长,可闻及湿性啰音和(或)干性啰音。

3. 并发症　慢性呼吸衰竭、自发性气胸、慢性肺源性心脏病。

4. 实验室检查及其他检查

(1) 肺功能检查：吸入支气管舒张药后第一秒用力呼气容积占用力肺活量百分比(FEV_1/FVC)<70%及FEV_1%<80%预计值者,可确定为不能完全可逆的气流受限。

(2) 胸部X线检查：对COPD诊断特异性不高,主要作为确定肺部并发症及与其他肺疾病鉴别之用。

(3) 胸部CT检查：对有疑问病例的鉴别诊断有一定意义。

(4) 血气检查：确定发生低氧血症、高碳酸血症、酸碱平衡失调以及判断呼吸衰竭的类型。

5. 诊断　任何患有呼吸困难、慢性咳嗽或多痰的患者,并且有暴露于危险因素的病史,在临床上需要考虑COPD的诊断(见下表)。作出COPD的诊断需要进行肺功能检查,吸入支气管扩张剂之后FEV_1/FVC<70%表明存在气流受限,即可诊断COPD。

考虑诊断 COPD 的主要关键线索

呼吸困难	进行性加重（逐渐恶化）
	通常在活动时加重
	持续存在
慢性咳嗽	可为间歇性或无咳痰
慢性咳痰	可为任何类型慢性咳痰
接触危险因素	吸烟（包括当地大众产品）
	家中烹调时产生的油烟或燃料产生的烟尘
	职业粉尘和化学物质
COPD 家族史	

注：年龄在 40 岁以上人群，如存在以下情况，应考虑 COPD，并进一步进行肺功能检查。以下线索并不是诊断 COPD 所必需的，但符合项越多，COPD 的可能性越大。确诊则需有肺功能检查结果。

6. 西医治疗

（1）稳定期：戒烟；因职业或环境粉尘、刺激性气体所致者脱离污染环境；使用支气管扩张剂（β_2肾上腺素受体激动剂如沙丁胺醇气雾剂、沙美特罗、福莫特罗，抗胆碱能药如异丙托溴铵气雾剂，茶碱缓释或控释片），祛痰药（盐酸氨溴索、N-乙酰半胱氨酸或羧甲司坦），糖皮质激素（沙美特罗加氟替卡松、福莫特罗加布地奈德）；长期家庭氧疗可提高生活质量和生存率。

（2）急性加重期：最多见的急性加重原因是细菌或病毒感染。门诊或住院治疗。支气管舒张剂同稳定期；低流量吸氧、抗生素、糖皮质激素（泼尼松龙口服或静脉给予甲泼尼龙）。

7. 中医辨证论治　属于中医学"久咳""肺胀""喘证"范畴。

（1）外寒里饮——温肺散寒，涤痰降逆

证候：咳嗽喘逆不得卧，气短气急，咳痰稀白量多呈泡沫状，胸部膨满，口干不欲饮，面色青暗，周身酸楚，头痛，恶寒，无汗，舌体胖大，舌质暗淡，苔白滑，脉浮紧。

方药：小青龙汤加减（2005）。

（2）痰浊阻肺——健脾燥湿，化痰止咳

证候：喘而胸满闷塞，甚则胸盈仰息，咳嗽，痰多黏腻色白，咯吐不利，兼有呕恶，食少，口黏不渴，舌苔白腻，脉滑或濡。

方药：二陈汤合三子养亲汤加减。

（3）痰热郁肺——清热化痰，宣肺平喘（2017）

证候：喘咳气涌，胸部胀痛，痰多质黏色黄，或夹有血色，伴胸中烦闷，身热，有汗，口渴而喜冷饮，面赤，咽干，小便赤涩，大便或秘，舌质红，舌苔薄黄或腻，脉滑数（2006）。

方药：桑白皮汤或越婢加半夏汤加减（2010）。

（4）痰蒙神窍——涤痰，开窍，息风

证候：咳逆喘促，神志恍惚，意识蒙眬，表情淡漠，嗜睡，或烦躁不安，或谵妄，撮空理线，昏迷，或肢体瞤动，抽搐，咳痰黏稠，或黄黏不爽，或伴痰鸣，唇甲青紫，舌质暗红或淡紫或紫绛，苔白腻或黄腻，脉细滑数。

方药：涤痰汤、安宫牛黄丸或至宝丹加减。

（5）肺脾气虚——健脾益肺

证候：喘促短气，气怯声低，言语无力，痰吐稀薄，自汗畏风，面色苍白，食少脘胀，便溏或食后即便，咳声低弱，极易感冒，舌胖，边有齿痕，苔薄白或薄白腻，脉细弱。

方药：生脉散合六君子汤加减。

（6）肺肾气虚——补肺纳肾，降气平喘

证候：呼吸浅短难续，甚则张口抬肩，倚息不能平卧，咳嗽，痰白如沫，咳吐不利，胸满闷窒，声低气怯，心慌，形寒汗出，面色晦暗，或腰膝酸软，小便清长，或尿后余沥，或咳则小便自遗，舌淡或暗紫，苔白润。

方药：补虚汤合参蛤散。

（7）阳虚水泛——温肾健脾，化饮利水

证候：喘咳不能平卧，咳痰清稀，胸满气憋，面浮，下肢肿，或一身悉肿，腹部胀满有水，尿少，脘痞，纳差，心悸，怕冷，面唇青紫，舌胖质暗，苔白滑，脉沉细滑或结代。

方药：真武汤合五苓散加减。

二、支气管哮喘

1. 西医病因、发病机制　病因为遗传因素（宿主因素）、激发因素（环境因素）。发病机制可概括为免疫-炎症反应、气道高反应性及神经机制等因素相互作用。其中气道炎症是目前公认的最重要的发病机制（2001，2016）。

2. 中医病因病机　宿痰内伏于肺，因外邪侵袭，饮食不当，情志内伤，劳倦等诱因引触，以致痰阻气道，肺失肃降，气道挛急（2004，2011）。

3. 临床表现

（1）症状：典型的表现是发作性伴有哮鸣音的呼气性呼吸困难（2010）。严重者可被迫采取坐位或呈端坐呼吸，干咳或咯大量白色泡沫痰，甚至出现发绀等。哮喘症状可在数分钟内发作，经数小时至数天，用支气管扩张药后缓解或自行缓解。有时顽固性咳嗽可为惟一的症状（咳嗽变异型哮喘）。在夜间及凌晨发作和加重是哮喘的特征之一。发作前有鼻痒、喷嚏、流涕、胸闷。

（2）体征：发作时胸部呈过度充气状态，有"三凹征"，肺部有广泛的哮鸣音，呼气音延长。心率增快、奇脉、胸腹反常运动和发绀常出现在严重哮喘患者中。

4. 诊断标准　符合（1）～（4）或（4）、（5）者，可确诊。

（1）反复发作的喘息、气急呼吸困难、胸闷或咳嗽，多与接触变应原、冷空气、物理及化学性刺激等有关。

（2）发作时在双肺可闻及散在弥漫性、以呼气相为主的哮鸣音，呼气相延长（2004）。

（3）上述症状可经治疗或自行缓解。

（4）除外其他疾病所引起的喘息、气急胸闷和咳嗽。

（5）症状不典型者至少下列三项中的一项阳性：支气管激发试验或运动试验阳性；支气管舒张试验阳性，FEV_1增加≥12%，且FEV_1增加绝对值≥200mL；呼气流量峰值（PEF）日内或两周变异率≥20%。

5. 西医治疗　常用药物：①激素：吸入给药——气雾剂给药（二丙酸倍氯米松、布地奈德、丙酸氟替卡松、环索奈德）、溶液给药；口服给药——泼尼松龙，适用于中度哮喘发作、慢性持续哮喘吸入大剂量吸入激素联合治疗无效的患者和作为静脉应用激素治疗后的序贯治疗；静脉给药——琥珀酸氢化可的松或甲泼尼龙（2006，2010）。②β_2受体激动剂：短效β_2受体激动剂——沙丁胺醇、特布他林（2004）；长效β_2受体激动剂——沙美特罗、福莫特罗。③白三烯受体拮抗剂：扎鲁司特、孟鲁司特。④茶碱类：氨茶碱和控释（缓）型茶碱。⑤抗胆碱药物的应用：溴化异丙托品。⑥抗IgE治疗。⑦变应原特意性免疫疗法。⑧其他：抗组胺药物，如酮替芬、氯雷他定、阿司咪唑、特非那丁等。

6. 中医辨证论治

(1) 急性期

1) 寒哮——温肺散寒，化痰平喘

证候：呼吸急促，喉间哮鸣，痰稀色白，面色晦滞发青，形寒肢冷，不渴或口渴喜热饮，小便清长，舌淡苔白滑，脉弦紧或浮紧（2006）。

方药：射干麻黄汤加减（2001，2003，2006，2011）。

2) 热哮——清热宣肺，化痰定喘

证候：呼吸急促，声高气粗，喉间哮鸣，痰稠色黄，咳吐不爽，面赤口苦，喜冷饮，小便黄，舌质红，苔黄腻，脉弦滑或数滑（2005）。

方药：定喘汤加减（2006，2008，2011）。

(2) 缓解期

1) 肺虚——补肺固卫（2006）

证候：气短，喘息，动则更甚，神疲乏力，或自汗，容易感冒，舌淡苔白，脉细弱。

方药：玉屏风散加减。

2) 脾虚——健脾化痰（2006）

证候：腹胀，食少纳呆，便溏，肢体倦怠，少气懒言，面色萎黄或白，或有较多白痰，舌淡苔白，脉缓弱。

方药：六君子汤加减（2016）。

3) 肾虚——补肾纳气（2006）

证候：平素息促气短，呼多吸少，动则为甚，形瘦神疲，心悸，腰酸腿软，劳累后哮喘易发，或面色苍白，畏寒肢冷，自汗，舌淡苔白，质胖嫩，脉沉细；或颧红，发热，汗出黏手，舌红少苔，脉细数。

方药：金匮肾气丸或七味都气丸加减。

三、肺炎球菌肺炎

1. 西医病因、发病机制和病理

(1) 病因、发病机制：受寒、疲劳、醉酒或病毒感染后，呼吸道防御功能受损，大量肺炎链球菌被吸入下呼吸道，并在肺泡内繁殖而导致肺炎。

(2) 病理：肺炎链球菌肺炎典型病理改变为四期，充血期、红色肝变期、灰色肝变期、消散期。

2. 中医病因　本病的病因包括劳倦过度，或寒温失调，起居不慎，卫外功能减弱，暴感外邪犯肺等。

3. 临床表现　寒战、发热，胸痛，咳嗽，咯痰，呼吸困难。肺实变时有叩诊呈浊音、听诊语颤增强和支气管呼吸音等典型体征，消散期可闻及湿啰音，累及胸膜时可有胸膜摩擦音。

4. 实验室检查及其他检查

(1) 周围血象检查：白细胞总数增高，以中性粒细胞增加为主，通常有核左移或细胞内出现毒性颗粒。

(2) 病原体检查：痰涂片，痰、呼吸道分泌物及血培养。

(3) X线检查：大片炎症浸润阴影或实变影，实变阴影中可见支气管充气征。肋膈角可有少量胸腔积液。

5. 诊断要点　根据病史、症状和体征，结合X线检查和痰液、血液检查，不难作出明确诊断。病原菌检测是确诊的主要依据。

6. 西医治疗

(1) 一般治疗：休息，摄入足够蛋白质、热量和维生素，多饮水。重症患者监测神志、体温、呼吸、心率、血压及尿量等，防止休克。

（2）病因治疗：尽早应用抗生素是治疗感染性肺炎的首选治疗手段。肺炎链球菌肺炎首选青霉素G（2015）；青霉素过敏者用大环内酯类或喹诺酮类。耐药或重症患者用头孢菌素类。多重耐药菌株感染者可用万古霉素。

（3）感染性休克的治疗：①感染是休克的直接原因，抗生素早期、足量、联合用药，根据药敏试验选择，病因不明时首选广谱强力抗菌药。②扩容是抗休克的基本方法。③纠正酸中毒。④血管活性药物必须在扩容的前提下应用。⑤糖皮质激素。⑥纠正水、电解质和酸碱紊乱。

（4）对症支持治疗。

7. 中医辨证论治

（1）邪犯肺卫——疏风清热，宣肺止咳（2006）

证候：初起咳嗽咯痰不爽，痰色白或黏稠色黄，发热重，恶寒轻，无汗或少汗，口微渴，头痛，鼻塞，舌边尖红，苔薄白或微黄，脉浮数。

方药：三拗汤或桑菊饮加减（2005）。

（2）痰热壅肺——清热化痰，宽胸止咳

证候：咳嗽，咳痰黄稠或咳铁锈色痰，呼吸气促，高热不退，胸膈痞满，按之疼痛，口渴烦躁，小便黄赤，大便干燥，舌红苔黄，脉洪数或滑数。

方药：麻杏石甘汤合千金苇茎汤加减（2010）。

（3）热闭心神——清热解毒，化痰开窍

证候：咳嗽气促，痰声辘辘，烦躁，神昏谵语，高热不退，甚则四肢厥冷，舌红绛，苔黄而干，脉细滑数（2003，2005）。

方药：清营汤加减（2006，2009）。

（4）阴竭阳脱——益气养阴，回阳固脱

证候：高热骤降，大汗肢冷，颜面苍白，呼吸急迫，四肢厥冷，唇甲青紫，神志恍惚，舌淡青紫，脉微欲绝。

方药：生脉散合四逆汤加减。

（5）正虚邪恋——益气养阴，润肺化痰

证候：干咳少痰，咳嗽声低，气短神疲，身热，手足心热，自汗或盗汗，心胸烦闷，口渴欲饮或虚烦不眠，舌红，苔薄黄，脉细数。

方药：竹叶石膏汤加减（2010）。

四、肺结核

1. 西医病因、病理　病原学——由结核分枝杆菌引起；传播途径——呼吸道传播；人群易感性；病理——炎性渗出、增生和干酪样坏死。

2. 中医病因病机　病位在肺，与脾肾关系密切，也可涉及心肝。一为感染痨虫（2011）；一为内伤体虚，气血不足。

3. 临床表现

（1）全身症状：发热（最常见的全身性中毒症状，长期低热，午后多见），伴乏力、盗汗、食欲减退、体重减轻、面颊潮红、妇女月经失调等。进展播散期可有高热，多呈稽留热或弛张热。

（2）呼吸系统症状：咳嗽、咳痰、咯血、胸痛、呼吸困难等。

（3）体征：早期多无异常体征。若病变范围较大，叩诊呈浊音，听诊可闻及病理性支气管呼吸音（管状呼吸音）和细湿啰音。

（4）特殊表现：①过敏反应（结核性风湿症见多发性关节炎、结节性红斑）。②无反应肺结核（结核败血症，急性暴发起病，高热、食欲不振、腹痛、腹泻、腹水、黄疸、脑膜刺激征，缺乏呼吸系统表现）。

(5) 并发症：气胸、支气管扩张症、脓胸和慢性肺源性心脏病。

4. 实验室检查及其他检查

(1) 结核分枝杆菌检查：是确诊肺结核病的主要方法（2017），也是制订化疗方案和考核治疗效果的主要依据。痰涂片检查、痰培养［结核病诊断的金标准（2005）及为药物敏感性测定和菌种鉴定提供菌株］、药物敏感性测定。

(2) X线检查：是早期诊断肺结核的主要方法。原发型肺结核X线典型特征有原发灶、淋巴管炎和肺门或纵隔肿大的淋巴结组成的哑铃状病灶；急性血行播散型肺结核呈现分布均匀、大小密度相近的粟粒状阴影；继发型肺结核常见浸润性病灶、干酪样病灶、空洞、纤维钙化的硬结病灶。

(3) 结核菌素（简称结素）试验：是诊断有无结核感染的参考指标。广泛应用于检出结核分枝杆菌感染，而非检出结核病。

(4) 纤维支气管镜检查：常用于支气管结核和淋巴结-支气管瘘的诊断。支气管结核表现为黏膜充血、溃疡、糜烂、组织增生、形成瘢痕和支气管狭窄。

5. 诊断 具有下列情况时考虑肺结核，并进一步检查以确诊。①与排菌肺结核患者密切接触史。②起病隐匿、病程迁延，呼吸道感染抗炎治疗无效低效。③长期低热。④咯血或痰中带血。⑤肺部听诊锁骨上下及肩胛间区闻及湿啰音或局限性哮鸣音。⑥存在结核病好发危险因素。⑦出现结节性红斑、疱疹性角膜炎、风湿性关节炎等过敏反应表现。⑧既往淋巴结结核等肺外结核病史。

6. 西医治疗

(1) 化学药物治疗

1) 治疗原则：早期、适量、联合、规律、全程（2006，2011）。

2) 常用化疗药物：第一线杀菌药物异烟肼、利福平、链霉素、吡嗪酰胺，第二线抑菌药物乙胺丁醇、对氨基水杨酸钠。

3) 中国结核病标准化治疗方案：治疗分两个阶段，即强化期（2个月）和继续期（4~6个月）。

4) 疗效判定：以痰结核菌持续3个月转阴为主要指标。X线检查病灶吸收、硬结为第2指标。因临床症状在系统治疗数周后即可消失，故不能作为判定疗效的决定指标。

(2) 糖皮质激素的应用：若毒性症状过于严重，可在使用有效抗结核药物的同时，加用糖皮质激素。

(3) 对症治疗。

(4) 手术治疗。

7. 辨证论治

(1) 肺阴亏损——滋阴润肺

证候：干咳，少痰或痰中带血，手足心热，午后低热，盗汗咽燥，舌红少津，脉细或细数。

方药：月华丸加减（2006）。

(2) 阴虚火旺——滋阴降火

证候：干咳，气急，痰黏而少，反复咯血，五心烦热，盗汗咽干，急躁易怒，胸痛，遗精，失眠多梦，舌红绛苔薄黄，脉细数。

方药：百合固金汤合秦艽鳖甲散加减（2007，2010）。

(3) 气阴耗伤——益气养阴

证候：咳嗽无力，气短声低，咳痰清稀，色白量较多，偶或带血，或咯血，血色淡红，午后潮热，伴有畏风怕冷，自汗与盗汗并见，纳少神疲，便溏，面色㿠白，舌质光淡，边有齿印，苔薄，脉细弱而数。

方药：保真汤加减（2006，2008）。

（4）阴阳两虚——滋阴补阳

证候：少气无力，咳逆气喘，消瘦面黄，声音嘶哑，骨蒸劳热，面浮肢肿，痰中带血，气短，纳呆，自汗，滑精，闭经，五更泻，舌红少苔或舌淡胖有齿痕，脉微细数或虚大无力。

方药：补天大造丸加减（2011）。

五、原发性支气管肺癌

1. 西医病因、病理　病因为吸烟、空气污染、职业危害、遗传因素、营养状况，其他如肺结核等。病理：①解剖学分类——中央型肺癌、周围型肺癌。②组织学分类——小细胞肺癌、非小细胞肺癌（鳞癌、腺癌、大细胞癌、鳞腺癌、支气管腺体癌）。

2. 中医病因病机　病因包括正气虚损、痰浊聚肺、情志失调、烟毒内蕴、邪毒侵肺等。基本病机是由于正气虚弱，毒恋肺脏瘀阻络脉，久成癥积（2011，2017）。

3. 临床表现

（1）原发症状：咳嗽、咯痰为肺癌早期的常见症状，多为刺激性干咳或少量黏液痰（如肿瘤导致远端支气管狭窄——持续咳嗽，高音调金属音，为特征性阻塞性咳嗽；如继发感染——咳脓性痰；如肿瘤侵及大血管——大咯血；如肿瘤引起支气管部分阻塞——局限性喘鸣，并胸闷、气急等）。体重下降、发热等为常见的全身症状。

（2）局部扩展症状（2012）：侵犯胸膜或纵隔——不规则钝痛；侵入胸壁、肋骨或压迫肋间神经——剧烈胸痛，定点或局部压痛，呼吸、咳嗽时加重；压迫大气道——吸气性呼吸困难；侵及食管——咽下困难，支气管－食管瘘；压迫喉返神经——声音嘶哑；压迫阻滞上腔静脉回流——上腔静脉压迫综合征，头、颈、前胸部及上肢水肿瘀血等。肺上沟癌压迫颈部交感神经——同侧霍纳（Horner）综合征（眼睑下垂、眼球内陷、瞳孔缩小、额部少汗等）或同侧臂丛神经压迫征。

（3）远处转移症状。

（4）肺外表现：①副癌综合征——杵状指（趾）和肥大性骨关节病、高钙血症、男性乳房发育、库欣综合征、低钠血症、神经肌肉综合征（周围神经病变、重症肌无力等）。②类癌综合征——哮鸣样支气管痉挛、阵发性心动过速、水样腹泻、皮肤潮红等。

4. 实验室及其他检查

（1）胸部X线检查：发现肺癌的最基本方法。①中央型肺癌：一侧肺门类圆形阴影（2017），边缘毛糙，可有分叶或切迹。肿块与肺不张、阻塞性肺炎并存时，可呈"S"形X线征象。局限性肺气肿、肺不张、阻塞性肺炎和继发性肺脓肿等则是支气管完全或部分阻塞而形成的间接征象。②周围型肺癌：早期常有局限性小斑片状阴影，肿块周边可有毛刺、切迹和分叶，可见偏心性癌性空洞。③细支气管－肺泡癌：结节型和弥漫型两种表现。

（2）电子计算机体层扫描（CT）：可发现普通X线难以发现的病变，还能辨认有无肺门和纵隔淋巴结肿大，以及是否侵犯邻近器官。

（3）磁共振（MRI）：在明确肿瘤与大血管之间关系，以及分辨肺门淋巴结或血管阴影方面优于CT，但它对肺门病灶分辨率不如CT高，也不容易发现较小的病灶。

（4）痰脱落细胞检查：诊断肺癌的重要方法之一。

（5）纤维支气管镜检查：诊断肺癌的主要方法。

（6）病理学检查：对肺癌的诊断具有决定性意义。

（7）放射性核素扫描检查：对肿瘤进行定位、定性诊断。

（8）开胸手术探查：若经上述多项检查仍未能明确诊断，而又高度怀疑肺癌时，可考虑。

（9）其他：肿瘤标记物检测和基因诊断，后者有助于早期诊断肺癌。

5. 诊断 出现下列情况（特别是40岁以上男性长期或重度吸烟者）应及时进行排癌检查：①刺激性咳嗽2～3周，抗感染、镇咳治疗无效。②原有慢性呼吸道疾病，近来咳嗽性质改变。③近2～3个月持续痰中带血而无其他原因。④同一部位肺炎反复发作。⑤原因不明的肺脓肿，无毒性症状，无大量脓痰，无异物吸入史，且抗感染治疗疗效不佳者。⑥原因不明的四肢关节疼痛及杵状指（趾）。⑦X线示局限性肺气肿或段、叶性肺不张。⑧肺部孤立性圆形病灶和单侧性肺门阴影增大。⑨原有肺结核病灶已稳定而其他部位又出现新增大的病灶。⑩无中毒症状、进行性增多的血性胸腔积液。

6. 西医治疗

（1）手术：治疗肺癌的重要方法。适应证：非小细胞肺癌Ⅰ期、Ⅱ期和ⅢA期患者，个别情况下，ⅢB和Ⅳ期患者才考虑手术。

（2）化疗：代表药物如培美曲塞二钠、紫杉醇、多西紫杉醇、杏西他滨、长春瑞滨、顺铂、足叶乙苷、拓扑替康、伊立替康等。

（3）放疗。

（4）其他治疗方法：如气管动脉灌注化疗。

（5）生物缓解调节剂。

（6）分子靶向治疗。

7. 中医辨证论治

（1）气滞血瘀——活血散瘀，行气化滞

证候：咳嗽不畅，咯痰不爽，胸胁胀痛或刺痛，面青唇暗，大便秘结，舌质暗紫或有瘀斑，脉弦或涩。

方药：血府逐瘀汤加减。

（2）痰湿毒蕴——祛湿化痰，清热解毒

证候：咳嗽，痰多，气憋胸闷，或胸胁疼痛，纳差便溏，身热尿黄，舌质暗或有瘀斑，苔厚腻，脉滑数。

方药：导痰汤加减（2008）。

（3）阴虚毒热——养阴清热，解毒散结

证候：咳嗽，无痰或少痰，或有痰中带血，甚则咯血不止，心烦，少寐，手足心热，或低热盗汗，或邪热炽盛，稽留不退，口渴，大便秘结，舌质红，苔薄黄，脉细数或数大。

方药：沙参麦冬汤合五味消毒饮（2006，2011）。

（4）气阴两虚——益气养阴，化痰散结

证候：咳嗽无力，有痰或无痰，痰中带血，神疲乏力，时有心悸，汗出气短，口干，发热或午后潮热，手足心热，纳呆脘胀，便干或稀，舌质红苔薄，或舌质胖嫩有齿痕，脉细数无力（2000，2009）。

方药：沙参麦冬汤加减（2011）。亦可选用大补元煎、生脉散、麦味地黄丸加减。

六、慢性肺源性心脏病

1. 西医病因、发病机制 病因以支气管、肺疾病，胸廓运动障碍性疾病及肺血管疾病为主。发病机制为肺动脉高压的形成；心脏病变和心力衰竭；其他重要器官的损害。

2. 中医病因病机 病因有外邪侵袭、肺脾肾虚、痰瘀互结等。病位在肺、脾、肾、心，属本虚标实之证（2010）。早期表现为肺、脾、肾三脏气虚，后期则心肾阳虚；外邪侵袭、热毒、痰浊、瘀血、水停为标。正气虚衰，气虚则血运无力而瘀滞，气化无权而津液停滞，痰瘀互结，阻滞肺络，累及于心。

3. 临床表现

（1）肺、心功能代偿期（缓解期）：咳嗽、咳痰、气促，活动后可有心悸、呼吸困难、乏力和劳动耐力下降。可有发绀和肺气肿体征。

（2）肺、心功能失代偿期（急性发作期）（2005）：①呼吸衰竭：夜间呼吸困难加重，常有头痛、失眠、食欲下降，但白天嗜睡，甚见肺性脑病（表情淡漠、神志恍惚、谵妄）。明显发绀，球结膜充血、水肿，严重时可有视网膜血管扩张、视乳头水肿等颅内压升高的表现。腱反射减弱或消失，出现病理反射；皮肤潮红、多汗。②右心衰竭：心悸、食欲不振、腹胀、恶心等。周围性发绀，颈静脉怒张，心率增快，可出现心律失常，可闻及三尖瓣区舒张期杂音。肝大且有压痛，肝-颈静脉回流征阳性，下肢水肿，重者可有腹水。

4. 并发症　肺性脑病（2017）、消化道出血、酸碱平衡失调及电解质紊乱、心律失常、休克、弥散性血管内凝血（DIC）等。

5. 实验室及其他检查

（1）X线检查：除肺胸基础疾病及急性肺部感染的特征外，尚有肺动脉高压征。如右下肺动脉增宽，其横径≥15mm；其横径与气管横径之比值≥1.07；肺动脉段明显突出或其高度≥3mm；右心室肥大征；肺动脉"残根征"；心脏呈垂直位。

（2）心电图检查、超声心动图检查、动脉血气分析、血液检查、右心导管检查等。

6. 诊断　患者有慢性支气管炎、肺气肿，其他肺胸疾病或肺血管病变，并已引起肺动脉高压、右心室肥大或右心功能不全、颈静脉怒张、肝大压痛、肝-颈静脉回流征阳性、下肢水肿及体静脉压升高等，心电图、X线胸片、超声心动图有右心增大肥厚的征象，可以进行诊断。

7. 西医治疗

（1）急性加重期：控制感染、氧疗、控制心力衰竭、控制心律失常、抗凝治疗、其他并发症治疗。

（2）缓解期：呼吸锻炼；增强机体抵抗力，预防呼吸道感染；家庭氧疗。

8. 中医辨证论治

（1）急性期

1）痰浊壅肺——健脾益肺，化痰降气

证候：咳嗽痰多，色白黏腻或呈泡沫样，短气喘息，稍劳即著，脘痞纳少，倦怠乏力，舌质偏淡，苔薄腻或浊腻，脉滑。

方药：苏子降气汤加减（2006）。

2）痰热郁肺——清肺化痰，降逆平喘

证候：喘息气粗，烦躁，胸满，咳嗽，痰黄或白，黏稠难咯，或身热微恶寒，有汗不多，溲黄便干，口渴，舌红，苔黄或黄腻，脉数或滑数（2004，2007）。

方药：越婢加半夏汤加减。

3）痰蒙神窍——涤痰开窍，息风止痉

证候：神志恍惚，谵语，烦躁不安，撮空理线，表情淡漠，嗜睡，昏迷，抽搐，咳逆，喘促，咳痰不爽，苔白腻或淡黄腻，舌质暗红或淡紫，脉细滑数（2006）。

方药：涤痰汤加减，另服安宫牛黄丸或至宝丹（2017）。

4）阳虚水泛——温肾健脾，化饮利水

证候：面浮，下肢肿，甚则一身悉肿，腹部胀满有水，心悸，咳喘，咳痰清稀，脘痞，纳差，尿少，怕冷，面唇青紫，舌胖质暗，苔白滑，脉沉细。

方药：真武汤合五苓散加减（2006，2008）。

（2）缓解期

1）肺肾气虚——补肺纳肾，降气平喘

证候：呼吸短浅难续，声低气怯，甚则张口抬肩，倚息不能平卧，咳嗽，痰白清稀如沫，胸闷心慌，汗出，舌淡或暗紫，脉沉细微无力，或有结代（2006）。

方药：补肺汤加减。如见喘脱危象者，急用参附汤送服蛤蚧粉或黑锡丹补气纳肾，回阳固脱。

2）气虚血瘀——益气活血，止咳化痰

证候：咳喘无力，气短难续，痰吐不爽，心悸，胸闷，口干，面色晦暗，唇甲发绀，神疲乏力。舌暗淡，脉细涩无力（2006）。

方药：生脉散合血府逐瘀汤加减。

呼吸系统疾病鉴别诊断

病名	鉴别疾病	鉴别要点
支气管哮喘	心源性哮喘	多有高血压、冠心病和二尖瓣狭窄等病史和体征。阵咳粉红色泡沫痰，两肺可闻及广泛的湿啰音和哮鸣音
	喘息型慢性支气管炎	多见于中老年人，有慢性咳嗽史，肺气肿体征
	上气道阻塞	根据病史，特别是出现吸气性呼吸困难，痰液细胞学或细菌学检查，胸部X片、CT等可确诊
	变态反应性肺浸润	胸部X线检查可见多发性、此起彼伏的淡薄斑片浸润阴影
肺结核	肺癌	刺激性咳嗽、痰中带血、胸痛及进行性消瘦。X线示癌肿呈分叶状，病灶边缘常有切迹、毛刺。结合CT、痰结核菌、脱落细胞检查等可鉴别
	肺炎	肺炎球菌肺炎起病急、高热、寒战、胸痛伴气急，咳铁锈色痰，X线征象病变常局限于一叶，抗生素治疗有效
	肺脓肿	起病较急，高热，大量脓痰，痰中无结核菌，但有多种其他细菌，血白细胞总数及嗜中性粒细胞增高，抗生素治疗有效
	支气管扩张症	慢性咳嗽、咳痰及反复咯血史，但痰结核菌阴性，X线胸片多无异常发现，或仅见局部肺纹理增粗或卷发状阴影，CT有助确诊
	慢性支气管炎	有慢性咳嗽、咳痰，有时少量咯血，反复发作，但无明显的全身症状。X线检查仅有肺纹理增粗和肺气肿征象
	尘肺	X线片出现浸润阴影，矽肺的聚合性团块中甚至出现空洞，有粉尘接触史

续表

病名	鉴别疾病	鉴别要点
原发性支气管肺癌	肺结核	①结核球：与周围型肺癌鉴别。可有反复血痰史。边界清楚，边缘光滑无毛刺，偶见分叶，如有空洞，直径<3cm。②肺门淋巴结核：与中央型肺癌鉴别。有结核中毒症状，结核菌素试验多呈强阳性，抗结核治疗有效。影像学检查有助鉴别。③急性粟粒型肺结核：与弥漫性细支气管-肺泡癌鉴别。可见病灶大小相等、分布均匀的粟粒样结节，常伴全身中毒症状，抗结核治疗有效
	肺炎	起病急，可见毒血症状、呼吸道症状，X线为云絮影，少见肺不张，经抗感染治疗病灶吸收迅速完全
	肺脓肿	与癌性空洞继发感染鉴别。起病急，伴高热、咳大量浓痰，中毒症状明显，胸片示薄壁空洞，内有液平，周围有炎症改变
	炎性假瘤	有呼吸道感染史，可痰中带血，X线呈单发圆形、椭圆形或哑铃形，轮廓不清，密度淡而均匀，边无分叶，有长毛样改变
慢性肺源性心脏病	冠心病	慢性肺心病无典型心绞痛或心肌梗死的表现，多有胸、肺疾病史，心电图中ST-T改变多不明显，心向量图有助鉴别
	风湿性心脏病	询问有关慢性肺、胸疾病史，有肺气肿和右心室肥大的体征，超声心动图发现瓣膜器质性狭窄或关闭不全是首要鉴别依据
	原发性扩张型心肌病	无明显慢性呼吸道感染史及显著肺气肿体征，无突出的肺动脉高压征，心脏增大常呈球形，LVEF降低等
	缩窄性心包炎	有心悸、气促、颈静脉怒张、心电图低电压等。相关病史和心室舒张受限等及X线（侧位常可发现心包钙化）可资鉴别

第二单元 循环系统疾病

☆ 重点提示

本单元是出题的热点，每年考试所占分值较大，应重点复习。首先对于几种病的中医病因病机以及诊断都应了解。其次因考试题型多为A2型题，所以复习的重点在于各个病的辨证论治。尤其是心力衰竭、心绞痛、心肌梗死，出题率较高。对于各类心脏疾病要熟悉西药的用药。

———— 考点集合 ————

一、心力衰竭

1. 基本病因

（1）原发性心肌损害：①缺血性心肌损害：冠心病心肌缺血和（或）心肌梗死是最常见原因之一。②心肌炎和心肌病。③心肌代谢障碍性疾病：糖尿病心肌病最常见。

（2）心脏负荷过重：①压力负荷（后负荷）过重——高血压、主动脉瓣狭窄、肺动脉高压、肺动脉瓣狭窄。②容量负荷（前负荷）过重——心脏瓣膜关闭不全，血液反流；左、右心或动静脉分流性先天性心血管病（间隔缺损、动脉导管未闭）。

2. 心力衰竭分期及心功能分级（2011）

Ⅰ级：患者患有心脏病，但日常活动量不受限制，一般活动不引起疲乏、心悸、呼吸困难或心绞痛。

Ⅱ级：心脏病患者的体力活动受到轻度的限制，休息时无自觉症状，但平时一般活动下可出现疲乏、心悸、呼吸困难或心绞痛。

Ⅲ级：心脏病患者体力活动明显受限，小于平时一般活动即引起上述症状。

Ⅳ级：心脏病患者不能从事任何体力活动。休息状态下也出现心衰的症状，体力活动后加重。

二、急性心力衰竭

1. 西医病因　①慢性心衰急性加重。②急性心肌坏死和（或）损伤。③急性血流动力学障碍。

2. 临床表现

（1）早期表现：劳力性呼吸困难、夜间阵发性呼吸困难（2009，2017）、睡觉需用枕头抬高头部等；检查可发现左心室增大、闻及舒张早期或中期奔马律、P_2亢进、两肺有湿啰音。

（2）急性肺水肿：①突发严重呼吸困难、端坐呼吸、喘息不止、烦躁不安并有恐惧感，呼吸频率可达30~50次/分；频繁咳嗽并咯出大量粉红色泡沫样血痰（2015）；极重者可神志模糊。②血压一过性升高；随病情持续，血压下降；严重者可出现心源性休克。③心率增快，心尖区第一心音减弱，心尖部常可闻及舒张早期奔马律，肺动脉瓣区第二心音亢进，两肺满布湿性啰音和哮鸣音。

（3）心源性休克：①持续低血压。②组织低灌注状态：皮肤湿冷、苍白和紫绀；心动过速（心率＞110次/分）；尿量显著减少（＜20mL/h）；意识障碍。③血流动力学障碍。④低氧血症和代谢性酸中毒。

（4）其他：①昏厥，主要见于急性心排血量受阻或严重心律失常患者。②心脏骤停。

3. 诊断

（1）急性左心衰竭：常见临床表现是急性左心衰竭所致的呼吸困难，系由肺淤血所致，严重患者可出现急性肺水肿和心源性休克。BNP/NT-proBNP是心衰的生物标记物，对急性左心衰竭诊断和鉴别诊断有肯定价值（2016）。

（2）急性右心衰竭：常见病因为右心室梗死和急性大块肺栓塞。根据病史及临床表现如突发的呼吸困难、低血压、颈静脉怒张等，结合心电图和超声心动图检查，可以进行诊断。

（3）急性左心衰竭严重程度分级

1）Killip法：Ⅰ级：无心衰；Ⅱ级：有心衰，两肺中下部有湿啰音，占肺野下1/2，可闻及奔马律，X线胸片有肺淤血；Ⅲ级：严重心衰，有肺水肿，细湿啰音遍布两肺（超过肺野下1/2）；Ⅳ级：心源性休克，低血压（收缩压90mmHg），紫绀，出汗，少尿。

2）临床程度分级

急性左心衰的临床程度分级

分级	皮肤	肺部啰音
Ⅰ级	干、暖	无
Ⅱ级	湿、暖	有
Ⅲ级	干、冷	无/有
Ⅳ级	湿、冷	有

4. 西医治疗原则 降低左心房压和（或）左心室充盈压；增加左心室心搏量；减少循环血量；减少肺泡内液体渗入，保证气体交换。

5. 急性左心衰竭的一般处理 ①体位：静息时明显呼吸困难者端坐位。②四肢交换加压。③吸氧：适用于低氧血症和呼吸困难明显（尤其指端$SaO_2<90\%$）者。④作好救治的准备工作，开放至少2根静脉通道，并保持通畅，必要时采用深静脉穿刺置管。⑤饮食易消化，总量控制，少量多餐（6~8次/日）；应用袢利尿剂时不要过分限制钠盐摄入量。⑥出入量管理：每天液体摄入量一般在1500mL以内，不超过2000mL。保持每天水出入量负平衡约500mL。

6. 急性左心衰竭的药物治疗

（1）镇静剂：吗啡（伴CO_2潴留者不宜，伴明显和持续低血压、休克、意识障碍、COPD等患者禁忌使用，老年患者慎用或减量）及哌替啶。

（2）支气管解痉剂：氨茶碱、二羟丙茶碱（不宜用于冠心病如AMI或不稳定型心绞痛所致的急性心衰患者，不可用于伴心动过速或心律失常者）。

（3）利尿剂：适用于急性心衰伴肺循环和（或）体循环明显淤血以及容量负荷过重的患者。首选袢利尿剂（呋塞米、托拉塞米、布美他尼）；噻嗪类利尿剂、保钾利尿剂（阿米洛利、螺内酯）等仅作为袢利尿剂的辅助（替代）药物或联合用药。

（4）血管扩张药物：可用于急性心衰早期。收缩压>110mmHg的急性心衰患者通常可以安全使用，90~110mmHg的患者谨慎使用，<90mmHg的患者禁忌使用。主要有硝酸酯类、硝普钠、重组人B型BNP（rhBNP）、乌拉地尔、酚妥拉明，但钙拮抗剂不推荐用于急性心衰的治疗。

（5）正性肌力药物：适用于低心排血量综合征，血压较低和对血管扩张药物及利尿剂不耐受或反应不佳者尤其有效。①洋地黄类（毛花苷C）。②多巴胺。③多巴酚丁胺。④磷酸二酯酶抑制剂（米力农、氨力农）。⑤左西孟旦（钙增敏剂）。

急性左心衰的血管活性药物的选择作用

收缩压	肺淤血	推荐的治疗方法
>100mmHg	有	利尿剂（呋塞米）+血管扩张剂（硝酸酯类、硝普钠、重组人B型利钠肽、乌拉地尔）
90~100mmHg	有	血管扩张剂和（或）正性肌力药（多巴胺、多巴酚丁胺、磷酸二酯酶抑制剂）
<90mmHg	有	此情况为心源性休克：①在血流动力学监测（主要采用床边漂浮导管法）下进行治疗。②适当补充血容量。③应用正性肌力药物如多巴胺，必要时加用去甲肾上腺素。④如效果仍不佳，应考虑肺动脉插管监测血流动力学和使用主动脉内球囊反搏和心室机械辅助装置；肺毛细血管楔压高者可在严密监测下考虑多巴胺基础上加用少量硝普钠、乌拉地尔

7. 急性右心衰竭的治疗

（1）右心室梗死伴急性右心衰竭：①扩容，如存在心源性休克，在检测中心静脉压的基础上首先大量补液。②禁用利尿剂、吗啡和硝酸甘油等血管扩张剂，以避免进一步降低右心室充盈压。③如右心室梗死同时合并广泛左心室梗死，则不宜盲目扩容，以防止造成急性肺水肿；如存在严重左心室功能障碍和PCWP升高，不宜使用硝普钠，应考虑主动脉内球囊反搏（IABP）治疗。

（2）急性大块肺栓塞所致急性右心衰竭：①止痛，吗啡或哌替啶。②吸氧，鼻导管或面罩给氧（6~8L/min）。③溶栓，常用尿激酶或人重组组织型纤溶酶原激活剂（rt-PA），停药后应继续肝素治疗，改用华法林口服数月。④经内科治疗无效的危重患者（如休克）予介入治疗。

8. 非药物治疗　主动脉内球囊反搏；机械通气；其他如血液净化治疗、外科手术等。

三、慢性心力衰竭

1. 临床表现

（1）左心衰竭：以肺淤血及心排血量降低致器官低灌注表现为主。①劳力性呼吸困难（左心衰最早出现的症状，卧位加重），夜间阵发性呼吸困难（可伴心源性哮喘）；咳嗽、咳痰、咯血；乏力、疲倦、头昏、心慌等（2008）。②两肺底湿啰音与体位变化有关，心源性哮喘时两肺可闻及哮鸣音；胸腔积液时有相应体征；心脏扩大、心率加快，肺动脉瓣区第二心音亢进、心尖区舒张期奔马律和（或）收缩期杂音、交替脉等。

（2）右心衰竭：以体循环静脉淤血的表现为主。①内脏淤血而致腹胀、食欲不振、恶心、呕吐、肝区胀痛、少尿等。②颈静脉怒张和（或）肝-颈静脉回流征阳性；黄疸、肝大伴压痛；周围性紫绀；下垂部位凹陷性水肿；胸水和（或）腹水；右心室显著扩大，三尖瓣收缩期杂音。

（3）全心衰竭：左、右心衰竭均存在，有肺淤血、心排血量降低和体循环淤血的相关症状和体征。由左心衰发展为全心衰时，因右心排血量减少，呼吸困难可有不同程度的减轻。

2. 实验室检查及其他检查

（1）常用生化检查：①血浆脑钠肽（BNP）。②电解质（低钠血症、低钾血症、高钾血症）。③肝、肾功能（转氨酶和胆红素升高、血肌酐升高、高尿酸血症）。④血浆白蛋白［肾淤血和（或）低灌营养不良——低白蛋白血症］；严重右心衰时极高的静脉压——失蛋白肠病（如未能及时手术纠治的法洛征）；过度利尿——高白蛋白血症。

（2）辅助检查：X线检查可见心影增大、肺淤血征象等。超声心动图检查见心脏腔室扩张，心脏功能异常改变。放射性核素检查见左心室射血分数下降，血流动力学检查见左心衰竭时 PCWP>14mmHg，右心衰竭时静脉压>150mmHg。

3. 诊断标准

（1）ESC 心力衰竭的定义（2008）。①慢性心衰的症状：静息或活动时气急和（或）乏力。②水液潴留的体征：包括肺底湿啰音、胸腔积液、颈静脉怒张、踝部水肿、肝大等。③静息时心脏结构或功能异常的客观证据：包括心脏增大、第三心音、心脏杂音、超声心动图异常、BNP 增高等。以上3项每项同时存在1种或1种以上证据。

（2）射血分数正常的心力衰竭诊断（中国 2009 年制订）。①有充血性心力衰竭的体征或症状，并排除心脏瓣膜病、缩窄性心包炎和其他非心脏疾病。②左心室收缩功能正常或轻度异常（LVEF>45% 和左心室舒张末期容积指数<97mL/m^2）。③左心室舒张功能异常即左心室充盈压升高的证据。

（3）诊断慢性心衰主要根据详细病史和体格检查；胸片、心电图和超声心动图是关键的辅助检查；当患者发生呼吸困难，不能排除慢性心衰时，应测定 BNP 或 NT-proBNP，但最终诊断须结合所有临床资料。

4. 西医治疗

（1）一般治疗：去除或缓解基本病因；去除诱因；改善生活方式；干预心血管损害的危险因素；密切观察病情及定期随访。

（2）药物治疗：①抑制神经内分泌激活——血管紧张素转换酶抑制剂（ACEI）、β受体阻滞剂。②改善血流动力学——利尿剂（2002，2004，2008）、地高辛（已在应用ACEI或ARB、β受体阻滞剂和利尿剂治疗，而仍持续有症状的慢性收缩性心衰患者；有房颤伴快速心室率的CHF患者）。

（3）其他：①醛固酮受体拮抗剂。②血管紧张素Ⅱ受体拮抗剂（ARB）。③环腺苷酸（cAMP）依赖性正性肌力药，包括β肾上腺素能激动剂如多巴胺、多巴酚丁胺，以及磷酸二酯酶抑制剂如米力农等。

5. 中医辨证论治

（1）心肺气虚——补益心肺

证候：心悸，气短，肢倦乏力，动则加剧，神疲咳喘，面色苍白，舌淡或边有齿痕，脉沉细或虚数。

方药：养心汤合补肺汤加减。若寒痰内盛，可加款冬花、苏子温化寒痰；肺阴虚较重，可加沙参、玉竹、百合养阴润肺等。

（2）气阴亏虚——益气养阴

证候：心悸，气短，倦怠乏力，面色苍白，动辄汗出，自汗或盗汗，头晕，面颧暗红，夜寐不安，口干，舌质红或淡红苔薄白，脉细数无力或结或代。

方药：生脉散合酸枣仁汤加味。

（3）气虚血瘀——益气活血，疏肝通络

证候：心悸气短，胸胁满闷或作痛，胁下痞块或颈部青筋显露，面色晦暗，唇青甲紫，舌质紫暗或有瘀点，脉细涩或结、代。

方药：人参养荣汤合桃红四物汤加减。若有腹水鼓胀，可酌加己椒苈黄丸、葫芦瓢，或牵牛子、舟车丸等，中病得下即止。

（4）阳虚饮停——益气温阳，蠲饮平喘

证候：心悸，喘息不能卧，颜面及肢体浮肿，或伴胸水、腹水，脘痞腹胀，形寒肢冷，大便溏泄，小便短少，舌淡胖或暗淡，苔白滑，脉沉细无力或结、代（2006，2017）。

方药：真武汤加减。如喘促明显，加参蛤散。

（5）心肾阳虚——温补心肾

证候：心悸，气短乏力，动则气喘，身寒肢冷，尿少浮肿，腹胀便溏，面颧暗红，舌质红少苔，脉细数无力或结、代（2006）。

方药：桂枝甘草龙骨牡蛎汤合金匮肾气丸加减。腰膝酸软，头晕耳鸣，步履无力，为肾精亏损，选右归丸加减；兼阴虚较甚，口干咽燥，午后升火，选左归丸化裁。

（6）痰饮阻肺——宣肺化痰，蠲饮平喘

证候：咳喘痰多，或发热形寒，倚息不得平卧；心悸气短，胸闷，动则尤甚，尿少肢肿，或静脉显露。舌淡或略青，舌苔白腻或黄腻，脉弦滑或滑数。

方药：三子养亲汤合真武汤加减（2017）。痰黄便秘者，麻杏石甘汤合真武汤加减，可加礞石滚痰丸等涤痰畅中；痰涎稀白，小青龙汤合真武汤加减；阴虚痰饮，外邪引动者，千金苇茎汤合真武汤加减。

四、心律失常的分类

1. 按发生机制分类　①激动形成异常：窦房结心律失常（窦性心动过缓、窦性心动过速、窦性停搏、窦性心律不齐）。②异位心律：主动性异位心律（期前收缩、阵发性心动过速、心房扑动、心房颤动、心室扑动、心室颤动）、被动性异位心律（逸搏、逸搏心律）。③激动传导异常：生理性干扰及房室分离、病理性传导阻滞（窦房传导阻滞、房内传导阻滞、房室传导阻滞、室内传导阻滞）、房室间传导途径异常（预激综合征）。

2. 按发生时心率快慢　①快速性心律失常：期前收缩、心动过速、扑动和颤动等。②缓慢性心律失常：窦性心动过缓、窦房传导阻滞、窦性停搏、房室传导阻滞、病态窦房结综合征等。

五、快速性心律失常

1. 临床表现

（1）阵发性室上性心动过速：呈阵发性，心率在160次/分以上，心悸、胸闷、头晕、乏力、胸痛或紧压感。偶可晕厥，可诱发心绞痛甚至心肌梗死、脑血栓形成。

（2）期前收缩：频发者可有心悸、胸闷、头晕、乏力等。听诊有心脏提前搏动。

（3）心房纤颤：心悸、胸闷、头晕、乏力等。听诊心音强弱不等、心律绝对不规则、脉搏短绌。

（4）室性心动过速：非持续性室速（发作时间短于30秒，能自行终止）通常无症状。持续性室速（发作时间超过30秒，需药物或电复律始能终止）常伴有明显血流动力学障碍与心肌缺血。临床症状见低血压、少尿、晕厥、气促、心绞痛等。

2. 心电图诊断

（1）室上性心动过速：①心率快而规则，阵发性多160～220次/分，非阵发性70～130次/分。②P波形态与窦性不同，出现在QRS波群之后则为房室交界性心动过速；当心率过快时，P波往往与前面的T波重叠，无法辨认，故统称为室上性心动过速。③QRS波群形态通常为室上型，亦可增宽、畸形（室内差异性传导、束支阻滞或预激综合征）。④ST-T波无变化，发作中也可以倒置（频率过快而引起的相对性心肌供血不足）。

（2）期前收缩：①房性期前收缩：提早出现的P'波，形态与窦性P波不同；P'-R>0.12秒；QRS波群形态正常，亦可增宽（室内差异性传导）或未下传；代偿间歇不完全。②房室交界性期前收缩：提前出现的QRS波群，而其前无相关P波，如有逆行P'波可出现在QRS波群之前、之中或之后；QRS波群形态正常，也可因发生差异性传导而增宽；代偿间歇多完全。③室性期前收缩：QRS波群提早出现，宽大、畸形或有切迹，时间达0.12秒；T波亦宽大，其方向与QRS波群主波方向相反；代偿间歇完全。

（3）室性心动过速：①3个或以上的室早连发。②常没有P波或P波与QRS波群无固定关系，且P波频率比QRS波群频率缓慢；频率多为150～220次/分，室律略有不齐；偶有心室夺获或室性融合波。

（4）房颤与房扑：①房颤：P波消失，代之以大小不等、形态不同、间隔不等的f波，频率为350～600次/分；QRS波群、T波形态为室上性，但QRS波群可增宽畸形（室内差异传导）；大多数房颤心室率快而不规则，多在160～180次/分；当心室率极快而无法辨别f波时，主要根据心室率完全不规则及QRS波群与T波形状变异诊断。②房扑：P波消失，代之以连续性锯齿样F波（各波大小、形态相同，频率规则，250～350次/分）；QRS波群及T波均呈正常形态，但偶尔可因室内差异性传导、合并预激症候群，或伴束支传导阻滞，使其增宽并畸形。③未经治疗的心房扑动，常呈2:1房室传导。

3. 西医治疗

（1）药物治疗

1）窦性心动过速：<u>首选β受体阻滞剂（2017）</u>，不能使用β受体阻滞剂时选用维拉帕米或地尔硫䓬。

2）房性期前收缩：症状十分明显者考虑使用β受体阻滞剂；可诱发室上速、房颤的给予维拉帕米、予普罗帕酮以及胺碘酮等。

3）阵发性室上性心动过速：急性发作——颈动脉按摩；维拉帕米静脉注入、普罗帕酮缓慢静脉推注、腺苷或三磷酸腺苷静脉快速推注、胺碘酮缓慢静脉推注。防止发作——经导管射频消融术根治，予普罗帕酮，必要时伴以阿替洛尔或美托洛尔。

4）房颤及房扑：房颤一般分为阵发性房颤、持续性房颤、永久性房颤。永久性房颤常用地高辛和β受体阻滞剂，控制不满意可以换用地尔硫䓬或维拉帕米，个别难治者可选用胺碘酮或行射频消融改良房室结,慢-快综合征患者需安置起搏器后用药。心律转复及窦性心律(窦律)维持——药物复律和电复律。房扑的治疗原则同房颤。

5)室性期前收缩:酌选美西律、普罗帕酮;β受体阻滞剂,如阿替洛尔或美托洛尔;利多卡因或胺碘酮。

6)室性心动过速:如发生低血压、休克、心绞痛、充血性心力衰竭或脑血流灌注不足,迅速施行直流电复律。无血流动力学障碍的持续性室性心动过速,首先给予利多卡因;也可静脉注射索他洛尔、普罗帕酮,或胺碘酮。持续性室速伴心功能不全者,首选胺碘酮。

(2)非药物治疗:心脏电复律、埋藏式心脏复律除颤器(ICD)、导管射频消融术(RFCA)、外科治疗。

4. 中医辨证论治

心神不宁——镇惊定志,养心安神——安神定志丸加减。
气血不足——补血养心,益气安神——归脾汤加减。
阴虚火旺——滋阴清火,养心安神——天王补心丹加减。
气阴两虚——益气养阴,养心安神——生脉散加减。
痰火扰心——清热化痰,宁心安神——黄连温胆汤加减(2016)。
心脉瘀阻——活血化瘀,理气通络——桃仁红花煎加减。
心阳不振——温补心阳,安神定悸——参附汤合桂枝甘草龙骨牡蛎汤加减。

六、缓慢性心律失常

1. 西医病因 缓慢性窦性心律失常;房室传导阻滞;病态窦房结综合征。

2. 临床表现

(1)窦性心动过缓:头晕、乏力,部分见心悸、停搏感,严重者可出现胸闷、胸痛;阻滞次数多、间歇长者,可有黑蒙、晕厥等严重症状。

(2)房室传导阻滞:一度房室传导阻滞多无自觉症状。二度Ⅰ型房室传导阻滞偶见心悸、乏力;二度Ⅱ型房室传导阻滞,特别是高度房室阻滞时,见头晕、乏力、胸闷、气短、晕厥及心功能下降。三度房室传导阻滞见乏力、活动时头晕,但多不发生晕厥;发生于希氏束分叉以下的低位的三度房室传导阻滞,见晕厥,甚至猝死。

(3)病窦综合征:当窦性心动过缓比较严重或有窦性停搏时,见眩晕、乏力,严重者发生晕厥、猝死。心脏听诊及心电图检查,发现心律的变化很大,窦性心动过缓、窦房传导阻滞、阵发性室上性心动过速、心房扑动、心房纤颤可交替出现,形成心动过缓-心动过速综合征。

3. 心电图诊断

(1)窦性心动过缓:①窦性心律。②心率在40~60次/分。③常伴有窦性心律不齐,严重过缓时可产生逸搏。

(2)房室传导阻滞:①一度房室传导阻滞:窦性P波,每个P波后都有相应的QRS波群;P-R间期延长至0.20秒以上。②二度Ⅰ型房室传导阻滞:P-R期逐渐延长;R-R间隔相应地逐渐缩短,直到P波后无QRS波群出现,如此周而复始。③二度Ⅱ型:P-R间期固定(正常或延长)(2012);P波突然不能下传而QRS波群脱漏。④三度房室传导阻滞:窦性P波,P-P间隔一般规则;P波与QRS波群无固定关系;心房率快于心室率;心室率由交界区或心室自主起搏点维持。

(3)病态窦房结综合征:①持续、严重、有时是突发的窦性心动过缓。②发作时可见窦房阻滞或窦性停搏。③心动过缓与心动过速交替出现,心动过速可以是阵发性室上速、阵发性房颤与房扑。

4. 西医治疗 包括药物治疗与人工心脏起搏。

（1）窦性心动过缓：可用阿托品。
（2）房室传导阻滞：①一度房室传导阻滞与二度Ⅰ型房室传导阻滞心室率不太慢者，无须接受治疗。②二度Ⅱ型与三度房室传导阻滞如心室率显著缓慢，伴有血流动力学障碍，甚至阿－斯综合征发作，给予阿托品、异丙肾上腺素。
（3）病态窦房结综合征：酌用阿托品、麻黄碱或含服异丙肾上腺素。

5. 中医辨证论治

心阳不足——温补心阳，通脉定悸——人参四逆汤合桂枝甘草龙骨牡蛎汤加减（2017）。
心肾阳虚——温补心肾，温阳利水——参附汤合真武汤加减。
气阴两虚——益气养阴，养心通脉——炙甘草汤加减。
痰浊阻滞——理气化痰，宁心通脉——涤痰汤加减。
心脉痹阻——活血化瘀，理气通络——血府逐瘀汤加减。

七、心脏性猝死

1. 定义　由于心脏原因引起的无法预料的自然死亡，常在急性症状出现后 1 小时内发生，以突然意识丧失为表现，死亡出乎意料。

2. 病因　80%由冠心病及其并发症引起（2017）。左心室射血分数低于30%是猝死的最强预测因素，心肌梗死后出现频发性与复杂性室性期前收缩亦预示猝死高危。

3. 临床表现
（1）前驱期：心脏骤停发生前数天、数周或数月，出现新的心血管症状或原有症状加重，如心绞痛、呼吸困难或疲乏无力。此期症状一般不敏感，缺乏特异性。
（2）发病期：通常不超过 1 小时。特异性症状是持续胸痛或突然心悸，呼吸困难，头晕，软弱无力。
（3）心跳骤停期：由于脑血流量不足而致意识突然丧失、呼吸停止和脉搏消失。如不立即进行抢救，一般在 1 分钟内进入死亡期。罕见自发逆转者。
（4）生物学死亡期：心室颤动或心室停搏，如在前 4～6 分钟内未予心肺复苏，则预后很差。如前 8 分钟未予复苏，除非在低温等特殊条件下，一般不能存活。

4. 心电图检查　临床常见 3 种心电图表现：①心室颤动（最多见）（2016）或扑动。②心室静止，心电图上出现直线。③心肌电－机械分离，宽而畸形、频率较慢、较为完整的 QRS 波群，但不产生有效的心肌机械性收缩，亦称为深度心血管性虚脱。

5. 诊断要点　①意识突然丧失。②大动脉（颈动脉或股动脉）搏动消失。具有上述 2 点即可作出临床诊断，应立即进行心肺复苏。由于心音常因受到抢救时外界环境影响，故听诊不如摸大动脉可靠。

6. 西医治疗
（1）基础心肺复苏：畅通气道、人工呼吸和人工胸外挤压，简称 ABC（airway, circulation, breathing）。①开通气道：仰头抬颏法、清除患者口中的异物和呕吐物、取下松动义齿。②人工呼吸：首先进行 2 次人工呼吸，每次持续吹气时间在 1 秒以上。然后立即胸外按压。按压和吹气比例为 30∶2。马上争取气管内插管，以人工气囊挤压或人工呼吸机进行辅助呼吸与输氧，纠正低氧血症。③胸外按压：建立人工循环的主要方法。患者置于水平位，头部不高于心脏，仰卧于硬板床或地上。按压在胸骨中下 1/3 交界处或两乳头连线与胸骨交点，按压时术者双臂伸直，双肩在患者胸骨上方正中，垂直向下用力按压，利用髋关节为支点，以肩臂部力量向下按压，按压深度为 4～5cm，按压频率为 100 次/分。

"关于心肺复苏的更改建议"（AHA《心肺复苏及心血管急救指南》，2015）：①按压速率为 100～120 次/分。②成人按压幅度至少为 5cm，但不超过 6cm，婴儿和儿童的按压幅度至少为胸部前后径的 1/3（婴儿大约为 4cm，儿童大约为 5cm）。③确定了单一施救者的施救顺序为

C-A-B（胸外按压、开放气道、人工呼吸）。单人施救者在进行30次按压后，开放患者的气道并进行2次人工呼吸。

（2）药物治疗：尽早开通静脉通道。周围静脉通常选用肘前静脉或颈外静脉，中心静脉可选用颈内静脉、锁骨下静脉和股静脉。予肾上腺素、利多卡因、胺碘酮或溴苄胺、碳酸氢钠、葡萄糖酸钙、肾上腺素、阿托品等。

（3）复苏后处理：①心脏复苏后维持有效的循环和呼吸功能，预防再次心脏骤停，维持水电解质和酸碱平衡，防治脑水肿、急性肾衰竭和继发感染。②脑复苏是心肺复苏最后成败的关键，主要措施包括降温（物理降温或加用冬眠药物）、脱水（20%甘露醇和呋塞米）。③防治急性肾功能衰竭。

7. 中医辨证论治

气阴两脱——益气救阴——生脉散加减。

痰蒙神窍——豁痰活血，开窍醒神——菖蒲郁金汤加减。

元阳暴脱——回阳固脱——独参汤或四味回阳饮加减。

八、原发性高血压

1. 发病机制　高血压的血流动力学特征主要是总外周血管阻力相对或绝对增高。主要集中在以下几个环节：交感神经系统活性亢进、肾性水钠潴留、肾素-血管紧张素-醛固酮系统（RAAS）激活、细胞膜离子转运异常、胰岛素抵抗。

2. 中医病因病机　高血压病发病主要与肝、脾、肾等脏腑关系密切；病因为情志失调、饮食不节、久病劳伤、先天禀赋不足等；主要病理环节为风、火、痰、瘀、虚；病机性质为本虚标实，肝肾阴虚为本，肝阳上亢、痰浊内蕴为标（2017）。

3. 临床表现

（1）一般症状、体征：大多数起病缓慢、渐进，约1/5患者无症状。可见头晕、头痛、颈项板紧、疲劳、心悸。主动脉瓣区第二心音亢进，主动脉瓣收缩期杂音。长期持续高血压可见心尖搏动向左下移位、心界向左下扩大等左心室肥大体征，还可闻及第四心音。

（2）并发症：①心：高血压性心脏病，最终导致充血性心力衰竭。高血压是冠状动脉粥样硬化的重要危险因素之一。②脑：急性脑血管病，包括脑出血、短暂性脑缺血、脑血栓形成等。③肾：肾功能损害。

（3）高血压危重症：①恶性高血压：多见于中青年。发病急骤，血压显著升高，舒张压常≥130mmHg，头痛，视力减退，视网膜出血、渗出和视神经乳头水肿。肾功能损害明显迅速，出现蛋白尿、血尿、管型尿。如治疗不及时，可因肾衰竭、心力衰竭或急性脑血管病而死亡。②高血压危象：紧张、疲劳、寒冷、嗜铬细胞瘤发作、突然停服降压药等诱因。在高血压早期与晚期均可发生。出现头痛、烦躁、眩晕、恶心、呕吐、心悸、气急及视力模糊等严重症状，以及伴有痉挛动脉（椎-基底动脉、颈内动脉、视网膜动脉、冠状动脉等）累及相应的靶器官缺血症状。③高血压脑病：重症高血压患者，出现脑水肿表现，见弥漫性严重头痛、呕吐、意识障碍、精神错乱，甚至昏迷、局灶性或全身抽搐。

4. 诊断

（1）按血压水平分类和分级

类别	收缩压（mmHg）		舒张压（mmHg）
正常血压	<120	和	<80
正常高值	120~139	和/或	80~89
高血压	≥140	和/或	≥90
1级高血压（轻度）	140~159	和/或	90~99

续表

类别	收缩压（mmHg）		舒张压（mmHg）
2级高血压（中度）	160～179	和/或	100～109
3级高血压（重度）	≥180	和/或	≥110
单纯收缩期高血压	≥140	和	<90

（2）按心血管风险分层

高血压患者心血管风险水平分层

其他危险因素和病史	血压（mmHg）		
	1级高血压	2级高血压	3级高血压
无	低危	中危	高危
1～2个其他危险因素	中危	中危	很高危
≥3个其他危险因素，或靶器官损害	高危	高危	很高危
临床并发症或合并糖尿病	很高危	很高危	很高危

5. 西医治疗原则

（1）改善生活行为：控制体重；减少钠盐摄入（食盐<6g/d）；补充钙和钾盐；减少脂肪摄入；戒烟、限酒；增加运动。

（2）降压药物治疗的时机：高危、很高危或3级高血压患者立即开始；确诊的2级高血压患者考虑开始；1级高血压患者生活方式干预数周后，如血压仍≥140/90mmHg，再开始降压药物治疗。

（3）血压控制目标值：一般患者140/90mmHg以下；65岁及以上的老年人收缩压150mmHg以下，能耐受可进一步降低；伴有肾脏疾病、糖尿病或冠心病病情稳定者130/80mmHg以下，脑卒中后者一般血压目标为<140/90mmHg。

6. 降压药物的应用

（1）利尿剂：噻嗪类（使用最多，常用氢氯噻嗪和氯噻酮、苄氟噻嗪、吲达帕胺，痛风者禁用，高尿酸血症及明显肾功能不全者慎用），袢利尿剂（主要用于肾功能不全）和保钾利尿剂（肾功能不全者禁用）。适用于老年和高龄老年高血压、单独收缩期高血压或伴心力衰竭患者，也是难治性高血压的基础药物之一。

（2）β受体阻滞剂：常用美托洛尔、阿替洛尔、比索洛尔、卡维地洛、拉贝洛尔。

（3）钙通道阻滞剂（CCB）：硝苯地平、氨氯地平、维拉帕米、地尔硫䓬。

（4）血管紧张素转换酶抑制剂（ACEI）：常用卡托普利、依那普利、贝那普利、赖诺普利、西拉普利、培哚普利、雷米普利、福辛普利等。

（5）血管紧张素Ⅱ受体拮抗剂（ARB）：常用氯沙坦、缬沙坦、厄贝沙坦、依普罗沙坦、伊贝沙坦、替米沙坦、坎地沙坦和奥美沙坦。

（6）α受体阻滞剂：非一般高血压治疗首选，适用于高血压伴前列腺增生患者（2016），也用于难治性高血压患者的治疗。易导致体位性低血压。

（7）联合应用

联合治疗方案推荐参考

优先推荐	一般推荐	不常规推荐
D-CCB+ARB	利尿剂+β受体阻滞剂	ACEI+β受体阻滞剂
D-CCB+ACEI	α受体阻滞剂+β受体阻滞剂	ARB+β受体阻滞剂

优先推荐	一般推荐	不常规推荐
ARB + 噻嗪类利尿剂	D – CCB + 保钾利尿剂	ACEI + ARB
ACEI + 噻嗪类利尿剂	噻嗪类利尿剂 + 保钾利尿剂	中枢作用药 + β受体阻滞剂
D – CCB + 噻嗪类利尿剂		
D – CCB + β受体阻滞剂		

(8) 有并发症的降压治疗：①脑血管病（ARB、长效钙拮抗剂、ACEI 或利尿剂）。②冠心病。高血压合并稳定型心绞痛的降压治疗，应选择 β 受体阻滞剂、转换酶抑制剂和长效钙拮抗剂；发生过心肌梗死患者应选择 ACEI 和 β 受体阻滞剂，预防心室重构。③心力衰竭。无症状左心室功能不全（ACEI 和 β 受体阻滞剂）、心力衰竭（利尿剂、ACEI 或 ARB 和 β 受体阻滞剂联合）。④慢性肾衰竭（ACEI 或 ARB）。⑤糖尿病（ARB 或 ACEI、长效钙拮抗剂）。

7. 中医辨证论治

(1) 肝阳上亢——平肝潜阳

证候：头晕头痛，口干口苦，面红目赤，烦躁易怒，大便秘结，小便黄赤，舌质红苔薄黄，脉弦细有力。

方药：天麻钩藤饮加减（2006，2011）。

(2) 痰湿内盛——祛痰降浊

证候：头晕头痛，头重如裹，困倦乏力，胸闷，腹胀痞满，少食多痰，呕吐痰涎，肢体沉重，舌胖苔腻，脉濡滑。

方药：半夏白术天麻汤加减（2006）。

(3) 瘀血内停——活血化瘀

证候：头痛经久不愈，固定不移，头晕阵作，偏身麻木，胸闷，时有心前区痛，口唇发绀，舌紫，脉弦细涩。

方药：血府逐瘀汤加减。

(4) 肝肾阴虚——平潜肝阳

证候：头晕耳鸣，目涩，咽干，五心烦热，盗汗，不寐多梦，腰膝酸软，大便干涩，小便热赤，舌质红少苔，脉细数或弦细（2005）。

方药：杞菊地黄丸加减（2006）。

(5) 肾阳虚衰——温补肾阳

证候：头晕眼花，头痛耳鸣，形寒肢冷，心悸气短，腰膝酸软，夜尿频多，大便溏薄，舌淡胖，脉沉弱。

方药：济生肾气丸加减（2012）。

九、冠状动脉粥样硬化性心脏病

1. 危险因素　血脂异常、高血压、吸烟、糖尿病或糖耐量异常、性别、年龄、肥胖、长期精神紧张、遗传因素等。

2. 西医分型

(1) 急性冠脉综合征：不稳定型心绞痛；非 ST 段抬高性心梗；ST 段抬高性心梗。

(2) 慢性冠脉病变：稳定型心绞痛；冠脉正常的心绞痛（如 X 综合征）；无症状型心肌缺血；缺血性心肌病。

十、心绞痛

1. 西医病因病机　冠状动脉粥样硬化使血管腔狭窄或阻塞，与冠状动脉功能性改变（痉挛）一起导致冠状动脉的供血与心肌的需血之间发生矛盾，冠状动脉血流量不能满足心肌代谢的需要，引起心肌急剧的、暂时的缺血缺氧时，即可发生心绞痛。

2. 中医病因病机

（1）病因：与寒邪内侵、情志失调、饮食不当、劳倦内伤、年老体虚等因素有关（2006，2011）。

（2）病机：病位在心，涉及肝、肺、脾、肾等脏。以气虚、气阴两虚及阳气虚衰为本，血瘀、寒凝、痰浊、气滞为标的本虚标实病证，若病情进一步发展，可发为真心痛；若心肾阳虚，水邪泛滥，可出现喘咳、水肿。

3. 临床表现（2017）

（1）部位：胸骨体中段或上段之后（2004），可放射至左肩、左臂内侧达无名指和小指，或至颈、咽或下颌部。

（2）诱因：多因劳动过度、情绪激动、饱餐、吸烟、突然受冷、心动过速及休克等而诱发。

（3）性质：常为压迫、发闷或紧缩感，也可有烧灼感。

（4）持续时间：疼痛出现后常逐步加重，然后在3~4分钟内渐消失，很少超过15分钟。

（5）缓解方式：舌下含服硝酸甘油后几分钟或休息后疼痛缓解（2010）。

4. 实验室及其他检查

（1）心电图：在心绞痛发作时，绝大多数病人可出现在以R波为主的导联上ST段压低0.1mV以上，T波低平或倒置，超急性期的ST段抬高（2002，2004，2005，2006），R波波幅降低，室内或束支传导障碍及各种心律失常，以室性期前收缩多见。

（2）CT造影：有较高阴性预测价值。

（3）冠状动脉造影（2016）。

5. 诊断

（1）根据典型的发作特点和体征，结合存在的冠心病危险因素，除外其他原因所致的心绞痛，一般即可确立诊断。

（2）分型。①稳定型心绞痛（稳定型劳力性心绞痛）。②不稳定型心绞痛（初发劳力性心绞痛、恶化劳力性心绞痛、静息心绞痛、梗死后心绞痛、变异型心绞痛）。

6. 西医治疗

（1）发作期：休息；硝酸甘油舌下含化，或硝酸异山梨酯舌下含化（2005），或喷雾吸入制剂。

（2）缓解期：①β受体阻滞剂（常用美托洛尔、比索洛尔，或兼有α受体阻滞作用的卡维地洛）。②硝酸酯制剂。③钙通道阻滞剂（变异型心绞痛首选，常用维拉帕米、硝苯地平、地尔硫䓬）。④曲美他嗪。⑤调脂药和抗血小板药。

（3）不稳定型心绞痛：卧床、吸氧、持续心电监测；抗血小板药（阿司匹林、氯吡格雷）和抗凝药（低分子肝素）；硝酸酯类、β受体阻滞剂、钙通道阻滞剂（严重者常需三联用药）；介入和外科手术治疗。

7. 中医辨证论治

（1）心血瘀阻——活血化瘀，通脉止痛

证候：胸痛较剧，如刺如绞，痛有定处，入夜加重，伴有胸闷，日久不愈，或因暴怒而致心胸剧痛，舌质紫暗，或有瘀斑，舌下络脉青紫迂曲，脉弦涩或结代。

方药：血府逐瘀汤加减（2006，2010）。

（2）痰浊闭阻——通阳泄浊，豁痰开痹（2004，2005）

证候：胸闷痛如窒，气短痰多，肢体沉重，形体肥胖，纳呆恶心，舌苔浊腻，脉滑。

方药：瓜蒌薤白半夏汤合涤痰汤（2001，2003）。

(3) 阴寒凝滞——辛温通阳，开痹散寒

证候：猝然胸痛如绞，天冷易发，感寒痛甚，形寒，冷汗自出，心悸短气，舌质淡红，苔白，脉沉细或沉紧。

方药：枳实薤白桂枝汤合当归四逆汤加减。

(4) 气虚血瘀——益气活血，通脉止痛

证候：胸痛隐隐，时轻时重，遇劳则发，神疲乏力，气短懒言，心悸自汗，舌质淡暗，胖有齿痕，苔薄白，脉缓弱无力或结代（2006）。

方药：补阳还五汤加减。

(5) 气阴两虚——益气养阴，活血通络（2005）

证候：胸闷隐痛，时作时止，心悸气短，倦怠懒言，头晕目眩，心烦多梦，或手足心热，舌红少津，脉细弱无力或结代（2002，2004，2009）。

方药：生脉散合炙甘草汤加减（2006）。

(6) 心肾阴虚——滋阴益肾，养心安神（2006）

证候：胸闷痛，心悸盗汗，虚烦不寐，腰膝酸软，头晕耳鸣，舌红少苔，脉沉细数。

方药：左归丸加减（2005）。

(7) 心肾阳虚——益气壮阳，温络止痛（2006）

证候：心悸而痛，胸闷气短，甚则胸痛彻背，心悸汗出，畏寒肢冷，下肢浮肿，腰酸无力，面色苍白，唇甲淡白或青紫，舌淡白或紫暗，脉沉细或沉微欲绝。

方药：参附汤合右归丸加减（2005）。

十一、心肌梗死

1. 西医病因病理　冠状动脉粥样硬化（偶为冠状动脉栓塞、炎症、先天性畸形、痉挛和冠状动脉口阻塞所致）造成一支或多支血管管腔狭窄和心肌血供不足，而侧支循环未充分建立。一旦血供急剧减少或中断，使心肌严重而持久地急性缺血达 20～30 分钟以上，即可发生 AMI。

2. 中医病因病机　病因与年老体衰、情志内伤、饮食不节、寒邪内侵等因素有关。基本病机为心脉痹阻不通，心失所养（2017）。

3. 临床表现及并发症

(1) 先兆：新发或原有心绞痛症状加重、发作频繁且时间延长，对硝酸甘油疗效明显降低。

(2) 症状：①疼痛，多无明显诱因，常发生于安静时。②全身症状有发热、心动过速、白细胞增高和红细胞沉降率增快。③胃肠道症状，频繁恶心、呕吐、上腹疼痛。④心律失常，以室性心律失常最为多见。⑤低血压和休克。⑥心力衰竭。

(3) 体征：血压降低。部分见心脏浊音界轻度至中度增大，心尖区第一心音减弱，可出现第四心音（心房性）奔马律，少数有第三心音（心室性）奔马律；可有与心律失常、休克和心力衰竭有关的其他体征。

(4) 并发症：乳头肌功能不全或断裂；心脏破裂；栓塞；心室壁瘤；心肌梗死后综合征。

4. 实验室及其他检查

(1) 心电图特征性改变：①ST 段抬高呈弓背向上型，宽而深的 Q 波（病理性 Q 波），T 波倒置。②无 ST 段抬高，无病理性 Q 波，T 波倒置，也可有普遍性 ST 段压低≥0.1mV，但 aVR 导联（有时还有 V_1 导联）ST 段抬高。

（2）定位和定范围

心肌梗死心电图定位诊断

部位	特征性心电图改变导联
前间壁	$V_1 \sim V_3$（2012）
前壁	$V_3 \sim V_5$（2017）
广泛前壁	$V_1 \sim V_6$
下壁	Ⅱ、Ⅲ、aVF（2012）
高侧壁	Ⅰ、aVL
正后壁	$V_7 \sim V_8$（2012）
右心室	$V_3R \sim V_5R$

（3）血清心肌坏死标记物：肌钙蛋白 I（cTnI）或 T（cTnT）是诊断心肌坏死最特异和敏感的标记物。肌酸激酶同工酶（CK-MB）其增高的程度能较准确地反映梗死的范围，其高峰出现时间是否提前有助于判断溶栓治疗是否成功。

5. 诊断　①缺血性胸痛的临床病史。②心电图的动态演变。③血清心肌坏死标记物浓度的动态改变。以上 3 条具备 2 条即可诊断。

6. 西医治疗

（1）监护和一般治疗：休息；立即吸氧；监测心电图、血压和血氧饱和度；迅速给予有效镇痛剂。

（2）心肌再灌注治疗：①溶栓疗法，常用尿激酶（UK）、链激酶（SK）、重组组织型纤维蛋白溶酶原激活剂（rt-PA）、瑞替普酶。②介入治疗（PCI），有直接 PCI、转运 PCI、溶栓后紧急 PCI（补救性 PCI）、择期 PCI。③消除心律失常。④控制休克。⑤治疗心力衰竭。⑥非 ST 段抬高心肌梗死处理，不宜溶栓治疗，以积极抗凝、抗血小板治疗和 PCI 为主。

溶栓疗法的适应证和禁忌证

适应证	禁忌证
1. 心前区疼痛持续 30 分钟以上，硝酸甘油不能缓解	1. 半个月内有活动性出血、手术、活体组织检查、心肺复苏等病史
2. 心电图相邻两个或以上导联 ST 段抬高，肢导联 ≥0.1mV，胸导联≥0.2mV	2. 高血压控制不满意，>180/110mmHg
3. 起病时间≤6 小时	3. 高度怀疑主动脉夹层者
4. 年龄≤75 岁	4. 既往有出血性脑血管病史或半年内有缺血性脑血管病史（包括 TIA）
	5. 各种血液病、出血性疾病或出血倾向者
	6. 糖尿病视网膜病变
	7. 严重肝、肾疾病或其他恶性疾病

冠状动脉再通的判断指标

直接指标	间接指标
冠状动脉造影显示再通	1. 心电图抬高的 ST 段于 2 小时内回降 >50% 2. 胸痛 2 小时内基本消失 3. 2 小时内出现再灌注性心律失常 4. 血清 CK – MB 峰值提前出现（14 小时内）

7. 中医辨证论治（2011）

(1) 气滞血瘀——活血化瘀，通络止痛

证候：胸中痛甚，胸闷气促，烦躁易怒，心悸不宁，脘腹胀满，唇甲青暗，舌质紫暗或有瘀斑，脉沉弦涩或结代。

方药：血府逐瘀汤加减。

(2) 寒凝心脉——散寒宣痹，芳香温通（2005）

证候：胸痛彻背，心痛如绞，胸闷憋气，形寒畏冷，四肢不温，冷汗自出，心悸短气，舌质紫暗，苔薄白，脉沉细或沉紧（2004）。

方药：当归四逆汤合苏合香丸加减。

(3) 痰瘀互结——豁痰活血，理气止痛（2003，2007）

证候：胸痛剧烈，如割如刺，胸闷如窒，气短痰多，心悸不宁，腹胀纳呆，恶心呕吐，舌暗，苔浊腻，脉滑。

方药：瓜蒌薤白半夏汤合桃红四物汤加减。

(4) 气虚血瘀——益气活血，祛瘀止痛（2001，2003）

证候：胸闷心痛，动则加重，神疲乏力，气短懒言，心悸自汗，舌体胖大有齿痕，舌质暗淡，苔薄白，脉细弱无力或结代（2017）。

方药：补阳还五汤加减（2006）。

(5) 气阴两虚——益气滋阴，通脉止痛

证候：胸闷心痛，心悸不宁，气短乏力，心烦少寐，自汗盗汗，口干耳鸣，腰膝酸软，舌红，苔少或剥脱，脉细数或结代。

方药：生脉散合左归饮加减（2006）。

(6) 阳虚水泛——温阳利水，通脉止痛

证候：胸痛胸闷，喘促心悸，气短乏力，畏寒肢冷，腰部、下肢浮肿，面色苍白，唇甲淡白或青紫，舌淡胖或紫暗，苔水滑，脉沉细。

方药：真武汤合葶苈大枣泻肺汤加减。

(7) 心阳欲脱——回阳救逆，益气固脱

证候：胸闷憋气，心痛频发，四肢厥逆，大汗淋漓，面色苍白，口唇紫绀，手足青紫，虚烦不安，甚至神志淡漠或突然昏厥，舌质青紫，脉微欲绝。

方药：参附龙牡汤加减（2006）。

循环系统疾病鉴别诊断

病名	鉴别疾病	鉴别要点
原发性高血压	肾性高血压	①肾实质病变：急性肾小球肾炎（链球菌感染史，发热、水肿、血尿，尿常规检查见蛋白、红细胞和管型。血压一过性升高）；慢性肾小球肾炎（反复浮肿、明显贫血、血浆蛋白低、氮质血症，蛋白尿出现早而持久，血压持续升高）。 ②肾动脉狭窄：舒张压中、重度升高，可在上腹部或背部肋脊角处闻及血管杂音。肾动脉造影可明确诊断
	内分泌疾病继发的高血压	①嗜铬细胞瘤：阵发性或持续性血压升高。血压升高时血或尿中儿茶酚胺及其代谢产物有助于诊断，超声、CT等可示肿瘤部位。 ②原发性醛固酮增多症：长期高血压伴顽固性低血钾，多饮、多尿、肌无力、周期性麻痹、低血钾、高血钠、血浆肾素活性下降，血尿醛固酮升高。安体舒通试验阳性具有诊断价值。 ③库欣综合征：满月脸、水牛背、向心性肥胖、毛发增多、血糖升高，24小时尿中17-羟类固醇、17-酮类固醇升高，地塞米松抑制试验或肾上腺素兴奋试验阳性
心绞痛	急性心肌梗死	持续时间可达数小时，含服硝酸甘油多不缓解。心电图ST段抬高，有异常Q波。WBC升高、ESR升高、心肌坏死标记物升高
	心脏神经症	胸痛多在活动或劳累后出现，轻微体力活动后可缓解。硝酸甘油治疗无效或10分钟后起效，心脏检查均为阴性
	肋间神经痛和肋软骨炎	累及1~2个肋间，为刺痛或灼痛，多为持续性而非发作性，体位改变或牵扯可加重疼痛，沿神经走向有压痛
心肌梗死	心绞痛	发作持续时间一般<15分钟，不伴恶心、呕吐、心衰等，血清酶不增高，心电图无变化或有ST段暂时性压低或抬高
	急性肺动脉栓塞	胸痛、咯血、呼吸困难和休克。心电图示Ⅰ导联S波加深，Ⅲ导联Q波显著、T波倒置。肺动脉造影可确诊
	急腹症	均有上腹部疼痛，可能伴休克。询问病史、体格检查、心电图检查、血清心肌酶和肌钙蛋白测定可协助鉴别
	急性心包炎	疼痛、发热并见，心电图除aVR外，其余导联均有ST段弓背向下抬高，T波倒置，无异常Q波

第三单元 消化系统疾病

☆ 重点提示

本单元内容在历年考试中出题率较高，分值比例仅次于循环系统，需重点复习。对于每个病的中医病因病机及诊断都应了解。慢性胃炎、消化性溃疡的中医分型论治应重点掌握，其他各病的中西医治疗也要熟悉。对于临床表现、实验室检查等内容往年涉及的不多，记住关键词和数据即可。

———————— 考点集合 ————————

一、急性胃炎

1. 西医病因　急性应激（严重创伤、大手术、严重感染、大面积烧伤、脑血管意外、休克和过度紧张）是最主要病因，还有化学性损伤（非甾体类抗炎药）和细菌感染（幽门螺杆菌、沙门菌、大肠杆菌）。

2. 中医病因　主要为饮食伤胃、七情内伤以及寒邪犯胃等。

3. 临床表现　多急性起病（与慢性胃炎的主要区别），上腹饱胀、隐痛、食欲减退、恶心、呕吐、嗳气，重者可有呕血、黑便，细菌感染者常伴腹泻。查体有上腹压痛。

4. 胃镜检查　胃黏膜弥漫性充血、水肿、渗出、出血和糜烂（腐蚀性胃炎急性期禁行内镜检查）。

5. 诊断　确诊有赖于内镜检查（宜在出血发生后 24~48 小时内进行）。

6. 西医治疗　治疗原则是祛除病因，保护胃黏膜和对症处理。①严重疾病有可能引起胃黏膜损伤者，预防性使用 H_2 受体拮抗剂或质子泵抑制剂或胃黏膜保护剂。②呕吐、恶心或腹痛为主者使用甲氧氯普胺（胃复安）、东莨菪碱。③脱水者补充水和纠正电解质紊乱。④细菌感染引起者选用相应抗生素。

7. 中医辨证论治

寒邪客胃——温中散寒，和胃止痛——香苏散合良附丸加减（2016）。
脾胃湿热——清化湿热，理气止痛——清中汤加减。
食积气滞——消食导滞，调理气机——保和丸加减。
肝气犯胃——疏肝和胃，理气止痛——柴胡疏肝散加减。
胃络瘀阻——活血通络，理气止痛——失笑散合丹参饮加减。
脾胃虚寒——温补脾胃，散寒止痛——黄芪建中汤。
胃阴不足——养阴益胃，和中止痛——一贯煎合芍药甘草汤加减。

二、慢性胃炎

1. 西医病因、病理　幽门螺杆菌感染为最主要病因，还有自身免疫（富含壁细胞的胃体黏膜萎缩为主）及幽门括约肌功能不全、酗酒、非甾体抗炎药、高盐、刺激性食物等。病理变化是胃黏膜损伤与修复的慢性过程，主要病理学特征是炎症、萎缩和肠化生。

2. 中医病因病机　病因主要为寒邪客胃、饮食伤胃、肝气犯胃及脾胃虚弱等，引起胃受纳腐熟之功能失常，中焦气机不利，脾胃升降失职。病位在胃，与肝、脾关系密切。病机有"不通则痛"和"不荣则痛"之分。初起多实，久病以虚为主，或虚实相兼，寒热错杂。

3. 临床表现　起病隐匿，病程迁延，慢性病程；症状不明显，无特异性，症状与病理改变分级无明显相关。幽门螺杆菌引起的多无症状，部分病人表现为上腹胀满不适、隐痛、嗳气、反酸，食欲不佳等；自身免疫性胃炎患者可伴贫血及维生素 B_{12} 缺乏。

4. 胃镜及组织学检查　是慢性胃炎诊断的最可靠方法。

（1）胃镜：浅表性胃炎（非萎缩性胃炎）见黏膜充血、色泽较红、边缘模糊，多为局限性，水肿与充血区共存，形成红白相间征象，黏膜粗糙不平，有出血点，可有小的糜烂。萎缩性胃炎见黏膜呈淡红、灰色，呈弥散性，黏膜变薄，皱襞变细平坦，黏膜血管暴露，有上皮细胞增生或明显的肠化生。血清壁细胞抗体阳性（2005）。

（2）组织学检查：非萎缩性胃炎以慢性炎症改变为主；萎缩性胃炎则在此基础上有不同程度的萎缩与化生。常用取材部位为胃窦小弯、大弯、胃角及胃体下部小弯。

5. 诊断　确诊必须依靠胃镜及胃黏膜活组织病理学检查。幽门螺杆菌检测有助于病因诊断。怀疑自身免疫性胃炎应检测相关自身抗体及血清胃泌素。

6. 西医治疗　根除幽门螺杆菌。对症治疗（饱胀予胃复安、吗丁啉、西沙必利，恶性贫血予维生素 B_{12}，胃痛明显予 H_2 受体拮抗剂、氢氧化铝）。胃黏膜保护药（胶体次枸橼酸铋、硫糖铝）。手术（适应证：①并发大量出血，经内科紧急处理无效。②急性穿孔。③瘢痕性幽门梗阻。④内科治疗无效的难治性溃疡。⑤胃溃疡疑有癌变）。

7. 中医辨证论治

（1）肝胃不和——疏肝理气，和胃止痛

证候：胃脘胀痛或痛窜两胁，每因情志不舒而病情加重，得嗳气或矢气后稍缓，嗳气频频，嘈杂泛酸，舌质淡红，苔薄白，脉弦。

方药：<u>柴胡疏肝散加减（2006）</u>。

（2）脾胃湿热——<u>清利湿热，醒脾化浊（2006）</u>

证候：胃脘隐痛，喜温喜按，食后胀满痞闷，纳呆，便溏，神疲乏力，舌质淡红，苔薄白，脉沉细。

方药：<u>三仁汤加减（2017）</u>。

（3）胃络瘀阻——化瘀通络，和胃止痛

证候：胃脘疼痛如针刺，痛有定处，拒按，入夜尤甚，或有便血，舌暗红或紫暗，脉弦涩。

方药：<u>丹参饮合失笑散加减（2000）</u>。

（4）胃阴不足——养阴益胃，和中止痛

证候：胃脘隐隐作痛，嘈杂，口干咽燥，五心烦热，大便干结，舌红少津，脉细。

方药：<u>益胃汤加减（2000，2006）</u>。

（5）脾胃虚弱——健脾益气，温中和胃

证候：胃脘隐痛，喜温喜按，食后胀满痞闷，纳呆，便溏，神疲乏力，舌质淡红，苔薄白，脉沉细。

方药：<u>四君子汤加减</u>。

三、消化性溃疡

1. 西医病因、病理　病因为：①幽门螺杆菌。②非甾体类抗炎药。③胃酸和胃蛋白酶。④其他因素，如吸烟；遗传；急性应激；胃、十二指肠运动异常。胃溃疡可发于胃的任何部位，以胃角和胃窦小弯常见。十二指肠溃疡多发生于十二指肠球部。

2. 中医病因病机　中医病因为外邪犯胃、饮食伤胃、情志不畅以及脾胃素虚等。<u>病位在胃，与肝、脾关系密切（2006）</u>，是以脾胃虚弱为本，气滞、寒凝、热郁、湿阻、血瘀为标的虚实夹杂之证。基本病机为胃气阻滞，胃失和降，不通则痛。

3. 临床表现及并发症　典型临床特点为<u>慢性反复发作过程、周期性发作和节律性发作（2000，2002，2004）</u>。①性质：多为灼痛，或钝痛、胀痛、剧痛和（或）饥饿样不适感。②部位：多位于上腹，可偏左或偏右。③典型节律性：DU 空腹痛和（或）午夜痛，腹痛多于进食或服用抗酸药后缓解；GU 患者也可发生规律性疼痛，但多为餐后痛，偶有夜间痛。④溃疡活动时上腹部可有局限性压痛，缓解期无明显体征。⑤特殊类型：复合性溃疡、幽门管溃疡、球后溃疡、巨大溃疡、老年人消化性溃疡、无症状性溃疡。⑥并发症：出血、穿孔、幽门梗阻、癌变。

4. 实验室检查及其他检查

（1）胃镜检查：最直接的诊断方法。呈圆形、椭圆形或线形，边缘光整，底部覆有灰黄色或灰白色渗出物，周围黏膜充血、水肿，可见皱襞向溃疡集中。

（2）X 线钡餐检查：龛影是直接征象，有确诊价值。<u>痉挛性切迹是间接征象</u>。

(3) 幽门螺杆菌检测：侵入性（快速尿素酶试验、组织学检查和幽门螺杆菌培养）和非侵入性（^{13}C 或 ^{14}C 尿素呼气试验、粪便幽门螺杆菌抗原检测及血清检查）。

(4) 胃液分析和血清胃泌素测定：有助于胃泌素瘤的鉴别诊断。

5. 诊断　①长期反复发生的周期性、节律性、<u>慢性上腹部疼痛</u>，应用制酸药物可缓解。②上腹部可有<u>局限深压痛</u>。③X线钡餐造影见溃疡龛影，有确诊价值。④内镜检查可见到活动期溃疡，可确诊。

6. 西医治疗

(1) 一般治疗：生活规律，避免过度劳累，精神放松，定时定量进餐，忌辛辣食物，戒烟，避免服用对胃肠黏膜有损害的药物。

(2) 根除幽门螺杆菌：①三联疗法：PPI（奥美拉唑、兰索拉唑）或胶体铋剂（枸橼酸铋钾）+2种抗菌药物（克拉霉素、阿莫西林、甲硝唑）。②四联疗法：质子泵抑制剂+铋剂+任两种抗生素。

(3) 抗酸药物治疗：①H_2受体拮抗剂：西咪替丁、雷尼替丁、法莫替丁等。②质子泵抑制剂：奥美拉唑、兰索拉唑、潘托拉唑等。

(4) 保护胃黏膜：<u>硫糖铝（2011）</u>、胶体次枸橼酸铋、前列醇类药物。

(5) 非甾体类抗炎药相关溃疡：暂停或减少剂量，按上述方案治疗。若病情需要继续服用，选用对胃肠黏膜损害较少的药物，或合用质子泵抑制剂或米索前列醇。

(6) 难治性溃疡：多用质子泵抑制剂。

(7) 外科手术指征：①大出血经内科紧急处理无效。②急性穿孔。③器质性幽门梗阻。④GU癌变。⑤严格内科治疗无效的顽固性溃疡。

7. 中医辨证论治

(1) 肝胃不和——疏肝理气，健脾和胃

证候：胃脘胀痛，痛引两胁，情志不遂而诱发或加重，嗳气，泛酸，口苦，舌淡红，苔薄白，脉弦。

方药：<u>柴胡疏肝散合五磨饮子加减</u>。

(2) 脾胃虚寒——温中散寒，健脾和胃

证候：胃痛隐隐，喜温喜按，畏寒肢冷，泛吐清水，腹胀便溏，舌淡胖边有齿痕，苔白，脉迟缓。

方药：黄芪建中汤加减。

(3) 胃阴不足——健脾养阴，益胃止痛

证候：胃脘隐痛，似饥而不欲食，口干而不欲饮，纳差，干呕，手足心热，大便干，舌红少津少苔，脉细数。

方药：一贯煎合芍药甘草汤加减。

(4) 肝胃郁热——清胃泄热，疏肝理气

证候：胃脘灼热疼痛，胸胁胀满，泛酸，口苦口干，烦躁易怒，大便秘结，舌红，苔黄，脉弦数。

方药：化肝煎合左金丸加减。

(5) 胃络瘀阻——活血化瘀，通络和胃

证候：<u>胃痛如刺，痛处固定，肢冷，汗出，有呕血或黑便，舌质紫暗，或有瘀斑，脉涩（2007）</u>。

方药：<u>活络效灵丹合丹参饮加减</u>。

四、胃癌

1. 西医病因、病理及转移途径
（1）病因：HP感染、环境、遗传因素、癌前期变化等。
（2）病理：①发生部位：半数以上发生于胃窦部、胃小弯及前后壁，其次在贲门部。②大体形态分型：早期胃癌指病灶局限且深度不超过黏膜下层的胃癌，而不论有无淋巴结转移。进展期胃癌指胃癌深度超过黏膜下层，侵及肌层者，称中期胃癌，侵及浆膜或浆膜外者称晚期胃癌。③组织学分型：高分化、中分化、低分化3种分化程度。管状腺癌、黏液腺癌、髓样癌和弥散型癌4种，以腺癌为主（2011）。
（3）转移途径：直接蔓延、淋巴结转移（最早、最常见）（2010，2016）、血行转移（最常转移到肝脏）、腹腔内种植。

2. 中医病因病机　因饮食不节、情志失调、素体亏虚而致痰凝、气阻、血瘀于胃而发为本病。病位在胃，与肝、脾、肾等脏关系密切（2006），病机总属本虚标实。本虚以胃阴亏虚、脾胃虚寒和脾肾阳虚为主，标实为痰瘀互结；初期为痰气瘀滞互结为患，以标实为主，久则本虚标实，或以本虚为主。

3. 临床表现
（1）症状：早期多无症状或有非特异性消化不良症状。进展期见上腹痛，可伴早饱、纳差、腹胀、体重下降等。发生并发症或转移时可出现下咽困难、幽门梗阻、上消化道出血、转移受累器官症状（肝、肺）等。
（2）体征：早期可无体征，中晚期以上腹压痛最为常见。晚期或转移可有肝脏肿大、质坚、表面不规则、黄疸、腹水、左锁骨上淋巴结肿大。伴癌综合征包括血栓性静脉炎、黑棘病和皮肌炎等。
（3）并发症：出血、梗阻、穿孔。

4. 实验室及其他检查
（1）X线钡餐检查：局部胃壁僵硬、皱襞中断，蠕动波消失，凸入胃腔内的充盈缺损，恶性溃疡直径多大于2.5cm，边缘不整齐，可示半月征、环堤征。
（2）内镜检查：胃镜结合黏膜活检是诊断胃癌最可靠的手段。

5. 诊断　①40岁以后开始出现中上腹不适或疼痛，无明显节律性并伴明显食欲不振和消瘦者。②胃溃疡患者，经严格内科治疗而症状仍无好转。③慢性萎缩性胃炎伴有肠上皮化生及轻度不典型增生，经内科治疗无效者。④X线检查显示胃息肉>2cm者。⑤中年以上，出现不明原因贫血、消瘦和粪便潜血持续阳性者。⑥胃大部切除术后10年以上者。
凡有上述情况者，行胃肠钡餐X线检查、胃镜和活组织病理检查，以明确诊断（2004）。

6. 中医辨证论治
（1）痰气交阻证——理气化痰，消食散结
证候：胸膈或胃脘满闷作胀或痛，胃纳减退，厌食肉食，或有吞咽哽噎不顺，呕吐痰涎，苔白腻，脉弦滑。
方药：海藻玉壶汤加减。
（2）肝胃不和——疏肝和胃，降逆止痛
证候：胃脘胀满，时时疼痛，窜及两胁，嗳气陈腐或呃逆，频繁或进食发噎，舌质红，苔薄白或薄黄，脉弦（2005）。
方药：柴胡疏肝散加减。
（3）脾胃虚寒（2003，2004）——温中散寒，健脾益气
证候：胃脘隐痛，喜按喜温，朝食暮吐，或暮食朝吐，呕吐清水，面色无华，或四肢发凉，神倦乏力，浮肿便溏，舌质淡胖，有齿痕，苔白滑润，脉沉缓或弦细。

方药：理中汤合四君子汤加减（2008，2010）。

（4）胃热伤阴——清热和胃，养阴润燥（2006）

证候：胃脘灼热，口干欲饮，喜冷饮，痞满吞酸，食后痛胀，五心烦热，便干尿赤，舌质红绛，舌苔黄糙或剥苔、无苔，脉细数（2006）。

方药：玉女煎加减。

（5）瘀毒内阻——理气活血，软坚消积

证候：脘痛剧烈或向后背放射，痛处固定、拒按，上腹肿块，肌肤甲错，眼眶呈暗黑，舌质紫暗或瘀斑，舌下脉络紫胀，脉弦涩。

方药：膈下逐瘀汤加减（2005，2007）。

（6）痰湿阻胃——燥湿健脾，消痰和胃（2007）

证候：脘膈痞闷，呕吐痰涎，进食发噎不利，口淡纳呆，大便时结时溏，舌体胖大有齿痕，苔白厚腻，脉滑。

方药：开郁二陈汤加减。

（7）气血两虚——益气养血，健脾和营

证候：神疲乏力，面色无华，少气懒言，动则气促，自汗，消瘦，舌苔薄白，舌质淡白，舌边有齿痕，脉沉细无力或虚大无力（2017）。

方药：八珍汤加减（2001，2003，2005）。

五、肝硬化

1. 西医病因、发病机制

（1）病因：病毒性肝炎，慢性酒精中毒，非酒精性脂肪性肝炎，胆汁淤积，肝脏淤血，遗传代谢性疾病等。

（2）发病机制：①广泛肝细胞变性坏死、肝小叶支架塌陷。②残存肝细胞不沿原支架排列再生，形成不规则结节状肝细胞团。③自汇管区和肝包膜有大量纤维结缔组织增生，形成纤维束。④由于上述病理变化，造成肝内血循环的紊乱。

2. 中医病因病机　病因多为酒食不节、情志失调、感染血吸虫、黄疸积聚等。基本病机为肝、脾、肾三脏功能失调（2000），气滞、血瘀、水停腹中。病机特点为本虚标实。

3. 临床表现及并发症

（1）临床表现：①肝功能代偿期：可有肝大及质地改变，部分有脾肿大、肝掌和蜘蛛痣（2001，2003，2012）。肝功能正常或有轻度异常。②肝功能失代偿期：肝功能减退，可见全身症状（消瘦乏力，精神不振，严重者卧床不起，皮肤粗糙，面色晦暗等），消化道症状（食欲减退，厌食，勉强进食后上腹饱胀不适，恶心呕吐，腹泻等），出血倾向及贫血，内分泌紊乱。门静脉高压症可见脾肿大、侧支循环的建立和开放、腹水（2017）。

（2）并发症：上消化道大出血（2015），肝性脑病（2001，2003），感染，肝肾综合征，电解质和酸碱平衡紊乱，原发性肝癌。

4. 实验室及其他检查　血常规，尿常规，肝功能试验，腹水检查，影像学检查，内镜检查，肝穿刺活组织检查（2003），腹腔镜检查。

5. 诊断依据

（1）主要指征：①内镜或食管吞钡 X 线检查发现食管静脉曲张。②B 超提示肝回声明显增强、不均、光点粗大；或肝表面欠光滑，凹凸不平或呈锯齿状；或门静脉内径 >13mm；或脾脏增大，脾静脉内径 >8mm。③腹水伴腹壁静脉怒张。④CT 显示肝外缘结节状隆起，肝裂扩大，尾叶与右叶比例 >0.05，脾大。⑤腹腔镜或肝穿刺活组织检查诊为肝硬化。以上除⑤外，其他任何一项结合次要指征，可以确诊。

（2）次要指征：①化验：一般肝功能异常或 HA、PⅢP、MAO、ADA、LN 增高。②体征：

肝病面容（面色晦暗无华），可见多个蜘蛛痣，色暗，肝掌，黄疸，下肢水肿，肝脏质地偏硬，脾大，男性乳房发育。

6. 西医治疗

（1）一般治疗：注意充分休息；给予高蛋白、高热量、高维生素、容易消化的软质饮食；严禁饮酒；加强支持疗法。

（2）药物治疗：①保护肝细胞的药物：水飞蓟素等。②维生素类药物。③抗纤维化药物：可酌情使用 D-青霉胺、秋水仙碱。

（3）腹水的治疗：①限制钠、水的摄入。②利尿剂：螺内酯与呋塞米联合应用（2002）。③提高血浆胶体渗透压。④放腹水同时补充白蛋白。⑤腹水浓缩回输。⑥外科治疗。

（4）并发症的治疗。

7. 中医辨证论治

（1）气滞湿阻（2001，2002，2003）——疏肝理气，健脾利湿

证候：腹大胀满，按之软而不坚，胁下胀痛，饮食减少，食后胀甚，得嗳气或矢气稍减，小便短少，舌苔薄白腻，脉弦（2006）。

方药：柴胡疏肝散合胃苓汤加减（2011）。

（2）寒湿困脾——温中散寒，行气利水

证候：腹大胀满，按之如囊裹水，甚则颜面微浮，下肢浮肿，怯寒懒动，精神困倦，脘腹痞胀，得热则舒，食少便溏，小便短少，舌苔白滑或白腻，脉缓或沉迟。

方药：实脾饮加减。

（3）湿热蕴脾——清热利湿，攻下逐水

证候：腹大坚满，脘腹撑急，烦热欲饮，或有面目肌肤发黄，小便短黄，大便秘结或溏滞不爽，舌红，苔黄腻或灰黑，脉弦滑数。

方药：中满分消丸合茵陈蒿汤加减（2004）。

（4）肝脾血瘀——活血化瘀，化气行水

证候：腹大胀满，脉络怒张，胁腹刺痛，面色晦暗黧黑，胁下癥块，面颈胸壁等处可见红点赤缕，手掌赤痕，口干不欲饮，或大便色黑，舌质紫暗，或有瘀斑，脉细涩。

方药：调营饮加减。

（5）脾肾阳虚——温肾补脾，化气利水

证候：腹大胀满，形如蛙腹，朝宽暮急，神疲怯寒，面色苍黄或白，脘闷纳呆，下肢浮肿，小便短少不利，舌淡胖，苔白滑，脉沉迟无力。

方药：附子理中汤合五苓散加减（2006）。

（6）肝肾阴虚——滋养肝肾，化气利水

证候：腹大胀满，甚或青筋暴露，面色晦暗，口干舌燥，心烦失眠，牙龈出血，时或鼻衄，小便短少，舌红绛少津，少苔或无苔，脉弦细数。

方药：一贯煎合膈下逐瘀汤加减（2005，2010）。

六、原发性肝癌

1. 西医病因、病理　病因为病毒性肝炎、肝硬化、黄曲霉素、饮用水污染、遗传因素等。病理：①大体形态分型：块状型、结节型、弥漫型、小癌型。②细胞分型：肝细胞型、胆管细胞型、混合型。③转移途径：肝内转移、肝外转移（血行转移、淋巴转移、种植转移）。

2. 中医病因病机　病因为情志郁结、饮食所伤、病后体虚、黄疸等。基本病机为正气亏虚，邪毒凝结于内。

3. 临床表现（2015）　肝区疼痛，肝大，黄疸，肝硬化征象，全身表现（进行性消瘦、发热、食欲不振、乏力、营养不良和恶病质等），转移灶症状（胸腔转移以右侧多见，可有胸水征，骨骼或脊柱转移可有局部压痛或神经受压症状，颅内转移癌可有神经定位体征），并发

症（肝性脑病、上消化道出血、肝癌结节破裂出血、继发性感染）。

4. 实验室检查及其他检查

（1）肿瘤标记物检测：甲胎蛋白（AFP）是特异性的标记物和主要诊断指标。

（2）超声显像：首选检查方法。

（3）电子计算机X线体层显像（CT）：重要手段。

（4）磁共振显像（MRI）。

（5）肝动脉造影。

（6）肝穿刺活检：阳性可确诊。

5. 诊断与鉴别诊断

（1）诊断依据：①非侵入性诊断标准——影像学标准（两种影像学检查均显示有>2cm的肝癌特征性占位病变）；影像学结合AFP标准（一种影像学检查显示有>2cm的肝癌特征性占位病变，同时伴有AFP≥400μg/L）。②组织学诊断标准——肝组织学检查证实原发性肝癌。对影像学尚不能确定诊断的≤2cm的肝内结节应通过肝穿刺活检证实原发性肝癌的组织学特征。

（2）鉴别诊断：应与继发性肝癌、肝硬化、活动性肝病、肝脓肿、肝非癌性占位性病变（肝血管瘤、多囊肝、包虫病等）鉴别。

6. 西医治疗　肝癌早期以手术切除为主，中晚期宜采用包括手术、化疗、介入、中医药、生物免疫调节等综合疗法。

7. 中医辨证论治

（1）气滞血瘀——疏肝理气，活血化瘀

证候：两胁胀痛，腹部结块，推之不移，脘腹胀闷，纳呆乏力，嗳气泛酸，大便不实，舌质红或暗红，有瘀斑，苔薄白或薄黄，脉弦或涩（2007）。

方药：逍遥散合桃红四物汤加减。

（2）湿热瘀毒——清利湿热，化瘀解毒

证候：胁下结块坚实，痛如锥刺，脘腹胀满，目肤黄染，日渐加深，面色晦暗，肌肤甲错，或高热烦渴，口苦咽干，小便黄赤，大便干黑，舌质红有瘀斑，苔黄腻，脉弦数或涩。

方药：茵陈蒿汤合鳖甲煎丸加减。

（3）肝肾阴虚——养阴柔肝，软坚散结

证候：腹大胀满，积块膨隆，形体羸瘦，潮热盗汗，头晕耳鸣，腰膝酸软，两胁隐隐作痛，小便短赤，大便干结，舌红少苔或光剥有裂纹，脉弦细或细数。

方药：滋水清肝饮合鳖甲煎丸加减。

七、溃疡性结肠炎

1. 西医病因、病理

（1）病因：自身免疫机制、遗传因素、感染和精神因素。镜检：可见黏膜及黏膜下层有淋巴细胞、浆细胞、嗜酸及中性粒细胞浸润。

（2）病理：病变主要累及大肠黏膜和黏膜下层为弥漫性、连续性。

2. 中医病因病机　先天不足、脾胃素虚、饮食不节、情志失调及感受外邪等，导致脏腑功能失常，气机紊乱，湿热内蕴，肠络受损，久而由脾及肾，气滞血瘀，寒热错杂。以脾胃虚弱为本，以湿热蕴结、瘀血阻滞、痰湿停滞为标的本虚标实病证。病初与脾、胃、肠有关，后期涉及肾脏。

3. 临床表现

（1）症状：①消化道症状：腹泻，黏液脓血便（2016），腹痛（疼痛-便意-便后缓解）（2017），可伴腹胀、食欲不振、恶心及呕吐。②全身症状：常有低度至中度发热，高热多提示有合并症或为急性暴发型。③肠外表现：外周关节炎、结节性红斑、坏疽性脓皮病、巩膜外层炎、前葡萄膜炎、口腔复发性溃疡、强直性脊柱炎、原发性硬化性胆管炎及少见的淀粉样变性等。

（2）体征：重型和暴发型可有明显鼓肠、腹肌紧张、腹部压痛及反跳痛。

4. 实验室检查及其他检查

（1）血液检查：可有轻、中度贫血。重症患者白细胞计数增高及红细胞沉降率加速。严重者血清白蛋白及钠、钾、氯降低。缓解期如有血清 α_2 球蛋白增加、γ 球蛋白降低常是病情复发的先兆。

（2）粪便检查：活动期有黏液脓血便，反复检查包括常规、培养、孵化等均无特异病原体发现，如阿米巴包囊、血吸虫卵等。

（3）纤维结肠镜检查：是最有价值的诊断方法。

（4）钡剂灌肠检查：为重要的诊断方法。

（5）黏膜组织学检查：固有膜内有弥漫性、慢性炎症细胞及中性粒细胞、嗜酸性粒细胞浸润。隐窝有急性炎症细胞浸润及隐窝炎，甚至形成隐窝脓肿。隐窝上皮增生，杯状细胞减少。可见黏膜表层糜烂、溃疡形成和肉芽组织增生。

（6）免疫学检查：IgG、IgM 可稍有增加，抗结肠黏膜抗体阳性，T 淋巴细胞与 B 淋巴细胞比率降低，血清总补体活性增高。

5. 诊断与鉴别诊断

（1）诊断标准：符合以下 3 个条，可诊断为溃疡性结肠炎：①具有持续或反复发作腹泻和黏液血便、腹痛，伴有（或不伴）不同程度全身症状。②排除细菌性痢疾、阿米巴痢疾、慢性血吸虫病、肠结核等感染性肠炎及克罗恩病、缺血性肠炎、放射性肠炎等。③具有结肠镜检查特征性改变中至少 1 项及黏膜活检或具有 X 线钡剂灌肠检查征象中至少 1 项：结肠镜检查特征——黏膜血管纹理模糊、紊乱或消失，黏膜充血、水肿、易脆、出血和有脓性分泌物附着，亦常见黏膜粗糙，呈细颗粒状；病变明显处可见弥漫性、多发性糜烂或溃疡；缓解期患者可见结肠袋囊变浅、变钝或消失以及假息肉和桥形黏膜等。钡剂灌肠检查征象——黏膜粗乱和（或）颗粒样改变；肠管边缘呈锯齿状或毛刺样，肠壁有多发性小充盈缺损；肠管短缩，袋囊消失呈铅管样。

（2）鉴别诊断：慢性细菌性痢疾、阿米巴肠炎、大肠癌（肛门指检、结肠镜、X 线钡剂灌肠）、克罗恩病、血吸虫病、肠易激综合征（无器质性病变）。

6. 西医治疗

（1）一般治疗：休息；流质或半流质饮食，富营养少渣，病情严重时禁食予完全胃肠外营养，戒除烟酒嗜好；心理治疗。

（2）药物治疗：①活动期处理：轻型 UC 用柳氮磺胺吡啶制剂（简称 SASP）或 5-氨基水杨酸制剂。中型 UC 用上述剂量水杨酸类制剂治疗，反应不佳者适当加量或改服糖皮质激素，常用泼尼松。重型 UC 用激素，尚未用过口服类固醇激素者口服泼尼龙或静脉滴注促肾上腺皮质激素，已使用类固醇激素者静脉滴注氢化可的松或甲泼尼龙；静脉类固醇激素使用 7～10 天后无效者，环孢素静脉滴注；肠外应用广谱抗生素，如氨苄青霉素、硝基咪唑及喹诺酮类制剂；便血量大、Hb<90g/L 和持续出血不止者考虑输血。②缓解期处理：症状缓解后，氨基水杨酸制剂维持治疗，一般至少 3 年。

（3）手术治疗：主要针对并发症（完全性肠梗阻、瘘管与脓肿形成、急性穿孔或不能控制的大量出血等）。

7. 中医辨证论治

（1）湿热内蕴——清热利湿

证候：腹泻，脓血便，里急后重，腹痛灼热，发热，肛门灼热，溲赤，舌红苔黄腻，脉滑数或濡数（2016）。

方药：白头翁汤加味。

（2）脾胃虚弱——健脾渗湿

证候：大便时溏时泻，迁延反复，粪便带有黏液或脓血，食少，腹胀，肢体倦怠，神疲懒言，舌质淡胖或边有齿痕，苔薄白，脉细弱或濡缓。

方药：参苓白术散加减。

（3）脾肾阳虚——健脾温肾止泻

证候：腹泻迁延日久，腹痛喜温喜按，腹胀，腰酸膝软，食少，形寒肢冷，神疲懒言，舌质淡或有齿痕，苔白润，脉沉细或尺弱。

方药：四神丸加味。

（4）肝郁脾虚——疏肝健脾

证候：腹泻前有情绪紧张或抑郁恼怒等诱因，腹痛即泻，泻后痛减，食少，胸胁胀痛，嗳气，神疲懒言，舌质淡，苔白，脉弦或弦细。

方药：痛泻要方加味。

（5）阴血亏虚——滋阴养血，清热化湿

证候：大便秘结或少量脓血便，腹痛隐隐，午后发热，盗汗，五心烦热，头晕眼花，舌红少苔，脉细数。

方药：驻车丸。

（6）气滞血瘀——化瘀通络

证候：腹痛，腹泻，泻下不爽，便血色紫暗，胸胁胀满，腹内包块，面色晦暗，肌肤甲错，舌紫或有瘀点，脉弦涩。

方药：膈下逐瘀汤加减。

八、上消化道出血

1. 西医病因　①上胃肠道疾病：食管疾病、胃及十二指肠疾病。②门静脉高压引起的食管胃底静脉曲张破裂或门脉高压性胃病。③上胃肠道邻近器官或组织的疾病：胆道出血，胰腺疾病累及十二指肠，动脉瘤破入食管、胃或十二指肠、纵隔肿瘤或脓肿破入食管。④全身性疾病：血管性疾病、血液病、尿毒症、结缔组织病、急性感染、应激性溃疡。

2. 中医病因病机　病因为饮食不节、情志内伤、素体脾虚等。病机以瘀热互结为标，以脾胃虚弱、气血两虚为本的本虚标实病证。

3. 临床表现　①呕血和黑便是上消化道出血的特征性表现。②失血性周围循环衰竭。③贫血和血象变化。④发热。⑤氮质血症。

4. 实验室及其他检查　胃镜检查、血常规、肾功能、其他检查。

5. 诊断与鉴别诊断

（1）上消化道出血诊断的确立：根据呕血、黑便和失血性周围循环衰竭的典型临床表现，呕吐物或黑便潜血试验呈强阳性，血红蛋白浓度、红细胞计数及血细胞比容下降的实验室证据，排除消化道以外的出血因素，即可确立诊断。

（2）出血严重程度的估计和周围循环状态的判断：成人每日消化道出血>5mL即可出现粪便潜血试验阳性，每日出血量50~100mL可出现黑便，胃内蓄积血量在250~300mL可引起呕血。一次出血量<400mL时，一般不出现全身症状；出血量达400~500mL，可出现乏力、心慌等全身症状；短时间内出血量超过1000mL，可出现周围循环衰竭表现。

（3）出血是否停止的判断。

（4）出血病因鉴别诊断。

6. 西医治疗　①一般急救措施。②积极补充血容量。③止血措施。

7. 中医辨证论治

胃中积热——清胃泻火，化瘀止血——泻心汤合十灰散加减。

肝火犯胃——泻肝清胃,降逆止血——龙胆泻肝汤加减。
脾不统血——益气健脾,养血止血——归脾汤加减(2006)。
气随血脱——益气摄血,回阳固脱——独参汤或四味回阳饮加减。

消化系统疾病鉴别诊断

病名	鉴别疾病	鉴别要点
急性胃炎	胆囊炎	饱餐、进油腻食物后突发右上腹阵发性绞痛,右上腹压痛、反跳痛及肌紧张,Murphy征阳性,血清转氨酶、胆红素等升高
	胰腺炎	剧烈而持续的上腹痛、恶心、呕吐,腹部压痛、肌紧张、肠鸣音减弱或消失,血清淀粉酶活性升高
慢性胃炎	消化性溃疡	发作性上腹疼痛,有周期性和节律性。钡餐造影可发现龛影或间接征象。胃镜检查可见黏膜溃疡
	慢性胆囊炎	反复发作右上腹隐痛,进食油脂食物常加重。B超可见胆囊炎性改变,静脉胆道造影时胆囊显影淡薄或不显影,多并胆囊结石
	功能性消化不良	上腹胀满、疼痛,食欲不佳等。胃镜检查无明显胃黏膜病变或仅有轻度炎症,吞钡试验可见胃排空减慢
	胃神经症	常伴有神经症的全身症状。上腹胀痛,一般对症药物多不能缓解。胃镜检查多无阳性发现
消化性溃疡	胃癌	持续疼痛,制酸药效果不佳,大便潜血试验持续阳性。X线、内镜和病理组织学检查有鉴别意义
	胃泌素瘤	多发性溃疡、不典型部位溃疡、难治、易穿孔和(或)出血。血清胃泌素常>500pg/mL
	功能性消化不良	X线和胃镜检查正常或只有轻度胃炎,胃排空试验可见胃蠕动下降
	慢性胆囊炎和胆石病	疼痛位于右上腹,多在进食油腻后加重,并放射至背部,可伴发热、黄疸、莫菲征阳性
胃癌	胃溃疡	长期反复发生的周期性、节律性慢性上腹部疼痛,制酸药物可缓解。X线钡餐造影见溃疡龛影,胃镜和活组织病理检查可鉴别
	慢性萎缩性胃炎	有消化不良症状,大便潜血试验阴性,X线钡餐造影、胃镜和活组织病理检查可鉴别

第四单元 泌尿系统疾病

☆ 重点提示

　　本单元内容较为重要,分值比例虽然没有前几个单元多,但也应重点关注。在复习时应着重于每个病的中医分型论治,实验室检查及西医治疗熟悉即可。对于疾病的临床表现及分期也应了解。另外,注意慢性肾小球肾炎及肾病综合征的鉴别。总体来说,本单元总体考点较为分散,各类要点均有可能考查。

考点集合

一、慢性肾小球肾炎

1. **西医病因、病理** 急性肾炎迁延不愈，病程超过1年以上者，可转为慢性肾炎。大部分慢性肾炎并非由急性肾炎迁延所致。其他细菌及病毒（如乙型肝炎病毒等）感染亦可引起慢性肾炎。病理改变是双肾一致性的肾小球改变。

2. **中医病因病机** 病因为先天禀赋不足或劳倦过度、饮食不节、情志不遂等。病位在肾，与肺、脾相关，其病理基础在于脏腑的虚损（2006）。为本虚标实之证，本虚常见肺肾脾气虚、脾肾阳虚、肝肾阴虚和气阴两虚；标实则以湿、瘀、浊为多。

3. **临床表现** 早期疲倦乏力、腰部酸痛、食欲不振等，水肿，高血压，贫血。

4. **实验室及其他检查**

（1）尿常规：尿蛋白一般在1~3g/d，尿沉渣可见颗粒管型、透明管型，急性发作可见镜下血尿。

（2）肾功能检查：主要为肾小球滤过率下降，内生肌酐清除率降低。

5. **诊断** 起病缓慢，病情迁延，临床表现可轻可重，或时轻时重。随着病情发展，可有肾功能减退、贫血、电解质紊乱等。有水肿、高血压、蛋白尿、血尿及管型尿等表现中的一种或数种（2002，2004）。临床表现多种多样，有时可伴有肾病综合征或重度高血压。病程中可有肾炎急性发作，常因感染诱发，发作时类似急性肾炎。可自动缓解或病情加重。

6. **西医治疗**

（1）积极控制高血压和减少尿蛋白：力争把血压控制在理想水平，即蛋白尿≥1g/d，血压控制在125mmHg以下；蛋白尿＜1g/d，血压控制可放宽到130/80mmHg以下。①有钠水潴留容量依赖性高血压患者可选用噻嗪类利尿药，如氢氯噻嗪口服。②对肾素依赖性高血压应首选血管紧张素转换酶抑制剂（ACEI），如贝那普利，或用血管紧张素Ⅱ受体拮抗剂（ARB），如氯沙坦或缬沙坦（2017）。③心率较快的中、青年患者或合并心绞痛患者，可选用β受体阻滞剂，如阿替洛尔或美托洛尔。④老年患者，以及合并糖尿病、冠心病患者，选用钙离子拮抗剂，如氨氯地平或硝苯地平控释片。⑤若高血压难以控制可以选用不同类型降压药联合应用。

（2）减少蛋白及磷的摄入量。

（3）血小板解聚药：如大剂量双嘧达莫或小剂量阿司匹林。

（4）避免对肾有害的因素。

7. **中医辨证论治**

（1）本证

1）脾肾气虚——补气健脾益肾

证候：腰脊酸痛，神疲乏力，或浮肿，纳呆或脘胀，大便溏薄，尿频或夜尿多，舌质淡，有齿痕，苔薄白，脉细。

方药：异功散加味（2006）。

2）肺肾气虚——补益肺肾

证候：颜面浮肿或肢体肿胀，疲倦乏力，少语懒言，自汗出，易感冒，腰脊酸痛，面色萎黄，舌淡，苔白润，脉细弱（2006，2016）。

方药：玉屏风散合金匮肾气丸加减（2011）。

3）脾肾阳虚——温补脾肾

证候：全身浮肿，面色苍白，畏寒肢冷，腰脊冷痛，神疲，纳少，便溏，遗精，阳痿，早泄，或月经失调，舌嫩淡胖，有齿痕，脉沉细或沉迟无力。

方药：附子理中丸或济生肾气丸加减。

4）肝肾阴虚——滋养肝肾
证候：目睛干涩或视物模糊，头晕耳鸣，五心烦热或手足心热，口干咽燥，腰膝酸痛，遗精，或月经失调，舌红少苔，脉弦细或细数。
方药：杞菊地黄丸加减。
5）气阴两虚（2002，2004）——益气养阴
证候：面色无华，少气乏力，或易感冒，午后低热，或手足心热，腰酸痛，或见浮肿，口干咽燥或咽部暗红，咽痛，舌质红，少苔，脉细或弱（2006）。
方药：参芪地黄丸加减（2017）。
（2）标证
水湿——利水消肿——五苓散合五皮饮加减。
湿热——清热利湿——三仁汤加减（2006）。
血瘀——活血化瘀——血府逐瘀汤加减（2006）。
湿浊——健脾化湿泄浊——胃苓汤加减（2006）。

二、肾病综合征

1. 西医病因、病理生理
(1) 病因：分为原发性和继发性。
(2) 病理生理：蛋白尿、低蛋白血症、水肿、高脂血症。
2. 中医病因病机　由于外感风寒或风热之邪内舍于肺，或痈疡疮毒内犯，或久居湿地，或素体脾虚及烦劳过度等导致脏腑功能失调，水液代谢失常。病位在肺、脾、肾，以肾为本。
3. 临床表现及并发症
(1) 临床表现：大量蛋白尿（>3.5g/d），低蛋白血症，高脂血症，高度水肿（2005）。
(2) 并发症：感染；血栓、栓塞性并发症；急性肾衰竭；脂肪代谢紊乱；蛋白质营养不良（2016）。
4. 实验室及其他检查
(1) 尿常规及24小时尿蛋白定量：尿蛋白定性多为+++～++++，定量>3.5g/24h。
(2) 血清蛋白测定：呈现低蛋白血症（≤30g/L）。
(3) 血脂测定：血清胆固醇（TC）、甘油三酯（TG）、低密度脂蛋白和极低密度脂蛋白（LDL和VLDL）浓度增加，高密度脂蛋白（HDL）可以增加、正常或减少。
(4) 肾功能测定：肾功能多数正常（肾前性氮质血症者例外）或肾小球滤过功能减退。
(5) 肾B超、双肾ECT：有助于本病的诊断。
(6) 肾活检：确定肾组织病理类型的惟一手段。
5. 诊断　①大量蛋白尿（>3.5g/24h）。②低蛋白血症（血浆白蛋白<30g/L）。③明显水肿。④高脂血症。其中①、②项必备（2002）。
6. 西医治疗
(1) 一般治疗：休息，优质蛋白饮食，少进富含饱和脂肪酸的饮食，多食富含多聚不饱和脂肪酸及富含可溶性纤维的饮食，减轻高脂血症；水肿时应低盐饮食。
(2) 利尿消肿：常用噻嗪类利尿剂（氢氯噻嗪）、潴钾利尿剂（氨苯蝶啶或螺内酯）、袢利尿剂（呋塞米、布美他尼）、渗透性利尿剂（右旋糖酐40或淀粉代血浆）、提高血浆胶体渗透压。
(3) 减少尿蛋白：①血管紧张素转换酶抑制剂卡托普利、血管紧张素Ⅱ受体拮抗剂氯沙坦、长效二氢吡啶类钙拮抗药氨氯地平等，控制高血压而减少尿蛋白。②血管紧张素转换酶抑制剂、血管紧张素Ⅱ受体拮抗剂还有不依赖于降血压的减少尿蛋白作用。
(4) 免疫调节治疗：①糖皮质激素，泼尼松口服（2017）。②细胞毒药物，环磷酰胺、环

孢素、麦考酚吗乙酯。

7. 中医辨证论治

（1）风水相搏——疏风解表，宣肺利水

证候：起始眼睑浮肿，继则四肢、全身亦肿，皮肤光泽，按之凹陷易回复，伴发热、咽痛、咳嗽、小便不利等症，舌苔薄白，脉浮（2007）。

方药：越婢加术汤加减（2010）。

（2）湿毒浸淫——宣肺解毒，利湿消肿

证候：眼睑浮肿，延及全身，身发痈疡，恶风发热，小便不利，舌质红，苔薄黄，脉浮数或滑数。

方药：麻黄连翘赤小豆汤合五味消毒饮加减（2012）。

（3）水湿浸渍——健脾化湿，温阳利水

证候：全身水肿，按之没指，伴有胸闷腹胀，身重困倦，纳呆，泛恶，小便短少，舌苔白腻，脉象濡缓。

方药：五皮饮合胃苓汤。

（4）湿热内蕴——清热利湿，利水消肿

证候：浮肿明显，肌肤绷急，腹大胀满，胸闷烦热，口苦，口干，大便干结，小便短赤，舌红苔黄腻，脉沉数或濡数。

方药：疏凿饮子加减。

（5）脾虚湿困——温运脾阳，利水消肿

证候：浮肿，按之凹陷不易恢复，腹胀纳少，面色微黄，神疲乏力，尿少色清，大便或溏，舌质淡，苔白腻或白滑，脉沉缓或沉弱（2006）。

方药：实脾饮加减。

（6）肾阳衰微——温阳助肾，化气行水

证候：面浮身肿，按之凹陷不起，心悸，气促，腰部冷痛酸重，小便量少或增多，形寒神疲，面色灰滞，舌质淡胖，苔白，脉沉细或沉迟无力。

方药：济生肾气丸合真武汤（2009）。

三、尿路感染

1. 西医病因、发病机制

（1）病原体：革兰阴性菌属占75%，大肠杆菌最多（2011）；阳性菌属约占25%，以葡萄球菌最为常见；也可由多种细菌引起，偶可由真菌、病毒引起。

（2）易感因素：①尿路梗阻。②尿路损伤。③尿路畸形。④女性尿道口与肛门接近，月经期或发生妇科疾病时。⑤全身性疾病使机体抵抗力下降。⑥遗传因素。

（3）感染途径：上行感染（2010）、血行感染、直接感染、淋巴道感染（2005，2006）。

2. 中医病因病机　病因与湿热毒邪蕴结膀胱及脏腑功能失调有关。病机主要是湿热蕴结下焦，肾与膀胱气化不利（2002，2004）。

3. 临床表现

（1）膀胱炎：尿频、尿急、尿痛、排尿困难、下腹部疼痛等，部分患者迅速出现排尿困难。一般无全身症状，少数患者可有腰痛、发热，体温多在38℃以下。多见于中青年妇女。

（2）肾盂肾炎：①急性肾盂肾炎：全身症状——高热、寒战、头痛、周身酸痛、恶心、呕吐，体温多在38℃以上，热型多呈弛张热，亦可呈间歇热或稽留热。泌尿系统症状——尿频、尿急、尿痛、排尿困难、下腹疼痛、腰痛等，患者多有腰酸痛或钝痛，少数还有剧烈的腹部阵发性绞痛，沿输尿管向膀胱方向放射。体格检查——体检时在肋腰点有压痛，肾区叩击痛。②慢性肾盂肾炎：泌尿系统及全身表现均不太典型，半数以上患者有急性肾盂肾炎病史，可间断出现尿频、排尿不适、腰酸痛等，部分患者有不同程度的低热以及肾小管功能受损表现（夜尿增多、低比重尿等）。病情持续可进展为慢性肾衰竭。感染严重时可呈急性肾盂肾炎表现（2017）。

（3）无症状细菌尿：患者存在真性细菌尿而无任何尿路感染症状。

4. 实验室及其他检查

（1）尿常规：可有白细胞尿（尿沉渣镜检白细胞>5/HP）、血尿、蛋白尿。

（2）尿细菌学检查：尿菌定量培养（清洁中段尿，菌落计数>10^5/mL）；尿涂片检查。

（3）血常规：急性肾盂肾炎白细胞升高。

（4）影像学检查：如肾脏B超、X线腹部平片或静脉肾盂造影检查（IVP）等。

5. 诊断　典型的尿路感染有尿路刺激征、感染中毒症状、腰部不适等，结合尿液改变和尿液细菌学检查，诊断不难。实验室诊断标准如下：

（1）正规清洁中段尿（要求尿停留在膀胱中4～6小时以上）细菌定量培养，菌落数≥10^5/mL。

（2）清洁离心中段尿沉渣白细胞数>10/HP，有尿路感染症状。

具备以上（1）（2）两项可以确诊。如无（2）项，则应再进行尿菌计数复查，如仍≥10^5/mL，且两次的细菌相同者，可以确诊。

（3）进行膀胱穿刺尿培养，细菌阳性（不论菌数多少）。

（4）进行尿菌培养计数有困难者，可用治疗前清晨清洁中段尿（尿停留于膀胱4～6小时以上）正规方法的离心尿沉渣革兰染色找细菌，细菌>1/油镜视野，有尿路感染症状。

具备（3）（4）任一项均可确诊。

（5）尿细菌数在10^4～10^5/mL者应复查，如仍为10^4～10^5/mL，需结合临床表现来诊断或进行膀胱穿刺尿培养来确诊。

6. 西医治疗

（1）一般治疗：休息，多饮水，勤排尿，碱化尿液，减轻膀胱刺激症状，并能增强某些抗生素的疗效，可用碳酸氢钠（2017）。

（2）抗感染治疗：①急性膀胱炎：单剂量疗法，羟氨苄青霉素3.0g、环丙沙星0.75g、氧氟沙星0.4g、复方新诺明5片、阿莫西林3.0g，一次顿服；3日疗法，磺胺类、喹诺酮类、半合成青霉素或头孢类等抗生素任选一种连用3天（3日疗法更有效）。②肾盂肾炎：病情较轻者，常用药物有喹诺酮类如氧氟沙星、环丙沙星，半合成青霉素类如阿莫西林，头孢菌素类如头孢呋辛等。如尿菌仍阳性，应参考药敏试验选用有效抗生素继续治疗4～6周。严重感染全身中毒症状明显者，常用药物如氨苄西林、头孢噻肟钠、头孢曲松钠、左氧氟沙星等，必要时联合用药。氨基糖苷类抗生素肾毒性大，应慎用。③无症状性菌尿：是否治疗目前有争议。

7. 中医辨证论治

（1）膀胱湿热——清热利湿通淋

证候：小便频数，灼热刺痛，色黄赤，小腹拘急胀痛，或腰痛拒按，或见恶寒发热，或见口苦，大便秘结，舌质红，苔薄黄腻，脉滑数（2017）。

方药：八正散加减（2004，2005，2008，2016）。

（2）肝胆郁热——疏肝理气，清热通淋

证候：小便不畅，少腹胀满疼痛，小便灼热刺痛，有时可见血尿，烦躁易怒，情绪不稳，口苦口黏，舌质暗红，可见瘀点，脉弦或弦细。

方药：丹栀逍遥散合石韦散加减（2016）。

（3）脾肾亏虚，湿热屡犯——健脾补肾（2005）

证候：小便淋沥不尽，时作时止，每于劳累后发作或加重，尿热，或有尿痛，面色无华，神疲乏力，少气懒言，腰膝酸软，食欲不振，口不欲饮水，舌质淡，苔薄白，脉沉细。

方药：无比山药丸加减（2017）。
（4）肾阴不足，湿热留恋——滋阴益肾，清热通淋
证候：小便频数，滞涩疼痛，尿黄赤混浊，腰膝酸软，手足心热，头晕耳鸣，四肢乏力，口干口渴，舌质红少苔，脉细数。
方药：知柏地黄汤加减（2006，2008）。

四、急性肾衰竭

1. 西医病因　肾前性——血容量减少、有效动脉血容量减少和肾内血流动力学改变等。肾性——肾实质损伤（肾缺血或肾毒性物质损伤肾小管上皮细胞）。肾后性——急性尿路梗阻。

2. 中医病因病机　外感六淫疫毒、饮食不当、意外伤害、失血失液、中毒虫咬、药毒伤肾等因素，形成火热、湿毒、瘀浊之邪，壅塞三焦，决渎失司。病位在肾，涉及肺、脾胃、三焦、膀胱。病机主要为肾失气化，水湿浊瘀不能排出体外。初期主要为火热、湿毒、瘀浊，以实热居多，后期以脏腑虚损为主。

3. 临床表现　临床病程典型，可分为3期。

（1）少尿期：短时间内尿量明显减少，恶心呕吐、腹胀腹泻、消化道出血、高血压、心力衰竭、意识障碍、抽搐昏迷、严重的酸中毒和电解质异常（2017）。典型的为7~14天，但也可短至几天，长至4~6周。

（2）多尿期：尿量超过400mL时，则由少尿期进入多尿期，此期通常持续1~3周。

（3）恢复期：肾小管细胞再生、修复，肾小管完整性恢复。常需数月，少数患者可最终遗留不同程度的肾脏结构和功能缺陷。

4. 实验室检查及其他检查

（1）肾功能：血尿素氮；电解质紊乱；酸碱平衡紊乱。

（2）尿常规：等张尿（比重1.010~1.016），蛋白尿，尿沉渣见颗粒管型、上皮细胞碎片、红细胞和白细胞。

（3）尿渗透浓度<350mOsm/L；滤过钠排泄分数；肾衰指数；影像学检查。

（4）肾穿刺活检：为明确肾实质性急性肾衰的病因，病情严重、有出血倾向时不宜使用。

5. 诊断　①常继发于各种严重疾病所致的周围循环衰竭或肾中毒后。②急骤少尿，个别（肾皮质坏死）可无尿。③急骤发生和与日俱增的氮质血症。④如处理恰当，数日至数周后出现多尿期。⑤尿常规检查。

6. 西医治疗

（1）纠正可逆因素：对症治疗严重外伤、心力衰竭、急性大出血、感染、休克、血容量不足等。

（2）营养支持：供给足够的热量，一般为每日105~126kJ（25~30kcal/kg）。

（3）控制感染：根据细菌培养和药敏试验选择对肾无毒性或毒性小的药物。

（4）维持水、电解质和酸碱平衡：少尿期严格记录体液24小时出入量，量出为入，纠正高血钾及酸中毒。多尿期防止脱水及低血钾。

（5）特殊药物：①利尿剂（呋塞米），只应用于急性肾衰少尿期，多尿期停用。②钙拮抗药（硝苯地平），对缺血性急性肾衰有防治作用。

（6）透析疗法：①少尿或无尿2天。②尿毒症症状明显。③肌酐清除率较正常下降超过50%，或血尿素氮升高达21mmol/L，血肌酐升高达442μmol/L。④血钾超过6.5mmol/L。⑤代谢性酸中毒，$CO_2CP \leq 13mmol/L$。⑥脑水肿、肺水肿或充血性心力衰竭。

五、慢性肾衰竭

1. 西医病因　病因主要有糖尿病肾病、高血压肾小动脉硬化、原发性与继发性肾小球肾

炎、肾小管间质病变、肾血管病变、遗传性肾病等。在发达国家，糖尿病肾病、高血压肾小动脉硬化、原发性肾小球肾炎是导致慢性肾衰的前三位病因；<u>发展中国家的病因排序是原发性肾小球肾炎、糖尿病肾病、高血压肾小动脉硬化（2015）</u>。

2. 中医病因病机　病因为感受外邪、饮食不当、劳倦过度、药毒伤肾、劳伤久病等。病位主要在肾，涉及肺、脾（胃）、肝等脏腑。基本病机是<u>肾元虚衰，湿浊内蕴（2004）</u>，为本虚标实之证。

3. 临床表现及肾功能分期

（1）临床表现：①水、电解质代谢紊乱。②蛋白质、糖类、脂肪和维生素的代谢紊乱。③心血管系统表现：高血压和左心室肥厚；心力衰竭；尿毒症性心肌病；心包病变；血管钙化和动脉粥样硬化。④呼吸系统症状：体液过多或酸中毒时均可出现气短、气促，严重酸中毒可致呼吸深长。体液过多、心功能不全可引起肺水肿或胸腔积液。⑤胃肠道症状：食欲不振、恶心、呕吐，口腔有尿味、消化道出血等。⑥血液系统表现：肾性贫血和出血倾向。⑦神经肌肉系统症状：性格改变、抑郁、记忆力减退、判断力降低等。⑧内分泌功能紊乱：1,25-$(OH)_2$维生素D_3等过多，继发性甲状旁腺功能亢进等。⑨骨骼病变：肾性骨营养不良。

（2）肾功能分期：肾贮备功能下降期、氮质血症期、肾衰竭期、尿毒症期。

4. 实验室及其他检查

（1）肾功能检查：BUN、Scr 上升，Ccr＜80mL/min，CO_2结合力下降。

（2）尿常规检查：蛋白尿、血尿、管型尿或低比重尿。

（3）血常规检查：贫血。

（4）电解质检查：高钾、高磷、低钙。

（5）B 超检查：多数可见双肾明显缩小，结构模糊。

5. 诊断要点　<u>Ccr＜80mL/min，Scr＞133μmol/L，有慢性原发或继发性肾脏疾病病史</u>。

6. 西医治疗

（1）早、中期慢性肾衰竭的防治对策和措施：及时、有效地控制高血压；ACEI 和 ARB 的作用；严格控制血糖；控制蛋白尿；饮食治疗。

（2）CRF 的营养治疗：限制蛋白饮食；高热量摄入；给予低磷饮食；应用必需氨基酸等。

（3）CRF 的药物治疗：①纠正酸中毒和水、电解质紊乱：纠正代谢性中毒——口服碳酸氢钠；水钠紊乱的防治——袢利尿剂；高钾血症的防治——碳酸氢钠、袢利尿剂、葡萄糖-胰岛素溶液、降钾树脂等。②高血压的治疗：ACEI、ARB、钙离子通道拮抗剂等。

（4）尿毒症的替代治疗：<u>血液透析、腹膜透析（2004）</u>、肾移植。

7. 中医辨证论治

（1）本虚证

1）脾肾气虚——<u>补气健脾益肾</u>

证候：<u>面色无华，少气乏力，纳差腹胀，大便偏稀，口黏，口淡不渴，或渴不欲饮，或饮亦不多，腰膝酸痛，手足不温，夜尿频多，舌淡有齿痕，苔白或白腻，脉象沉细（2006）</u>。

方药：<u>六君子汤加减</u>。

2）脾肾阳虚——<u>补肾温阳健脾</u>

证候：<u>面色萎黄或黧黑晦暗，神疲乏力，纳差便溏或有水肿，口黏，口淡不渴，腰膝酸痛或腰部冷痛，畏寒肢冷，夜尿增多，舌淡胖嫩，齿痕明显，脉象沉弱</u>。

方药：<u>济生肾气丸加减（2007）</u>。

3）肝肾阴虚——<u>滋肾平肝</u>

证候：<u>头晕头痛，耳鸣眼花，两目干涩或视物模糊，口干咽燥，渴而喜饮或饮水不多，腰膝酸软，大便易干，尿少色黄，舌淡红少津，苔薄白或少苔，脉弦或细弦，常伴血压升高（2007）</u>。

方药：杞菊地黄汤加减。

4）气阴两虚——益气养阴，健脾补肾

证候：面色少华，神疲乏力，腰膝酸软，口干舌燥，饮水不多，或手足心热，大便干燥或稀，夜尿清长，舌淡有齿痕，脉象沉细。

方药：参芪地黄汤加减（2007）。

5）阴阳两虚——温扶元阳，补益真阴

证候：浑身乏力，畏寒肢冷，或手足心热，口干欲饮，腰膝酸软，或腰部酸痛，大便稀溏或五更泄泻，小便黄赤或清长，舌苔白，舌胖润有齿痕，脉沉细，全身虚弱症状明显。

方药：金匮肾气丸或全鹿丸加减（2006，2011）。

（2）标实证

湿浊——和中降逆，化湿泄浊——小半夏加茯苓汤加减（2017）。

湿热——中焦清化和中，下焦清利湿热——中焦黄连温胆汤加减，下焦四妙丸加减（2008）。

水气——利水消肿——五皮饮或五苓散加减。

血瘀——活血化瘀——桃红四物汤加减（2001，2003，2006）。

肝风——镇肝息风——天麻钩藤饮加减。

泌尿系统疾病鉴别诊断

病名	鉴别疾病	鉴别要点
慢性肾小球肾炎	原发性高血压肾损害	高血压、蛋白尿，镜下可见少量红细胞及管型，肾小管功能损害早于肾小球功能损害，常伴有高血压的心脑并发症。肾穿刺有助鉴别
	慢性肾盂肾炎	有反复尿路感染史，多次尿沉渣或尿细菌培养阳性，肾功能损害以肾小管为主，双肾非对称性损害
	Alport（遗传性肾炎）	常起病于青少年（多在10岁以前），患者有肾、眼、耳异常，并有阳性家族史
	急性肾小球肾炎	有前驱感染并以急性发作起病的慢性肾炎需与此病鉴别。慢性肾炎急性发作病情多在短期内急骤恶化，血清C_3无动态变化
	继发性肾病	水肿、蛋白尿等，通常均存在原发性疾病的特征及检查结果
肾病综合征	过敏性紫癜	好发于青少年，有典型的皮肤紫癜，有助于鉴别诊断
	系统性红斑狼疮	好发于青、中年女性，依据多系统受损的临床表现和免疫学检查可检出自身抗体
	糖尿病肾病	好发于中老年，糖尿病病史及特征性眼底改变有助于鉴别诊断
	乙型肝炎病毒相关性肾炎	乙型肝炎病毒抗原阳性，肾活检证实乙型肝炎病毒或其抗原沉积才能确诊
尿路感染	肾结核	鉴别要点在于尿细菌学检查。肾结核多并发生殖道结核或有其他器官结核病史，血尿多与尿路刺激征同时发生
	肾小球肾炎	肾盂肾炎尿蛋白量<2g/24h，若尿蛋白量>3g/24h多为肾小球病变。肾活体组织检查有助于确诊

续表

病名	鉴别疾病	鉴别要点
急性肾衰竭	慢性肾衰竭	双侧肾缩小、贫血、尿毒症面容、肾性骨病和神经病变等。其次应除外肾前性和肾后性原因
	肾前性少尿	发病前有容量不足、体液丢失等病史，皮肤、黏膜干燥，低血压，颈静脉充盈不明显
	肾后性尿路梗阻	有结石、肿瘤或前列腺肥大病史，突发完全或间歇性无尿。肾绞痛，胁腹或下腹部疼痛，肾区叩击痛阳性，超声和X线等可助确诊
	其他肾性ARF	急进性肾小球肾炎、急性间质性肾炎、狼疮肾炎、过敏性紫癜性肾炎、肾病综合征等

第五单元 血液及造血系统疾病

☆ 重点提示

本单元内容较多，可分块复习。首先对于缺铁性贫血、再生障碍性贫血可联合复习。此部分内容每年涉及较少，从趋势上看，基本只会对其中一部分内容考查，着重于中医的治法方药以及实验室检查，其他内容可对比了解。再将急性白血病和慢性粒细胞性白血病合并复习。中医的分型论治还是重点，实验室检查的各种数据也应牢记，临床表现及诊断的内容可作为了解。特发性血小板减少性紫癜应掌握其诊断和分型论治。

考点集合

一、缺铁性贫血

1. **西医病因** ①慢性失血（2011）。②铁吸收不良。③铁摄入不足（2002，2004）。

2. **中医病因病机** 病因为先天禀赋不足、饮食失调、长期失血、劳倦过度、妊娠失养、病久虚损、虫积等。病位在脾胃，与肝、肾相关。基本病机为脾胃虚弱，运化失常，虫积及失血导致气血生化不足。

3. **临床表现**（2012）

（1）贫血表现：常见面色萎黄或苍白、乏力、头晕、耳鸣、记忆力减退、精神不集中、气短、心悸、月经失调、性功能减退等。

（2）组织缺铁症状：①精神和行为改变：如疲乏、烦躁和头痛在缺铁的妇女中较多见；缺铁可引起患儿发育迟缓和行为改变，如烦躁、易激惹、注意力不集中等。②消化道黏膜病变：病变如口腔炎、舌炎、唇炎、胃酸分泌缺乏及萎缩性胃炎。常见食欲减退、腹胀、嗳气、便秘等。部分患者有异食癖。③外胚叶组织病变：皮肤干燥、毛发干枯脱落、指甲缺乏光泽、脆薄易裂甚至反甲等。

4. **实验室检查**

（1）血象：呈小细胞低色素性贫血。平均红细胞体积（MCV）<80fL，平均红细胞血红蛋白量（MCH）<27pg，平均红细胞血红蛋白浓度（MCHC）<32%。血片中可见红细胞体积小、中央淡染区扩大。网织红细胞计数正常或轻度增高。

（2）骨髓象：增生活跃或明显活跃；以红系增生为主，粒系、巨核系无明显异常；红系中以中、晚幼红细胞为主，其体积小、核染色质致密、胞浆少偏蓝色、边缘不整齐，血红蛋白形成不良，呈"核老浆幼"现象。

（3）血清铁、总铁结合力及铁蛋白：血清铁＜8.95μmol/L，总铁结合力升高（＞64.44μmol/L）；转铁蛋白饱和度降低（＜15%）。血清铁蛋白＜20μg/L 表示贮铁减少，＜12μg/L 为贮铁耗尽。

（4）红细胞内卟啉代谢：FEP＞0.9μmol/L，ZPP＞0.96μmol/L，FEP/Hb＞4.5μg/gHb。

5. 诊断　IDA 诊断包括以下 3 个方面：

（1）小细胞低色素贫血：男性 Hb＜120g/L，女性 Hb＜110g/L，孕妇 Hb＜100g/L，MCV＜80fL，MCH＜27pg，MCHC＜32%。

（2）有缺铁的依据：符合贮铁耗尽（ID）或缺铁性红细胞生成（IDE）的诊断。

ID：符合下列任一项即可诊断。①血清铁蛋白＜12μg/L。②骨髓铁染色显示骨髓小粒可染铁消失，铁粒幼红细胞＜15%。

IDE：①符合 ID 诊断标准。②血清铁＜8.95mmol/L，总铁结合力升高（＞64.44μmol/L），转铁蛋白饱和度＜15%。③FEP/Hb＞4.5μg/gHb。

（3）存在铁缺乏的病因，铁剂治疗有效。

6. 西医治疗

（1）病因治疗。

（2）补充铁剂：①口服铁剂：常用琥珀酸亚铁等。②注射铁剂：右旋糖酐。

（3）辅助治疗：饮食疗法；输血或输入红细胞；维生素 E。

7. 中医辨证论治

（1）脾胃虚弱——健脾和胃，益气养血

证候：<u>面色萎黄，食欲不振，恶心欲吐，胃脘部不适，脘腹胀满，食后腹胀，大便稀溏。舌质淡，舌苔薄腻，脉象细弱。</u>

方药：<u>香砂六君子汤合当归补血汤加减（2005）</u>。

（2）心脾两虚——益气补血，养心安神

证候：<u>面色苍白，头目眩晕，心悸气短，失眠多梦，食欲不振，毛发干脱，爪甲裂脆。舌质淡红，苔薄白，脉象细弱。</u>

方药：<u>归脾汤或八珍汤加减（2005，2007，2011）</u>。

（3）脾肾阳虚——温补脾肾

证候：面色苍白，形寒肢冷，腰膝酸软，神倦耳鸣，唇甲淡白，或周身浮肿，甚则腹水，大便溏薄，小便清长，男子阳痿，女子经闭，舌质淡或有齿痕，脉沉细。

方药：八珍汤合无比山药丸加减。

（4）虫积——杀虫消积，补益气血

证候：面色萎黄少华，腹胀，善食易饥，恶心呕吐，或有便溏，嗜食生米、泥土、茶叶等，神疲肢软，气短头晕，舌质淡，苔白，脉虚弱。

方药：八珍汤合化虫丸加减。

二、再生障碍性贫血

1. 西医病因、发病机制

（1）西医病因：①药物因素。②化学毒物。③电离辐射。④病毒感染。⑤免疫因素。⑥其他因素。

（2）发病机制：<u>①造血干细胞缺陷</u>。②骨髓造血微环境异常。③免疫机制影响（2017）。

2. 中医病因病机　再障的发生主要因<u>先天不足，七情妄动，外感六淫，饮食不节，邪毒外侵，或大病久病之后伤及脏腑气血，元气亏损，精血虚少，气血生化不足而致</u>。阴阳虚损为本病的基本病机（2005，2008），病变部位在骨髓，发病脏腑为心、肝、脾、肾，肾为根本。

3. 临床表现　贫血、感染、出血（2000，2007）。

4. 实验室检查

（1）血象：全血细胞减少，贫血属正细胞正色素型。

（2）骨髓象：多部位骨髓增生减低，粒、红系及巨核细胞明显减少且形态大致正常，淋巴细胞、网状细胞及浆细胞等非造血细胞比例明显增高。骨髓小粒无造血细胞，呈空虚状，可见较多脂肪滴。骨髓活检显示造血组织均匀减少，脂肪组织增加。

（3）骨髓活检：再障患者红骨髓显著减少，被脂肪组织所代替，并可见非造血细胞分布在间质中；三系细胞均减少，巨核细胞多有变性。

5. 诊断　①全血细胞减少，网织红细胞百分数<0.01（2002，2004），淋巴细胞比例增高。②一般无脾大。③骨髓检查显示至少一部位增生减低或重度减低（如增生活跃，需有巨核细胞明显减少，骨髓小粒成分中见非造血细胞增多）。④能除外其他引起全血细胞减少的疾病，如阵发性睡眠性血红蛋白尿、骨髓增生异常综合征中的难治性贫血、急性造血功能停滞、骨髓纤维化、急性白血病、恶性组织细胞病等。⑤一般抗贫血药物治疗无效。

6. 西医治疗

（1）一般治疗：防止与任何对骨髓造血有毒性的物质接触；禁用对骨髓有抑制作用的药物；休息，避免过劳；防止交叉感染，注意皮肤及口腔卫生。

（2）支持治疗：①控制感染。②止血：用酚磺乙胺、氨基己酸，女性子宫出血可肌注丙酸睾酮。若内脏出血，输入浓集的血小板。③输血：用于血红蛋白<60g/L者。

（3）促造血治疗：①雄激素：司坦唑醇、十一酸睾酮、达那唑、丙酸睾酮（2010）。②造血生长因子：重组人粒系集落刺激因子和重组人红细胞生成素。

（4）免疫抑制剂：抗胸腺细胞球蛋白（ATG）或抗淋巴细胞球蛋白（ALG）、环孢素。

（5）造血干细胞移植。

7. 中医辨证论治

（1）肾阴虚——滋阴补肾，益气养血（2006）

证候：面色苍白，唇甲色淡，心悸乏力，颧红盗汗，手足心热，口渴思饮，腰膝酸软，出血明显，便结，舌质淡，舌苔薄，或舌红少苔，脉细数。

方药：左归丸合当归补血汤加减。

（2）肾阳亏虚（2002，2004）——补肾助阳，益气养血

证候：形寒肢冷，气短懒言，面色苍白，唇甲色淡，大便稀溏，面浮肢肿，出血不明显，舌体胖嫩，舌质淡，苔薄白，脉细无力。

方药：右归丸合当归补血汤加减。

（3）肾阴阳两虚——滋阴助阳，益气补血

证候：面色苍白，倦怠乏力，头晕心悸，手足心热，腰膝酸软，畏寒肢冷，齿鼻衄血或紫斑，舌质淡，苔白，脉细无力。

方药：左归丸、右归丸合当归补血汤加减（2009）。

（4）肾虚血瘀——补肾活血

证候：心悸气短，周身乏力，面色晦暗，头晕耳鸣，腰膝酸软，皮肤紫斑，肌肤甲错，胁痛，出血不明显，舌质紫暗，有瘀点或瘀斑，脉细或涩。

方药：六味地黄丸或金匮肾气丸合桃红四物汤加减。

（5）气血两虚——补益气血

证候：面白无华，唇淡，头晕心悸，气短乏力，动则加剧，舌淡，苔薄白，脉细弱。

方药：八珍汤加减（2011）。

（6）热毒壅盛——清热凉血，解毒养阴

证候：壮热，口渴，咽痛，鼻衄，齿衄，皮下紫癜、瘀斑，心悸，舌红而干，苔黄，脉洪数。

方药：清瘟败毒饮加减。

三、白细胞减少症与粒细胞缺乏症

1. 西医病因、发病机制　①粒细胞生成缺陷。②粒细胞破坏或消耗过多。③粒细胞分布异常。

2. 中医病因病机　病因为禀赋不足、劳伤过度、饮食不节、邪毒内侵等。病机多以肝、脾、肾及气血亏虚为本。病位在脾、肾和骨髓，病性以虚损为主。急性者则可表现为正虚邪犯之虚实夹杂证。

3. 临床表现

（1）粒细胞缺乏症：起病急，畏寒、高热、头痛、乏力、出汗、周身不适。2~3天后缓解，仅有极度疲乏感，易被忽视。6~7天后粒细胞已极度低下，出现严重感染，再度骤然发热，可出现急性咽峡炎。此外，口腔、鼻腔、食管、肠道、肛门、阴道等处黏膜可出现坏死性溃疡。如有严重的肺部感染、败血症、脓毒血症等可致死亡。

（2）白细胞减少症：起病缓，可无症状，可有头晕、乏力疲困、食欲减退及低热等表现。

4. 诊断　外周血白细胞计数 $<4.0\times10^9$/L 为白细胞减少症，外周血中性粒细胞绝对值 $<2.0\times10^9$/L 为粒细胞缺乏症（2006）。

5. 西医治疗　①病因治疗。②粒细胞缺乏症（防止感染、升粒细胞、其他）。③白细胞减少症（一般治疗、升粒细胞）。④免疫抑制剂。

6. 中医辨证论治

（1）气血两虚——益气养血

证候：面色萎黄，头晕目眩，倦怠乏力，少寐多梦，心悸怔忡，纳呆食少，腹胀便溏，舌质淡，苔薄白，脉细弱。

方药：归脾汤加减。

（2）脾肾亏虚——温补脾肾

证候：神疲乏力，腰膝酸软，纳少便溏，面色㿠白，畏寒肢冷，大便溏薄，小便清长，舌质淡，舌体胖大或有齿痕，苔白，脉沉细或沉迟。

方药：黄芪建中汤合右归丸加减（2017）。

（3）气阴两虚——益气养阴

证候：面色少华，疲倦乏力，头晕目眩，五心烦热，失眠盗汗或自汗，舌红苔薄，脉细弱。

方药：生脉散加减。

（4）肝肾阴虚——滋补肝肾

证候：腰膝酸软，头晕耳鸣，五心烦热，失眠多梦，遗精，低热，口干咽燥，舌红少苔，脉细数。

方药：六味地黄丸加减。

（5）外感温热——清热解毒，滋阴凉血

证候：发热不退，口渴欲饮，面赤咽痛，头晕乏力，舌质红绛，苔黄，脉滑数或细数。

方药：犀角地黄汤合玉女煎加减。

四、急性白血病

1. 西医病因　①生物因素。②物理因素。③化学因素。④遗传因素。⑤其他血液病。

2. 中医病因病机　主要病因为热毒和正虚，病性为本虚标实。正气亏虚为本，温热毒邪为标，多以标实为主。病位在骨髓，表现在营血，与肾、肝、脾有关。

3. 临床表现

（1）正常骨髓造血功能受抑制的表现：贫血、发热、出血。

（2）白血病细胞增殖浸润表现：①淋巴结和肝脾肿大。②骨骼和关节疼痛：胸骨下端局部压痛。③眼球突出，复视或失明。④口腔和皮肤：牙龈增生、肿胀；可出现蓝灰色斑丘疹或皮肤粒细胞肉瘤，局部皮肤隆起、变硬，呈紫蓝色皮肤结节。⑤中枢神经系统白血病：急淋白血病最常见。轻者表现为头痛、头晕；重者有呕吐、颈项强直，甚至抽搐、昏迷。⑥睾丸浸润：睾丸出现无痛性肿大。

4. 实验室检查

（1）血象：贫血程度轻重不等，但呈进行性加重，晚期一般有严重贫血，多为正常细胞性贫血。大多数患者白细胞增多，超过 $10\times10^9/L$ 以上者称为白细胞增多性白血病。低者可 $<10\times10^9/L$，称为白细胞不增多性白血病。血涂片分类检查可见数量不等的原始和幼稚细胞，约50%的患者血小板低于 $60\times10^9/L$，晚期血小板往往极度减少。

（2）骨髓象：具有决定性诊断价值。骨髓原始细胞≥20%定为 AL 的诊断标准（2011）。

（3）细胞化学：协助形态学鉴别各类白血病。

（4）免疫学检查：根据白血病细胞表达的系列相关抗原，确定其系列来源。

（5）染色体和基因改变：白血病常伴有特异的染色体和基因改变。

（6）血液生化改变：血清尿酸浓度增高，尿酸排泄量增加。

5. 诊断　根据临床表现、血象和骨髓象特点，即可确诊。

6. 西医治疗

（1）一般治疗：①高白细胞血症紧急处理，使用血细胞分离机清除过高白细胞，同时予以化疗和水化，预防并发症。②防治感染。③纠正贫血，严重贫血输浓集红细胞或全血。④控制出血，输注浓集血小板悬液或抗凝治疗。⑤防治高尿酸血症肾病。⑥维持营养。

（2）抗白血病治疗：第一阶段为诱导缓解治疗，使用化疗药物；第二阶段是达到 CR 后进入缓解后治疗，化疗和造血干细胞移植。

7. 中医辨证论治

（1）热毒炽盛——清热解毒，凉血止血（2006）

证候：壮热，口渴多汗，烦躁，头痛面赤，身痛，口舌生疮，咽喉肿痛，面颊肿胀疼痛，或咳嗽，咳黄痰，皮肤、肛门疖肿，便秘尿赤，或见吐血、衄血、便血、尿血、斑疹，或神昏谵语，舌质红绛，苔黄，脉大（2002，2004）。

方药：黄连解毒汤合清营汤加减（2000，2007，2017）。

（2）痰热瘀阻——清热化痰，活血散结（2006）

证候：腹部癥积，颌下、腋下、颈部有痰核单个或成串，痰多，胸闷，头重，纳呆，发热，肢体困倦，心烦口苦，目眩，骨痛，胸部刺痛，口渴而不欲饮，舌质紫暗，或有瘀点、瘀斑，舌苔黄腻，脉滑数或沉细而涩（2001，2003，2005）。

方药：温胆汤合桃红四物汤加减。

（3）阴虚火旺——滋阴降火，凉血解毒

证候：皮肤瘀斑，鼻衄，齿龈出血，发热或五心烦热，口苦口干，盗汗，乏力，体倦，面色晦暗，舌质红，苔黄，脉细数。

方药：知柏地黄丸合二至丸加减（2008）。

（4）气阴两虚——益气养阴，清热解毒

证候：低热，自汗，盗汗，气短，乏力，面色不华，头晕，腰膝酸软，手足心热，皮肤瘀点、瘀斑，鼻衄，齿衄，舌淡，有齿痕，脉沉细（2003）。

方药：五阴煎加味。
（5）湿热内蕴——清热解毒，利湿化浊
证候：发热，有汗而热不解，头身困重，腹胀纳呆，关节酸痛，大便不爽或下利不止，肛门灼热，小便黄赤而不利，舌红，苔黄腻，脉滑数。
方药：葛根芩连汤加味。

五、慢性粒细胞性白血病

1. 临床表现
（1）慢性期：1～4年。乏力、低热、多汗或盗汗、体重减轻等；常以脾大为最显著体征，可达脐平面上下；肝大较少见；胸骨中下段压痛；眼底充血及出血；白细胞淤滞症。
（2）加速期：几个月至数年。发热、虚弱、进行性体重下降、骨骼疼痛，逐渐出现贫血和出血。脾持续或进行性肿大。原来治疗有效的药物无效。
（3）急变期：终末期，预后极差，往往数月内死亡。
2. 实验室检查及其他检查
（1）慢性期：①血象示白细胞数明显增高。②骨髓增生明显至极度活跃，以粒细胞为主。③绝大部分患者粒细胞出现 Ph 染色体。④血清及尿中尿酸浓度增高，血清乳酸脱氢酶增高。⑤中性粒细胞碱性磷酸酶（NAP）测定多降低。
（2）加速期：外周血或骨髓原始细胞≥10%，外周血嗜碱性粒细胞＞20%，不明原因的血小板进行性减少或增加。
（3）急变期：外周血中原粒＋早幼粒细胞＞30%；骨髓中原始细胞或原淋＋幼淋或原单＋幼单＞20%，原粒＋早幼粒细胞＞50%，出现髓外原始细胞浸润。
3. 诊断　凡有不明原因的持续性白细胞数增高，根据典型的血象、骨髓象改变，脾大，Ph 染色体阳性，BCR－ABL 融合基因阳性即可作出诊断。Ph 染色体尚可见于 2% AML、5% 儿童 ALL 及 25% 成人 ALL，应注意鉴别。
4. 西医治疗
（1）细胞淤滞症紧急处理：见急性白血病，需并用羟基脲和别嘌呤醇。
（2）化学治疗：羟基脲为当前首选化疗药物（2017）；白消安现已较少使用；其他如 Ara－C、高三尖杉酯碱、靛玉红、异靛甲、二溴卫茅醇、6－MP、美法仑、6TG、环磷酰胺，砷剂及其他联合化疗亦有效，在上述药物无效时考虑使用。
（3）其他治疗：干扰素－α、甲磺酸伊马替尼；异基因造血干细胞移植。
5. 中医辨证论治
（1）热毒壅盛——清热解毒为主，佐以扶正祛邪
证候：发热甚或壮热，汗出，口渴喜冷饮，衄血发斑或便血、尿血，身疼骨痛，左胁下积块进行性增大、硬痛不移，倦怠神疲，消瘦，舌红，苔黄，脉数（2006）。
方药：清营汤合犀角地黄汤加减。
（2）阴虚内热——滋阴清热，解毒祛瘀
证候：低热，多汗或盗汗，头晕目眩，虚烦，面部潮红，口干口苦，消瘦，手足心热，皮肤瘀斑或鼻衄、齿衄，舌质光红，苔少，脉细数（2006）。
方药：青蒿鳖甲汤加减（2010，2017）。
（3）瘀血内阻——活血化瘀（2001，2003）
证候：形体消瘦，面色晦暗，胸骨按痛，胁下癥块按之坚硬、刺痛，皮肤瘀斑，鼻衄，尿血或便血，舌质紫暗，脉细涩（2006）。
方药：膈下逐瘀汤加减。

（4）气血两虚——补益气血

证候：面色萎黄或苍白，头晕眼花，心悸心慌，疲乏无力，气短懒言，自汗，食欲减退，舌质淡，苔薄白，脉细弱。

方药：八珍汤加减。

六、特发性血小板减少性紫癜

1. 西医病因、发病机制　感染；免疫因素；脾的作用；雌激素。
2. 中医病因病机　有血热伤络、阴虚火旺及气不摄血及瘀血阻滞之不同。病位在血脉，与心、肝、脾、肾关系密切（2006）。病理性质有虚实之分，热盛迫血为实，阴虚火旺、气不摄血为虚。
3. 临床表现（2017）

（1）急性型：常见于儿童。有上呼吸道感染史，特别是病毒感染史。起病急，部分患者可有畏寒、寒战、发热。全身皮肤出现瘀点、瘀斑，可有血疱及血肿形成。鼻出血、牙龈出血、口腔黏膜及舌出血常见。当血小板低于 $20 \times 10^9/L$ 时，可有内脏出血；颅内出血可致剧烈头痛、意识障碍、瘫痪及抽搐，是致死的主要原因。出血量过大或范围过于广泛者，可出现程度不等的贫血、血压降低甚至失血性休克。

（2）慢性型：主要见于青年和中年女性。起病隐匿，多为皮肤、黏膜出血，如瘀点、瘀斑，外伤后出血不止等，鼻出血、牙龈出血亦常见。严重内脏出血较少见，月经过多常见，在部分患者可为惟一临床症状。患者病情可因感染等而骤然加重，出现广泛、严重的皮肤黏膜及内脏出血。病程在半年以上者，部分可出现轻度脾肿大。

4. 实验室检查（2016）

（1）血小板：①急性型血小板多在 $20 \times 10^9/L$ 以下，慢性型常在 $50 \times 10^9/L$ 左右。②血小板平均体积偏大，易见大型血小板。③出血时间延长，血块收缩不良。④血小板功能一般正常。

（2）骨髓象：①急性型骨髓巨核细胞数量轻度增加或正常，慢性型骨髓巨核细胞数量显著增加。②巨核细胞发育成熟障碍，急性型者尤甚，表现为巨核细胞体积变小，胞浆内颗粒减少，幼稚巨核细胞增加。③有血小板形成的巨核细胞显著减少（<30%）。④红系及粒、单核系正常。

（3）血小板生存时间：90%以上的患者血小板生存时间明显缩短。

5. 诊断要点　①广泛出血累及皮肤、黏膜及内脏。②多次检查血小板计数减少。③脾不大。④骨髓巨核细胞增多或正常，有成熟障碍。⑤泼尼松或脾切除治疗有效。⑥排除其他继发性血小板减少症（2000，2005）。

6. 西医治疗　①肾上腺皮质激素，泼尼松（2010，2011，2012）。②脾脏切除。③免疫抑制剂，长春新碱、环磷酰胺、硫唑嘌呤。④急症处理，血小板悬液输注、静脉注射丙种球蛋白、血浆置换、大剂量甲泼尼龙。

7. 中医辨证论治

（1）血热妄行——清热凉血

证候：皮肤紫癜，色泽新鲜，起病急骤，紫斑以下肢最为多见，形状不一，大小不等，有的甚至互相融合成片，发热，口渴，便秘，尿黄，常伴有鼻衄、齿衄，或有腹痛，甚则尿血、便血，舌质红，苔薄黄，脉弦数或滑数（2004）。

方药：犀角地黄汤加减。

（2）阴虚火旺——滋阴降火，清热止血

证候：紫斑较多、颜色紫红、下肢尤甚，时发时止，头晕目眩，耳鸣，低热颧红，心烦盗汗，齿衄鼻衄，月经量多，舌红少津，脉细数。

方药：茜根散或玉女煎加减（2006）。

（3）气不摄血——益气摄血，健脾养血

证候：斑色暗淡，多散在出现，时起时消，反复发作，过劳则加重，可伴神情倦怠，心悸，气短，头晕目眩，食欲不振，面色苍白或萎黄，舌质淡，苔白，脉弱。

方药：归脾汤加减（2001，2003）。

（4）瘀血内阻——活血化瘀止血

证候：肌衄、斑色青紫，鼻衄、吐血、便血，血色紫暗，月经有血块，毛发枯黄无泽，面色黧黑，下睑色青，舌质紫暗或有瘀斑、瘀点，脉细涩或弦。

方药：桃红四物汤加减（2006）。

血液及造血系统疾病鉴别诊断

病名	鉴别疾病	鉴别要点
缺铁性贫血	慢性病贫血	见于慢性感染或炎症及恶性肿瘤引起的铁失利用。血清铁蛋白及骨髓细胞外铁升高。血清铁、血清转铁蛋白饱和度及总铁结合力均下降
	地中海贫血	慢性溶血。骨髓铁染色示细胞内铁、细胞外铁均升高，血清铁和铁蛋白均升高，总铁结合力不升高。血红蛋白电泳可检出异常血红蛋白
	铁粒幼细胞性贫血	铁失利用性贫血，血清铁、运铁蛋白饱和度及血清铁蛋白均升高，总铁结合力下降。骨髓小粒含铁血黄素颗粒、铁粒幼细胞均升高，有环状铁粒幼细胞
再生障碍性贫血	阵发性睡眠性血红蛋白尿	伴有全血细胞减少，但网织红细胞计数有轻度升高，脾脏可能肿大，酸溶血试验、糖水试验及尿含铁血黄素试验均为阳性
	骨髓增生异常综合征	常有慢性贫血，可有全血细胞减少，但本病骨髓增生活跃或明显活跃。血象和骨髓象三系中均可见到病态造血
	低增生性白血病	贫血、出血和发热，全血细胞减少，骨髓增生减少，可有幼稚细胞，但骨髓象有原始或幼稚细胞增多，原始细胞的增多达到白血病诊断标准
	其他疾病	血小板减少性紫癜、粒细胞缺乏症、脾功能亢进等，需骨髓象检查进行鉴别
白细胞减少症与粒细胞缺乏症	白细胞不增多型白血病	多伴贫血、血小板减少及不同部位出血，浓缩外周血涂片可找到幼稚细胞，骨髓检查最具有鉴别价值
	急性再生障碍性贫血	急性起病，多有出血且贫血显著，白细胞减少、中性粒细胞减少明显，同时伴有血小板及网织红细胞明显减少，骨髓象呈现三系细胞减少
急性白血病	骨髓增生异常综合征	骨髓中原始细胞少于20%。全血细胞减少和染色体异常，外周血中有原始和幼稚细胞
	某些感染引起的白细胞异常	据血象可鉴别
	巨幼细胞贫血	骨髓中原始细胞不增多，幼红细胞PAS反应常为阴性
	急性粒细胞缺乏症恢复期	多有明确病因，血小板正常，早幼粒细胞中无Auer小体

续表

病名	鉴别疾病	鉴别要点
慢性粒细胞性白血病	其他原因引起的脾大	血吸虫病、慢性疟疾、黑热病、肝硬化、脾功能亢进等
	骨髓纤维化	骨髓纤维化外周血白细胞数一般比 CML 少，多不超过 $30 \times 10^9/L$。NAP 阳性。幼红细胞持续出现于外周血中，泪滴状红细胞易见
	类白血病反应	常并发于严重感染、恶性肿瘤等基础疾病。原发病控制后，白细胞恢复正常

第六单元 内分泌与代谢疾病

☆ 重点提示

本单元内容较为重要。糖尿病应作为单元重点首先复习，对于其中医的病因病机、诊断、并发症以及分型论治都应掌握。甲状腺功能亢进症主要掌握病因病机以及中医治疗。甲状腺功能亢进症和糖尿病的西药治疗也应了解，在后面的药理学单元中也会涉及。

考点集合

一、甲状腺功能亢进症

1. 西医病因、发病机制　本病是在遗传的基础上，因精神刺激、感染等应激因素而诱发的器官特异性自身免疫病。由于遗传基因的缺陷，受某些因素的诱发，特异性抑制性 T 淋巴细胞功能降低，导致辅助性 T 淋巴细胞和 B 淋巴细胞功能增强，产生针对甲状腺的自身抗体。

2. 中医病因病机　病因主要为<u>情志失调（2000）</u>和体质因素。基本病机为<u>气滞痰凝，气郁化火，耗气伤阴（2001，2003，2005）</u>。病位在颈前，与肝、肾、心、胃等脏腑关系密切。

3. <u>临床表现（2016）</u>
（1）<u>高代谢综合征</u>：怕热多汗，皮肤温暖湿润，但体重下降，疲乏无力。
（2）精神神经系统：神经过敏，有时出现幻觉，甚至出现亚躁狂症。
（3）心血管系统：<u>常诉心悸、气促，稍活动即明显加重（2010）</u>。
（4）消化系统：患者食欲亢进、易饥多食、大便次数增多。
（5）骨骼肌肉系统：可见甲状腺功能亢进性肌病，如骨骼肌、心肌、眼肌等发生病变。
（6）生殖系统：女性患者常有月经减少，甚而闭经。男性多阳痿。
（7）甲状腺肿：<u>呈弥漫性肿大</u>。
（8）眼征：分浸润性突眼、非浸润性突眼。
（9）皮肤及肢端表现：胫前黏液性水肿。
（10）心脏：心律失常以期前收缩最为常见，阵发性或持续性心房纤颤或心房扑动、房室传导阻滞等也可发生。收缩压上升，舒张压降低，脉压增大。
（11）甲状腺危象：表现为高热、大汗、心动过速（140 次/分以上）、烦躁、焦虑不安、谵妄、恶心、呕吐、腹泻，严重者可有心衰、休克及昏迷等。

4. 实验室及其他检查
（1）血清 TSH 测定较 T_3、T_4 灵敏度高，是反映甲状腺功能最有价值的指标。
（2）<u>甲状腺摄 ^{131}I 率</u>，甲亢时甲状腺摄 ^{131}I 率增高，3 小时大于 25%，24 小时大于 45%，

且高峰前移。

(3) 甲状腺激素测定，血清游离甲状腺素（FT_4）、血清游离三碘甲状腺原氨酸（FT_3）可直接且准确地反映甲状腺功能状态，敏感性和特异性明显优于TT_4、TT_3。

5. 诊断　临床表现为怕热、多汗、易激动、易饥多食、消瘦、手颤、腹泻、心动过速及眼征、甲状腺肿大等，在甲状腺部位听到血管杂音和触到震颤具有诊断意义。对一些轻症或临床表现不典型的病例，常需借助实验室检查，才能明确诊断。在确诊甲亢的基础上，排除其他原因所致的甲亢，结合患者眼征、弥漫性甲状腺肿、TSAb阳性，即可诊断为GD（2002，2004）。

6. 西医治疗　①一般治疗。②抗甲状腺药物治疗，常用的有硫脲类的甲硫氧嘧啶和丙硫氧嘧啶、咪唑类的甲巯咪唑等。③^{131}I放射性治疗。④手术治疗。

7. 中医辨证论治

(1) 气滞痰凝——疏肝理气，化瘀散结

证候：颈前肿胀，烦躁易怒，胸闷，两胁胀满，善太息，失眠，腹胀便溏，舌苔白腻，脉弦或滑。

方药：逍遥散合二陈汤加减（2006，2016，2017）。

(2) 肝火旺盛——清肝泻火，消瘿散结

证候：颈前肿胀，眼突，烦躁易怒，手指颤抖，多汗，面红目赤，头晕目眩，口苦咽干，大便秘结，舌红苔黄，脉弦数（2006）。

方药：龙胆泻肝汤加减（2008，2017）。

(3) 阴虚火旺——滋阴降火，消瘿散结

证候：颈前肿大，眼突，心悸多汗，手颤，消瘦，易饥多食，急躁易怒，口干咽燥，五心烦热，失眠多梦，月经不调，舌红苔少，脉细数（2000）。

方药：天王补心丹加减（2006，2011，2017）。

(4) 气阴两虚——益气养阴，消瘿散结（2006）

证候：经前肿大，眼突，心悸失眠，消瘦，神疲乏力，气短汗多，口干咽燥，手足心热，纳差，大便溏薄，舌质红或淡红，脉细或数无力（2006）。

方药：生脉散加味（2008）。

二、糖尿病

1. 西医病因、发病机制

(1) 1型糖尿病：大多是自身免疫性疾病，遗传因素和环境因素共同参与其发病过程，是以胰岛B细胞破坏、胰岛素分泌缺乏为特征的自身免疫性疾病。

(2) 2型糖尿病：复杂的遗传因素和环境因素（增龄、现代生活方式、营养过剩、体力活动不足、子宫内环境以及应激、化学毒物等）共同作用的结果。其发病与胰岛素抵抗和胰岛素分泌的相对性缺乏有关，两者皆呈不均一性。

2. 中医病因病机　主要病机是阴津亏损，燥热偏盛。病因有禀赋不足、饮食不节、情志失调、劳欲过度或外感热邪等（2002，2004，2006，2008，2011）。

3. 临床表现及分类

(1) 临床表现：①代谢紊乱症状群。②反应性低血糖及昏迷。③急慢性并发症或伴发病。

(2) 分类：①1型糖尿病，自身免疫性T_1DM，特发性T_1DM。②2型糖尿病。③特殊类型糖尿病。④妊娠糖尿病。

4. 常见并发症

(1) 急性并发症：糖尿病酮症酸中毒，高渗性非酮症糖尿病昏迷。

(2) 感染性并发症：皮肤化脓性感染、真菌感染、肺结核、泌尿道感染。

（3）慢性并发症

1）大血管病变：糖尿病性心脏病、脑血管病、下肢动脉硬化闭塞症。

2）微血管病变：糖尿病肾病、糖尿病性视网膜病变（2006）。

3）神经病变：周围神经病变，中枢神经系统并发症，自主神经病变。

4）糖尿病足。

5）其他：如视网膜黄斑病、白内障、皮肤病等。

5. 实验室检查 ①尿糖测定。②血糖测定。③口服葡萄糖耐量试验（OGTT）。④糖化血红蛋白和糖化血浆白蛋白。⑤胰岛素及C肽释放试验。

6. 诊断标准（2002，2004）

（1）糖化血红蛋白 $HbA_{1c} \geq 6.5\%$。

（2）空腹血糖（FPG）$\geq 7.0 mmol/L$。

（3）OGTT 2小时血糖$\geq 11.1 mmol/L$。

（4）有高血糖的典型症状或高血糖危象，随机血糖$\geq 11.1 mmol/L$。

7. 西医治疗

（1）糖尿病教育；饮食、运动治疗；自我监测血糖。

（2）口服降糖药：①磺脲类（如格列美脲）。②噻唑烷二酮类（如罗格列酮）（2010）。③双胍类，如二甲双胍（2012，2017）。④α-葡萄糖苷酶抑制药，阿卡波糖（拜糖平）（2010，2017）。⑤非磺脲类促泌剂。

（3）胰岛素：优泌林、诺和灵等（2017）。

8. 中医辨证论治

（1）阴虚燥热

1）上消（肺热伤津）——清热润肺，生津止渴

证候：烦渴多饮，口干舌燥，尿频量多，多汗，舌边尖红，苔薄黄，脉洪数。

方药：消渴方加减。

2）中消（胃热炽盛）——清胃泻火，养阴增液（2006）

证候：多食易饥，口渴多尿，形体消瘦，大便干燥，苔黄，脉滑实有力（2006）。

方药：玉女煎加减（2001，2003，2006）。

3）下消（肾阴亏虚）——滋阴固肾

证候：尿频量多，混浊如脂膏，或尿有甜味，腰膝酸软，乏力，头晕耳鸣，口干唇燥，皮肤干燥，瘙痒，舌红少苔，脉细数。

方药：六味地黄丸加减（2017）。

（2）气阴两虚——益气健脾，生津止渴——七味白术散加减。

（3）阴阳两虚——滋阴温阳，补肾固涩——金匮肾气丸加减（2006，2011）。

（4）痰瘀互结——活血化瘀祛痰——平胃散合桃红四物汤加减（2001，2003，2005，2006，2016）。

（5）脉络瘀阻——活血通络——血府逐瘀汤加减（2006）。

（6）并发症

1）疮痈——清热解毒——五味消毒饮合黄芪六一散加减。

2）白内障、雀目、耳聋——滋补肝肾，益精养血——杞菊地黄丸、羊肝丸、磁朱丸加减（2017）。

三、水、电解质代谢和酸碱平衡失调

（一）水、钠代谢失常

1. 水代谢失常

（1）失水

1）病因、发病机制：①高渗性失水：水摄入不足、水丢失过多。②等渗性失水：胃肠道丢失、经皮肤丢失、组织间液贮积。③低渗性失水：补充水分过多、肾丢失。

2）临床表现：①高渗性失水：轻度失水——当失水量相当于体重的2%~3%时，出现口渴、尿量减少、尿比重增高。中度失水——当失水量相当于体重的4%~6%时，出现口渴严重、声音嘶哑、咽下困难，有效血容量不足，代偿性心率增快，血压下降，出汗减少，皮肤干燥、弹性下降，烦躁等（2015）。重度失水——当失水量相当于体重的7%~14%时，出现神经系统异常症状，如躁狂、谵妄、幻觉、晕厥；体温中枢神经细胞脱水，出现脱水热；当失水量超过体重的15%时，可出现高渗性昏迷、低血容量性休克，严重者可出现急性肾衰竭。②等渗性失水：口渴、尿少、乏力、恶心、厌食，严重者血压下降，但渗透压基本正常（2016）。③低渗性失水：无口渴感是低渗性失水的特征。早期即发生有效血容量不足和尿量减少，严重者可致细胞内低渗和细胞水肿。

3）治疗：①补液总量：依据失水程度计算，以轻、中、重度失水的程度计算。如体重为60kg的成人，轻度失水（失水量占体重的2%）需补液1200mL；中度失水（3%~6%）需补液1800~3600mL；重度失水需补液3600mL以上。②补液种类：高渗性失水以补水为主，补钠为辅。等渗性失水以补充等渗溶液为主（2016）。低渗性失水以补充高渗性溶液为主。③补液方法：轻度失水一般可口服或鼻饲，中、重度失水或伴明显呕吐、腹泻以及急需扩容者可静脉补给。补液速度原则是先快后慢。

（2）水过多和水中毒

1）病因、发病机制：①抗利尿激素代偿性增加。②抗利尿激素分泌失常综合征。③肾上腺皮质功能减退。④重建渗透阈。⑤肾排水功能障碍。⑥抗利尿激素用量过多。

2）临床表现：①急性水过多和水中毒。起病急骤，病人有头痛、视力模糊、嗜睡、凝视失语、定向失常、共济失调、肌肉抽搐、意识障碍或精神失常等神经精神症状，重者惊厥、昏迷。②慢性水过多和水中毒。当血浆渗透压低于260mOsm/L时，有疲倦、表情淡漠、恶心、食欲减退等表现和皮下组织肿胀。当血浆渗透压下降至240~250mOsm/L时，出现头痛、嗜睡、神志错乱、谵妄等神经精神症状。当血浆渗透压下降至230mOsm/L时，可发生抽搐、昏迷。血钠在48小时内迅速降低至108mmol/L以下，可致神经系统永久性损伤或死亡。

3）治疗：①轻症水过多和水中毒：限制进水量；如有心、肝、肾慢性病者应适当限制钠盐，并适量给予袢利尿剂。②急重症水过多和水中毒：高容量综合征以脱水为主，减轻心脏负荷。严禁摄入水分。首选呋塞米、依他尼酸等。如出现有效血容量不足者要补充有效血容量。低渗血症：除利水、利尿外，应慎用高渗溶液。严密观察心肺功能的变化，调节剂量和滴速。脑水肿时应配合地塞米松。此外应注意补钾、纠酸及抗惊厥。

2. 钠代谢失常

（1）低钠血症

1）病因、发病机制：①缺钠性低钠血症。②稀释性低钠血症。③转移性低钠血症。④特发性低钠血症。

2）临床表现：神经系统、泌尿系统、心血管系统异常，出现精神疲乏、精神错乱、谵语、尿少、心动过速、血压下降、休克等症状。

缺钠性、稀释性低钠血症的治疗参见"低渗性失水"和"水过多"。治疗消耗性低钠血症的关键是治疗原发病，但临床上低钠血症常是复合性的，应统筹考虑。

(2) 高钠血症：临床表现：浓缩性高钠血症的表现参阅"高渗性失水"；潴钠性高钠血症，精神神经症状为主要临床表现；急性高钠血症，为神志恍惚，易激动，烦躁不安，或表情淡漠，嗜睡，肌张力增高，腱反射亢进，抽搐，癫痫样发作，昏迷以至死亡。

浓缩性高钠血症的治疗主要为补充水分，但在纠正高渗状态时不宜过急。潴钠性高钠血症主要是治疗原发疾病，限制钠盐摄入，使用排钠利尿剂。特发性高钠血症给予氢氯噻嗪可使症状改善。

(二) 钾代谢失常

1. 高钾血症

(1) 临床表现：神经肌肉系统（疲乏无力，四肢松弛性瘫痪，手足、口唇麻木，腱反射消失等），心血管系统（心肌收缩功能低下，心音低钝，可使心脏停搏于舒张期，各种心律失常），类缺血症（皮肤苍白、湿冷、麻木、酸痛等），消化系统（恶心、呕吐、腹胀与肠麻痹表现）。

(2) 治疗：①积极治疗原发病。②紧急处理：血钾>6.0mmol/L或心电图有典型高钾表现者，需紧急处理。治疗原则是保护心脏，降低血钾。③对抗钾的心脏抑制作用：促进钾进入细胞内，碱化细胞外液；利用钙对钾的拮抗作用；促进排钾，经肾排钾、透析疗法。

2. 低钾血症

(1) 临床表现：①缺钾性低钾血症：骨骼肌表现，消化系统症状，中枢神经症状，循环系统症状，泌尿系统症状，代谢紊乱表现。②转移性低钾血症：主要表现为发作性软瘫。③释放性低钾血症：见于水过多或水中毒时（2006）。

(2) 治疗：①积极治疗原发病。②给予富含钾的食物。③补钾：轻度缺钾——血清钾在3.0~3.5mmol/L水平，需补充钾盐100mmol。中度缺钾——血清钾在2.5~3.0mmol/L水平，需补充钾盐100mmol。重度缺钾——血清钾在2.0~2.5mmol/L水平，需补充钾盐500mmol。轻度缺钾可进食含钾食物或口服补钾，以氯化钾为首选。重度缺钾需静脉补钾，10%氯化钾15~30mL加入5%~10%葡萄糖溶液1000mL。

(三) 酸碱平衡失调

1. 代谢性酸中毒

(1) 临床表现：代偿阶段可无症状，失代偿后，除原发病表现外，早期典型者表现为Kussmaul呼吸；随病情加重，进而出现各脏器功能受损表现。

(2) 治疗：补充碱性药物，碳酸氢钠、乳酸钠、氨丁三醇。

2. 代谢性碱中毒

(1) 临床表现：呼吸浅慢；神经肌肉兴奋性增高；软瘫、腹胀；烦躁不安、头昏、嗜睡，严重者可引起昏迷；有时伴室上性及室性心律失常或低血压。

(2) 治疗：对氯有反应的碱中毒，只需补给足够的生理盐水即可；血钾低者，则需补充氯化钾。

3. 呼吸性酸中毒

(1) 临床表现：①急性呼吸性酸中毒（发绀、气促、躁动不安、呼吸不规则或呈潮式呼吸）。②慢性呼吸性酸中毒（可见嗜睡、半昏迷、昏迷等）。

(2) 治疗：①急性呼吸性酸中毒：去除病因，清理呼吸道，保持其通畅，必要时气管插管或切开，建立人工气道，面罩加压给氧，神经肌肉病变可选用非侵入性机械通气。②慢性呼吸性酸中毒：可采用吸氧、排出CO_2等治疗。必要时可使用呼吸兴奋剂，机械辅助呼吸。

4. 呼吸性碱中毒

(1) 临床表现：典型表现是换气过度，呼吸较快。

(2) 治疗：除治疗原发疾病外，可试用吸入含5%二氧化碳的氧气。严重者可用药物阻断自主呼吸，然后气管插管进行辅助呼吸，但须对血pH值及血$PaCO_2$进行严密监测。

内分泌与代谢疾病鉴别诊断

病名	鉴别疾病	鉴别要点
甲状腺功能亢进症	单纯性甲状腺肿	甲状腺肿大，但无甲亢症状，甲状腺摄^{131}I率可升高，但高峰不前移，T_3抑制试验可被抑制，TRH兴奋试验正常，T_3、T_4正常
	神经官能症	心悸、手颤、乏力、多汗等，与甲亢相似，但无突眼，甲状腺不肿大，血清T_3、T_4水平及甲状腺摄^{131}I率等检查结果正常
	其他	常以心脏症状为主，易被误诊为心脏疾病；以低热、多汗为主，需与结核病鉴别；老年甲亢常有淡漠、厌食、消瘦等，应与癌症鉴别；甲亢伴有肌病时，应与家族性周期性麻痹和重症肌无力鉴别
糖尿病	肾性糖尿	尿内葡萄糖阳性但不伴有高血糖，且没有明显能量代谢障碍或紊乱
	其他	甲亢、胃空肠吻合术后因糖类在肠道吸收快，可引起进食后0.5~1小时血糖过高，出现糖尿，但FPG和2小时PC正常

第七单元　风湿性疾病

☆ 重点提示

本单元出题率一般，从历年趋势上看，所考内容变化不大。应着重复习类风湿关节炎的辨证论治，对于临床表现、诊断、实验室检查等内容熟悉即可。

━━━━ 考点集合 ━━━━

类风湿关节炎

1. 西医病因、病理

（1）病因：感染因素；遗传因素（HLA – DR4 阳性率高于正常且与病情成正比）；内分泌、寒冷、潮湿、疲劳、外伤、吸烟及精神刺激。

（2）病理：<u>滑膜炎——最基本病理改变；血管炎——类风湿结节</u>。

2. 中医病因病机　本病多因禀赋不足、感受外邪引起关节、经络的痹阻，不通而痛。病位在关节、经络，与肝、肾有关。急性期以标实为主，多为寒湿、湿热、痰浊、瘀血内阻，缓解期以肝肾不足为主，或虚实夹杂。

3. 临床表现

（1）临床特点：受累关节以腕关节、掌指关节和近端指间关节最常见，其次为足、膝、踝、肘、肩、颈、颞颌及髋关节。

（2）关节表现：①晨僵。②<u>疼痛与压痛（最早症状）（2016）</u>。③<u>肿胀（2017）</u>。④关节畸形。⑤关节功能障碍。

（3）关节外表现：①类风湿结节。②类风湿血管炎。③肺：咳嗽、气短。④心脏：伴发心包炎、心肌炎和心内膜炎。⑤神经系统：脑脊髓实质及周围神经病变等。⑥其他：干燥综合征等。

4. 实验室检查

（1）一般检查：①血常规，一般有轻、中度贫血；白细胞，活动期可略有增高。②<u>血沉</u>，活动期迅速增高可作为疾病活动的指标。

（2）免疫学检查：①类风湿因子阳性（2004）。②抗角蛋白抗体谱对早期诊断有一定意义。

（3）X线检查：早期关节周围软组织肿胀影，以后可有关节部位骨质疏松，关节腔隙缩小和骨质侵蚀；晚期出现关节半脱位或骨性强直。

5. 诊断　①晨僵至少1小时（≥6周）。②3个或3个以上关节肿（≥6周）。③腕、掌指关节或近端指间关节肿（≥6周）。④对称关节肿（≥6周）。⑤类风湿皮下结节。⑥手和腕关节的X线片有关节端骨质疏松和关节间隙狭窄。⑦类风湿因子阳性（滴度正常的阳性率<5%）。符合4项即可诊断。

6. 西医治疗

（1）一般治疗：强调患者教育及整体和规范治疗的理念。包括营养支持，适度休息，急性期关节制动，恢复期关节功能锻炼，配合适当物理治疗等。

（2）药物治疗：①非特异的对症治疗药，包括非甾体类抗炎药，如阿司匹林、吲哚美辛、丙酸衍生物等以及肾上腺皮质激素。②改变病情或慢作用药，包括金制剂、青霉胺、雷公藤（2011）、免疫抑制剂等。

7. 中医辨证论治

（1）活动期

湿热痹阻——清热利湿，祛风通络——四妙丸加减（2010，2016）。

阴虚内热——养阴清热，祛风通络——丁氏清络饮加减（2006）。兼湿热者合三妙散。

寒热错杂——祛风散寒，清热化湿——桂枝芍药知母汤加减。

（2）缓解期

痰瘀互结，经脉痹阻——活血化瘀，祛痰通络——身痛逐瘀汤合茯苓丸加减。

肝肾亏损，邪痹筋骨——益肝肾，补气血，祛风湿，通经络——独活寄生汤加减（2005，2010，2016）。

风湿性疾病鉴别诊断

病名	鉴别疾病	鉴别要点
类风湿关节炎	系统性红斑狼疮	多为女性，X线无关节骨质改变，常伴面部红斑等皮肤损害，多数有肾损害或多脏器损害，血清抗核抗体和抗双链DNA抗体显著升高

第八单元　神经系统疾病

☆ 重点提示

本单元历年考查频率一般，不必花太多时间复习。癫痫主要复习其中医的病因病机及分型论治，每个分型的临床表现、治法、方药都要熟悉。脑血管病也要重点复习中医病因病机和分型论治。另外，对于影像学检查的内容也要了解。

―――― 考点集合 ――――

一、癫痫

1. 中医病因病机　病因为七情失调，先天因素，脑部外伤，饮食不节，劳累过度，或患他病之后。病机为顽痰闭阻心窍、肝经风火内动。

2. 临床表现

（1）全面性强直-阵挛发作（大发作）：以意识丧失和全身抽搐为特征。发作表现可分为强直期、阵挛期和惊厥后期三个阶段（2010，2011）。

（2）失神发作（小发作）：多见于儿童和少年，以短暂意识障碍为特征（2010）。

（3）癫痫持续状态：1次癫痫发作持续30分钟以上，或连续多次发作，发作期间意识或神经功能未恢复至正常水平，病人始终处于昏迷状态，随反复发作而间歇期越来越短，体温升高，昏迷加深。

3. 实验室检查

（1）脑电图：是诊断癫痫最常用的一种辅助检查方法，40%~50%的癫痫病人在发作间歇期的首次检查可见棘波、尖波或棘-慢波、尖-慢波等痫性放电波形。癫痫发作患者出现局限性痫样放电提示局限性癫痫，普遍性痫样放电提示全身性癫痫。少数可多次检查始终正常。

（2）神经影像学检查：可确定脑结构性异常或损害，脑磁图、SPECT、PET等可帮助确定癫痫灶的定位。

4. 诊断　根据发作史，特别是可靠目击者提供的详细发作过程和表现，辅以脑电图痫性放电即可诊断。

5. 西医治疗

（1）抗癫痫药物的选择：①大发作首选丙戊酸钠，次选苯妥英钠、卡马西平。②典型失神发作及肌阵挛发作首选丙戊酸钠，次选乙琥胺、氯硝西泮；非典型失神发作首选乙琥胺或丙戊酸钠，次选氯硝西泮。③部分性发作和继发全面性发作首选卡马西平，其次为苯妥英钠、丙戊酸钠或苯巴比妥。④强直性发作首选卡马西平，其次为苯妥英钠、丙戊酸钠。⑤阵挛性发作首选丙戊酸钠，其次为苯妥英钠、卡马西平或苯巴比妥。

（2）手术治疗：适应证：①难治性癫痫。②癫痫灶不在脑的主要功能区且手术易于到达，术后不会遗留严重神经功能障碍。③脑器质性病变所致。

（3）癫痫持续状态：①首选地西泮。②苯妥英钠用于地西泮控制发作后防止复发。③丙戊酸（德巴金）可迅速终止某些癫痫持续状态。④异戊巴比妥钠对呼吸中枢的抑制作用较苯巴比妥钠为轻，有明显肝肾功能不全者两药均应慎用。⑤氯硝西泮药效是地西泮的5倍，对各型癫痫状态均有效，对呼吸及心脏抑制作用较强。⑥水合氯醛加等量植物油保留灌肠，适用于肝功能不全或不宜使用苯巴比妥类患者（2017）。⑦发作难以控制者必要时行全身麻醉。⑧支持和对症治疗——保持呼吸道通畅；防护舌咬伤、摔伤和骨折；预防脑水肿和继发感染；高热可物理降温，维持水、电解质平衡等。

6. 中医辨证论治

（1）风痰闭阻——涤痰息风，开窍定痫

证候：发病前常有眩晕，头昏，胸闷，乏力，痰多，心情不悦。发作呈多样性，或见突然跌倒，神志不清，抽搐吐涎，或伴尖叫与二便失禁，或短暂神志不清，双目发呆，茫然所失，谈话中断，持物落地，或精神恍惚而无抽搐，舌质红，苔白腻，脉多弦滑有力。

方药：定痫丸加减（2006，2010）。

（2）痰火扰神——清热泻火，化痰开窍

证候：发作时昏仆抽搐，吐涎，或有吼叫，平时急躁易怒，心烦失眠，咳痰不爽，口苦咽干，便秘溲黄，病发后，症情加重，彻夜难眠，目赤，舌红，苔黄腻，脉弦滑而数。

方药：龙胆泻肝汤合涤痰汤加减（2016）。

（3）瘀阻脑络——活血化瘀，息风通络

证候：平素头晕头痛，痛有定处，常伴单侧肢体抽搐，或一侧面部抽动，颜面口唇青紫，舌质暗红或有瘀斑，舌苔薄白，脉涩或弦（2007）。

方药：通窍活血汤加减。

（4）心脾两虚——补益气血，健脾宁心

证候：反复发病，神疲乏力，心悸气短，失眠多梦，面色苍白，体瘦纳呆，大便溏薄，舌质淡，苔白腻，脉沉细而弱。

方药：六君子汤合归脾汤加减。

（5）心肾亏虚——补益心肾，潜阳安神

证候：痫病频发，神思恍惚，心悸，健忘失眠，头晕目眩，两目干涩，面色晦暗，耳轮焦枯不泽，腰膝酸软，大便干燥，舌质淡红，脉沉细而数。

方药：左归丸合天王补心丹加减。

二、脑血管疾病

（一）西医病因、发病机制、病理及中医病因病机

1. 西医病因 ①血管壁病变，最常见的是动脉硬化。②心脏病及血流动力学改变（高血压、低血压、血压波动）。③血流成分改变及血液流变学异常（血液黏稠度升高，凝血异常）。

（1）短暂性脑缺血发作：微栓子；脑血管痉挛；血液成分、血流动力学改变；颈部动脉受压学说。

（2）脑血栓形成：动脉管腔狭窄和血栓形成，>500μm 的供血动脉；血管痉挛。

（3）脑栓塞：栓子的来源为三类。①心源性最常见，最多见的直接原因是慢性心房纤颤（2016），其次是风湿性心脏病、感染性心内膜炎、心肌梗死或心肌病的附壁血栓。②非心源性，主动脉弓及其发出的大血管的动脉粥样硬化斑块和附着物脱落，以及其他较少见的各种栓子。③来源不明，约30%不能确定原因。

（4）腔隙性梗死：高血压；动脉粥样硬化；血流动力学异常与血液成分异常；各种类型小栓子。

（5）脑出血：高血压合并小动脉硬化最常见；脑动脉粥样硬化；继发于脑梗死；先天性脑血管畸形或动脉瘤；血液病；抗凝或溶血栓治疗；其他，如脑动脉炎、淀粉样血管病或肿瘤侵袭血管壁破裂出血等。

（6）蛛网膜下腔出血：先天性动脉瘤最常见；脑血管畸形和高血压动脉硬化性动脉瘤；颅底异常血管网、各种感染引起的动脉炎、肿瘤破坏血管、血液病、抗凝治疗的并发症。

2. 中医病因病机 主要是在平素气血亏虚，心、肝、肾三脏功能失调的基础上，加上情志不遂，或饱食恣酒，或房事劳累，或外邪侵袭等诱因，以致阴亏于下，肝阳暴张，阳化风动，气血逆乱，夹痰夹火，横窜经脉，上冲于脑，蒙闭心窍（2005）。

（二）临床表现

1. 短暂性脑缺血发作（2013，2017）

（1）颈内动脉系统 TIA：较多见。发作性单肢无力或轻偏瘫及对侧面部轻瘫，当主侧半球受累时可见失语症，也可有失读、失写症等。特征性改变是伴有病变侧单眼一过性黑矇或失明或病变侧 Horner 征；部分视野缺损常见，偏盲则较少见。

（2）椎-基底动脉系统 TIA：①跌倒发作。②短暂性全面性遗忘症。③双眼视力障碍发作。

2. 脑血栓形成 ①颈内动脉闭塞：病灶侧单眼一过性黑矇，偶可为永久性视力障碍，或病灶侧 Horner 征这一特征性病变；常见症状有对侧偏瘫、偏身感觉障碍和偏盲等；主侧半球受累可有失语症。②大脑中动脉闭塞：主干闭塞——"三偏征"。上下肢瘫痪程度基本相等；可有不同程度的意识障碍；主侧半球受累可出现失语症，非主侧半球受累可见体象障碍。皮层支闭塞——上分支闭塞时可出现病灶对侧偏瘫和感觉缺失，面部及上肢重于下肢，Broca 失语和体象障碍；下分支闭塞时常出现 Wernicke 失语、命名性失语和行为障碍等，而无偏瘫。深穿支

闭塞——对侧中枢性上下肢均等性偏瘫，可伴有面舌瘫；对侧偏身感觉障碍，有时可伴有对侧同向性偏盲；主侧半球病变可出现皮质下失语。

3. 脑栓塞（2008）①意识障碍。②局限性神经缺失症状，约 4/5 脑栓塞累及大脑中动脉主干及其分支，出现失语、偏瘫、单瘫、偏身感觉障碍和局限性癫痫发作等。约 1/5 发生在椎-基底动脉系统，表现为眩晕、复视、共济失调、交叉瘫、四肢瘫、发音及吞咽困难等；较大栓子偶可栓塞在基底动脉主干，造成突然昏迷、四肢瘫或基底动脉尖综合征。③原发疾病表现。④脑外多处栓塞证据。

4. 腔隙性梗死 急性发病或渐进性、亚急性起病，可归纳为 21 种临床综合征，较为典型的有 6 种：①纯运动性轻偏瘫——有 7 种少见的变异型（合并运动性失语；无面瘫的 PMH；合并水平凝视麻痹；合并动眼神经交叉瘫的 Weber 综合征；合并外展神经交叉瘫；伴有急性发作的精神错乱，注意力、记忆力障碍；闭锁综合征）。②纯感觉性卒中——感觉障碍严格沿人体中轴分隔，感觉异常仅位于面口部和手部者称口手综合征。③共济失调性轻偏瘫。④构音障碍-手笨拙综合征。⑤感觉运动性卒中。⑥腔隙状态——严重精神障碍、痴呆、假性球麻痹、双侧锥体束征、类帕金森综合征和尿便失禁等。

5. 脑出血 急性期常见的主要表现有头痛、头晕、呕吐、意识障碍、肢体瘫痪、失语、大小便失禁等。发病时常有显著的血压升高，一般在 180/110mmHg 以上，体温升高，尤其是脑桥出血常引起高热。常见的有：①基底节区（内囊区）出血——壳核出血、丘脑出血、尾状核头出血。②脑叶出血——额叶出血、顶叶出血、颞叶出血、枕叶出血。③脑桥出血。④小脑出血。⑤脑室出血。

6. 蛛网膜下腔出血 发病急骤，常伴剧烈头痛、呕吐。可有局限性或全身性抽搐、短暂意识不清甚至昏迷。多有脑膜刺激征，可伴有感觉障碍或轻偏瘫等神经系统局灶体征（2005）。

（三）实验室及其他检查

1. 神经影像学检查 应常规进行头颅 CT 检查，一般在发病 24 小时后显示低密度梗死灶，但 CT 对脑干、小脑的较小梗死灶显示不清。MRI 可显示早期缺血性梗死，脑干、小脑梗死比 CT 显示清晰。功能性 MRI 弥散加权成像（DWI）可在发病 2 小时内即显示缺血病变。DSA 可发现血管狭窄和闭塞部位，以及动脉炎、血管畸形、动脉瘤等。临床疑诊脑出血时应首选 CT 检查（2001，2003）。

2. 腰穿检查 一般在不能进行 CT 检查，临床又难以作出脑血管病定性诊断时才选择进行腰穿检查。但应注意有颅内压明显增高时不宜进行。

3. 经颅多普勒（TCD） 可提示血管狭窄、动脉粥样硬化斑。

（四）诊断

1. 短暂性脑缺血发作 其诊断主要依靠病史。①多数在 50 岁以上发病。②有高血压、高脂血症、糖尿病、脑动脉粥样硬化症、较严重的心脏病病史及吸烟等不良嗜好。③突然局灶性神经功能缺失发作，持续数分钟，或可达数小时，24 小时内完全恢复。④不同病人的局灶性神经功能缺失症状常按一定的血管支配区刻板地反复出现。⑤发作间歇期无神经系统定位体征。诊断确立后需要进一步明确病因。

2. 脑血栓形成 ①起病急，多于安静状态下发病。②多见于有动脉硬化、高血压、糖尿病及心脏病病史的中老年人。③有颈内动脉系统和（或）椎-基底动脉系统体征和症状，如偏瘫、偏身感觉障碍、失语、共济失调等，部分可有头痛、呕吐、昏迷等全脑症状（2005），并在发病后数小时至几天内逐渐加重。④头颅 CT、MRI 发现梗死灶，或排除脑出血、瘤卒中和炎性疾病等。

3. 脑栓塞 ①无前驱症状，突然发病，病情进展迅速且多在几分钟内达高峰。②局灶性脑缺血症状明显，伴有周围皮肤、黏膜和（或）内脏和肢体栓塞症状。③明显的原发疾病和栓子来源。④脑 CT 和 MRI 能明确脑栓塞的部位、范围、数目及性质（出血性与缺血性）。

4. 腔隙性梗死 ①中年以后发病，有长期高血压病史。②临床表现符合腔隙综合征之一。

③CT 或 MRI 影像学检查可证实存在与神经功能缺失一致的病灶。④EEG、腰椎穿刺或 DSA 等均无肯定的阳性发现。⑤预后良好，多数患者可在短期内恢复。

5. 脑出血　①50 岁以上，多有高血压病史，在体力活动或情绪激动时突然起病，发病迅速。②早期有意识障碍及头痛、呕吐等颅内压增高症状，并有脑膜刺激征及偏瘫、失语等局灶症状。③头颅 CT 示高密度阴影。

6. 蛛网膜下腔出血　①突然剧烈头痛、呕吐、脑膜刺激征阳性即高度提示本病。②眼底检查发现玻璃体膜下出血，脑脊液检查呈均匀血性，压力增高，可临床确诊。③CT 检查证实临床诊断，进一步明确原因。

（五）西医治疗

	短暂性脑缺血发作	脑血栓形成	脑栓塞	腔隙性梗死	脑出血	蛛网膜下腔出血
抗血小板聚集	阿司匹林、氯吡格雷	阿司匹林，（溶栓及抗凝时不可用）	阿司匹林、氯吡格雷	阿司匹林		
抗凝	肝素、低分子肝素、华法林	肝素、低分子肝素	肝素、低分子肝素、华法林			
血管扩张剂	早期使用缩小缺血范围，促进侧支循环建立	慎用或不用	同"短暂性脑缺血发作"，部分心源性可用罂粟碱		急性期可用	
脑保护	钙拮抗剂（尼莫通、尼达尔、西比灵和奥力保克）	钙离子通道阻滞剂、镁离子、抗兴奋性氨基酸递质、自由基清除剂、酶的抑制剂、抑制内源性毒性产物、神经营养因子、神经节苷脂、腺苷与纳洛酮、亚低温治疗	同"短暂性脑缺血发作"	尼莫地平、氟桂利嗪		
溶栓		尿激酶	同"脑血栓形成"；脂肪栓用扩容剂、血管扩张剂、5%碳酸氢钠，感染性栓塞用抗生素			

续表

	短暂性脑缺血发作	脑血栓形成	脑栓塞	腔隙性梗死	脑出血	蛛网膜下腔出血
降纤		降纤酶、巴曲酶、安克洛酶、蚓激酶			抗纤剂,6-氨基己酸、抗血纤溶芳酸、凝血酶、仙鹤草素等	
脱水、降颅压			+		脱水剂甘露醇,利尿剂呋塞米,甘油、10%血清白蛋白亦可	甘露醇、呋塞米、甘油果糖、白蛋白
维持水及电解质平衡、加强营养				补钠、补钾	补液补钠补钾、调整饮食和静脉补液中晶体胶体的比例	
止血药和凝血药					对脑出血无效,合并消化道出血或凝血障碍时用6-氨基己酸、抗血纤溶芳酸、凝血酶、仙鹤草素	
其他		神经细胞营养剂		降血压	镇静、镇痛、抗癫痫	
高压氧		+	如系减压病可行,使气栓减少			
手术治疗和介入治疗		颈动脉内膜切除术、颅内外动脉吻合术、开颅减压术、脑室引流术	大颅瓣切除减压、栓子摘除术		+	手术夹闭动脉瘤或者介入栓塞;立体定向放射治疗(γ刀)

续表

	短暂性脑缺血发作	脑血栓形成	脑栓塞	腔隙性梗死	脑出血	蛛网膜下腔出血
康复治疗		+				
预防性治疗		阿司匹林、氯吡格雷		控制高血压、防治各类脑动脉硬化		

（六）中医辨证论治

1. 辨证要点　辨中经络与中脏腑；辨闭证与脱证；辨阴闭与阳闭；辨病势顺逆。
2. 短暂性脑缺血发作

（1）肝肾阴虚，风阳上扰——平肝息风，育阴潜阳

证候：头晕目眩，甚则欲仆，目胀耳鸣，心中烦热，多梦健忘，肢体麻木，或猝然半身不遂，语言謇涩，但瞬时即过，舌质红，苔薄白或少苔，脉弦或细数。

方药：镇肝息风汤加减。

（2）气虚血瘀，脉络瘀阻——补气养血，活血通络

证候：头晕目眩，动则加剧，言语謇涩，或一侧肢体软弱无力，渐觉不遂，偶有肢体掣动，口角流涎，舌质暗淡，或有瘀点，苔白，脉沉细无力或涩。

方药：补阳还五汤加减。

（3）痰瘀互结，阻滞脉络——豁痰化瘀，通经活络

证候：头晕目眩，头重如蒙，肢体麻木，胸脘痞闷，或猝然半身不遂，移时恢复如常，舌质暗，苔白腻或黄厚腻，脉滑数或涩。

方药：黄连温胆汤合桃红四物汤加减。

3. 脑血栓形成（2010）、脑栓塞、腔隙性梗死、脑出血、蛛网膜下腔出血

（1）肝阳暴亢，风火上扰——平肝潜阳，活血通络

证候：<u>平素头晕头痛，耳鸣目眩，突然发生口眼㖞斜，舌强謇涩，或手足重滞，甚则半身不遂，或伴麻木等症状，舌质红苔黄，脉弦（2006）</u>。

方药：天麻钩藤饮加减。

（2）<u>风痰瘀血，痹阻脉络（2008）</u>——祛风化痰通络

证候：肌肤不仁，手足麻木，突然口眼㖞斜，言语不利，口角流涎，舌强謇涩，甚则半身不遂，或见手足拘挛，关节酸痛，畏寒发热，舌苔薄白，脉浮数。

方药：真方白丸子加减（2005）。

（3）痰热腑实，风痰上扰——通腑泄热，化痰理气

证候：<u>半身不遂，舌强言语謇涩或不语，口眼㖞斜，偏身麻木，口黏痰多，腹胀便秘，头晕目眩，舌红苔黄腻或厚黄腻，脉弦滑</u>。

方药：星蒌承气汤加减（2008，2017）。

（4）气虚血瘀——益气养血，化瘀通络

证候：<u>肢体不遂，软弱无力，形体肥胖，气短声低，面色萎黄，舌质淡暗或有瘀斑，苔薄白，脉细弱或沉弱</u>。

方药：补阳还五汤加减（2006）。

（5）阴虚风动——育阴潜阳，平肝息风

证候：突然发生口眼㖞斜，舌强语謇，半身不遂，平素头晕头痛，耳鸣目眩，膝酸腿软，

舌红，苔黄，脉弦细而数或弦滑。

(6) 脉络空虚，风邪入中——祛风通络，养血和营

证候：手足麻木，肌肤不仁或突然口眼㖞斜，语言不利，口角流涎，甚则半身不遂；或兼见恶寒发热，肢体拘急，关节酸痛；舌苔薄白，脉浮弦或弦细。

方药：大秦艽汤加减。

(7) 痰热内闭清窍——清热化痰，醒神开窍

证候：突然昏仆，口噤目张，气粗息高，或两手握固，或躁扰不宁，口眼㖞斜，半身不遂，昏不知人，颜面潮红，大便干结，舌红，苔黄腻，脉弦滑数。

方药：先灌服（或鼻饲）至宝丹或安宫牛黄丸以辛凉开窍，继以羚羊角汤加减。

(8) 痰湿壅闭心神——辛温开窍，豁痰息风

证候：突然昏仆，不省人事，牙关紧闭，口噤不开，痰涎壅盛，静而不烦，四肢欠温，舌淡，苔白滑而腻，脉沉。

方药：急用苏合香丸灌服，继用涤痰汤加减。

(9) 元气败脱，心神涣散——益气回阳，救阴固脱

证候：突然昏仆，不省人事，目合口开，鼻鼾息微，手撒肢冷，汗多不止，二便自遗，肢体软瘫，舌痿，脉微欲绝。

方药：大剂参附汤合生脉散加减。

神经系统疾病鉴别诊断

病名	鉴别疾病	鉴别要点
癫痫	晕厥	发病前常先有头晕、胸闷、心慌、黑蒙等，清醒后常有肢体发冷、乏力等，平卧后可逐渐恢复
	偏头痛	出现视觉异常的先兆表现或伴有运动、感觉功能的短暂缺失。先兆症状持续时间较长，头痛发作时常伴有恶心呕吐，EEG 正常
	假性癫痫发作	双眼上翻、手足抽搐和过度换气，精神刺激后发作，哭叫、出汗和闭眼等，暗示治疗可终止。脑电图系统监测有鉴别意义
	低血糖症	血糖水平＜2mmol/L 可产生局部癫痫样抽动或四肢强直发作，伴意识丧失，病史有助于诊断
脑血管疾病	颅内占位性病变	颅内肿瘤、硬膜下血肿及脑脓肿也可出现神经系统缺失的局灶性表现。反复头痛、呕吐，有外伤、肿瘤史或感染等有助临床鉴别
	代谢性疾病	迅速出现昏迷的脑血管病患者应注意与代谢性疾病等导致的昏迷鉴别。病史、头颅 CT 及相关的实验室检查有助明确诊断

第九单元　理化因素所致疾病

重点提示

本单元虽几乎每年都有涉及，但变化不大，重点考查几种中毒的临床表现及诊断的内容，考生只需将几种典型症状，如蒜味、苦杏仁、桃红色等关键词对照记忆即可，另外一些特殊的西药治疗也应了解。其余内容了解即可。

考点集合

一、急性一氧化碳中毒

1. 临床表现
（1）急性中毒
1）轻度中毒：COHb 浓度达 20%～30%。头痛、头晕、乏力、恶心呕吐等。
2）中度中毒：COHb 浓度达 30%～40%。昏迷或浅昏迷、皮肤口唇黏膜呈樱桃红色（2005）。
3）重度中毒：COHb 浓度 >50%。深昏迷，各种反射消失。
（2）急性 CO 中毒迟发脑病："假愈期" 2～60 天，表现有精神意识障碍；锥体外系神经障碍；锥体系神经损害；大脑皮质局灶症；周围神经炎等（2016）。
2. 实验室检查 ①血液 COHb 测定（2010）。②血气分析。③头部 CT 检查。④脑电图检查。⑤心电图检查。
3. 诊断 ①有 CO 接触史。②皮肤黏膜呈樱桃红色。③血中 COHb 测定有确诊价值（停止接触 CO 超过 8 小时多降至正常）。④除外其他引起昏迷的疾病。⑤迟发脑病。
4. 西医治疗
（1）纠正缺氧：高压氧治疗（2015）。
（2）防治脑水肿：20% 甘露醇、呋塞米、肾上腺皮质激素。
（3）促进脑细胞恢复：ATP、辅酶 A、细胞色素 C、大剂量维生素 C、胞磷胆碱等。
（4）对症治疗：昏迷期间加强护理，保持呼吸道通畅，必要时进行气管切开，防治肺部感染、压疮等并发症发生。
（5）迟发脑病治疗：高压氧、糖皮质激素、血管扩张剂、神经细胞营养药、抗帕金森病药物。

二、有机磷杀虫药中毒

1. 临床表现
（1）胆碱能兴奋或危象：口服中毒 10 分钟至 2 小时发生，呼吸道吸入约 30 分钟，皮肤吸收 2～6 小时。①毒蕈碱样症状（M 样症状）（2016）：腺体分泌增加，大汗、多泪、流涎；平滑肌痉挛，瞳孔缩小、胸闷、气短、呼吸困难、恶心、呕吐、腹痛、腹泻；括约肌松弛，大小便失禁；气道分泌物增多，咳嗽、气促，双肺干湿啰音，肺水肿。②烟碱样症状（N 样症状）（2016）：肌纤维颤动，全身紧缩或压迫感，甚至全身骨骼肌强直性痉挛，呼吸肌麻痹引起呼吸停止；血压升高和心律失常。③中枢神经系统症状：头晕、头痛、倦息、烦躁、言语不清、不同程度的意识障碍。脑水肿甚至呼吸中枢麻痹。乐果和马拉硫磷口服中毒者稳定数天至 1 周后再次出现胆碱能危象，称为反跳。
（2）迟发性多发性神经病：急性重、中度中毒后 2～3 周，胆碱能症状消失后出现的感觉、运动型多发性神经病。腓肠肌酸痛及压痛；下肢无力远端明显，肢体远端手、袜套式感觉减退。
（3）中间型综合征：急性中毒后 24～96 小时，抬头困难、肩外展及髋屈曲困难；眼外展及眼球活动受限，眼睑下垂，睁眼困难，可有复视；颜面肌或咀嚼肌无力、声音嘶哑及吞咽困难；呼吸肌麻痹。多见于含二甲氧基的化合物中毒，如倍硫磷、乐果、氧乐果等。
2. 实验室检查 ①全血胆碱酯酶活力测定（2006）。②呕吐物或胃内容物的有机磷浓度测定。③尿中有机磷杀虫药分解产物测定。
3. 诊断（2015） OPI 接触史。呼出气体或呕吐物或皮肤等部位特异性的大蒜味，有胆碱能兴奋或危象的临床表现，特别是流涎、多汗、瞳孔缩小、肌纤维颤动和意识障碍等，结合及时测定的实验室检查结果（2002，2004，2006）。

4. 西医治疗

（1）迅速清除毒物（2002，2004）。

（2）解毒药物的使用：①胆碱酯酶复能药，如碘解磷定、氯解磷定、双复磷等（2006，2010）。②胆碱受体阻断药阿托品，对毒蕈碱样症状和对抗呼吸中枢抑制有效（2004，2006，2011）。

（3）对症治疗。

第十单元 肺系病证

重点提示

本单元内容喘证的辨证论治较为重要。

---考点集合---

一、感冒

1. 病因病机　六淫、时行之邪，侵袭肺卫，以致卫表不和，肺失宣肃而为病。外邪侵犯肺卫，或从口鼻而入，或从皮毛内侵。临床常见风寒、风热、暑湿三证。如感受时行病毒则病情多重，甚或变生他病。病程中亦可见寒热转化或错杂。阳气虚者，感邪多从寒化，且易感风寒之邪；阴血虚者，感邪多从热化、燥化，且易感燥热之邪，痰湿之体易受外湿。

2. 诊断　①以卫表及鼻咽症状为主，鼻塞、流涕、多嚏、咽痒、咽痛、周身酸楚不适、恶风或恶寒，或有发热等。若夹暑、夹湿、夹燥，还可见相关症状。②时行感冒多呈流行性，在同一时期发病人数剧增，且病证相似，多突然起病，恶寒、发热（多为高热）、周身酸痛、疲乏无力，病情一般较普通感冒为重。③病程一般3～7日，普通感冒一般不传变，时行感冒少数可传变入里，变生他病。④四季皆可发病，而以冬、春两季为多。

3. 辨证论治

（1）风寒束表——辛温解表

证候：恶寒重，发热轻，无汗，头痛，肢节酸痛，鼻塞声重，或鼻痒喷嚏，时流清涕，咽痒，咳嗽，咳痰稀薄色白，口不渴或渴喜热饮，舌苔薄白而润，脉浮或浮紧。

方药：荆防达表汤或荆防败毒散加减。

（2）风热犯表——辛凉解表

证候：身热较著，微恶风，汗泄不畅，头胀痛，面赤，咳嗽，痰黏或黄，咽燥，或咽喉乳蛾红肿疼痛，鼻塞，流黄浊涕，口干欲饮，舌苔薄白微黄，舌边尖红，脉浮数。

方药：银翘散或葱豉桔梗汤加减（2016）。

（3）暑湿伤表——清暑祛湿解表

证候：身热，微恶风，汗少，肢体酸重或疼痛，头昏重胀痛，咳嗽痰黏，鼻流浊涕，心烦口渴，或口中黏腻，渴不多饮，胸闷脘痞，泛恶，腹胀，大便或溏，小便短赤，舌苔薄黄而腻，脉濡数。

方药：新加香薷饮加减。

（4）气虚感冒——益气解表

证候：恶寒较甚，发热，无汗，头痛身楚，咳嗽，痰白，咳痰无力，平素神疲体弱，气短懒言，反复易感，舌淡苔白，脉浮而无力。

方药：参苏饮加减。

（5）阴虚感冒——滋阴解表

证候：身热，微恶风寒，少汗，头昏，心烦，口干，干咳少痰，舌红少苔，脉细数。

方药：加减葳蕤汤加减。

二、喘证

1. 病因病机　外邪侵袭于肺，过食生冷、肥甘，或因嗜酒伤中，情志不遂，忧思气结，劳欲久病，慢性咳嗽、肺痨等肺系病证迁延未愈所致。喘证有虚实之分。实喘在肺，为外邪、痰浊、肝郁气逆，邪壅肺气，宣降不利所致；虚喘责之肺、肾两脏，尤以气虚为主。实喘病久伤正，由肺及肾；或虚喘复感外邪，或夹痰浊，则病情虚实错杂，每多表现为邪气壅阻于上、肾气亏虚于下的上盛下虚证候。严重时不但肺肾俱虚，在孤阳欲脱之时，每多影响到心，导致心气、心阳衰惫，鼓动血脉无力，血行瘀滞，面色、唇舌、指甲青紫，甚至出现喘汗致脱，亡阴、亡阳的危重局面。

2. 诊断　①以喘促短气，呼吸困难，甚至张口抬肩，鼻翼扇动，不能平卧，口唇发绀为特征。②多有慢性咳嗽、哮病、肺痨、心悸等病史，每遇外感及劳累而诱发。

3. 病证鉴别

（1）喘证与气短：同为呼吸异常。气短不若喘证呼吸困难之甚。喘证呼吸困难，张口抬肩，摇身撷肚，实证气粗声高，虚证气弱声低。短气即少气，主要表现为呼吸浅促，或短气不足以息，似喘而无声，亦不抬肩撷肚。气短进一步加重，亦可呈虚喘表现。

（2）喘证与哮病：喘指气息而言，为呼吸气促困难，甚则张口抬肩，摇身撷肚。哮指声响而言，必见喉中哮鸣有声，亦伴呼吸困难。喘未必兼哮，而哮必兼喘。

4. 辨证论治

（1）实喘

1）风寒壅肺——宣肺散寒

证候：喘息咳逆，呼吸急促，胸部胀闷，痰多稀薄而带泡沫，色白质黏，常有头痛，恶寒，或有发热，口不渴，无汗，苔薄白而滑，脉浮紧。

方药：麻黄汤合华盖散加减。

2）表寒肺热——解表清里，化痰平喘

证候：喘逆上气，胸胀或痛，息粗，鼻扇，咳而不爽，吐痰稠黏，伴形寒，身热，烦闷，身痛，有汗或无汗，口渴，苔薄白或罩黄，舌边红，脉浮数或滑。

方药：麻杏石甘汤加减。

3）痰热郁肺——清热化痰，宣肺平喘

证候：喘咳气涌，胸部胀痛，痰多质黏色黄，或夹有血色，伴胸中烦闷，身热，有汗，口渴而喜冷饮，面赤，咽干，小便赤涩，大便或秘，舌质红，舌苔薄黄或腻，脉滑数。

方药：桑白皮汤加减（2016）。

4）痰浊阻肺——祛痰降逆，宣肺平喘

证候：喘而胸满闷塞，甚则胸盈仰息，咳嗽，痰多黏腻色白，咯吐不利，兼有呕恶，食少，口黏不渴，舌苔白腻，脉滑或濡。

方药：二陈汤合三子养亲汤加减（2016）。

5）肺气郁痹——开郁降气平喘

证候：每遇情志刺激而诱发，发时突然呼吸短促，息粗气憋，胸闷胸痛，咽中如窒，但喉中痰鸣不著，或无痰声。平素常多忧思抑郁，失眠，心悸。苔薄，脉弦。

方药：五磨饮子加减。

（2）虚喘

1）肺气虚耗——补肺益气养阴

证候：喘促短气，气怯声低，喉有鼾声，咳声低弱，痰吐稀薄，自汗畏风，或见咳呛，痰少质黏，烦热而渴，咽喉不利，面颧潮红，舌质淡红或有剥苔，脉软弱或细数。

方药：生脉散合补肺汤加减。

2) 肾虚不纳——补肾纳气

证候：喘促日久，动则喘甚，呼多吸少，气不得续，形瘦神惫，跗肿，汗出肢冷，面青唇紫，舌淡苔白或黑而润滑，脉微细或沉弱；或见喘咳，面红烦躁，口咽干燥，足冷，汗出如油，舌红少津，脉细数。

方药：金匮肾气丸合参蛤散加减。

3) 正虚喘脱——扶阳固脱，镇摄肾气

证候：喘逆剧甚，张口抬肩，鼻扇气促，端坐不能平卧，稍动则咳喘欲绝，或有痰鸣，心慌动悸，烦躁不安，面青唇紫，汗出如珠，肢冷，脉浮大无根，或见歇止，或模糊不清。

方药：参附汤送服黑锡丹。

第十一单元 心系病证

重点提示

本单元内容不寐的辨证论治较为重要。

---考点集合---

不寐

1. **病因病机** 每因饮食不节，情志失常，劳倦、思虑过度，以及病后、年迈体虚等因素，导致心神不安，神不守舍，不能由动转静而致不寐病证。其病理变化总属<u>阳盛阴衰，阴阳失交（2015）</u>。一为阴虚不能纳阳，一为阳盛不得入阴。其病位主要在心，与肝、脾、肾密切相关。

2. **诊断** ①轻者入寐困难或寐而易醒，醒后不寐，连续3周以上，重者彻夜难眠。②常伴头痛、头昏、心悸、健忘、神疲乏力、心神不宁、多梦等。③常有饮食不节，情志失常，劳倦、思虑过度，病后，体虚等病史。

3. **辨证论治**

（1）肝火扰心——疏肝泻火，镇心安神

证候：不寐多梦，甚则彻夜不眠，急躁易怒，伴头晕头胀，目赤耳鸣，口干而苦，不思饮食，便秘溲赤，舌红苔黄，脉弦而数。

方药：<u>龙胆泻肝汤加减</u>。

（2）痰热扰心——清化痰热，和中安神

证候：心烦不寐，胸闷脘痞，泛恶嗳气，伴口苦，头重，目眩，舌偏红，苔黄腻，脉滑数。

方药：<u>黄连温胆汤加减</u>。

（3）心脾两虚——补益心脾，养血安神

证候：不易入睡，多梦易醒，心悸健忘，神疲食少，伴头晕目眩，四肢倦怠，腹胀便溏，面色少华，舌淡苔薄，脉细无力。

方药：<u>归脾汤加减</u>。

（4）心肾不交——滋阴降火，交通心肾

证候：心烦不寐，入睡困难，心悸多梦，伴头晕耳鸣，腰膝酸软，潮热盗汗，五心烦热，咽干少津，男子遗精，女子月经不调，舌红少苔，脉细数。

方药：六味地黄丸合交泰丸加减（2016）。

（5）心胆气虚——益气镇惊，安神定志

证候：虚烦不寐，触事易惊，终日惕惕，胆怯心悸，伴气短自汗，倦怠乏力，舌淡，脉弦细。

方药：安神定志丸合酸枣仁汤加减（2017）。

第十二单元 脾系病证

重点提示

本单元内容考生需熟记辨证论治。

考点集合

一、痞满

1. 病因病机　脾胃同居中焦，脾主运化，胃主受纳，共司饮食水谷的消化、吸收与输布。脾主升清，胃主降浊，清升浊降则气机调畅。肝主疏泄，调节脾胃气机。肝气条达，则脾升胃降，气机顺畅。上述病因均可影响到胃，并涉及脾、肝，使中焦气机不利，脾胃升降失职，而发痞满。基本病机为中焦气机不利，脾胃升降失职。

2. 诊断　①胃脘痞塞，满闷不舒，按之柔软，压之不痛，望无胀形。②发病缓慢，时轻时重，反复发作，病程漫长。③多由饮食、情志、起居、寒温等因素诱发。

3. 辨证论治

（1）实痞

饮食内停——消食和胃，行气消痞——保和丸加减。

痰湿中阻——除湿化痰，理气和中——二陈平胃汤加减。

湿热阻胃——清热化湿，和胃消痞——泻心汤合连朴饮加减。

肝胃不和——疏肝解郁，和胃消痞——越鞠丸合枳术丸加减。

（2）虚痞

脾胃虚弱——补气健脾，升清降浊——补中益气汤加减。

胃阴不足——养阴益胃，调中消痞——益胃汤加减。

二、腹痛

1. 病因病机　感受外邪、饮食所伤、情志失调及素体阳虚等，均可导致气机阻滞、脉络痹阻或经脉失养而发生腹痛。基本病机为脏腑气机阻滞，气血运行不畅，经脉痹阻，"不通则痛"，或脏腑经脉失养，不荣而痛。

2. 腹痛的诊断　①胃脘以下、耻骨毛际以上部位的疼痛。疼痛性质各异，若病因外感，突然剧痛，伴发症状明显者，属于急性腹痛；病因内伤，起病缓慢，痛势缠绵者，则为慢性腹痛。②有与腹痛相关的病因，与脏腑经络相关的症状。如涉及肠腑，可伴有腹泻或便秘；寒凝肝脉痛在少腹，常牵引睾丸疼痛；膀胱湿热可见腹痛牵引前阴，小便淋沥，尿道灼痛；蛔虫作痛多伴嘈杂吐涎，时作时止；瘀血腹痛常有外伤或手术史；少阳表里同病腹痛可见痛连腰背，伴恶寒发热，恶心呕吐。③注意鉴别受病脏腑。根据性别、年龄、婚况，与饮食、情志、受凉等关系，起病经过，其他伴发症状，以资鉴别何脏何腑受病，明确病理性质。

3. 辨证论治

（1）寒邪内阻——散寒温里，理气止痛

证候：腹痛拘急，遇寒痛甚，得温痛减，口淡不渴，形寒肢冷，小便清长，大便清稀或秘结，舌质淡，苔白腻，脉沉紧。

方药：良附丸合正气天香散加减。

（2）湿热壅滞——泄热通腑，行气导滞

证候：腹痛拒按，烦渴引饮，大便秘结，或溏滞不爽，潮热汗出，小便短黄，舌质红，苔黄燥或黄腻，脉滑数。

方药：大承气汤加减。

（3）饮食积滞——消食导滞，理气止痛（2016，2017）

证候：脘腹胀满，疼痛拒按，嗳腐吞酸，厌食呕恶，痛而欲泻，泻后痛减，或大便秘结，舌苔厚腻，脉滑。

方药：枳实导滞丸加减。

（4）肝郁气滞——疏肝解郁，理气止痛

证候：腹痛胀闷，痛无定处，痛引少腹，或兼痛窜两胁，时作时止，得嗳气或矢气则舒，遇忧思恼怒则剧，舌质红，苔薄白，脉弦。

方药：柴胡疏肝散加减。

（5）瘀血内停——活血化瘀，和络止痛

证候：腹痛较剧，痛如针刺，痛处固定，经久不愈，舌质紫暗，脉细涩。

方药：少腹逐瘀汤加减。

（6）中虚脏寒——温中补虚，缓急止痛

证候：腹痛绵绵，时作时止，喜温喜按，形寒肢冷，神疲乏力，气短懒言，胃纳不佳，面色无华，大便溏薄，舌质淡，苔薄白，脉沉细。

方药：小建中汤加减。

三、泄泻

1. 病因病机　病因有感受外邪，饮食所伤，情志不调，禀赋不足等，主要病机是脾病、湿盛，脾胃运化功能失调，肠道分清泌浊、传导功能失司。急性泄泻经治疗多在短期内痊愈，少数暴泄不止，损气伤津耗液，可成痉、厥、闭、脱等危证；若失治或误治，可迁延日久，由实转虚，转为慢性泄泻。日久脾病及肾，肾阳亏虚，脾失温煦，不能腐熟水谷，可成命门火衰之五更泄泻。

2. 诊断　①大便粪质稀溏，或完谷不化，或粪如水样，大便次数增多，每日三五次以至十数次以上。②常兼有腹胀、腹痛、肠鸣、纳呆。③起病或急或缓。暴泄者多有暴饮暴食或误食不洁之物的病史。迁延日久，时发时止者，常由外邪、饮食或情志等因素诱发。

3. 病证鉴别

（1）泄泻与痢疾：均为大便次数增多、粪质稀薄。泄泻大便次数增加，粪质稀溏，甚则如水样，或完谷不化，大便不带脓血，也无里急后重，或无腹痛。痢疾腹痛、里急后重、便下赤白脓血。

（2）泄泻与霍乱：霍乱是一种上吐下泻并作的病证，发病特点是来势急骤，变化迅速，病情凶险，突然腹痛，吐泻交作，常伴恶寒、发热，部分病人吐泻之后迅速消瘦，或发生转筋，腹中绞痛。若吐泻剧烈，可致面色苍白、目眶凹陷、汗出肢冷等津竭阳衰之危候。泄泻以大便稀溏，次数增多为特征，一般预后良好。

4. 辨证论治

（1）寒湿内盛——芳香化湿，解表散寒（2016，2017）

证候：泄泻清稀，甚则如水样，脘闷食少，腹痛肠鸣，或兼外感风寒，则恶寒，发热，头痛，肢体酸痛，舌苔白或白腻，脉濡缓。

方药：藿香正气散加减。

（2）湿热伤中——清热燥湿，分利止泻

证候：泄泻腹痛，泻下急迫，或泻而不爽，粪色黄褐，气味臭秽，肛门灼热，烦热口渴，小便短黄，舌质红，苔黄腻，脉滑数或濡数。

方药：葛根芩连汤加减。

（3）食滞肠胃——消食导滞，和中止泻

证候：腹痛肠鸣，泻下粪便臭如败卵，泻后痛减，脘腹胀满，嗳腐酸臭，不思饮食，舌苔垢浊或厚腻，脉滑。

方药：保和丸加减。

（4）脾胃虚弱——健脾益气，化湿止泻

证候：大便时溏时泻，迁延反复，食少，食后脘闷不舒，稍进油腻食物，则大便次数增加，面色萎黄，神疲倦怠，舌质淡，苔白，脉细弱。

方药：参苓白术散加减。

（5）肾阳虚衰——温肾健脾，固涩止泻

证候：黎明前脐腹作痛，肠鸣即泻，完谷不化，腹部喜暖，泻后则安，形寒肢冷，腰膝酸软，舌淡苔白，脉沉细。

方药：四神丸加减。

（6）肝气乘脾——抑肝扶脾

证候：泄泻肠鸣，腹痛攻窜，矢气频作，伴有胸胁胀闷，嗳气食少，每因抑郁恼怒，或情绪紧张而发，舌淡红，脉弦。

方药：痛泻要方加减。

第十三单元　肝系病证

重点提示

本单元内容考生需熟记辨证论治。

考点集合

一、胁痛

1. 病因病机　病因为情志所伤、饮食不节、久病体虚、跌仆损伤等。病位在肝胆，肝胆郁滞，疏泄失调，枢机不利，脉络痹阻或失养是胁痛病机关键。

2. 诊断（2016）　①一侧或两侧胁肋部疼痛，可为刺痛、胀痛、灼痛、隐痛、钝痛等。②部分可伴胸闷、腹胀、嗳气呃逆、急躁易怒、口苦纳呆、厌食恶心等。③常有饮食不节、情志内伤、感受外湿、跌仆闪挫或劳欲久病等病史。

3. 辨证论治

（1）肝郁气滞——疏肝理气

证候：胁肋胀痛，走窜不定，甚则引及胸背肩臂，疼痛每因情志变化而增减，胸闷腹胀，嗳气频作，得嗳气而胀痛稍舒，纳少口苦，舌苔薄白，脉弦。

方药：柴胡疏肝散加减。

（2）肝胆湿热——清热利湿

证候：胁肋胀痛或灼热疼痛，口苦口黏，胸闷纳呆，恶心呕吐，小便黄赤，大便不爽，或兼有身热恶寒，身目发黄，舌红苔黄腻，脉弦滑数。

方药：龙胆泻肝汤加减。

（3）瘀血阻络——祛瘀通络

证候：胁肋刺痛，痛有定处，痛处拒按，入夜痛甚，胁肋下或见有癥块，舌质紫暗，脉沉涩。

方药：血府逐瘀汤或复元活血汤加减。

（4）肝络失养——养阴柔肝

证候：胁肋隐痛，悠悠不休，遇劳加重，口干咽燥，心中烦热，头晕目眩，舌红少苔，脉细弦而数。

方药：一贯煎加减。

二、积聚

1. 概念　积属有形，结块固定不移，痛有定处，病在血分（2016），是为脏病；聚属无形，包块聚散无常，痛无定处，病在气分，是为腑病（2017）。

2. 病因病机　凡外感邪毒，日久不去，或情志抑郁而不解，或饮食伤脾，酿生痰浊，以及虚劳、黄疸等病缠绵不愈，均可导致气滞血瘀，而成结聚于腹。聚证以气机阻滞为先，积证以瘀血凝结为要。病机关键总不离气滞血瘀。

3. 诊断　①腹腔内有可扪及的包块。②常有腹部胀闷或疼痛不适等症状。③常有情志失调、饮食不节、感受寒邪或黄疸、胁痛、虫毒、久疟、久泻、久痢等病史。

4. 病证鉴别

（1）积聚与痞满：痞满是指脘腹部痞塞胀满，系自觉症状，而无块状物可扪及。积聚则是腹内结块，或痛或胀，不仅有自觉症状，而且有结块可扪及。

（2）癥积与瘕聚：癥就是积，癥积指腹内结块有形可征，固定不移，痛有定处，病属血分，多为脏病，形成的时间较长，病情一般较重。瘕即是聚，瘕聚是指腹内结块聚散无常，痛无定处，病在气分，多为腑病，病史较短，病情一般较轻。

5. 辨证论治

（1）聚证

肝气郁结——疏肝解郁，行气散结——逍遥散、木香顺气散加减。

湿滞痰阻——理气化痰，导滞散结——六磨汤加减。

（2）积证

气滞血阻——理气消积，活血散瘀——柴胡疏肝散合失笑散加减。

瘀血内结——祛瘀软坚，佐以扶正健脾——膈下逐瘀汤合六君子汤加减。

正虚瘀结——补益气血，活血化瘀——八珍汤合化积丸加减。

三、鼓胀

1. 病因病机　病因虽与酒食不节，情志所伤，血吸虫感染等有关，但直接原因当责之于黄疸、胁痛、积聚等病迁延日久，使肝、脾、肾三脏功能失调，气、血、水瘀积于腹内，以致腹部日渐胀大，而成鼓胀。其中，气滞、血瘀、水停互为因果，是邪实的主要内容。正虚是气滞、血瘀、水停发展的必然趋势，所涉及的脏腑主要是肝、脾、肾。其病变的性质是本虚标实，或实中夹虚，或虚中有实，或虚实夹杂。

2. 诊断　①初起脘腹作胀，食后尤甚，继而腹部胀大如鼓，重者腹壁青筋显露，脐孔突起。②常伴乏力、纳差、尿少及齿衄、鼻衄、皮肤紫斑等出血现象，可见面色萎黄、黄疸、手掌殷红、面颈胸部红丝赤缕、血痣及蟹爪纹。③常有酒食不节、情志内伤、虫毒感染或黄疸、胁痛、癥积等病史。

3. 病证鉴别　鼓胀与水肿：鼓胀主要为肝、脾、肾受损，气、血、水互结于腹中，以腹部胀大为主，四肢肿不甚明显。晚期方伴肢体浮肿，每兼见面色青晦，面颈部有血痣赤缕，胁下癥积坚硬，腹皮青筋显露等。水肿主要为肺、脾、肾功能失调，水湿泛溢肌肤。其浮肿多从眼睑开始，继则延及头面及肢体，或下肢先肿，后及全身，每见面色㿠白、腰酸倦怠等，水肿较甚者亦可伴见腹水。

4. 辨证论治

（1）常证

气滞湿阻——疏肝理气，运脾利湿——柴胡疏肝散合胃苓汤加减。

水湿困脾——温中健脾，行气利水——实脾饮加减。

水热蕴结——清热利湿，攻下逐水——中满分消丸合茵陈蒿汤加减。

瘀结水留——活血化瘀，行气利水——调营饮加减。

阳虚水盛——温补脾肾，化气利水——附子理苓汤或济生肾气丸加减。

阴虚水停——滋肾柔肝，养阴利水——六味地黄丸合一贯煎加减。

（2）变证

鼓胀出血——清热凉血，活血止血——犀角地黄汤加参三七、仙鹤草、地榆炭、血余炭、大黄炭等。若大出血之后，气随血脱——扶正固脱，益气摄血——大剂独参汤加山茱萸。

鼓胀神昏——清热豁痰，开窍息风——安宫牛黄丸合龙胆泻肝汤加减或醒脑静注射液静脉滴注。若痰浊壅盛，蒙闭心窍——化痰泄浊开窍，方用苏合香丸合菖蒲郁金汤。

第十四单元　肾系病证

重点提示

本单元内容考生需熟记水肿的辨证论治。

---考点集合---

水肿

1. 病因病机　外邪侵袭、饮食不节、禀赋不足、久病劳倦，导致肺、脾、肾三脏功能失调，气化不利，水液停聚，泛溢肌肤，而成水肿。发病的机理主要在于肺失通调，脾失转输，肾失开合，三焦气化不利。其病位在肺、脾、肾，而关键在肾。

2. 诊断　①水肿从眼睑或下肢开始，继及四肢全身。轻者仅眼睑或足胫浮肿，重者全身皆肿，甚则腹大胀满，气喘不能平卧。②尿闭或尿少，恶心呕吐，口有秽味，鼻衄牙宣，头痛，抽搐，神昏谵语等危象。③可有乳蛾、心悸、疮毒、紫癜以及久病体虚病史。

3. 辨证论治

（1）阳水

1）风水泛溢——散风清热，宣肺行水

证候：眼睑浮肿，继则四肢全身皆肿，来势迅速，多有恶风发热，肢节酸楚，小便不利等症。偏于风热者，伴咽喉红肿疼痛，舌质红，脉浮滑数。偏于风寒者，兼恶寒，咳喘，舌苔薄白，脉浮滑或浮紧。如水肿较甚，亦可见沉脉。

方药：越婢加术汤加减。

2）湿毒浸淫——宣肺解毒，利湿消肿

证候：眼睑头面浮肿，延及全身，皮肤光亮，尿少色赤，身发疮痍，甚者溃烂，恶风发热，舌质红，苔薄黄，脉浮数或滑数。

方药：<u>麻黄连翘赤小豆汤合五味消毒饮加减</u>。

3）水湿浸渍——<u>健脾化湿，通阳利水</u>

证候：全身水肿，按之没指，小便短少，身体困重，胸闷，纳呆，泛恶，腹胀，苔白腻，脉沉缓，起病缓慢，病程较长。

方药：<u>五皮饮合胃苓汤加减</u>。若肿甚而喘，加麻黄、杏仁、苏子、葶苈子；湿困中焦，脘腹胀满加椒目、大腹皮、干姜。

4）湿热壅盛——<u>分利湿热</u>

证候：遍体浮肿，皮肤绷急光亮，胸脘痞闷，烦热口渴，小便短赤，或大便干结，舌红，苔黄腻，脉沉数或濡数。

方药：<u>疏凿饮子加减</u>。

（2）阴水

1）脾阳虚衰——<u>温运脾阳，以利水湿</u>

证候：水肿日久，腰以下为甚，按之凹陷不易恢复，脘腹胀闷，纳呆便溏，面色萎黄，神疲乏力，四肢倦怠，小便短少，舌质淡，苔白腻或白滑，脉沉缓或沉弱。

方药：<u>实脾饮加减</u>。

2）肾阳衰微——<u>温肾助阳，化气行水</u>

证候：水肿反复消长不已，面浮身肿，腰以下肿甚，按之凹陷不起，腰部冷痛酸重，尿量减少，四肢厥冷，怯寒神疲，面色灰滞或㿠白，甚者心悸胸闷，喘促难卧，腹大胀满，舌质淡胖，苔白，脉沉细或沉迟无力。

方药：<u>济生肾气丸合真武汤加减（2017）</u>。

3）瘀水互结——活血祛瘀，化气行水

证候：水肿久延不退，肿势轻重不一，四肢或全身浮肿，以下肢为主，皮肤瘀斑，腰部刺痛，或伴血尿，舌质紫暗或有瘀斑，苔白，脉沉细涩。

方药：桃红四物汤合五苓散加减。

第十五单元 气血津液病证

重点提示

本单元内容血证和自汗、盗汗较为重要。

考点集合

一、郁证

1. 病因病机 病因总属情志所伤，肝失疏泄，脾失健运，心失所养，脏腑阴阳气血失调所致。以气机郁滞不畅为先。气郁则湿不化，湿郁则生痰；气郁日久，由气及血，又可进而化火等，则又可成为食郁、湿郁、痰郁、热郁。但均以气机郁滞为病理基础。

2. 诊断 ①忧郁不畅，情绪不宁，胸胁胀满疼痛，或有易怒易哭，或咽中如有炙脔，吞之不下，咯之不出。②大多有忧愁、焦虑、悲哀、恐惧等情志内伤病史，且病情反复常与情志因素密切相关。③多发于青中年女性。无其他病证的症状及体征。

3. 辨证论治 气郁、血郁、火郁主要关系于肝；食郁、湿郁、痰郁主要关系于脾；而虚证则与心的关系最为密切。理气开郁、调畅气机、怡情易性是治疗郁病的基本原则。实证首当理气开郁，并根据是否兼有血瘀、火郁、痰结、湿滞、食积等而分别采用活血、降火、祛痰、化湿、消食等法。虚证则根据损及的脏腑及气血阴精亏虚的不同情况而补之，或养心安神，或补益心脾，或滋养肝肾。

（1）肝气郁结——疏肝解郁，理气畅中

证候：精神抑郁，情绪不宁，胸部满闷，胁肋胀痛，痛无定处，脘闷嗳气，不思饮食，大便不调，苔薄腻，脉弦。

方药：柴胡疏肝散加减。

（2）气郁化火——疏肝解郁，清肝泻火

证候：性情急躁易怒，胸胁胀满，口苦而干，或头痛，目赤，耳鸣，或嘈杂吞酸，大便秘结，舌质红，苔黄，脉弦数。

方药：丹栀逍遥散加减。

（3）痰气郁结——行气开郁，化痰散结

证候：精神抑郁，胸部闷塞，胁肋胀满，咽中如有物梗塞，吞之不下，咯之不出，苔白腻，脉弦滑。

方药：半夏厚朴汤加减。

（4）心神失养——甘润缓急，养心安神

证候：精神恍惚，心神不宁，多疑易惊，悲忧善哭，喜怒无常，或时时欠伸，舌质淡，脉弦。

方药：甘麦大枣汤加减。

（5）心脾两虚——健脾养心，补益气血

证候：多思善疑，头晕神疲，心悸胆怯，失眠健忘，纳差，面色不华，舌质淡，苔薄白，脉细。

方药：归脾汤加减。

（6）心肾阴虚——滋养心肾

证候：情绪不宁，心悸，健忘，失眠，多梦，五心烦热，盗汗，口咽干燥，舌红少苔，脉细数。

方药：天王补心丹合六味地黄丸加减。

二、血证

1. 病因病机　病因有感受外邪、情志过极、饮食不节、劳倦过度、久病或热病等。共同的病机可以归结为火热熏灼、迫血妄行和气虚不摄、血溢脉外两类。

2. 诊断

（1）鼻衄：血自鼻道外溢而非因外伤、倒经所致。

（2）齿衄：血自齿龈或齿缝外溢，且排除外伤所致。

（3）咳血：血由肺、气道而来，经咳嗽而出，或觉喉痒胸闷，一咳即出，血色鲜红，或夹泡沫，或痰血相兼，痰中带血。

（4）吐血：发病急骤，吐血前多有恶心、胃脘不适、头晕等。血随呕吐而出，常伴有食物残渣等胃内容物，血色多为咖啡色或紫暗色，也可为鲜红色，大便色黑如漆，或呈暗红色。

（5）便血：大便色鲜红、暗红或紫暗，甚至黑如柏油样，次数增多。

（6）尿血：小便中混有血液或夹有血丝，排尿时无疼痛。

（7）紫斑：肌肤出现青紫斑点，小如针尖，大者融合成片，压之不退色，好发于四肢，尤以下肢为甚，常反复发作。

3. 辨证论治　可归纳为治火、治气、治血三个原则。

（1）鼻衄

1）热邪犯肺——清泻肺热，凉血止血

证候：鼻燥衄血，口干咽燥，身热，恶风，头痛，或兼有咳嗽，痰少等，舌质红，苔薄脉数。

方药：桑菊饮加减。

2）胃热炽盛——清胃泻火，凉血止血

证候：鼻衄，或兼齿衄，血色鲜红，口渴欲饮，鼻干，口干臭秽，烦躁，便秘，舌红，苔黄，脉数。

方药：玉女煎加减。

3）肝火上炎——清肝泻火，凉血止血

证候：鼻衄，头痛，目眩，耳鸣，烦躁易怒，两目红赤，口苦，舌红，脉弦数。

方药：龙胆泻肝汤加减。

4）气血亏虚——补气摄血

证候：鼻衄，或兼齿衄、肌衄，神疲乏力，面色无华，头晕，耳鸣，心悸，夜寐不宁，舌质淡，脉细无力。

方药：归脾汤加减。

（2）齿衄

1）胃火炽盛——清胃泻火，凉血止血

证候：齿衄，血色鲜红，齿龈红肿疼痛，头痛，口臭，舌红，苔黄，脉洪数。

方药：加味清胃散合泻心汤加减。

2）阴虚火旺——滋阴降火，凉血止血

证候：齿衄，血色淡红，起病较缓，常因受热及烦劳而诱发，齿摇不坚，舌质红，苔少，脉细数。

方药：六味地黄丸合茜根散加减。

（3）咯血

1）燥热伤肺——清热润肺，宁络止血

证候：喉痒咳嗽，痰中带血，口干鼻燥，或有身热，舌质红，少津，苔薄黄，脉数。

方药：桑杏汤加减。

2）肝火犯肺——清肝泻火，凉血止血

证候：咳嗽阵作，痰中带血或纯血鲜红，胸胁胀痛，烦躁易怒，口苦，舌质红，苔薄黄，脉弦数。

方药：泻白散合黛蛤散加减。

3）阴虚肺热——滋阴润肺，宁络止血

证候：咳嗽痰少，痰中带血，或反复咳血，血色鲜红，口干咽燥，颧红，潮热盗汗，舌质红，脉细数。

方药：百合固金汤加减。

（4）吐血

1）胃热壅盛——清胃泻火，化瘀止血

证候：脘腹胀闷，嘈杂不适，甚则作痛，吐血色红或紫暗，常夹有食物残渣，口臭，便秘，大便色黑，舌质红，苔黄腻，脉滑数。

方药：泻心汤合十灰散加减。

2）肝火犯胃——泻肝清胃，凉血止血

证候：吐血色红或紫暗，口苦胁痛，心烦易怒，寐少梦多，舌质红绛，脉弦数。

方药：龙胆泻肝汤加减。

3）气虚血溢——健脾益气摄血

证候：吐血缠绵不止，时轻时重，血色暗淡，神疲乏力，心悸气短，面色苍白，舌质淡，脉细弱。

方药：归脾汤加减。
(5) 便血
1) 肠道湿热——清化湿热，凉血止血
证候：便血色红黏稠，大便不畅或稀溏，或有腹痛，口苦，舌质红，苔黄腻，脉濡数。
方药：地榆散合槐角丸加减。
2) 气虚不摄——益气摄血
证候：便血色红或紫暗，食少，体倦，面色萎黄，心悸，少寐，舌质淡，脉细。
方药：归脾汤加减。
3) 脾胃虚寒——健脾温中，养血止血
证候：便血紫暗，甚则黑色，腹部隐痛，喜热饮，面色不华，神倦懒言，便溏，舌质淡，脉细。
方药：黄土汤加减。
(6) 尿血
1) 下焦湿热——清热利湿，凉血止血
证候：小便黄赤灼热，尿血鲜红，心烦口渴，面赤，夜寐不安，舌质红，苔黄腻，脉数。
方药：小蓟饮子加减。
2) 肾虚火旺——滋阴降火，凉血止血
证候：小便短赤带血，头晕耳鸣，神疲，颧红潮热，腰膝酸软，舌质红，脉细数。
方药：知柏地黄丸加减。
3) 脾不统血——补中健脾，益气摄血
证候：久病尿血，甚或兼见齿衄、肌衄，食少，体倦乏力，气短声低，面色不华，舌质淡，脉细弱。
方药：归脾汤加减。
4) 肾气不固——补益肾气，固摄止血
证候：久病尿血，血色淡红，头晕耳鸣，精神困惫，腰膝酸软，舌质淡，脉沉弱。
方药：无比山药丸加减。
(7) 紫斑
1) 血热妄行——清热解毒，凉血止血
证候：皮肤出现青紫斑点或斑块，或伴有鼻衄、齿衄、便血、尿血，或有发热，口渴，便秘，舌质红，苔黄，脉弦数。
方药：十灰散加减。
2) 阴虚火旺——滋阴降火，宁络止血
证候：皮肤出现青紫斑点或斑块，时发时止，常伴鼻衄、齿衄或月经过多，颧红，心烦，口渴，手足心热，或有潮热，盗汗，舌质红，苔少，脉细数。
方药：茜根散加减。
3) 气不摄血——补气摄血
证候：反复发生肌衄，久病不愈，神疲乏力，头晕目眩，面色苍白或萎黄，食欲不振，舌质淡，脉细弱。
方药：归脾汤加减。

三、痰饮

1. 概念　广义痰饮包括痰饮、悬饮、溢饮、支饮四类，是诸饮的总称。狭义的痰饮，则是指饮停胃肠之证。
2. 分类　饮停胃肠之证，为痰饮；饮水后水流在胁下，咳唾引痛，谓之悬饮；水饮流行，归于四肢，当汗出而不汗出，身体疼痛，谓之溢饮；咳逆倚息，短气不得卧，其形如肿，谓之支饮。

3. 诊断

(1) 痰饮：心下满闷，呕吐清水痰涎，胃肠沥沥有声，形体昔肥今瘦，属饮停胃肠。

(2) 悬饮：胸胁饱满，咳唾引痛，喘促不能平卧，属饮流胁下（2015）。

(3) 溢饮：身体疼痛而沉重，甚则肢体浮肿，当汗出而不汗出，属饮溢肢体（2015）。

(4) 支饮：咳逆倚息，短气不得平卧，其形如肿，属饮邪支撑胸肺。

4. 辨证论治

(1) 痰饮

1) 脾阳虚弱——温脾化饮

证候：胸胁支满，心下痞闷，胃中有振水音，脘腹喜温畏冷，泛吐清水痰涎，饮入易吐，口渴不欲饮水，头晕目眩，心悸气短，食少，大便或溏，舌苔白滑，脉弦细而滑。

方药：苓桂术甘汤合小半夏加茯苓汤加减。

2) 饮留胃肠——攻下逐饮

证候：心下坚满或痛，自利，利后反快，虽利，心下续坚满，或水走肠间，沥沥有声，腹满，便秘，口舌干燥，舌苔腻，色白或黄，脉沉弦或伏。

方药：甘遂半夏汤或己椒苈黄丸加减。

(2) 悬饮

1) 邪犯胸肺——和解宣利

证候：寒热往来，身热起伏，汗少，或发热不恶寒，有汗而热不解，咳嗽，痰少，气急，胸胁刺痛，呼吸、转侧疼痛加重，心下痞硬，干呕，口苦，咽干，舌苔薄白或黄，脉弦数（2017）。

方药：柴枳半夏汤加减。

2) 饮停胸胁——泻肺祛饮

证候：胸胁疼痛，咳唾引痛，痛势较前减轻，而呼吸困难加重，咳逆气喘，息促不能平卧，或仅能偏卧于停饮的一侧，病侧肋间胀满，甚则可见病侧胸廓隆起，舌苔白，脉沉弦或弦滑。

方药：椒目瓜蒌汤合十枣汤加减。

3) 络气不和——理气和络

证候：胸胁疼痛，如灼如刺，胸闷不舒，呼吸不畅，或有闷咳，甚则迁延，经久不已，阴雨更甚，可见病侧胸廓变形，舌苔薄，质暗，脉弦。

方药：香附旋覆花汤加减。

4) 阴虚内热——滋阴清热

证候：咳呛时作，咯吐少量黏痰，口干咽燥，或午后潮热，颧红，心烦，手足心热，盗汗，或伴胸胁闷痛，病久不复，形体消瘦，舌质偏红，少苔，脉细数。

方药：沙参麦冬汤合泻白散加减。

(3) 溢饮——发表化饮

证候：身体沉重而疼痛，甚则肢体浮肿，恶寒，无汗，或有咳喘，痰多白沫，胸闷，干呕，口不渴，苔白，脉弦紧。

方药：小青龙汤加减。

(4) 支饮

1) 寒饮伏肺——宣肺化饮

证候：咳逆喘满不得卧，痰吐白沫量多，经久不愈，天冷受寒加重，甚至引起面浮跗肿，或平素伏而不作，遇寒即发，发则寒热，背痛，腰痛，目泣自出，身体振振瞤动，舌苔白滑或白腻，脉弦紧（2016）。
方药：小青龙汤加减。
2）脾肾阳虚——温脾补肾，以化水饮
证候：喘促动则为甚，心悸，气短，或咳而气怯，痰多，食少，胸闷，怯寒肢冷，神疲，少腹拘急不仁，脐下动悸，小便不利，足跗浮肿，或吐涎沫而头目昏眩，舌体胖大，质淡，苔白润或腻，脉沉细而滑。
方药：金匮肾气丸合苓桂术甘汤加减。

四、自汗、盗汗

1. 病因病机　大多由邪客表虚、营卫不和，肺气亏虚、卫表不固、阳气虚衰、津液失摄，阴虚火旺、虚火烁津，热邪郁蒸、迫津外泄等所致阴阳失调，腠理不固，而汗液外泄失常。其中，不因外界环境因素的影响，而白昼时时汗出，动辄益甚者，为自汗；寐中汗出，醒来自止者，为盗汗，亦称寝汗。
2. 诊断　①不受外界环境影响，在头面、颈胸、或四肢、全身出汗者，白昼汗出溱溱，动则益甚为自汗，睡眠中汗出津津，醒后汗止为盗汗。②除外其他疾病引起的自汗、盗汗。③有病后体虚、表虚受风、思虑烦劳过度、情志不舒、嗜食辛辣等易于引起自汗、盗汗的病因存在。
3. 辨证论治
（1）肺卫不固——益气固表
证候：汗出恶风，稍劳汗出尤甚，或表现半身、某一局部出汗，易于感冒，体倦乏力，周身酸楚，面色㿠白少华，苔薄白，脉细弱。
方药：桂枝加黄芪汤或玉屏风散加减。
（2）心血不足——养血补心
证候：自汗或盗汗，心悸少寐，神疲气短，面色不华，舌质淡，脉细。
方药：归脾汤加减。
（3）阴虚火旺——滋阴降火
证候：夜寐盗汗，或有自汗，五心烦热，或兼午后潮热，两颧色红，口渴，舌红少苔，脉细数。
方药：当归六黄汤加减。
（4）邪热郁蒸——清肝泄热，化湿和营（2016）
证候：蒸蒸汗出，汗黏，汗液易使衣服黄染，面赤烘热，烦躁，口苦，小便色黄，舌苔薄黄，脉弦数。
方药：龙胆泻肝汤加减。

五、内伤发热

1. 病因病机　久病体虚、饮食劳倦、情志失调及外伤出血，致气、血、阴、阳亏虚或气、血、痰、湿等郁结壅遏而致发热。
2. 诊断　①起病缓慢，病程较长，多为低热，或自觉发热，而体温并不升高，高热者较少。不恶寒，或虽有怯冷，但得衣被则温。常兼见头晕、神疲、自汗、盗汗、脉弱等。②一般有气、血、阴、阳亏虚或气郁、血瘀、湿阻的病史，或有反复发热史。③无感受外邪所致的头身疼痛、鼻塞、流涕、脉浮等症。
3. 辨证论治
（1）阴虚发热——滋阴清热
证候：午后潮热，或夜间发热，不欲近衣，手足心热，烦躁，少寐多梦，盗汗，口干咽燥，舌质红，或有裂纹，苔少甚至无苔，脉细数。
方药：清骨散加减。
(2) 血虚发热——益气养血
证候：发热，热势多为低热，头晕眼花，体倦乏力，心悸不宁，面白少华，唇甲色淡，舌质淡，脉细弱。
方药：归脾汤加减。
(3) 气虚发热——益气健脾，甘温除热
证候：发热，热势或低或高，常在劳累后发作或加剧，倦怠乏力，气短懒言，自汗，易于感冒，食少便溏，舌质淡，苔薄白，脉细弱。
方药：补中益气汤加减。
(4) 阳虚发热——温补阳气，引火归原
证候：发热而欲近衣，形寒怯冷，四肢不温，少气懒言，头晕嗜卧，腰膝酸软，纳少便溏，面色㿠白，舌质淡胖，或有齿痕，苔白润，脉沉细无力。
方药：金匮肾气丸加减。
(5) 气郁发热——疏肝理气，解郁泄热
证候：发热多为低热或潮热，热势常随情绪波动而起伏，精神抑郁，胁肋胀满，烦躁易怒，口干而苦，纳食减少，舌红，苔黄，脉弦数。
方药：丹栀逍遥散加减。
(6) 痰湿郁热——燥湿化痰，清热和中
证候：低热，午后热甚，心内烦热，胸闷脘痞，不思饮食，渴不欲饮，呕恶，大便稀薄或黏滞不爽，舌苔白腻或黄腻，脉濡数。
方药：黄连温胆汤合中和汤加减。
(7) 血瘀发热——活血化瘀
证候：午后或夜晚发热，或自觉身体某些部位发热，口燥咽干，但不多饮，肢体或躯干有固定痛处或肿块，面色萎黄或晦暗，舌质青紫或有瘀点、瘀斑，脉弦或涩。
方药：血府逐瘀汤加减。

第十六单元　肢体经络病证

重点提示

本单元内容腰痛较为重要。

考点集合

一、痿证

1. 病因病机　内伤情志、外感湿热、劳倦色欲，损伤内脏精气，导致筋脉失养，肢体筋脉弛缓，软弱无力，产生痿证。
2. 诊断　①肢体筋脉弛缓不收，下肢或上肢，一侧或双侧，软弱无力，甚则瘫痪，部分病人伴有肌肉萎缩。②睑废，视歧，声嘶低暗，抬头无力等，甚则影响呼吸、吞咽。③部分发病前有感冒、腹泻病史，或有神经毒性药物接触史或家族遗传史。
3. 辨证论治
热毒炽盛，气血两燔——清热解毒，凉血活血——清瘟败毒饮加减。
肺热津伤，筋失濡润——清热润燥，养肺生津——清燥救肺汤加减。

湿热浸淫，气血不运——清热利湿，通利筋脉——加味二妙散加减。
脾胃亏虚，精微不运——补脾益气，健运升清——参苓白术散加减。
肝肾亏损，髓枯筋痿——补益肝肾，滋阴清热——大补阴煎加减。

二、腰痛

1. 病因病机　外感风寒湿邪或湿热之邪，内伤肾虚，或由于外伤，损伤经脉，气滞血瘀，引起腰部气血运行不畅，或失于濡养，发生腰痛。

2. 诊断　①急性腰痛，病程较短，轻微活动即可引起一侧或两侧腰部疼痛加重，脊柱两旁常有明显的按压痛。②慢性腰痛，病程较长，缠绵难愈，腰部多隐痛或酸痛。常因体位不当、劳累过度、天气变化等因素而加重。③常有居处潮湿阴冷、涉水冒雨、跌仆挫闪或劳损等相关病史。

3. 辨证论治
寒湿腰痛——散寒行湿，温经通络——甘姜苓术汤加味。
湿热腰痛——清热利湿，舒筋止痛——四妙丸加减。
瘀血腰痛——活血化瘀，理气止痛——身痛逐瘀汤加减。
肾虚腰痛——偏阳虚温补肾阳；偏阴虚滋补肾阴——偏阳虚右归丸；偏阴虚左归丸；日久不愈，阴阳偏虚不明显，青娥丸。

第六篇　中西医结合外科学

第一单元　中医外科证治概要

重点提示

本单元要求熟悉中医外科学对疾病的命名原则，能分辨一些常见疾病的具体命名方式；中医外科学的专业术语是本单元的重点内容，且要注意鉴别，如无头疽、有头疽等；此外应掌握中医外科疾病的病因病机，对中医外科学中内治法的原则和外治中的一般常用方法应有一定的了解。

────── 考点集合 ──────

一、中医外科命名与专业术语

1. 中医外科学疾病命名原则　一般依据疾病发病部位、穴位、脏腑、病因、形态、颜色、特征、范围、病程、传染性等命名（2005）。
2. 专业术语
（1）疡：一切外科疾病的总称，疡科即外科。
（2）疮疡：广义指一切体表外科疾病的总称；狭义指发于体表的化脓性疾病。
（3）肿疡：体表外科疾病尚未溃破的肿块。
（4）胬肉：疮疡溃破，过度生长后高突于疮面或者暴翻于疮口之外的肉芽组织。
（5）痈：气血被邪毒壅聚而发生的化脓性疾病。分内痈、外痈。内痈指生于脏腑的化脓性疾病；外痈指生于体表皮肉之间的化脓性疾病。
（6）疽：气血被邪毒阻滞而发于皮肉筋骨的疾病。分有头疽、无头疽。有头疽指发于肌肤间的急性化脓性疾病；无头疽指发于骨骼或关节等深部组织的化脓性疾病。
（7）根盘，根脚：根盘为肿疡基底部边缘清楚的坚硬区；根脚为肿疡之基底根部。
（8）应指：患处化脓，手按压有波动感。
（9）护场：疮疡发病过程中，正邪交争所形成的局部肿胀的范围（2010）。
（10）袋脓：疮疡溃后疮口缩小，或切口不当，致空腔较大如袋，脓液积于空腔不易排出。
（11）痔：发于人体孔窍中的小肉突出。
（12）痰：发于皮里膜外、肌肉筋骨间的包块。
（13）结核：人体浅表部位的病理性肿块。
（14）岩：肿块坚硬无比，高低不平，固定不移，称为岩。
（15）漏：溃疡疮口处脓水淋漓不止，久不收口，犹如滴漏。包括瘘管和窦道。
（16）五善：肝善、心善、脾善、肺善、肾善。
（17）七恶：肝恶、心恶、脾恶、肺恶、肾恶、脏腑败坏、气血衰竭。
（18）顺证：外科疾病发展按照应有的顺序出现症状。
（19）逆证：外科疾病发展不按照应有的顺序，出现不良症状。

（20）溃疡：一切外科疾病已溃破的疮面。
（21）瘤：瘀血、痰滞、浊气停留于人体组织之中，聚而成形所结成的块状物。

二、病因病机

1. 致病因素　外感六淫、情志内伤、饮食不节、外来伤害、劳伤虚损、感受特殊之毒、痰饮瘀血等（2000，2002，2005）。
2. 发病机制
（1）气血凝滞：气血化生不及或运行障碍而导致其功能失常的病理变化。
（2）经络阻滞：外科疾病总的发病机制，同时身体经络的局部衰弱也能成为外科疾病发病的条件。
（3）脏腑失和：脏腑功能失和可导致疮疡的发生。

三、诊法与辨证

1. 诊法　望法、闻法、问法、切法。
2. 辨证
（1）阴阳辨证：既是八纲辨证的总纲，又是外科疾病辨证的总纲（2000，2007）。
（2）局部辨证：辨肿、肿块、结节、痛、痒、脓等（2002）。

四、治法

1. 内治法
（1）消法：运用不同的治疗方法和方药，使初起的肿疡得以消散，是一切肿疡初起的治法总则（2006）。
（2）托法：用补益气血和透脓的药物，扶助正气，托毒外出，以免毒邪内陷的一种治疗大法。此法适用于外疡中期，即成脓期。分为补托和透托。补托法用于正虚毒盛，不能托毒外达。透托法用于毒气虽盛而正气未衰者（2006）。
（3）补法：用补养的药物恢复其正气，助养其新生，使疮口早日愈合的治疗法则。适用于溃疡后期。
2. 外治法
（1）药物疗法：常用药物有：
膏药，太乙膏、千捶膏均可用于红肿热痛明显之阳证疮疡。
油膏，肿疡期用金黄膏、玉露膏清热解毒、消肿止痛、散瘀化痰，适用于疮疡阳证。回阳玉龙膏有温经散寒、活血化瘀的作用，适用于阴证。溃疡期可选用生肌玉红膏、红油膏、生肌白玉膏。
箍围药，金黄散、玉露散可用于红肿热痛明显的阳证疮疡；疮形肿而不高，痛而不甚，微红微热，属半阴半阳证者，可用冲和膏；疮形不红不热、漫肿无头，属阴证者，可用回阳玉龙膏。
草药、掺药（腐蚀药一般含有汞、砒成分）、酊剂、洗剂等。
（2）手术疗法：常用的方法有切开法、烙法、砭镰法、挑治法、挂线法、结扎法等。

第二单元　无　菌　术

重点提示

本单元的重点为几个概念的掌握，如无菌术的定义、灭菌和消毒之间的区别，院内感染的含义等；对术前准备和术中注意事项，应当能区别对错。另应注意几种化学药物及使用比例，考试中也可能偶有涉及。

---考点集合---

一、概述

1. 无菌术　为了预防伤口的感染，针对这些感染来源所采取的一种预防措施，由灭菌法、抗菌法和一定的操作规则及管理制度所组成。
2. 灭菌　杀灭一切活的微生物。
3. 消毒　消毒系指杀灭病原微生物和其他有害微生物，不要求清除或杀灭所有微生物（如芽孢等）。

二、手术器械和物品的消毒与灭菌

1. 化学消毒法　①乙醇：适用于皮肤、环境表面及医疗器械的消毒等。②碘伏：适用于皮肤、黏膜等的消毒。③过氧乙酸消毒剂：适用于医院环境的室内物品表面消毒，包括台面、桌面、脚踏凳、地面、墙面等。
2. 物理灭菌法　高压蒸汽灭菌法、煮沸灭菌法、干热灭菌法、低温灭菌法（2006）。

三、手术人员和手术室的无菌原则

1. 手术人员和病人的准备
（1）手术人员：一般准备；手臂消毒；穿无菌手术衣和戴无菌手套。
（2）病人：手术前皮肤准备；手术区皮肤消毒；手术区铺无菌巾。
2. 手术进行中的无菌原则
（1）手术人员洗手后，手臂部不准再接触未经消毒的物品。穿无菌手术衣和戴无菌手套后，手术人员肩以上、腰以下、背部及手术台平面以下的无菌单，均视为有菌。
（2）不准在手术人员的肩以上、腰以下和背后传递手术器械、敷料和用品；坠落手术台边或无菌巾单以外的器械物品等，不准拾回。
（3）术中如发现手套破损或接触到非无菌区，应及时更换；衣袖如碰触有菌物品，应加套无菌袖套或更换手术衣。
（4）术中如无菌巾单等覆盖物已湿透或碰触有菌物品时，应加盖无菌巾单。
（5）同侧手术人员调换位置应背对背地转身换位。
（6）做皮肤切口前及缝合皮肤前后，均需再次消毒皮肤。
（7）皮肤切口边缘应以大纱布垫或无菌巾遮盖；切开空腔脏器前，先用盐水纱布垫保护好周围组织，以防止或减少内容物溢出污染。
（8）手术过程中，禁止谈笑；避免向手术区咳嗽或打喷嚏；应随时警惕有异物落入手术区内。
（9）参观手术的人员不可贴近手术人员或站在高于手术台的平面，不得随意在室内来回走动；禁止上呼吸道感染或急性化脓性感染者进入手术室；进入手术室前应先更换参观衣、鞋，戴好口罩、帽子，人员尽量少，并予限制。
（10）手术室内工作人员必须严格执行并认真监督无菌原则的实施。

第三单元 麻 醉

重点提示

本单元的重点为局部麻醉的内容。要求掌握全身麻醉、局部麻醉、椎管内麻醉等不同麻醉的基本定义；区别好酯类局麻药和酰胺类局麻药；了解麻醉药物的毒性和过敏反应两类不良反应。另应注意气管内插管术是为了麻醉时更好地辅助或机械通气，有利于麻醉药物的吸入。

考点集合

一、概述

1. 麻醉方法的分类 针刺镇痛与辅助麻醉、全身麻醉（吸入麻醉、非吸入性麻醉）、局部麻醉（表面麻醉、局部浸润麻醉、神经阻滞、区域阻滞）、椎管内麻醉、复合麻醉等。

2. 麻醉方法的选择 主要根据手术的方法、手术的大小、手术的部位、病人的实际情况等，进行全面评估，选择合适的麻醉方式。

二、麻醉前准备与用药

1. 麻醉前准备

（1）麻醉前1~2天应访视患者，获得有关病史、体检和精神状态资料；解除患者的焦虑心理。

（2）对患者耐受麻醉手术的程度作出客观判断，并确定麻醉前的病情分级。

2. 麻醉前用药

（1）目的：解除精神紧张和恐惧心理，提高痛阈，抑制腺体分泌，预防麻醉不良反应等。

（2）用药类型选择：镇静类、催眠类（苯巴比妥等）、镇痛类（吗啡等）、抗胆碱类（阿托品等）（2009）。

三、局部麻醉

1. 常用局麻药

（1）酯类局麻药：普鲁卡因、丁卡因等。

（2）酰胺类局麻药：利多卡因、布比卡因、罗哌卡因等。

2. 局部麻醉方法的临床应用

（1）黏膜表面麻醉：适用于浅表手术，内镜检查也常用此法。

（2）局部浸润麻醉：将麻醉药注射入手术区的组织内，阻滞神经末梢达到麻醉效果。

（3）区域阻滞麻醉：手术区四周和底部注射麻醉药物，阻滞神经纤维，适用于皮下小囊肿摘除、浅表小肿块活检等。

（4）神经阻滞麻醉：有臂丛神经阻滞、颈丛神经阻滞。

3. 局麻药的不良反应与防治

（1）全身毒性反应：过度兴奋状态，昏迷甚至呼吸停止，心肌收缩无力，心排血量减少，动脉血压下降，房室传导阻滞，甚至出现心房颤动或心搏停止。应严格控制局麻药剂量。出现中枢兴奋或惊厥时，注射苯巴比妥钠或安定；呼吸抑制则供氧；心血管功能抑制者，应用血管活性药和静脉补液等。

（2）过敏反应：可见皮疹或荨麻疹，结膜充血和脸面浮肿，血管神经性水肿，支气管哮喘和呼吸困难，甚至过敏性休克。病急时先用肾上腺皮质激素，支气管哮喘发作时用氨茶碱，喉头水肿应及时吸氧，呼吸困难时及时进行气管切开，过敏性休克时，应紧急行休克综合治疗。

四、椎管内麻醉

1. 蛛网膜下腔麻醉　局麻药注入蛛网膜下腔，阻断相应脊神经而麻醉相应支配区域。
（1）适应证：①下腹部及盆腔手术。②下肢手术。③肛门及会阴部手术（2011）。
（2）并发症：<u>术后头痛、腰背痛、尿潴留、下肢瘫痪（2015，2017）</u>。
2. 硬膜外麻醉　麻醉药注入硬膜外间隙，阻断相应脊神经，麻醉所支配区域。
（1）适应证：适用于颈、胸壁、上肢、下肢、腹部和肛门会阴区各部位的手术，亦适用于颈椎病等。
（2）并发症：<u>全脊椎麻醉、局麻药的毒性反应、血压下降、神经损伤、硬膜外血肿等（2016）</u>。

五、全身麻醉

1. 分类　吸入麻醉和静脉麻醉。
2. 并发症及处理
（1）喉痉挛：面罩加压吸氧，必要时行环甲膜穿刺吸氧，严重时可静注琥珀酰胆碱后施行气管内插管。
（2）呼吸停止：麻醉机面罩给氧人工呼吸，若呼吸仍不恢复，应施行紧急气管内插管。一旦继发心跳停止，立即心肺复苏。
（3）血压下降：吸氧，保持呼吸道通畅，在此基础上麻黄素静注或肌注升压，或50%葡萄糖静注，并适当加快输液。

六、气管内插管与拔管术

1. 气管内插管的适应证　①颌面、颈部、五官等需全麻大手术。②开胸手术，需要肌肉松弛而使用肌肉松弛剂的上腹部或其他部位手术。③急性消化道梗阻或急症饱食病人的手术。④颅脑外科全麻手术。⑤异常体位的全麻手术。⑥颈部巨大包块、纵隔肿瘤或极度肥胖病人的手术。⑦手术区位于或接近上呼吸道的全麻手术。⑧低温或控制性低血压手术。⑨急救与复苏。
2. 拔管指征　①病人完全清醒，呼之有明确反应。②呼吸道通气量正常，肌张力完全恢复。③吞咽反射、咳嗽反射恢复。④循环功能良好，血氧饱和度正常。

第四单元　体液与营养代谢

重点提示

本单元的重点为水、电解质紊乱和酸碱平衡的失衡，要求掌握代谢性酸中毒、代谢性碱中毒、呼吸性酸中毒的发生机制和临床表现；熟悉外科肠外营养的三类并发症：技术性并发症、代谢性并发症、感染性并发症的具体表现。

考点集合

一、体液代谢的失调

1. 水和钠的代谢紊乱
（1）等渗性缺水：急性缺水或混合型缺水，水钠成比例丧失，外科病人常见。
（2）低渗性缺水：慢性缺水或继发性缺水，失钠多于失水，血钠降低。
（3）高渗性缺水：原发性缺水，失水多于失钠，血钠升高。

2. 钾的异常
（1）低钾血症：血钾低于3.5mmol/L，表现为肌无力、肠麻痹等（2000，2006）。
（2）高钾血症：血钾高于5.5mmol/L，可引起心搏骤停等。

二、酸碱平衡失调

1. 代谢性酸中毒　酸性物质积累或产生太多，或HCO_3^-丢失太多引起，表现为呼吸深快、带有酮味（2011，2016）。
2. 代谢性碱中毒　体内由于酸丢失过多或碱摄入过多，使血浆HCO_3^-相对或绝对增多所致，表现为呼吸浅慢、嗜睡（2010）等。
3. 呼吸性酸中毒　由于肺通气功能减弱，不能充分排出体内生成的CO_2，使血液$PaCO_2$增加而形成高碳酸血症。有呼吸困难、躁动不安、发绀等临床表现。

三、肠内营养

1. 适应证　肠功能存在（完好或部分功能）且能安全使用时，尽量选用经胃肠营养支持。
2. 注意事项　①小于3个月的婴儿不能耐受高张力膳的喂养。②小肠广泛切除后宜采用肠外营养（PN）4~6周，之后逐步予肠内营养（EN）。③胃部分切除后。④空肠瘘。⑤处于严重应激状态，如麻痹性肠梗阻、上消化道出血、顽固性呕吐、腹膜炎或腹泻的急性期，均不宜予EN。⑥严重吸收不良综合征和衰弱的病人在EN以前应予一段时间PN。⑦症状明显的糖尿病、接受大剂量类固醇药物治疗及糖代谢异常的病人都不耐受膳食的高糖负荷。⑧先天性氨基酸代谢缺陷病的儿童不能采用一般的EN膳。

四、肠外营养

1. 适应证　①胃肠道疾病。②高代谢状态。③营养不良。④肝、肾衰竭伴胃肠功能不佳者。⑤肿瘤患者接受化疗和大面积放疗。⑥大手术围手术期。
2. 并发症及处理
（1）技术性并发症：①插管的并发症：肺与胸膜的损伤、动脉与静脉损伤、神经损伤、胸导管损伤、纵隔损伤，栓塞，导管位置异常，心脏并发症。②导管留置期并发症：静脉血栓形成和空气栓塞、导管堵塞。
（2）感染性并发症：是长期胃肠外营养最严重的并发症之一。
（3）与代谢有关的并发症：①糖代谢紊乱：高血糖与低血糖，高渗性非酮性昏迷，肝脂肪变性。②氨基酸性并发症：高血氨、高氯性代谢性酸中毒，肝酶谱升高，脑病。③其他营养物质缺乏：血清电解质紊乱，微量元素缺乏，必需脂肪酸缺乏，维生素缺乏。④其他并发症：胆汁淤积，肠屏障功能受损，充血性心力衰竭，重新给养综合征。

第五单元 输 血

☆ 重点提示

输血是外科治疗常用的辅助方法,应当严格掌握输血的几类适应证和输血的不良反应,特别是非常普遍的发热、过敏等反应和严重危及生命的急性溶血等反应,对于血浆的类型和输血的方式只需有一定了解,留有印象即可。

---考点集合---

一、输血的不良反应及并发症

非溶血性发热、过敏、溶血、细菌污染反应、循环超负荷、枸橼酸盐中毒等。大量输血后也容易引起凝血机制混乱、高钾血症、高血氨、酸碱平衡失调等症状(2006,2008,2011,2017)。

二、自体输血

1. 适应证 ①有大出血的手术和创伤。②估计出血量在1000mL以上的择期手术。③血型特殊者(无相应供血者,输血困难)。④体外循环或低温下的心内直视手术以及其他较大的择期手术与急诊手术,可考虑采用血液稀释法。

2. 禁忌证 ①血液受胃肠道内容物或尿液等污染。②血液可能有癌细胞的污染。③心、肺、肝、肾功能不全者。④贫血或凝血因子缺乏者。⑤血液内可能有感染者。⑥胸腹开放性损伤超过4小时以上者(2016)。

第六单元 围手术期处理

重点提示

本单元内容虽然不为考试重点,但也应进行了解。围手术期是一个有严格时间限制的概念,它从病人决定接受手术治疗即开始,一直延续到手术后病人的康复,总体上来说,可以分为术前准备和术后监测两部分内容。术前准备是术者为手术创造良好的条件和排除手术禁忌证的阶段;术后监测能够让我们及时发现手术的不良反应,争取时间进行相应处理,避免严重的后果。

---考点集合---

一、手术前准备

1. 术前一般处理
(1) 心理准备。
(2) 生理准备:适应性训练。输血补液。预防感染。肠道准备:①一般手术,手术前晚8时起禁食、水。②胃肠道手术,术前3天开始进半流质、服用胃肠道吸收抗生素及轻泻剂,术前晚及当日晨进行清洁灌肠或结肠冲洗、皮肤准备。

2. 术前特殊准备 高血压(维持160/100mmHg以下)、心脏病、呼吸功能障碍、糖尿病(血糖维持在9mmol/L左右)、肝肾疾病、肾上腺皮质功能不全。

二、手术后监测与处理

1. 恶心、呕吐、腹胀、呃逆的处理
（1）恶心、呕吐：持续胃肠减压，并可辅以止吐药。
（2）腹胀：<u>持续胃肠减压</u>，放置肛管，高渗液低压灌肠等。
（3）呃逆：早期可<u>压迫眶上缘</u>，短时间吸入二氧化碳，抽吸胃内积气、积液，给予安眠药或镇静药或解痉药等。

2. 常用导管与引流物的处理　常用鼻胃管、导尿管及各种引流片、引流管等。术后要经常检查导管及引流物有无阻塞、扭曲和脱出等情况，及时换药并检查、记录引流量和颜色的变化。置于皮下等较表浅部位的乳胶片，一般在术后1～2天拔出。如引流需1周以上者，应使用乳胶管引流。胃肠减压管一般在胃肠道功能恢复、肛门排气后，即可拔除。

三、手术后常见并发症的处理

1. 切口的处理及拆线　缝线的拆除时间：头、面、颈部4～5日拆线，下腹部、会阴部6～7日，胸部、上腹部、背部、臀部7～9日，<u>四肢10～12日（2017）</u>，<u>减张缝线14日（2016）</u>。
2. 切口裂开
（1）诊断：术后5～7天；伤口渗液；肠袢与大网膜等脱出。
（2）处理：部分裂开者可以采用加压包扎；全层裂开者立即手术。
3. 切口感染
（1）诊断：术后伤口疼痛；体温升高；伤口局部红、肿、热，局部压痛。
（2）处理：抗感染；伤口扩创引流。

第七单元　疼痛与治疗

重点提示

本单元的重点是慢性疼痛的常用药物治疗，其他内容了解即可。

―――――― 考点集合 ――――――

<u>慢性疼痛的常用药物治疗</u>：<u>阿司匹林、对乙酰氨基酚或非甾体抗炎药用于轻度疼痛（2016）</u>；布桂嗪、可待因和羟考酮等用于中度疼痛；吗啡、芬太尼和哌替啶等用于重度疼痛。

第八单元　内镜与腔镜外科技术

重点提示

本单元的重点是内镜检查的并发症，重点掌握纤维胆道镜检查的并发症。注意区别内镜、腔镜检查的并发症，不可混淆。

―――――― 考点集合 ――――――

一、内镜外科技术

1. 纤维胃镜检查的并发症　穿孔、出血、心血管意外、药物反应和感染。
2. 纤维胆道镜检查的并发症　出血、胰腺炎、胆管炎、十二指肠穿孔。

二、腔镜外科技术

腹腔镜手术并发症　CO_2 气腹相关的并发症与不良反应；血管损伤；内脏损伤；腹壁并发症。

第九单元　外科感染

☆ 重点提示

外科感染是外科疾病中最为重要的内容，也是考试中分值比例较大的单元。局部化脓性感染中疖、痈、丹毒等均为常考知识点。特异性感染中气性坏疽是临床的常见病证，故也应熟悉了解。从考查方式上看，中医的病因病机及西医的致病菌为考试的常考内容。另外，疾病的中西医病名也要牢记，往年曾对此进行过考查。

---考点集合---

一、局部化脓性感染

1. 疖和疖病

（1）临床表现：初起毛囊处有红、肿、热、痛的小结节，逐渐肿大并隆起，数天后出现脓栓，继而脱落，脓液排出，炎症消退（2000，2005）。一般无全身症状。可出现全身不适、畏寒、发热、头痛、厌食等。面部"危险三角区"的疖，沿眼内眦静脉和眼静脉感染到颅内，出现眼部周围红肿、硬块、疼痛，并有全身寒战高热、头痛、昏迷，甚至死亡。

（2）西医治疗：以局部治疗为主。初起可热敷、理疗、药物外敷，促其吸收消散。如成脓有波动感变软时，可切开引流。

（3）中医辨证论治

暑疖——清热利湿解毒——清暑汤加减（2008，2009，2012）。

蝼蛄疖——补益气血，托毒生肌——托里消毒散加减。

疖病——祛风清热利湿——防风通圣散加减。

2. 痈　致病菌为金黄色葡萄球菌（2006）。中医称为"有头疽"（2005，2009，2010）。

（1）临床表现：早期在局部呈片状稍隆起的紫色浸润区，质地坚韧，边界不清。随后中央形成多个脓栓，破溃后呈蜂窝眼状。常有局部淋巴结肿大、疼痛。大多数病人有畏寒发热、食欲不振、白细胞计数增高等表现（2006）。

（2）西医治疗：静脉使用抗生素。糖尿病患者控制血糖。初起热敷、理疗、药物外敷，成脓后切开引流。

（3）中医辨证论治

热毒蕴结——和营托毒，清热利湿——仙方活命饮加减。

阴虚火盛——滋阴生津，清热托毒——竹叶黄芪汤加减（2017）。

气血两虚——调补气血——十全大补汤加减。

3. 急性蜂窝织炎

（1）临床表现：由溶血性链球菌引起的病变扩展迅速，不易局限，有时引起脓毒血症；由金黄色葡萄球菌感染引起的则易局限形成脓肿；由厌氧菌感染引起的可出现捻发音。发生部位浅者红、肿、热、痛等局部症状明显，范围扩大迅速，进而中心坏死、化脓，出现波动感。部位深者局部红肿不明显，但局部水肿、压痛明显，并伴有全身症状。发生于口底、颌下、颈部的急性蜂窝织炎可因炎症水肿扩展引起喉头水肿，出现呼吸困难，有发生窒息的危险。

（2）西医治疗：加强营养支持、止痛，应用抗生素治疗。初起理疗，药物外敷。脓成及时切开引流。位于口底、颌下者早期切开减压引流。

（3）中医辨证论治

锁喉痈——散风清热，化痰解毒——普济消毒饮加减。

腓发——清热解毒，和营利湿——五神汤合萆薢渗湿汤加减。

手发背——清热解毒和营——仙方活命饮加减。

足发背——清热解毒，和营利湿——仙方活命饮合萆薢渗湿汤加减。

4．丹毒

（1）临床表现：好发于下肢和头面部。常有头痛、畏寒、发热等全身症状。起病急，局部出现片状红疹，颜色鲜红，中间较淡，边缘清楚，略为隆起。压之退色，迅速蔓延（2005，2008）。红肿向四周扩展时，中央红色逐渐消退、脱屑，转为棕黄色。红肿区时有水疱形成，局部有烧灼样疼痛。常伴有附近淋巴结肿大、疼痛。

（2）西医治疗：注意休息，抬高患肢；局部湿热敷；全身应用抗生素。

（3）中医辨证论治

风热化火——散风清火解毒——普济消毒饮（2000）。

肝胆湿热——清肝泄热利湿——龙胆泻肝汤或柴胡清肝汤加减（2011）。

湿热化火——利湿清热解毒——五神汤合萆薢渗湿汤加减（2002，2004）。

胎火胎毒——凉营清热解毒——犀角地黄汤加减（2012）。

毒邪内攻——凉营泻火解毒——清瘟败毒饮合犀角地黄汤加减。

5．急性淋巴管炎和淋巴结炎

（1）临床表现：急性淋巴管炎中医称"外痈"（2009）。分为网状淋巴管炎（丹毒）和管状淋巴管炎。管状淋巴管炎常见于四肢，尤以下肢多见，常合并手足癣感染。管状淋巴管炎又分为深、浅两种。浅部淋巴管受累常在伤口或感染灶肢体近侧出现一条或数条"红线"，硬且明显压痛。深部淋巴管炎看不到红线，但肢体明显肿胀和压痛。伴有全身不适、畏寒发热、头痛、乏力、食欲不振等。急性淋巴结炎早期有局部淋巴结肿大和压痛，炎症继续向淋巴结周围蔓延，几个淋巴结可粘连成团，也可发展形成脓肿。

（2）西医治疗：首先要及时处理原发病灶，同时抬高患肢，局部休息。早期全身使用抗生素。急性淋巴结炎形成脓肿应切开引流。

（3）中医辨证论治

红丝疔——清热解毒——五味消毒饮合黄连解毒汤加减（2004）。

颈痈——散风清热，化痰消肿——牛蒡解肌汤加减（2005，2007，2008，2011，2017）。

腋痈——清肝解郁，消肿化毒——柴胡清肝汤加减。

胯腹痈——清热利湿解毒——五神汤合萆薢渗湿汤加减。

委中毒——和营祛瘀，清热利湿——活血散瘀汤加减。

6．脓肿

（1）临床表现：浅表脓肿可见局部隆起，红、肿、热、痛明显，压之剧烈，有波动感。深部脓肿红肿及波动感不明显，但局部疼痛、水肿，有压痛等症状，患处可发生功能障碍。

（2）西医治疗：有全身症状者应用敏感抗生素治疗并对症处理。脓肿形成者，应切开引流。

（3）中医辨证论治

余毒流注——清热解毒，凉血通络——黄连解毒汤合犀角地黄汤加减。

火毒结聚——清火解毒透脓——五味消毒饮合透脓散加减。

瘀血流注——和营祛瘀通滞，清热化湿——活血散瘀汤加减。

暑湿流注——清热解毒化湿——清暑汤加减。

正虚邪恋——益气补血,清热托毒——托里透毒散加减。

二、全身性感染

1. 诊断 根据在原发感染灶的基础上出现寒战、发热、脉搏细速、低血压、腹胀、黏膜皮肤瘀斑或神志改变等临床表现,一般不难作出脓毒症的初步诊断,并可根据原发感染灶的性质及其脓液性状,结合一些特征性的临床表现和实验室检查结果综合分析,可大致区分致病菌为革兰染色阳性或阴性杆菌。

2. 西医治疗 原发感染灶的处理、抗菌药物的应用、支持疗法、对症治疗、减轻中毒症状和防治休克。

3. 中医辨证论治

疗疮走黄——凉血清热解毒——五味消毒饮合黄连解毒汤加减。

火陷——凉血解毒,泄热养阴,清心开窍——清营汤加减(2016)。

干陷——补养气血,托毒透邪,佐以清心安神——托里消毒散加减。

虚陷——温补脾肾——附子理中汤加减。

三、特异性感染

气性坏疽(2016)

1. 临床表现 通常在伤后1～4日出现此创伤并发症。病情突然恶化,烦躁不安,有恐惧或欣快感;皮肤、口唇变白,大量出汗,脉搏快,体温逐步上升。可发生溶血性贫血、黄疸、血红蛋白尿、酸中毒,全身情况可在12～24小时全面迅速恶化。伤肢沉重或疼痛,持续加重,犹如胀裂,止痛剂不能奏效;局部肿胀与创伤所能引起的程度不成比例,并迅速向上、下蔓延。伤口中有大量浆液性或浆液血性渗出物,有时可见气泡从伤口中冒出。皮下可触及捻发音。伤口可有恶臭。

2. 西医治疗 急症清创;应用抗生素,首选青霉素;高压氧治疗;全身支持疗法。

3. 中医辨证论治

湿热火盛,燔灼营血——清火利湿,凉血解毒——黄连解毒汤、犀角地黄汤合三妙丸。

气血不足,心脾两虚——益气补血,养心健脾——八珍汤合归脾汤。

第十单元 损 伤

重点提示

损伤是外科最为常见的疾病,也是考试的常考点。本单元的重点在于损伤的各种类型,如颅脑损伤、胸部损伤、腹部损伤、烧伤等,注意临床表现与鉴别。另外,损伤的五步急救措施——复苏、通气、止血、包扎、固定,无论是对于考试还是临床应用都应了解。

考点集合

一、颅脑损伤

1. 脑震荡

(1) 临床表现:一过性昏迷;近事遗忘症(2006);较重者昏迷期间可有皮肤苍白、出汗、血压下降、心动徐缓、呼吸浅慢等,随着意识的恢复很快趋于正常,清醒后可有头痛、头晕、恶心、呕吐等症状;神经系统检查无阳性体征。

(2) 西医治疗:对症治疗,输液、吸氧,适量给予镇静止痛剂和调节血管药物。警惕颅内水肿，静脉应用脱水药。

2. 脑挫裂伤　临床表现：①昏迷。②局灶症状和体征，随脑受损的部位、范围和程度不同而异，如大脑功能区受损可立即呈现相应的神经功能障碍或体征，如运动区损伤出现锥体束征、肢体抽搐或偏瘫，如语言中枢损伤出现失语等。③颅内压增高与脑疝。④其他，常合并蛛网膜下腔出血而出现脑膜刺激征，如合并颅底骨折则引起脑脊液漏。

3. 颅内血肿　临床表现：①意识障碍，有嗜睡、蒙眬、浅昏迷、深昏迷几个级别。②瞳孔多在患侧发生改变，可先缩小，对光反应迟钝，继之瞳孔进行性扩大，对光反应消失。③锥体束征。④生命体征，常为进行性的血压升高、心率减慢和呼吸深慢（"两慢一高"）。

二、胸部损伤

1. 肋骨骨折　暴力作用于肋骨，使肋骨发生内向和外向的弯曲折断，好发于第4~7肋。
2. 气胸与血胸

（1）气胸：胸膜腔内积气，可分为闭合性气胸、开放性气胸、张力性气胸。闭式胸膜腔引流的穿刺部位：液体一般选在腋中线和腋后线之间的第6~8肋间隙插管引流。气体常选锁骨中线第2肋间隙（2015）。

（2）血胸：小量血胸无须穿刺抽吸。若积血量较多，应早期进行胸膜腔穿刺。

三、腹部损伤

1. 脾损伤　脾为腹部最易受损器官，脾破裂可分为中央型破裂、被膜下破裂和真性破裂。表现为急性失血性休克和血性腹膜炎的症状。

2. 肝破裂　表现为腹腔内出血和腹膜刺激征，常引起出血性休克，右肩部放射性疼痛。有腹膜刺激征，出现移动性浊音；指检在直肠膀胱陷凹内有饱满隆起的感觉。胆囊及胆总管损伤者可出现陶土样便、黄疸、胆红素尿、皮肤发痒。胆管创伤后胆汁外溢，可造成胆瘘及胆汁性腹膜炎。

3. 胰腺损伤　较重的胰腺损伤表现为上腹部剧烈疼痛及弥漫性腹膜炎征象；刺激膈肌而出现肩背部疼痛，伴恶心、呕吐、腹胀；可因疼痛与大量体液丢失而出现休克。脐周皮肤可呈青紫色。血清淀粉酶和腹腔液淀粉酶可升高。

4. 小肠损伤　主要临床表现为腹痛、腹胀、恶心呕吐、腹部压痛及反跳痛、腹肌紧张、肠鸣音减弱或消失、移动性浊音、肝浊音界缩小或消失，严重时可出现休克。

5. 结肠与直肠损伤　主要表现为细菌性腹膜炎。

四、泌尿系损伤

1. 肾损伤　临床表现：休克、血尿、疼痛、发热（2010）等症状。腰腹部有肿块和触痛。
2. 尿道损伤

（1）临床表现：休克、肉眼血尿、疼痛、排尿困难（2010）。

（2）紧急处理：应尽早采取抗休克措施。尿潴留未能立即手术者，可进行耻骨上膀胱穿刺造瘘引流尿液（2017）。尿道损伤或轻度裂伤者排尿有困难时，予以保留导尿1周，并用抗生素。

五、烧伤

1. 临床表现

（1）全身表现：①生命体征变化（脉搏、心率加快，呼吸加深、频率加快）。②发热（38℃左右）。③其他（口渴、尿少、纳差、便秘等）。

（2）局部表现：①疼痛。②红斑。③水疱。④渗出。⑤焦痂。

(3) 并发症：休克、全身性感染、应激性溃疡、肝功能衰竭、心力衰竭、急性肾功能不全、成人呼吸窘迫综合征、多系统器官功能障碍综合征。

2. 诊断

(1) 烧伤面积的估计（2015）：①中国新九分法：按体表面积划分为 11 个 9% 的等份，另加 1%，构成 100% 的体表面积，即头颈部：1×9%；躯干加外阴部：3×9%；两上肢：2×9%；双下肢和臀部：5×9%+1%。共为 11×9%+1%。②手掌法：患者并指的掌面约占体表面积的 1%。

(2) 烧伤深度的鉴别：①Ⅰ度烧伤：仅伤及表皮浅层。表面呈红斑状，干燥无渗出，有烧灼感，3~7 天痊愈，短期内可有色素沉着。②浅Ⅱ度烧伤：伤及表皮的生发层、真皮乳头层。局部红肿明显，有薄壁大水疱形成，内含淡黄色澄清液体，水疱皮如被剥脱，创面红润、潮湿，疼痛明显。如不发生感染，1~2 周内愈合，一般不留瘢痕，多数有色素沉着。③深Ⅱ度烧伤：伤及皮肤的真皮层，介于浅Ⅱ度和Ⅲ度之间，也可有水疱，但去疱皮后创面微湿，红白相间，痛觉较迟钝。④Ⅲ度烧伤：为全层皮肤烧伤，甚至达到皮下、肌肉或骨骼。创面无水疱，呈蜡白或焦黄色，甚至炭化，痛觉消失，局部温度低，皮层凝固性坏死后形成焦痂，触之如皮革，痂下可见树枝状栓塞的血管。

3. 治疗

(1) 现场处理：脱离现场，保护烧伤部位，积极实施危及生命损伤的救治。

(2) 防治休克：尽快恢复血容量。

(3) 防治感染：纠正休克，正确处理创面，合理选择抗生素，营养支持、水与电解质紊乱的纠正、脏器功能的维护等综合措施。

六、冷伤

临床表现

(1) Ⅰ度冻伤：伤及表皮层。局部红肿，有发热、痒、刺痛的感觉。

(2) Ⅱ度冻伤：伤及真皮层。有水疱形成，自觉疼痛，知觉迟钝。

(3) Ⅲ度冻伤：伤及皮肤全层或深至皮下组织。创面由白变为黑褐色，知觉消失，其周围红肿疼痛，可出现血疱。

(4) Ⅳ度冻伤：损伤深达肌肉、骨骼等组织。伤处出现坏死，周围有炎症反应。

七、咬蜇伤

毒蛇咬伤

(1) 临床表现：①神经毒毒蛇咬伤者表现为头昏头痛、胸闷恶心、四肢乏力麻木、眼睑下垂，重者声音嘶哑、语言不利、呼吸困难、瞳孔散大、全身瘫痪、惊厥抽搐，终致呼吸麻痹而死亡。②血液毒毒蛇咬伤者短期内即出现全身中毒症状，重者可有广泛的皮下出血或瘀斑，以及内脏出血，最终因循环衰竭、休克而死亡。③混合毒毒蛇咬伤者兼见上述两种表现。

(2) 辨证论治

风毒（神经毒）——活血通络，祛风解毒——活血驱风解毒汤加减。

火毒（血液毒）——泻火解毒，凉血活血——龙胆泻肝汤合五味消毒饮加减。

风火毒——清热解毒，凉血息风——黄连解毒汤合五虎追风散加减。

蛇毒内陷证——清营凉血解毒——清营汤加减。

第十一单元 肿 瘤

重点提示

本单元要求掌握肿瘤发生的机制，良恶性肿瘤的鉴别，应熟悉肺癌、胃癌、肠癌、肝癌等恶性肿瘤的临床表现、诊断和鉴别诊断。另应注意常见癌症的转移途径，此点在历年考试中有所涉及，考生应予注意。

考点集合

一、概述

1. 定义 人体器官组织细胞在某些内在因素影响的基础上，加上外来致病因素的长期作用，所产生的一种以细胞异常增殖为主要特点的新生物。
2. 西医病理 ①分类：良性、恶性、临界性肿瘤。②扩散方式：直接蔓延、淋巴道转移、血道转移、接种转移。③病理形态和组织学特点。
3. 良性与恶性肿瘤的临床表现与区别

	良性肿瘤（2000）	恶性肿瘤（2008）
分化程度	分化好，异型性小	分化不好，异型性大
核分裂象	无或少，不见病理性核分裂象	多，可见病理性核分裂象
生长速度	缓慢	较快
生长方式	膨胀性或外生性生长	浸润性或外生性生长
继发改变	少见	常见，如出血、坏死、溃疡形成
转移	不转移	可转移
复发	不复发或少复发	易复发
对机体的影响	较小，主要为局部压迫或阻塞	较大，破坏原发部位和转移部位的组织；坏死、出血，合并感染；恶病质

二、常见体表肿物

1. 脂肪瘤 单发或多发。好发于肩、背、臀部。边界清楚，呈圆形、扁圆形或分叶状，无痛，有假性波动感，基底活动度不大（2000）。
2. 纤维瘤 多见于面颈、胸背部，质地较硬，生长缓慢。与周围组织无粘连，活动度大，无压痛，很少引起压迫症状和功能障碍（2005）。
3. 神经纤维瘤 数目不定，大小不一，突出皮肤表面，或软或硬，沿神经干走向生长，呈念珠状或蚯蚓结节状，皮肤出现咖啡斑。
4. 皮脂腺囊肿 多呈圆形，直径多在1～3cm，略隆起。质软，界清，表面与皮肤粘连，稍可移动，肿物中央皮肤表面可见一小孔，有时可见一黑色粉样小栓（2003，2010，2017）。
5. 血管瘤

（1）毛细血管瘤：色鲜红或暗红，边缘不规则，不高出皮肤的斑片状，或高出皮肤，分叶，似草莓样。大小不一，界限清楚，柔软可压缩，压之可退色。

（2）海绵状血管瘤：紫红或暗红色，柔软如海绵，大小不等，边界清楚，位于皮下或黏膜下组织内者可境界不清。指压柔软，有波动感。

（3）蔓状血管瘤：外观常见蚯蚓状蜿蜒迂曲的血管，有压缩性和膨胀性，紫红色，有搏动、震颤及血管杂音，局部温度稍高。肿瘤周围有交通的小动脉，压之搏动消失。

三、原发性支气管肺癌

1. 临床表现与检查

（1）临床表现：咳嗽（刺激性干咳）、血痰、胸痛、发热、气短及胸闷（2006）。

（2）体征：持续性胸痛及定点压痛；患侧声带麻痹；同侧横膈麻痹和上升；上腔静脉综合征；心包填塞症状及体征；Horners综合征（2017）；锁骨上淋巴结（最常见）、腋下淋巴结肿大；异位激素综合征。

（3）检查：胸部X线、肺部CT扫描、痰细胞学检查、支气管镜等检查可发现。

2. 西医治疗　手术治疗（禁忌证：①远处有转移。②广泛肺门和纵隔淋巴结转移。③血性胸腔积液。④一般情况差）。放射治疗。化学治疗。免疫疗法。

3. 中医辨证论治

气滞血瘀——行气化瘀，软坚散结——血府逐瘀汤加减。

脾虚痰湿——健脾除湿，化痰散结——六君子汤合海藻玉壶丸加减。

阴虚内热——养阴清热，软坚散结——百合固金汤加减。

热毒炽盛——清热泻火，解毒散肿——白虎承气汤加减。

气阴两虚——益气养阴，清肺解毒——沙参麦门冬汤加减，或四君子汤合清燥救肺汤化裁。

四、胃癌

1. 临床分期

（1）早期胃癌：仅限于黏膜层或黏膜下层，不论有无淋巴结转移、面积大小。原位癌仅限于腺管内，未突破腺管基底膜者。

（2）进展期胃癌：①块状型癌：小如息肉，大如蕈状，表面常破溃出血、坏死或继发感染。②溃疡型癌：中心部呈溃疡状，直径一般大于2.5cm，多见穿孔及出血。③弥漫型癌：癌细胞弥漫浸润于胃壁各层，恶性程度高，淋巴结转移早。

2. 诊断与鉴别诊断　晚期胃癌可根据胃部疼痛、上腹部肿块、进行性贫血、消瘦等典型症状予以诊断。需与胃良性肿瘤、肉瘤、慢性胃炎等鉴别。

3. 西医治疗　手术是治疗胃癌的主要手段，胃癌根治术应：①充分切除原发灶。②彻底廓清胃周围淋巴结。③完全消灭腹腔游离癌细胞和微小转移灶。

4. 中医辨证论治

肝胃不和——疏肝和胃，降逆止痛——逍遥散合旋覆代赭汤加减。

脾胃虚寒——温中散寒，健脾和胃——附子理中汤加减。

胃热伤阴——养阴清热，和胃止痛——竹叶石膏汤合玉女煎加减。

气血双亏——补气养血，健脾补肾——十全大补汤加减。

脾虚痰湿——健脾化湿，软坚散结——参苓白术散合二陈汤加减。

瘀毒内阻——活血祛瘀，解毒养阴——失笑散合膈下逐瘀汤加减。

五、原发性肝癌

1. 临床表现　肝区疼痛、腹胀、消瘦乏力、纳差、上腹肿块。体征为肝肿大、黄疸、腹水。

2. 临床分型　①单纯型：无明显肝硬化表现。②硬化型：明显肝硬化表现和血液学改变。

③炎症型：发展快，伴有持续性高热或谷丙转氨酶持续增高在1倍以上。

3. 并发症　上消化道出血、肝昏迷、肝癌结节破裂。

4. 实验室及其他检查　①甲胎蛋白（AFP）检测，对原发性肝癌诊断价值很大，特异性较高。②肝功能及酶学检查，晚期或合并肝硬化者血清碱性磷酸酶、γ-GT增高。③超声检查，肝癌诊断中最常用而有效的方法。

5. 西医治疗　手术治疗、介入治疗、生物治疗、放射治疗。

6. 中医辨证论治

气滞血瘀——疏肝理气，活血化瘀——小柴胡汤合大黄䗪虫丸加减。

脾虚湿困——益气健脾，化湿祛痰——四君子汤合逍遥散加减。

肝胆湿热——清利湿热，活血化瘀——茵陈蒿汤合鳖甲煎丸加减。

肝肾阴虚——滋阴柔肝，养血软坚——滋水清肝饮合兰豆枫楮汤加减。

六、大肠癌

（一）结肠癌

1. 临床表现与检查　中期以后的主要症状有排便习惯或粪便形状改变，腹痛，腹部肿块，肠梗阻及全身慢性中毒症状。右半结肠癌主要表现为贫血，腹部肿块，腹痛。左半结肠癌主要表现为便血，黏液便，肠梗阻。常用气钡灌肠、纤维结肠镜检查。

2. 西医治疗　早期彻底手术切除，术后化疗及配合中医治疗，晚期采用综合非手术疗法。

3. 中医辨证论治

气滞血瘀——祛瘀散结，理气降逆——桃红四物汤加减。

湿热下注——清热，解毒，利湿——槐角地榆汤加味（2017）。

正虚邪实——补益气血，理气通腑——八珍汤合麻仁滋脾丸加减。

脾肾两虚——健脾益肾，扶正固本——益气固本解毒汤加减。

（二）直肠癌

1. 临床表现与检查　排便习惯改变（常见早期症状）、出血、脓血便；大便变细或变形；肿瘤侵犯膀胱、前列腺时，可有尿频、尿痛、血尿等，骶前神经受侵犯可出现骶尾部持续性剧烈疼痛；晚期或有肝转移时可出现肝大、黄疸、腹水、贫血、消瘦、浮肿及恶病质等。常用直肠指诊、直肠镜检查。

2. 西医治疗　手术切除、化疗、放疗。

3. 中医辨证论治

脾虚湿热——清热利湿，理气健脾——四妙散合白头翁汤加减。

湿热瘀毒——清热解毒，通腑化瘀，攻积祛湿——木香分气丸加减（2017）。

脾肾寒湿——祛寒胜湿，健脾温肾——参苓白术散合吴茱萸汤。

肾阳不固，痰湿凝聚——益肺补肾，祛湿化痰——导痰汤加减。

第十二单元　急　腹　症

☆ 重点提示

本单元较为重要。急性阑尾炎、肠梗阻、胆道疾病、急性胰腺炎等典型疾病的临床表现以及辅助检查均为常见考点。复习时尤应注意几个临床表现的关键词。另外急腹症若处理不当，可以引起脏器损害甚至危及生命，所以对上述疾病的外科处理方法也应有一定的了解。

考点集合

一、急性阑尾炎

1. 临床表现与检查
（1）腹痛：典型的转移性右下腹疼痛。
（2）胃肠道症状：厌食、恶心、呕吐等。
（3）全身症状：乏力、头晕、头痛、汗出等。
（4）体征：右下腹压痛、反跳痛，腹肌紧张，脓肿时右下腹可及包块。

2. 诊断与鉴别诊断
（1）诊断：根据转移性右下腹疼痛的病史和右下腹局限性压痛的特点，一般即可作出诊断。
（2）鉴别诊断
1）胃、十二指肠溃疡穿孔：有上消化道溃疡病史，突然出现上腹部剧烈疼痛并迅速波及全腹。腹膜刺激征明显，多有肝浊音界消失，可出现休克，X线可见膈下游离气体。
2）急性胃肠炎：有饮食不洁史，肠鸣音亢进，无腹膜刺激征，大便有脓细胞及未消化食物。
3）急性胆囊炎、胆石病：右上腹持续性疼痛，阵发性加剧，可伴右肩部放射痛，腹膜刺激征以右上腹为甚，莫菲征阳性。
4）右侧输尿管结石：突然剧烈绞痛，向会阴部及大腿内侧放射，有肾区叩击痛，可伴尿频、尿急、尿痛或肉眼血尿等，无发热。X线可发现阳性结石。
5）宫外孕破裂：常有急性失血症状和下腹疼痛症状，有停经史，妇科检查阴道内有血液，阴道后穹隆穿刺有血等。

3. 治疗
（1）手术治疗：绝大多数急性阑尾炎一旦发作，应早期实行阑尾切除术（2008）。
（2）中医辨证论治
瘀滞证——行气活血，通腑泄热——大黄牡丹汤合红藤煎剂加减（2005，2016，2017）。
湿热证——通腑泄热，利湿解毒——大黄牡丹汤合红藤煎剂加败酱草、白花蛇舌草、蒲公英（2006，2009）。
热毒证——通腑排毒，养阴清热——大黄牡丹汤合透脓散加减。

二、肠梗阻

1. 分类 ①按发病的基本原因分：机械性肠梗阻、动力性肠梗阻（麻痹性肠梗阻、痉挛性肠梗阻、血运性肠梗阻）。②按肠壁有无血运障碍分：单纯性肠梗阻、绞窄性肠梗阻。③按梗阻部位分：高位小肠梗阻、低位小肠梗阻或结肠梗阻。④按梗阻程度分：完全性肠梗阻和不完全性肠梗阻。⑤按梗阻进展速度分：急性肠梗阻、慢性肠梗阻。

2. 临床表现与检查 腹痛，呕吐，腹胀，停止排气排便。腹部膨胀，有腹膜刺激征。肠胀气时呈鼓音，绞窄性肠梗阻时可出现移动性浊音。肠鸣音亢进，呈高调金属音或气过水声；麻痹性肠梗阻时肠鸣音减弱或消失。直肠肿瘤引起肠梗阻时，可触及直肠内肿物；肠套叠、绞窄性肠梗阻时，指套可染有血迹。X线可见肠管气液平面。

3. 诊断与鉴别诊断
（1）诊断：典型的肠梗阻有痛、呕、胀、闭四大症状（2015），腹部可见肠型及肠蠕动波，肠鸣音亢进，可出现全身脱水的体征，结合腹部X线检查，明确诊断并不困难。
（2）鉴别诊断：判断是机械性还是动力性梗阻；是单纯性还是绞窄性梗阻；是高位还是

低位梗阻；是完全性还是不完全性梗阻；是什么原因引起的梗阻。

4. 治疗

（1）非手术疗法：胃肠减压；纠正水、电解质、酸碱平衡紊乱；防治感染和毒血症；灌肠疗法；颠簸疗法。

（2）手术疗法：解除梗阻病因；切除病变肠管行肠吻合术；短路手术；肠造口术或肠外置术。

（3）中医辨证论治

气滞血瘀——行气活血，通腑攻下——桃仁承气汤加减。
肠腑热结——活血清热，通里攻下——复方大承气汤加减（2001，2003）。
肠腑寒凝——温中散寒，通里攻下——温脾汤加减（2004）。
水结湿阻——理气通下，攻逐水饮——甘遂通结汤加减。
虫积阻滞——消导积滞，驱蛔杀虫——驱蛔承气汤加减。

三、胆道感染及胆石病

1. 急性胆道感染

（1）急性胆囊炎：突发右上腹阵发性绞痛；疼痛常放射至右肩部、肩胛部和背部；右上腹可有不同程度和范围的压痛、反跳痛及肌紧张，Murphy 征阳性。

（2）急性梗阻性化脓性胆管炎：发病急，进展快，除 Charcot 三联征（腹痛、寒战高热、黄疸）外，还可出现休克、中枢神经系统受抑制表现，即 Reynolds 五联征。

2. 胆石病

（1）临床表现：①胆囊结石：阵发性绞痛，可向右肩胛部放射。高脂肪餐、暴饮暴食、过度疲劳可诱发胆绞痛。右上腹有程度不同的压痛。②肝外胆管结石：发作期间见 Charcot 三联征。③肝内胆管结石：急性发作时肝区疼痛，寒战发热，可有轻度黄疸、肝脏不对称增大、肝区叩击痛。不发作期间症状不典型。

（2）中医辨证论治

蕴热证（肝胆蕴热）——疏肝清热，通下利胆——金铃子散合大柴胡汤加减。
湿热证（肝胆湿热）——清胆利湿，通气通腑——茵陈蒿汤合大柴胡汤加减（2017）。
热毒证（肝胆脓毒）——泻火解毒，通腑救逆——黄连解毒汤合茵陈蒿汤加减。

四、急性胰腺炎

1. 西医病理　分为急性水肿性胰腺炎、急性出血坏死性胰腺炎。

2. 临床表现与检查（2003，2007，2010）　①症状：腹痛、恶心、呕吐、腹胀。②体征：发热、黄疸、腹膜炎体征、休克、皮肤瘀斑、手足搐搦、呼吸窘迫综合征和多器官功能衰竭。③检查：胰酶测定（血、尿淀粉酶测定是最常用的诊断方法）、腹部 B 超、增强 CT 扫描。

3. 临床分型　轻型急性胰腺炎、重型急性胰腺炎。

4. 诊断与鉴别诊断

（1）诊断：急性胰腺炎表现为急性、持续性腹痛（偶无腹痛），血清淀粉酶活性增高≥正常值上限 3 倍，影像学提示胰腺有或无形态改变，排除其他疾病者。可有或无其他器官功能障碍。少数病例血清淀粉酶活性正常或轻度增高。

（2）鉴别诊断

1）消化道溃疡穿孔：有溃疡病史，初起即为持续性剧痛，腹肌紧张呈板状腹，肝浊音界缩小或消失，腹部 X 线片示有膈下游离气体。

2）急性胆囊炎：右上腹绞痛，向右肩背部放射，呕吐后腹痛稍有减轻，伴寒战发热，右上腹压痛、肌紧张。

3）急性肠梗阻：多有手术或腹膜炎病史，伴有呕吐、不排便、不排气。可闻及气过水声或金属音，腹部透视有肠内气液平面、闭袢影像等。

4）急性肾绞痛：阵发性绞痛，血尿。

5. 治疗

（1）非手术治疗：禁食；胃肠减压；补充血容量；抑制胰腺分泌和抑制胰酶活性；支持疗法；防治感染；腹腔灌洗；脏器支持治疗。

（2）手术治疗：引流术、坏死组织清除术和规则性胰腺切除术。

（3）中医辨证论治

肝郁气滞——疏肝理气，清热燥湿通便——柴胡清肝饮、大柴胡汤、清胰汤Ⅰ号。

脾胃实热——清热泻火，通里逐积，活血化瘀——大陷胸汤、大柴胡汤、清胰合剂。

脾胃湿热——清热利湿，行气通下——龙胆泻肝汤、清胰汤Ⅰ号。

蛔虫上扰证——清热通里，制蛔驱虫——清胰汤Ⅱ号、乌梅汤等。

第十三单元　甲状腺疾病

重点提示

甲状腺疾病主要包括甲肿、甲亢、甲状腺腺瘤、甲状腺癌等。其发生与中医肝郁有很大的关系。本单元的重点为甲亢及甲状腺癌的诊断和治疗，对甲状腺良性肿瘤、甲状腺炎只需进行一般了解。本单元出题率一般，以基础概念和临床表现为主。

考点集合

一、单纯性甲状腺肿

1. 临床表现与检查

（1）临床表现：甲状腺肿大；压迫症状，单纯性甲状腺肿体积较大时可压迫气管、食管和喉返神经；结节性甲状腺肿。

（2）检查：基础代谢率；血清中蛋白结合碘；放射性核素检查；影像学检查（B超检查、X线检查）；喉镜检查。

2. 西医治疗　药物治疗（甲状腺制剂、左旋甲状腺素）、手术治疗。

3. 中医辨证论治

肝郁脾虚——疏肝解郁，健脾益气——四海舒郁丸加减。

肝郁肾虚——疏肝补肾，调摄冲任——四海舒郁丸合右归丸加减（2016）。

二、慢性淋巴性甲状腺炎

1. 临床表现　无痛性弥漫性甲状腺肿，峡部显著，两侧多对称；肿块质硬，表面光滑，病程较长者可扪及结节；多伴甲状腺功能减退，早期可有甲亢表现。

2. 西医治疗　常用甲状腺激素替代疗法和免疫抑制治疗。甲状腺肿大有明显压迫症状者及合并恶性病变者应手术治疗。行甲状腺峡部切除、甲状腺大部切除及根治性切除。手术后大多继发甲低，需长期服用甲状腺制剂。

3. 中医辨证论治

气滞痰凝——疏肝理气，化痰散结——海藻玉壶汤加减。

肝郁胃热——清肝泄胃，解毒消肿——普济消毒饮与丹栀逍遥散加减。

火毒炽盛——清热解毒，消肿排脓——透脓散与仙方活命饮合方加减。

三、甲状腺功能亢进的外科治疗

1. 临床表现与检查
(1) 临床表现：甲状腺肿大；神经系统症状；突眼征；心率加速，脉率 100 次/分，脉压增大；内分泌紊乱，月经失调，不易受孕；多食而消瘦；转氨酶升高；肌无力，肌萎缩；胫前下 1/3 到足背局限性黏液性水肿。
(2) 检查：基础代谢率；测血清 T_3 和 T_4；测甲状腺摄 ^{131}I 率。

2. 手术治疗指征　①原发性甲亢中度以上。②继发性甲亢或高功能甲状腺腺瘤。③胸骨后甲状腺肿并发甲亢。④腺体较大伴有压迫症状的甲亢。⑤抗甲状腺药物或 ^{131}I 治疗后复发，或不适宜药物及 ^{131}I 治疗的甲亢。⑥妊娠早、中期甲亢且符合上述适应证者。

3. 手术禁忌证　①青少年。②症状轻。③老年或有严重器质性疾病不能耐受手术者。

4. 术后并发症及治疗　①术后呼吸困难和窒息，术后 48 小时内发生，最危急的并发症（2016）。②喉返神经损伤。③喉上神经损伤。④手足抽搐。⑤甲状腺危象，严重并发症，可致昏迷、虚脱、休克，甚至死亡。⑥甲状腺功能减退。

5. 中医辨证论治
肝郁痰结——疏肝理气，软坚散结——柴胡疏肝散合海藻玉壶汤加减。
肝火旺盛——清肝泻火，解郁散结——龙胆泻肝汤合藻药散加减。
胃火炽盛——清胃泻火，生津止渴——白虎加人参汤合养血泻火汤加减。
阴虚火旺——滋阴清热，化痰软坚——知柏地黄汤合当归六黄汤加减。
气阴两虚——益气养阴，泻火化痰——生脉散合补中益气汤加减。

四、甲状腺肿瘤

(一) 甲状腺腺瘤

1. 临床表现　颈前无痛性肿块为首发症状，常偶然发现。圆形或椭圆形结节，质韧有弹性，表面光滑，边界清楚，无压痛，多为单发，随吞咽上下移动。有时可压迫气管移位，但很少造成呼吸困难，罕见喉返神经受压表现。可引起甲亢及发生恶变。

2. 中医辨证论治
肝郁气滞——疏肝解郁，软坚化痰——逍遥散合海藻玉壶汤加减。
痰凝血瘀——活血化瘀，软坚化痰——海藻玉壶汤合神效瓜蒌散加减。
肝肾亏虚——养阴清火，软坚散结——知柏地黄丸合海藻玉壶汤加减。

(二) 甲状腺癌

1. 临床表现与检查　甲状腺肿块；压迫症状；转移及扩散；髓样癌常有家族史，癌肿可产生 5-羟色胺和降钙素，可见腹泻、心悸、脸面潮红和血钙降低等症状。

2. 实验室及其他检查　放射免疫测定血浆降钙素；放射性同位素检查；X 线检查颈部有无转移及气管、血管有无受累；B 超检查肿块的形态、大小、数目，囊性还是实性；穿刺细胞学检查与病理切片。

3. 西医治疗　手术治疗、内分泌治疗、放射治疗、放射性核素治疗、化学治疗。

4. 中医辨证论治
气郁痰凝——理气开郁，化痰消坚——海藻玉壶汤合逍遥散加减。
气血瘀滞——理气化痰，活血散结——桃红四物汤合海藻玉壶汤加减。
瘀热伤阴——养阴和营，化痰散结——通窍活血汤合养阴清肺汤加减（2017）。

第十四单元 乳腺疾病

☆ 重点提示

本单元的重点内容为各种乳腺疾病的鉴别诊断及乳腺癌的临床表现和诊断治疗；对于乳腺的良性肿瘤、炎症性疾病和增生疾病只需要进行一般了解。

---考 点 集 合---

一、急性乳腺炎

1. 病因病理 原因为乳汁淤积和细菌入侵。致病菌以金黄色葡萄球菌为主，少数可为链球菌感染。常发生于产后哺乳的妇女。

2. 中医病因病机 多因妇女产后乳头损伤、外邪入侵、乳汁过多、情志内伤、饮食不节等，导致乳汁蓄积，乳络阻塞，气血凝滞，热毒蕴结而成。

3. 临床表现与检查

(1) 临床表现：乳房肿胀疼痛；发热；初起可见骨节酸痛、胸闷、呕吐、恶心等，化脓时可见口渴、纳差、小便黄、大便干结等。初起时患部压痛，结块或有或无，皮色微红或不红；化脓时患部肿块逐渐增大，结块明显，皮肤红热水肿，触痛显著，拒按；脓已成时肿块变软，按之有波动感。

(2) 检查：血常规检查、患部穿刺抽脓、B型超声波检查。

4. 西医治疗 ①早期用含有100万U青霉素的等渗盐水20mL注射在炎性结块四周。②应用广谱抗菌药物（青霉素、红霉素、头孢类抗生素等）。③脓肿形成后宜及时切开排脓。④感染非常严重或脓肿切开引流损伤乳管者，可终止乳汁分泌。

5. 中医辨证论治

肝胃郁热——疏肝清胃，通乳散结——瓜蒌牛蒡汤加减（2004，2006，2016）。

热毒炽盛——清热解毒，托里透脓——瓜蒌牛蒡汤合透脓散（2000）。

正虚毒恋——益气养营活血——托里消毒散加减。

二、乳腺增生病

1. 临床表现与检查

(1) 临床表现：乳房内肿块；乳房胀痛；乳头溢液；可伴胸闷不舒，失眠多梦，疲乏无力等。乳房内可扪及多个形态不规则的肿块，边界都不甚清楚，与皮肤及深部组织无粘连，推之能活动，多有压痛。

(2) 检查：①X线钼靶摄片为边缘模糊不清的阴影或有条索状组织穿越其间。②B超为不均匀的低回声区以及无回声囊肿。③切除（或切取）活检是最确切的诊断方法。

2. 西医治疗

(1) 药物治疗：①维生素类药物：口服维生素 B_6 与维生素 E，或口服维生素 A。②激素类药物：黄体酮、达那唑、丙酸睾酮等。

(2) 手术治疗：如有癌变，行乳癌根治手术；如有乳癌家族史，或切片检查发现上皮细胞增生活跃，行单纯乳房切除术。

3. 中医辨证论治

肝郁气滞——疏肝理气，散结止痛——逍遥散加减（2008）。

痰瘀凝结——活血化瘀，软坚祛痰——失笑散合开郁散加减。

气滞血瘀——行气活血，散瘀止痛——桃红四物汤合失笑散加减。
冲任失调——调理冲任，温阳化痰，活血散结——二仙汤加减（2017）。

三、乳房纤维腺瘤

1. 临床表现与检查
（1）临床表现：乳房肿块；乳房轻微疼痛；乳房内可扪及单个或多个圆形或卵圆形肿块，质地坚韧，表面光滑，边缘清楚，无粘连，极易推动。患乳外观无异常，腋窝淋巴结不肿大（2003，2005，2015）。
（2）检查：钼靶X线乳房摄片、B型超声波检查、活体组织病理切片检查。
2. 中医辨证论治
肝气郁结——疏肝解郁，化痰散结——逍遥散加减（2017）。
血瘀痰凝——疏肝活血，化痰散结——逍遥散合桃红四物汤加山慈菇、海藻。

四、乳腺癌

1. 临床表现与检查
（1）临床表现：乳房内包块；局部皮肤改变，包块表面皮肤出现明显的凹陷性酒窝征，皮肤呈橘皮样改变；乳头部抬高或内陷；炎性乳癌见整个乳房高度肿胀，质地坚硬，无明显的局限性包块（2010，2015）。乳房的触诊一般应在月经期后进行，检查的顺序是内上、外上、外下、内下四个象限及乳晕区域。
（2）检查：X线检查、B超、热像、红外线乳腺、针刺活检、细胞学等。
2. 西医治疗　手术治疗、放射治疗、化学药物治疗、内分泌疗法、生物治疗。
3. 中医辨证论治
肝郁气滞——疏肝解郁，理气化痰——逍遥散加减。
冲任失调——调摄冲任，理气散结——二仙汤加味。
毒热蕴结——清热解毒，活血化瘀——清瘟败毒饮合桃红四物汤加减。
气血两虚——调理肝脾，益气养血——人参养荣汤加减。

第十五单元　胃、十二指肠溃疡的外科治疗

重点提示

本单元内容较为重要。胃、十二指肠溃疡急性穿孔及出血均应掌握其临床表现、诊断及治疗方法。瘢痕性幽门梗阻考试涉及较少，且本单元的考查重点也不在此，熟悉即可，不需重点记忆。

考点集合

一、胃及十二指肠溃疡急性穿孔

1. 临床表现与检查
（1）症状：剧烈腹痛；休克症状；恶心呕吐；全身情况（蜷曲静卧，面色苍白，脉搏细速。6～12小时后体温开始明显上升，常伴脱水、感染、麻痹性肠梗阻、休克）。
（2）体征：腹部压痛及腹肌强直，腹腔内积气积液。
（3）检查：X线提示膈下新月状游离气体（2004，2009，2010）。
2. 诊断与鉴别诊断　既往溃疡病史，突发上腹部剧烈疼痛扩散全腹，伴轻度休克，腹膜

刺激征明显，并多有肝浊音界缩小或消失。需与下列疾病鉴别：
(1) 急性胆囊炎：大多右上腹绞痛，Murphy 征阳性，B 超示胆结石 (2008)。
(2) 急性胰腺炎：疼痛位于上腹偏左并放射至背部，血尿淀粉酶显示改变。
(3) 急性阑尾炎穿孔：体征局限于右下腹，无腹壁板样强直。

3. 治疗
(1) 非手术治疗：适用于穿孔小或空腹穿孔，不伴休克及重要脏器严重病变者；单纯性溃疡穿孔；年龄较轻，溃疡病史不长，非顽固性溃疡；就诊时腹腔炎症已有局限趋势者。
(2) 手术治疗：适用于不适合非手术治疗的患者；经过非手术治疗 6~12 小时，症状体征不见缓解者。

二、胃及十二指肠溃疡大出血

1. 临床表现与检查　主要表现为呕血和解柏油样黑便，上腹压痛，肠鸣音活跃，检查可发现红细胞计数、血红蛋白、血细胞比容呈进行性下降。急诊胃镜检查，可直接观察溃疡的部位、大小、深度等。

2. 治疗
(1) 内科紧急处理：建立输液通道；应用止血药物；抗酸抗溃疡治疗；经胃管注入冰的生理盐水；经选择性动脉造影栓塞止血；纤维胃镜下应用激光、电凝止血。
(2) 外科治疗：①耐受力良好者采用胃大部切除术。②难忍长时间手术者，切开胃前壁，对出血部位的血管进行"8"字缝合，确定不再出血后再将前壁缝合。③耐受力尚可，但估计难以承受胃大部切除术者可行溃疡局部切除术，施行迷走神经切断加幽门成形或胃空肠吻合及溃疡出血点缝扎术。

三、瘢痕性幽门梗阻

1. 临床表现与检查
(1) 临床表现：食欲减退、恶心、上腹部饱胀及沉重感。完全性梗阻时，呕吐频繁，呕吐量大且多含宿食，有酸臭味，呕吐物中不含胆汁，呕吐后上腹饱胀感减轻，腹痛消失，明显消瘦，伴严重脱水，营养不良。
(2) 检查：①实验室检查：呈血液浓缩状，血清钾、氯化物和血浆蛋白均低于正常，二氧化碳结合力和非蛋白氮增高，尿比重升高，偶可见尿酮。②X 线钡餐检查。③纤维胃经检查。

2. 西医治疗
(1) 手术前处理：胃肠减压，洗胃，纠正血容量及水、电解质和代谢紊乱，降低胃酸分泌并开始肠外营养支持。
(2) 手术方式：胃大部切除术、迷走神经干切断加胃窦部切除。

3. 中医辨证论治
脾胃虚寒——温中健脾，和胃降逆——丁香散加减。
痰湿阻胃——涤痰化浊，和胃降逆——导痰汤加减。
胃中积热——清泻胃热，和中降逆——大黄黄连泻心汤加减。
气阴两虚——益气生津，降逆止呕——麦门冬汤加减。

第十六单元 门静脉高压症

☆ 重点提示

本单元内容虽然较少，但因其临床的普遍性也应作为重点了解。门静脉高压症是继发于肝硬化后的症状，表现为脾大、脾功能亢进，交通支扩张，呕血、黑便，腹水等。其中以交通支扩张危害最大，交通支的扩张，特别是食管胃底静脉曲张容易引起破裂、出血，注意食管胃底静脉破裂出血的临床表现和外科处理。

===== 考点集合 =====

1. 临床表现与检查　脾肿大、脾功能亢进，呕血、黑便，腹水及非特异性全身症状（如乏力、嗜睡、厌食、腹胀等）。

（1）血象：白细胞记数减少至 $3\times10^9/L$ 以下；血小板计数减少至 $(70\sim80)\times10^9/L$ 以下。

（2）肝功能。

（3）X线检查：上消化道造影显示食管及胃底静脉曲张，表现为食管、胃底黏膜紊乱，呈蚯蚓状或蚕食样。

（4）内镜检查：最好在出血24小时内进行，阳性率高。

（5）B超检查及多普勒测定：是目前最方便的测定方法。

（6）特殊检查：肝活检、免疫学检查、脾静脉造影。

（7）门静脉压力的测定：术前及术中测定门静脉压力对诊断、选择手术方法及其预后判断均有帮助。

2. 西医治疗　主要为预防和控制食管胃底曲张静脉破裂出血。

（1）非手术治疗：建立有效静脉通道，扩充血容量；药物止血，如加压素、生长抑素等；内镜下行硬化剂注射，食管曲张静脉套扎术；三腔管压迫止血；经颈静脉肝内门体分流术。

（2）手术治疗：分流术、断流术、转流术。

3. 中医辨证论治

瘀血内结——祛瘀软坚，兼调脾胃——膈下逐瘀汤加减。

寒湿困脾——温中健脾，行气利水——实脾饮加茵陈。

气随血脱——益气固脱——独参汤（2017）。

第十七单元 腹外疝

重点提示

本单元的重点为腹股沟直疝和斜疝，对于其他特殊类型的疝，如股疝、切口疝、白疝等只需进行一般了解。

===== 考点集合 =====

一、概述

1. 腹股沟区的解剖　为一三角形区域，下界为腹股沟韧带，内界为腹直肌外缘，上界为髂前上棘至腹直肌外缘的一条水平线。

2. 西医病因病理解剖

（1）病因：腹壁强度降低，腹内压力增高。

（2）病理：典型的腹外疝由疝囊、疝内容物和疝外被盖三部分组成。

3. 临床类型

（1）易复性疝：疝内容物很容易回纳回腹腔。

（2）难复性疝：疝内容物不能回纳或不能完全回纳回腹腔，但是不引起严重症状（2010）。

（3）嵌顿性疝：疝囊颈较小，腹内压突然增高，疝内容物卡于疝囊颈，不能回纳（2003，2010）。

（4）绞窄性疝等：肠管嵌顿后引起血流被阻断。

二、腹股沟斜疝

1. 临床表现

（1）易复性斜疝：咳嗽时可扪及膨胀性冲击感，平卧或用手法将包块向腹环处推挤，包块可回纳消失。

（2）难复性斜疝：坠胀感、牵引痛稍重，包块不能完全回纳，消化不良和便秘等。

（3）嵌顿性和绞窄性斜疝：常发生在高强度劳动或剧烈咳嗽及腹内压骤增时，表现为包块突然增大，伴有明显疼痛，包块变硬无弹性，触痛明显，不能回纳。

2. 西医治疗

（1）非手术疗法：1岁以内的婴儿用棉线束带或绷带压住腹股沟管内环，老年体弱或因故不适于手术者可用疝带治疗。

（2）手术疗法：①疝高位结扎：多用于婴幼儿。②疝修补术：内环修补、腹股沟管壁修补（弗格森法、巴西尼法、麦可威法）、无张力疝修补术。③疝成形术。

三、腹股沟直疝

疝囊经过腹壁下动脉内侧的直疝三角区直接由后向前突出，不经过内环，也不进入阴囊。起立时出现，平卧时消失。

四、股疝

常在腹股沟韧带下方卵圆窝处出现一半球形肿块，一般约核桃大小，除部分患者在久站或咳嗽时感到患处胀痛外，无其他明显症状。常用腹股沟上、下修补法治疗。

第十八单元　泌尿、男性生殖系统疾病

重点提示

本单元内容较为重要。注意一般泌尿生殖系统疾病有共同的常见临床表现，如尿痛、血尿等，而不同类型的泌尿系统疾病又有其特殊的表现。重点掌握尿路结石、前列腺增生症的临床表现和诊断，对于睾丸炎等只需进行一般了解。

考点集合

一、泌尿系结石

1. 临床表现与检查
（1）临床表现：①上尿路结石：疼痛（肾绞痛、腰腹部钝痛、放射痛）、血尿、梗阻(2017)。②下尿路结石：膀胱结石——排尿突然中断，疼痛放射至阴茎头部和远端尿道；尿道结石——突发性尿线变细、排尿费力、呈点滴状、尿流中断，甚至发生急性尿潴留，有时伴排尿痛，并放射至阴茎头部。
（2）检查：腹部平片、静脉尿路造影、B超等有助于诊断。
2. 西医治疗
（1）一般治疗：大量饮水、调节饮食与尿pH值、控制感染。
（2）肾绞痛的治疗：消炎痛栓、阿托品、哌替啶、黄体酮等。
（3）体外冲击波碎石：适用于直径大于0.6cm、小于2.5cm的上尿路结石。
（4）手术治疗：①腔镜手术：输尿管镜取石或碎石术、经皮肾镜取石或碎石术。②开放性手术：肾盂、肾窦、肾实质切开取石术，以及肾部分切除术、肾切除术、输尿管切开取石术、膀胱切开取石术。
3. 中医辨证论治

湿热蕴结——清热利湿，通淋排石——八正散加减(2016)。
气滞血瘀——行气活血，通淋排石——金铃子散合石韦散加减。
肾气不足——补益肾气，通淋排石——济生肾气丸加减。

二、睾丸炎与附睾炎

1. 病因　逆行感染、尿液逆流、淋巴感染、血行感染、急性非特异性睾丸炎。
2. 诊断与鉴别诊断　结合典型临床表现及实验室检查可作出诊断。急性附睾炎全身症状以起病急、发热、寒战为主；局部症状以附睾肿大、疼痛、灼热，疼痛放射至下腹部及腹股沟为特征。血常规检查示白细胞总数明显增高。慢性附睾炎一般症状较轻，需结合病史、体征作出诊断。睾丸炎的诊断应结合病史及临床表现，腮腺炎与附睾炎病史对其诊断有参考价值。应与睾丸扭转、结核性睾丸炎、睾丸肿瘤、嵌顿性疝相鉴别。
3. 西医治疗　卧床休息，将阴囊托起，口服止痛退热药并选用广谱抗生素。冰敷防肿胀，热敷退炎症。
4. 中医辨证论治

湿热下注——清热利湿，解毒消肿——龙胆泻肝汤加减(2005)。
火毒炽盛——清火解毒，活血透脓——仙方活命饮加减。
脓出毒泄——益气养阴，清热除湿——滋阴除湿汤加减。
寒湿凝滞——温经散寒止痛——暖肝煎加减。

三、前列腺炎

1. 临床表现与检查
（1）临床表现：①急性细菌性前列腺炎：全身炎性症状（发热、寒战、乏力、恶心呕吐等），局部症状（腰骶部等坠胀、疼痛，排便或久坐后加重），尿路症状（尿频、尿急、尿痛、尿滴沥、尿潴留、血尿等），直肠症状（胀满，里急后重，用力排便时肛门疼痛，尿道口溢出白色黏液），性功能障碍，前列腺触诊（肿大、触痛明显）。②慢性前列腺炎：疼痛、尿路症状、尿道口滴白、性功能障碍、神经衰弱症状、虹膜炎等，前列腺触诊可见腺体正常或稍大，两侧叶不对称，表面软硬不均，中央沟存在等。

（2）检查：①尿三杯试验见细菌和白细胞增多。②前列腺液检查每高倍视野白细胞10个以上或少于10个。③免疫学检查。前列腺炎患者前列腺液IgA和IgG水平增高，慢性患者的前列腺液IgA增加最明显，其次为IgG。

2. 西医治疗　①一般治疗：加强锻炼，性生活规律，注意饮食，避免久坐等。②抗生素治疗：复方新诺明、喹诺酮类。③心理治疗。④外治法：前列腺按摩、熏洗坐浴疗法、药物离子投入疗法、针灸、理疗等。

3. 中医辨证论治

<u>湿热下注</u>——清热利湿——<u>八正散或龙胆泻肝汤加减</u>。

<u>气滞血瘀</u>——活血化瘀，行气止痛——<u>前列腺汤加减（2004，2006）</u>。

阴虚火旺——滋阴降火——知柏地黄汤加减。

肾阳虚衰——温补肾阳——济生肾气丸加减。

四、前列腺增生症

1. 临床表现与检查

（1）尿频：最常见的早期症状，夜间更加明显。

（2）<u>排尿困难：表现为排尿迟缓、断续、尿流细而无力、中末滴沥（2017）</u>。

（3）体格检查：肛门指检可感知前列腺增生肥大。

2. 治疗

（1）观察等待：不影响生活和睡眠，一般无须治疗。

（2）药物治疗：常用药物有α受体阻滞药，5α还原酶抑制药等。

（3）对于反复尿路感染，反复血尿，合并肾功能减退者，可选择经尿道前列腺切除术。

3. 中医辨证论治

<u>湿热下注</u>——清热利湿，通闭利尿——<u>八正散加减</u>。

<u>气滞血瘀</u>——行气活血，通窍利尿——<u>沉香散加减（2006）</u>。

<u>脾肾气虚</u>——健脾温肾，益气利尿——<u>补中益气汤加减（2016）</u>。

<u>肾阳衰微</u>——温补肾阳，行气化水——<u>济生肾气丸加减（2006）</u>。

<u>肾阴亏虚</u>——滋补肾阴，清利小便——<u>知柏地黄丸加减（2001，2003，2005）</u>。

第十九单元　肛门直肠疾病

重点提示

本单元要求掌握肛门直肠重点疾病痔的分类、临床表现和诊断治疗，对于内痔、外痔以及脱肛的鉴别是考试的常见考点，特别是痔的分期。肛门周围脓肿等疾病只需有一定了解。

考点集合

一、痔

1. 痔的分类和病理　按照部位在<u>齿状线上下</u>主要分为内痔和外痔。内痔以便血、坠胀、肿块脱出为主要临床表现。外痔以自觉坠胀、疼痛和有异物感为主要临床表现。其病理皆为静脉丛的病理性扩张。

2. 临床表现与检查

（1）临床表现：<u>主要为便血、脱出、疼痛、肿胀、异物感、黏液外溢、瘙痒、便秘肿胀等</u>

（2002，2003，2005，2016）。

（2）检查：内痔可触及颗粒状、柔软肿块。血栓性外痔触之质硬，剧痛，不能活动。肛门镜检查：内痔可见直肠下端齿线上黏膜呈大小不等的圆形或椭圆形肿块，质软，色红；或黏膜变厚，肿块表面糜烂、渗出或粗糙，呈紫红色或暗红色，并有少量分泌物；有时肿块表面可见活动性出血点。

3. 西医治疗

（1）一般治疗：多摄入纤维性食物，养成良好的排便习惯，热水坐浴等。

（2）外治：①熏洗法：适用于各期内痔及内痔脱出或外痔肿胀明显或脱肛者。②外敷法：适用于各期内痔、外痔感染发炎及手术后换药。③塞药法：适用于Ⅰ、Ⅱ期内痔。④枯痔法：适用于Ⅱ、Ⅲ期内痔。

（3）其他疗法：痔切除术、血栓性外痔剥离术、外痔剥离内痔结扎术、外切内注结扎术、吻合器痔上黏膜环切术。

4. 中医辨证论治

风伤肠络——清热凉血祛风——凉血地黄汤或槐花散加减（2002，2004，2006，2012，2017）。

湿热下注——清热渗湿止血——脏连丸加减。

气滞血瘀——清热利湿，祛风活血——止痛如神汤加减（2000，2011）。

脾虚气陷——补气升提——补中益气汤加减。

二、直肠肛管周围脓肿

1. 病因病理　病因为肛窦感染，病理分为肛窦炎、肛周炎、脓肿、瘘道四期。

2. 临床表现与检查　肛周突发肿块，疼痛，红肿灼热，坠胀不适，伴有不同程度的全身症状，易肿，易脓，易溃，不易敛，溃后易形成肛瘘。肛门周围皮下脓肿最为常见，坐骨直肠间隙脓肿、骨盆直肠间隙脓肿、直肠后间隙脓肿、直肠黏膜下脓肿位置逐渐加深。浅部脓肿肛周可见肿块，皮肤发红，有压痛，成脓后可触及波动感。深部脓肿局部无明显体征，红肿不明显，有压痛，不易触及波动感，穿刺可抽出脓液。直肠镜检查可见直肠黏膜有明显局限性肿胀、发红。B超或CT可发现深部脓肿穿刺未发现的脓腔等。

3. 西医治疗　非手术治疗主要为运用抗生素，局部理疗，口服缓泻剂或涂液状石蜡减轻排便疼痛；手术疗法为切开引流术、切开挂线疗法、分次手术。

第二十单元　周围血管疾病

重点提示

周围血管疾病种类繁多，重点疾病包括血栓闭塞性脉管炎、下肢深静脉血栓以及单纯性下肢静脉曲张。本单元要求掌握此三类疾病的临床表现，对其治疗方法只需进行简单了解。

---考点集合---

一、血栓闭塞性脉管炎

1. 临床表现与检查

（1）症状：①疼痛为最突出的症状，早期患肢伴发凉、麻木和足底弓疼痛，"间歇性跛行"。②发凉。③感觉异常，甚至出现部分感觉丧失区。

（2）体征：①皮肤颜色改变。②游走性血栓性浅静脉炎。③营养障碍。④动脉搏动减弱或消失。⑤雷诺现象。⑥坏疽和溃疡，大多发生干性坏疽，待部分组织坏死后脱落即形成溃疡，此时如继发感染即变为湿性坏疽。Ⅰ级————坏疽、溃疡只限于趾部。Ⅱ级————坏疽、溃疡延及跖趾（掌指）关节或跖（掌）部。Ⅲ级————坏疽、溃疡延及全足背（掌背）或侵及跟踝（腕）关节或腿部。

(3) 检查：在室温下（15~25℃）患者的皮肤温度低于正常体温2℃时，则表示血液供应不足。

2. 西医治疗

(1) 药物治疗：扩血管药物（妥拉苏林、罂粟碱、烟酸）、抗血小板聚集药（阿司匹林、潘生丁）、改善微循环药物（前列腺素 E_1、己酮可可碱）、止痛剂、抗生素。

(2) 手术治疗：腰交感神经节切除术；血管重建；大网膜移植术；截肢（趾、指）术；神经压榨术。

(3) 高压氧疗法。

3. 中医辨证论治

寒湿——温阳通脉，祛寒化湿——阳和汤加减（2008，2010）。

血瘀——活血化瘀，通络止痛——桃红四物汤加减（2016）。

热毒——清热解毒，化瘀止痛——四妙勇安汤加减（2006，2010，2017）。

气血两虚——补气养血，益气通络——十全大补丸加减。

肾虚——温补肾阳；滋补肾阴——附桂八味丸加减；六味地黄丸加减。

二、动脉硬化性闭塞症

1. 临床表现与检查

(1) 临床表现：早期患肢苍白，皮温降低，进而出现间歇性跛行，后期静息痛，皮肤发绀，肢体失养，动脉搏动减弱或消失。

(2) 检查：本病为全身性疾病，应进行详细检查，包括血脂、血糖测定及心功能等。超声多普勒可清晰地显示血管腔形态及血流状态。

2. 西医治疗

(1) 药物治疗：降血脂、抗凝、去纤溶栓、扩血管及抗生素、体液补充等。

(2) 手术治疗：经皮血管成形术、动脉内膜剥脱术、血管旁路转流术、截肢术。

3. 中医辨证论治

寒凝血脉——温经散寒，活血化瘀——阳和汤加减（2016）。

血瘀脉络——活血化瘀，通络止痛——桃红四物汤加减。

热毒蕴结——清热解毒，利湿通络——四妙勇安汤加减。

脾肾阳虚——补肾健脾，益气活血——八珍汤合左归丸或右归丸加减。

三、下肢深静脉血栓形成

1. 临床表现与检查

(1) 临床表现：下肢肿胀、小腿剧痛、小腿有压痛，足背和胫后动脉搏动消失，后期可发生静脉性坏疽。

(2) 检查：下肢水肿，凹陷或非凹陷性，远端动脉搏动微弱或消失，皮温降低。下肢深静脉B超可提示血栓病灶。

2. 西医治疗

(1) 一般处理：卧床，抬高患肢，适当活动，离床活动应用弹力袜或弹力绷带保护患肢；抗血小板聚集药物进行抗凝治疗；溶栓治疗；祛聚疗法；祛纤疗法。

(2) 手术治疗：取栓术最常用于髂－股深静脉血栓形成，病程不超过48小时，或出现股青肿时。

3. 中医辨证论治

湿热蕴阻，气滞血瘀——理气活血兼清利湿热——桃红四物汤合萆薢渗湿汤加减。

气滞血瘀，寒湿凝滞——益气活血，通阳利水——补阳还五汤合阳和汤加减。

四、单纯性下肢静脉曲张

1. 临床表现与检查

（1）临床表现：下肢浅静脉扩张、迂曲，状如蚯蚓，下肢沉重、乏力感，下肢皮肤色素沉着，溃疡形成。

（2）检查：静脉造影是诊断本病最可靠的方法。

2. 西医治疗

（1）非手术治疗：医用弹力袜或弹力绷带，借压力差使曲张静脉处于干瘪状态。

（2）硬化剂注射和压迫疗法：主要使曲张静脉闭塞。

（3）手术治疗：大隐静脉高位结扎加剥脱术。

3. 中医辨证论治

气血瘀滞——行气活血，祛瘀除滞——柴胡疏肝散加减。

湿热瘀阻——清热利湿，活血祛瘀——萆薢渗湿汤合大黄䗪虫丸加减。

第二十一单元 皮肤及性传播疾病

重点提示

本单元主要掌握临床表现与中医辨证论治。考查以皮肤病为主，重点掌握银屑病、带状疱疹、湿疹、癣。性病较少考查，了解淋病、梅毒即可。

———— 考点集合 ————

一、带状疱疹

1. 临床表现　前驱症状；不规则红斑，簇集性丘疱疹，水疱；皮疹多沿某一周围神经分布，排列呈带状，发于身体一侧，不超过正中线，好发部位为肋间神经、颈部神经、三叉神经及腰骶神经支配区；神经痛。临床可有多种类型：顿挫型、出血性、坏疽性、泛发性；角膜溃疡、眼带状疱疹、Ramsay–Hunt综合征、内脏带状疱疹。

2. 诊断　春秋季节常见，皮疹簇集性、呈带状排列、单侧分布，神经痛。病程2~3周，愈后极少复发。

3. 西医治疗　抗病毒药物、止痛药物、维生素药物、免疫调节剂、皮质类固醇激素。

4. 中医辨证论治

肝经郁热——清泻肝火，解毒止痛——龙胆泻肝汤加减。

脾虚湿蕴——健脾利湿，清热解毒——除湿胃苓汤加减（2016）。

气滞血瘀——理气活血，通络止痛——柴胡疏肝散合桃红四物汤加减。

二、癣

1. 临床表现

（1）黄癣：好发于儿童。初起毛发根部出现红色丘疹或脓疱，干后黄痂，逐渐增厚扩大，形成碟形黄癣痂，上有毛发贯穿。痂皮下为鲜红湿润的糜烂面或浅表溃疡，鼠尿臭味。遗留永久性脱发，严重时只在头皮的边缘保留残余的头发。瘙痒剧烈，可伴发热，局部淋巴结肿大，也可侵犯头皮外的光滑皮肤及甲部，偶见侵犯内脏器官。

（2）白癣：多发于学龄前儿童。好发于头顶中间，也可在额顶部或枕部。初起为大小不一的灰白色鳞屑性斑片，圆形或椭圆形，日久蔓延扩大，形成大片。患部头发一般距头皮2～4mm处折断，断发极易拔除。患部皮肤无炎症反应。病程缠绵，数年不愈，但至青春期大多自愈，新发再生，不留瘢痕。若患处发生感染化脓，则该处头发永不再生而留有瘢痕。

（3）黑点癣：多见于学龄儿童，成人亦可被侵及。初起为散在性、局限性点状红斑，以后发展为大小不等的圆形或不规则形灰白色鳞屑斑，边缘清楚。病发长出头皮后即折断，远望形如黑点，自觉瘙痒。进展缓慢，可经年不愈，因毛囊被破坏而形成瘢痕。亦可侵犯光滑的皮肤及指（趾）甲。

2. 诊断

（1）黄癣：皮损为以毛发为中心的黄癣痂，伴鼠尿臭味，发展缓慢，毛发脱落，形成永久性脱发。直接镜检为发内菌丝孢子，滤过紫外线检查显示暗绿色荧光，培养为许兰毛癣菌。

（2）白癣：皮损为白色鳞屑斑，断发有白色菌鞘，愈后不留瘢痕，青春期可自愈。镜检发外密集小孢子，滤过紫外线检查显示亮绿色荧光，培养为大小孢子菌或铁锈色小孢子菌或羊毛状小孢子菌。

（3）黑点癣：皮损为小片白色鳞屑斑，低位断发，形如黑点，进展缓慢，有的至青春期可自愈，病久可形成瘢痕。镜检可见发内呈链状排列稍大的小孢子，培养为堇色毛菌和断发毛癣菌。

3. 西医治疗　抗菌疗法（灰黄霉素、酮康唑）；局部治疗（碘酊、硫黄软膏、复方苯甲酸软膏、硝酸咪康唑霜剂及洗剂）。

4. 中医辨证论治

虫毒湿聚——祛风除湿，杀虫止痒——苦参汤加减。

三、湿疹

1. 临床表现与诊断

（1）急性湿疹：急性发病，皮损多为密集的粟粒大小的丘疹、丘疱疹，基底潮红，丘疹、丘疱疹或水疱顶端抓破后流滋、糜烂及结痂，皮损中心较重，外周有散在丘疹、红斑、丘疱疹。病变常为片状或弥漫性，无明显边界。皮损呈多形性，常有数种皮损共存。可发生在身体的任何部位，亦可泛发全身，常发于头面、耳后、手足、阴囊、外阴、肛门等，多呈对称分布。可发展成亚急性或慢性湿疹。

（2）亚急性湿疹：常由于急性湿疹未能及时治疗，或处理不当，致病程迁延所致。皮损较急性湿疹轻，以丘疹、结痂、鳞屑为主，仅有少量水疱及轻度糜烂。自觉瘙痒剧烈。

（3）慢性湿疹：由急性和亚急性湿疹处理不当、长期不愈或反复发作而成。部分病例一开始即表现为慢性湿疹的症状。皮损表现为皮肤肥厚粗糙、浸润，色暗红或紫褐色，有不同程度的苔藓样变。皮损表面常附有鳞屑伴抓痕、血痂、色素沉着，部分皮损可出现新的丘疹或水疱，抓破后有少量流滋。皮损多局限于某一部位，发生于手足及关节部位者常易出现皲裂，自觉疼痛，影响活动。阵发性瘙痒，夜间或精神紧张、饮酒、食辛辣发物时瘙痒加剧。病程较长，反复发作，时轻时重。

2. 西医治疗

（1）全身治疗：抗组胺类药物；镇静剂；非特异性脱敏疗法；普鲁卡因静脉注射；皮质类固醇激素；抗生素。

（2）局部治疗：急性湿疹或湿敷或用干燥疗法；亚急性湿疹可用糊剂；慢性湿疹以止痒、抑制表皮细胞增生、促进真皮炎症浸润吸收为主。

3. 中医辨证论治

湿热浸淫——清热利湿——萆薢渗湿汤合三妙丸加减。发于上部者去黄柏，加菊花、蝉衣、防风等；发于中部者加龙胆草、山栀、黄芩；发于下部者加车前子、泽泻；瘙痒甚加地肤子、白鲜皮；皮疹鲜红灼热者加赤芍、地骨皮。

脾虚湿蕴——健脾利湿——除湿胃苓汤加减。

血虚风燥——养血润肤，祛风止痒——当归饮子加减。

四、银屑病

1. 临床表现与诊断
（1）寻常型银屑病：白色鳞屑、发亮薄膜和点状出血。
（2）脓疱型银屑病：①泛发性脓疱型银屑病。②掌跖脓疱型银屑病。在寻常型银屑病基础上出现多数小脓疱，且反复发生。
（3）关节病型银屑病：与寻常型银屑病或脓疱型银屑病同时发生，大、小关节可以同时发病，特别是指关节易发病。血清类风湿因子检查阴性。
（4）红皮病型银屑病：皮肤弥漫性发红、干燥，覆以薄鳞屑，有正常皮岛，有银屑病史。

2. 西医治疗
全身治疗：维生素类药；抗肿瘤药；免疫疗法；皮质激素；封闭疗法；抗生素。

3. 中医辨证论治
风热血燥——清热凉血，祛风润燥——凉血地黄汤加减（2017）。
血虚风燥——养血和血，祛风润燥——当归饮子加减。
瘀滞肌肤——活血化瘀，祛风润燥——桃红四物汤加减。
湿热蕴阻——清热利湿，和营通络——萆薢渗湿汤加减。
火毒炽盛——凉血清热解毒——清营汤加减。

五、淋病

1. 临床表现　有不洁性交或间接接触传染史。潜伏期一般为2~10天，平均3~5天。
（1）男性淋病
1）急性淋病：尿道口红肿发痒及轻度刺痛，继而有稀薄黏液流出，排尿不适，24小时后症状加剧。排尿开始时有尿道外口刺痛或灼热痛，排尿后疼痛减轻。尿道口溢脓，开始为浆液性分泌物，以后逐渐出现黄色黏稠的脓性分泌物。
2）慢性淋病：尿痛轻微，排尿时仅感尿道灼热或轻度刺痛，常可见终末血尿。尿道外口不见排脓，挤压阴茎根部或用手指压迫会阴部，尿道外口仅见少量稀薄浆液性分泌物。
（2）女性淋病
1）急性淋病：淋菌性宫颈炎；淋菌性尿道炎；淋菌性前庭大腺炎。
2）慢性淋病：幼女淋菌性外阴阴道炎；继发盆腔脓肿；播散性淋病；其他部位淋病。

2. 诊断（2017）
（1）感染史：有与淋病患者性交或不洁性交或共同生活史，慢性期患者曾有淋病病史。
（2）典型症状：主要表现为尿道炎、阴道炎等，出现急性、慢性尿道炎症，以及局部红、肿、热、痛，有分泌物或呈脓性。
（3）实验室检查：尿道、阴道等处分泌物及局部刮片、挤压液和抽取液涂片或培养，淋球菌呈阳性，血清学检查可作为诊断参考。

3. 西医治疗　青霉素类；壮观霉素（淋必治）；喹诺酮类。

4. 中医辨证论治
湿热毒蕴（急性淋病）——清热利湿，解毒化浊——龙胆泻肝汤酌加土茯苓、红藤、萆藓等。热毒入络者合清营汤加减。

阴虚毒恋（慢性淋病）——滋阴降火，利湿祛浊——知柏地黄丸酌加土茯苓、萆薢等。

六、梅毒

1. 临床表现

(1) 一期梅毒：疳疮（硬下疳）(2015，2017)，发生于不洁性交后2~4周，常发生在外生殖器部位，少数发生在唇、咽、宫颈等处，男性多发生在阴茎的包皮、冠状沟、系带或龟头上。

(2) 二期梅毒：杨梅疮（2017），一般发生在感染后7~10周或硬下疳出现后6~8周。早期症状有流感样综合征，继而出现皮肤黏膜损害、骨损害、眼梅毒、神经梅毒等。

(3) 三期梅毒：亦称晚期梅毒。此期病程长，易复发，除皮肤黏膜损害外，常侵犯多个脏器。

(4) 潜伏梅毒（隐性梅毒）：未经治疗或用药剂量不足，无临床症状，血清反应阳性，排除其他可引起血清反应阳性的疾病存在，脑脊液正常，称为潜伏梅毒。

(5) 胎传梅毒：母体内的梅毒螺旋体导致胎儿感染的梅毒。

2. 诊断

(1) 病史：①多有冶游史或不洁性交史，或有与梅毒病人密切接触史，或有与梅毒病人共用物品史。②曾有性病史，或有硬下疳、二期或三期梅毒表现的病史。

(2) 症状体征：皮肤、黏膜、阴部、肛门、口腔等处有梅毒性表现，感染期较长者有内脏受损的症状、体征。

(3) 实验室检查：梅毒螺旋体检查和梅毒血清试验阳性。

(4) 治疗性诊断：驱梅疗法多有显效。

3. 西医治疗　抗生素治疗首选青霉素。

4. 中医辨证论治

肝经湿热——清热利湿，解毒驱梅——龙胆泻肝汤酌加土茯苓、虎杖。

血热蕴毒——凉血解毒，泄热散瘀——清营汤合桃红四物汤加减。

毒结筋骨——活血解毒，通络止痛——五虎汤加减。

肝肾亏损——滋补肝肾，填髓息风——地黄饮子加减。

心肾亏虚——养心补肾，祛瘀通阳——苓桂术甘汤加减。

七、尖锐湿疣

1. 临床表现与诊断

(1) 病史：有与尖锐湿疣患者不洁性交或生活接触史。潜伏期1~12个月，平均3个月。

(2) 皮损特点：淡红色或暗红褐色、柔软的表皮赘生物。赘生物大小不一，单个或群集分布，外观上常表现为点状、线状、重叠状、乳头瘤状、鸡冠状、菜花状、蕈状等不同形态。

(3) 好发部位：男性好发于阴茎龟头、冠状沟、系带；同性恋者发生于肛门、直肠；女性好发于外阴、阴蒂、宫颈、阴道和肛门。

(4) 醋酸白试验：3%~5%的醋酸液涂擦或湿敷3~10分钟，阳性者局部变白，病灶稍隆起，在放大镜下观察更明显。

2. 西医治疗　口服或注射抗病毒药物和免疫增强剂；外涂；激光、冷冻、电灼；较大者可手术切除。

3. 中医辨证论治

湿毒下注——利湿化浊，清热解毒——萆薢化毒汤加黄柏、土茯苓、大青叶。

湿热毒蕴——清热解毒，化浊利湿——黄连解毒汤加苦参、萆薢、土茯苓、大青叶、马齿苋等。

第七篇　中西医结合妇产科学

第一单元　女性生殖系统解剖

重点提示

本单元内容考试较少涉及，在复习时对卵巢的功能、生殖器与血管淋巴神经的关系有所了解即可，对于解剖结构等知识点，考查的可能性很小，略微熟悉即可。

考点集合

一、骨盆

1. 骨盆的组成　包括骨盆的骨骼、骨盆的关节、骨盆的韧带（2008，2012）。
2. 骨盆的分界　以耻骨联合上缘、髂耻缘及骶岬上缘的连线为界，将骨盆分为假骨盆和真骨盆两部分。
3. 骨盆的类型　分为女型、扁平型、类人猿型、男型。

二、内、外生殖器

1. 外阴的范围和组成
（1）外阴指生殖器的外露部分，包括两股内侧从耻骨联合到会阴之间的组织。
（2）包括阴阜、大阴唇、小阴唇、阴蒂、阴道前庭（前庭球、前庭大腺、尿道外口、阴道口和处女膜）（2005）。
2. 内生殖器及其功能　内生殖器包括阴道、子宫、输卵管以及卵巢，后两者常被称为子宫附件。
（1）阴道：位于真骨盆下部的中央，是性交器官，也是月经血排出及胎儿娩出的通道。
（2）子宫：位于骨盆腔中央，前方为膀胱，后方为直肠，呈倒梨三角形，是孕育胚胎、胎儿和产生月经的器官（2000，2001）。
（3）输卵管：精子与卵子相遇受精的场所，是运送受精卵的通道。
（4）卵巢：为一对性腺，呈扁椭圆形，外侧以骨盆漏斗韧带与盆壁相连，内侧以卵巢固有韧带与子宫相连。表面无腹膜。

第二单元　女性生殖系统生理

重点提示

本单元大多为基础记忆性知识点，其中月经与性周期调节、卵巢的功能和月经周期的调节需重点掌握。卵巢各种激素的作用，尤其是孕激素经常在考题中出现。另外，中医学对月经及其他相关的生理认识，在中医基础理论中也重复过，此部分较为简单，着重在于理解。

考点集合

一、月经及月经期的临床表现

1. 概念　伴随卵巢周期性变化而出现的子宫内膜周期性脱落及出血。初潮年龄多在13～14岁，可提前或延迟2岁。
2. 特征　经血呈暗红色，不凝，出血多时可有血凝块。
3. 正常表现　周期性。月经周期多为21～35日，平均28日。经期，一般为2～7日，多为3～5日。经量通常30～50mL。可伴特殊症状。

二、卵巢功能及周期性变化

1. 功能　产生卵子并排卵和分泌女性激素。
2. 周期性变化　卵泡的发育及成熟；排卵；黄体形成及退化。
3. 卵巢激素及其生理作用

（1）雌激素：促进子宫肌细胞增生肥大、使子宫内膜腺体及间质增生修复、使宫颈口松弛、促进输卵管肌层发育及上皮的分泌活动、促进第二性征发育、协同FSH、维持促进骨基质代谢等（2011，2016）。

（2）孕激素：在雌激素的基础上发挥作用，使基础体温升高（2001，2003，2005，2017）。

（3）孕激素与雌激素的协同和拮抗作用：孕激素在雌激素作用的基础上促使女性生殖器和乳房的发育；雌激素促进子宫内膜增生及修复，孕激素则限制子宫内膜增生，并使增生期内膜转化为分泌期。

（4）雄激素：对生殖系统、生理代谢均产生影响。

三、子宫内膜及其他生殖器的周期性变化

1. 子宫内膜周期性变化　①子宫内膜的组织学变化。增生期、分泌期、月经期。②子宫内膜分为基底层和功能层。基底层不受卵巢激素周期性变化的影响，在月经期不发生脱落；功能层由基底层再生而来，受卵巢性激素的影响呈现周期性变化，若未受孕功能层则坏死脱落形成月经。
2. 生殖器其他部位的周期性变化　阴道黏膜的周期性变化（阴道上段表现最明显）、宫颈黏液的周期性变化、输卵管的周期性变化（形态和功能）。

四、月经周期的调节

1. 下丘脑促性腺激素释放激素　分泌呈脉冲式。
2. 腺垂体生殖激素　分泌的激素有促性腺激素，对GnRH的脉冲式刺激起反应，亦呈脉冲式分泌。
3. 卵巢性激素的反馈作用　其对下丘脑GnRH和垂体促性腺激素的合成和分泌具有反馈作用。

五、中医对月经、带下及其产生机理的认识

1. 月经　月经指有规律、周期性的子宫出血。女子14岁（二七）左右初潮，49岁（七七）左右绝经。特殊的月经生理现象有并月、居经（季经）、避年、暗经、激经（盛胎、垢胎）。月经是肾气、天癸、冲任、气血协调作用于胞宫，并在其他脏腑、经络的协同作用下，使胞宫定期藏泻而产生的生理现象，是女性生殖功能正常的反映。在月经周期中，肾阴阳消长、气血盈亏具有周期性的消长变化，形成胞宫定期藏泻的节律。
2. 带下　生理性带下是润泽于阴户和阴道的无色透明、黏而不稠、无特殊气味的液体。

有时略呈白色，也称白带。肾气旺盛，并化生天癸，在天癸作用下，任脉广聚脏腑所化水谷之精津，使任脉所司的阴精、津液旺盛充沛，下注于胞中，流于阴股，形成生理性带下，此过程又得到督脉的温化和带脉的约束。

第三单元 妊娠生理

重点提示

本单元知识点较少且大多需对概念记忆，对于胎盘、胎膜、脐带、羊水的作用应有所了解，其他内容熟悉即可。虽然考查概率不大，也要对大部分知识留有印象。

考点集合

一、受精与受精卵发育、输送及着床

1. 相关概念　成熟精子和卵子相结合的过程称为受精。

在受精后的第6～7日，晚期囊胚之透明带消失以后侵入子宫内膜的过程，称为受精卵植入。

2. 受精与受精卵发育、输送及着床的机制　受精卵着床需要经过定位、黏着、穿透3个阶段。受精卵着床后，子宫内膜迅速发生蜕膜变，此时的子宫内膜称蜕膜。

二、胎儿附属物的形成和功能

胎儿附属物包括胎盘、胎膜、脐带、羊水（2009）。
1. 胎盘　完成胎儿与母体之间进行的物质交换，包括羊膜、叶状绒毛膜、底蜕膜三部分。
2. 胎膜　由绒毛膜和羊膜构成。
3. 脐带　胎心与胎盘的条索状组织。
4. 羊水　来源于母体血清和胎儿的尿液。胚胎在羊水中生长发育。

三、妊娠期母体的变化

妊娠期各系统变化特点：包括生殖系统的变化、乳房的变化、血液循环系统的变化、泌尿系统的变化、呼吸系统的变化、消化系统的变化、内分泌系统的变化、新陈代谢的变化、皮肤及其他。

四、中医对妊娠生理的认识

中医称妊娠为"重身""怀子"或"怀孕"。

妊娠的机制：受孕的机制在于肾气充盛，天癸成熟，冲任二脉功能正常，男女两精相合，就可以构成胎孕。

五、妊娠诊断

1. 早期妊娠的诊断（2016）
（1）临床表现：停经、早孕反应、尿频、乳房变化等。
（2）妇科检查：阴道及宫颈变松软。有黑格征。
（3）辅助检查：妊娠试验、B超检查、黄体酮试验、基础体温测定、宫颈黏液检查。
2. 中、晚期妊娠的诊断
（1）临床表现：子宫增大、胎动、胎心音、胎体。

(2) 辅助检查：B超检查、胎儿心电图。
3. 胎产式、胎先露、胎方位
(1) 胎产式：是指胎体的纵轴与母体纵轴的关系。
(2) 胎先露：是指最先进入骨盆入口的胎儿部分。
(3) 胎方位：是指胎儿先露的指示点与母体骨盆的关系。

第四单元 产前保健

重点提示

本单元内容较为次要，只需对预产期的计算、胎盘功能等内容熟悉即可。考查的概率不大。

---考点集合---

一、孕妇监护

1. 产前检查时间 应从确诊早孕时开始，20~36周为每4周检查1次；36周以后每周检查1次。
2. 预产期推算 按末次月经第一日算起，月份减3或加9，日数加7（农历日数加14）(2000，2001，2003，2008，2012)。
3. 产前检查的步骤及方法
(1) 腹部检查：①望诊：腹形及大小，有无妊娠纹、手术瘢痕及水肿等。②触诊：手测宫底高度，软尺测耻上子宫长度及腹围值，四步触诊法检查子宫大小、胎产式、胎先露、胎方位及先露部是否衔接。③听诊：靠近胎背上方的腹壁听胎心音最清楚。
(2) 产道检查：①骨产道检查：包括骨盆外测量及内测量，首次产检应进行骨盆外测量。②骨盆内测量：对角径、坐骨棘间径、坐骨切迹宽度。③软产道检查。
(3) 肛门指诊检查：可了解胎先露部、骶骨前面弯曲度等。

二、孕期用药

1. 西医孕期用药原则 尽量单一用药，避免联合用药；尽可能用疗效肯定的老药，避免用对胎儿影响难以确定的新药；用药剂量宜小不宜大，避免大剂量用药；敏感期（指孕12周之前，特别是4~8周）尽量不用药。
2. 中医孕期用药原则 妊娠期间，凡峻下、滑利、祛瘀、破血、耗气、散气以及一切有毒药品，都应慎用或禁用。如病情需要，适当选用，所谓"有故无殒，亦无殒也"。但须严格掌握剂量，并"衰其大半而止"，以免动胎、伤胎。

第五单元 正常分娩

☆ 重点提示

本单元内容不多，从历年考试来看涉及的知识点也比较集中，首先对临床诊断特别是临产的标志要熟悉，一些典型的症状都要牢记。其次要对产程各期的临床表现熟悉了解，尤其是每个产程的典型表现，也是历年考试经常考查的内容。分娩因素及枕先露等其他内容通读即可。

· 248 ·

考点集合

一、决定分娩的四因素

1. 产力　将胎儿及其附属物从子宫内逼出的力量。
2. 产道　胎儿娩出的通道，分骨产道和软产道。
3. 胎儿　决定分娩的重要因素之一。
4. 精神心理因素　能够影响机体内部的平衡、适应力和健康。

二、枕先露的分娩机制

枕先露临床经过及处理：包括衔接、下降、俯屈、内旋转、仰伸、复位及外旋转、胎肩及胎儿娩出等动作。

三、先兆临产及临产诊断

1. 先兆临产　出现预示不久将临产的症状，称为先兆临产。
（1）假临产（2015）：分娩发动之前，孕妇常出现不规则子宫收缩，称为"假临产"。其特点是宫缩持续时间短而不恒定，宫缩强度并不逐渐增强，间歇时间长而不规律；宫颈管不缩短，宫口不扩张；常在夜间出现清晨消失；镇静剂能抑制假临产。
（2）胎儿下降感：胎先露下降进入骨盆入口后，子宫底下降，产妇多有轻松感，呼吸较前轻快，进食量增多。
（3）见红：临产前24~48小时，因宫颈内口附近的胎膜与该处的子宫壁分离，毛细血管破裂经阴道排出少许血液，与宫颈黏液相混排出，称见红，是分娩即将开始比较可靠的征象。
2. 临产的诊断　临产开始的标志为有规律而且逐渐增强的子宫收缩，持续30秒以上，间歇5~6分钟，同时伴有进行性宫颈管消失，宫口扩张和胎先露部下降（2006，2015）。

四、分娩的临床经过及处理

1. 各产程的临床表现和处理
（1）第一产程
1) 表现：规律宫缩、宫口扩张（从1cm扩张到10cm）、胎头下降程度（决定是否能经阴道分娩的重要观察指标）、胎膜破裂（2005，2009）。
2) 处理：观察子宫收缩，注意胎心，检查宫口扩张及胎头下降（程度、速度是产程紧张的重要指标和指导产程处理的主要依据），以及破膜和羊水观察（2006）。
（2）第二产程
1) 表现：产妇有排便感，并不自主地产生向下用力屏气的动作。会阴膨隆和变薄，肛门松弛，胎头于宫缩时露出于阴道口，露出部分随产程进展而不断增大，在宫缩间歇期胎头又回缩至阴道内。当胎头双顶径超过骨盆出口，宫缩间歇期胎头也不再回缩。产程继续进展，胎头娩出，然后胎肩、胎体娩出。
2) 处理：应勤听胎心，指导产妇用力，作好接产准备。
（3）第三产程（2017）
1) 表现：胎儿娩出后子宫迅速收缩，剥离面不断增加，最终胎盘完全从子宫壁剥离而排出，子宫体上升而外露的脐带不再回缩。
2) 处理：清理新生儿呼吸道、处理脐带，协助胎盘娩出，检查胎盘胎膜，检查软产道，预防产后出血，产后观察。
2. 中医关于分娩的认识　妊娠末期，即孕280天左右，胎儿及胎衣自母体阴道娩出的过程,称为分娩。

孕妇分娩,又称临产,分娩前多有征兆,如胎位下移,小腹坠胀,有便意感,或"见红"等。《胎产心法》说:"临产自有先兆,须知凡孕妇临产,或半月数日前,胎胚必下垂,小便多频数。"此外,古人还有试胎(试月)、弄胎的记载。《达生编》提出了"睡、忍痛、慢临盆"的临产调护六字要诀。

第六单元 正常产褥

重点提示

本单元内容不多,主要掌握产褥期的临床表现。另外,母体变化特点及产褥期的处理和保健大致了解即可,不必重点复习。

── 考点集合 ──

一、产褥期母体的变化

产褥期母体的变化特点(2006) ①生殖系统:子宫复旧、子宫颈恢复、阴道外阴逐渐恢复及盆底组织变化。②乳房:泌乳。③循环系统及血液系统:血容量2~3周恢复,血沉3~4周恢复。

二、产褥期临床表现

①体温:一般不超过38℃(产后3~4天可有泌乳热,37.8~39℃,4~6小时下降),脉搏、呼吸、血压均有不同下降。②子宫复旧:在产后10天左右。③产后宫缩痛:产后1~2天出现,持续2~3天消失。④恶露:血性恶露、浆液恶露、白色恶露。⑤褥汗:产后1周内多汗。

第七单元 妊 娠 病

☆ 重点提示

本单元为妇科学的重点内容。考生需重点掌握妊娠剧吐的中西医治疗、先兆流产的临床表现及治疗。异位妊娠的临床表现和中医治疗在考试中也偶有涉及。注意区别子肿、子晕、子痫,其各自的分型论治都应熟悉了解,并且曾在往年的考试中出现过,应予注意。

── 考点集合 ──

一、妊娠剧吐

(一)概念

孕妇频繁恶心呕吐,不能进食,以致发生体液失衡及新陈代谢障碍,甚至危及孕妇生命。本病属中医"妊娠恶阻"范畴,亦称"恶阻""阻病""子病""病儿"等。

(二)中医的发病机理

发病机理是冲气上逆,胃失和降。常见病因病机有脾胃虚弱、肝胃不和。

(三)临床表现

停经6周左右出现恶心呕吐频繁,食入即吐,伴头晕、倦怠乏力等。明显消瘦,精神萎靡，面色苍白，严重可见黄疸、昏迷等。妇科检查可见妊娠子宫大小与停经月份相符。

（四）诊断

根据有停经史，停经6周左右出现频繁呕吐不能进食的临床表现，结合以下实验室检查明确诊断：①妊娠试验阳性。②尿液检查。③血液检查。④必要时进行心电图检查、眼底检查及神经系统检查。

（五）西医治疗

镇静止吐（口服维生素 B_6、维生素 B_1、维生素 C，纠正脱水、电解质紊乱及酸碱失衡）。

（六）中医辨证论治（2017）

1. 脾胃虚弱——健脾和胃，降逆止呕

证候：妊娠早期恶心，呕吐清水、清涎或饮食物，甚或食入即吐，头晕乏力，神疲倦怠。舌淡，苔白，脉缓滑无力（2005）。

方药：香砂六君子汤加生姜（2002，2004）。

2. 肝胃不和——清肝和胃，降逆止呕

证候：妊娠早期恶心，呕吐酸水或苦水，口干口苦，胸胁胀满，喜叹息。舌红苔薄黄或黄，脉弦滑数（2006，2016）。

方药：橘皮竹茹汤加黄连。

二、流产

（一）概念

妊娠不足28周、胎儿体重不足1000g而终止者称流产。

（二）流产的类型及临床表现

1. 先兆流产　妊娠28周前出现少量阴道流血，下腹痛或腰背痛。妇科检查：子宫颈口未开，胎膜未破，子宫大小与停经周数相符。经治疗及休息后症状消失，可继续妊娠。中医称"胎漏""胎动不安"（2002，2004，2008，2012）。

2. 难免流产　多由先兆流产发展而来。此时阴道流血增多，阵发性腹痛逐渐加剧，或出现阴道流水（胎膜破裂）。

3. 不全流产　妊娠产物已部分排出体外，尚有部分残留于宫腔内，由难免流产发展而来。由于宫腔内残留部分妊娠产物，影响子宫收缩，致使子宫出血持续不止，甚至因流血过多而发生失血性休克。妇科检查宫颈口已扩张，不断有血液自宫颈口内流出，有时尚可见胎盘组织堵塞于宫颈口，或部分妊娠产物已排出于阴道内，而部分仍留在宫腔内。一般子宫小于停经周数。

4. 完全流产　妊娠物已完全排出，流血逐渐停止，腹痛随之消失。

5. 稽留流产　胚胎或胎儿已死亡，滞留在宫腔内未及时自然排出，又称过期流产。胚胎或胎儿死后子宫不增大反缩小，早孕反应消失。

6. 习惯性流产　自然流产连续发生3次或3次以上。

7. 流产合并感染　严重时感染可扩展到盆腔、腹腔甚至全身，并发盆腔炎、腹膜炎、败血症及感染性休克等（2011）。

（三）诊断与鉴别诊断

1. 诊断　根据患者有停经、早孕反应或反复流产史，有阴道流血，或伴有腹痛，结合必要的检查手段即可诊断流产。

2. 鉴别诊断　注意各种类型流产的鉴别诊断。早期流产应与异位妊娠、葡萄胎、功能失调性子宫出血及子宫肌瘤等鉴别。

（四）西医治疗

1. 先兆流产　应卧床休息，禁忌性生活，黄体功能不足的患者给予黄体酮和维生素E，小剂量甲状腺粉也可应用（2008）。

2. 难免流产　一旦确诊，应尽早使胚胎及胎盘组织完全排出。早期流产应及时行负压吸宫术，对妊娠产物进行认真检查，并送病理检查。晚期流产，可用缩宫素促使子宫收缩。当胎儿及胎盘排出后需检查是否完全，必要时清宫。

3. 不全流产　及时行刮宫术或钳刮术，以清除宫腔内残留组织。必要时输血输液，并给予抗生素预防感染。

4. 完全流产　确诊后应尽早清宫。如无感染征象，一般不需特殊处理。

5. 稽留流产　若凝血功能正常，先给5天雌激素以提高子宫肌对缩宫素的敏感性。10～12孕周，采用钳刮术（2001）。子宫大于12孕周者，应静脉滴注缩宫素，也可用前列腺素或依沙吖啶等进行引产。若凝血功能障碍，应尽早使用肝素、纤维蛋白原及输新鲜血等。

6. 习惯性流产　孕前需查出引起习惯性流产的原因。若宫颈内口松弛者，应在未妊娠前进行子宫颈内口松弛修补术；如已妊娠，宜在妊娠14～18周行子宫内口环扎术（2017）。黄体功能不足者，尽早肌注黄体酮或HCG。

7. 流产合并感染　控制感染的同时尽快清除宫内残留物。

（五）胎漏、胎动不安、滑胎的中医病因病机

1. 妊娠期间，阴道不时有少量出血，时出时止，或淋沥不断，而无腰酸、腹痛、小腹下坠者称为胎漏。机制：冲任损伤，胎元不固。

2. 妊娠期间出现腰酸、腹痛、小腹下坠，或伴有少量阴道出血者，称为胎动不安。机制：冲任损伤，胎元不固。

3. 凡堕胎或小产连续发生3次或3次以上者称为滑胎。病因病机主要有肾虚和气血虚弱。

（六）中医辨证论治

1. 胎漏、胎动不安

肾虚——补肾益气，固冲安胎——寿胎丸加党参、白术（2008，2012，2015）。

气血虚弱——益气养血，固肾安胎——胎元饮（2017）。

血热——清热凉血，固冲安胎——保阴煎（2010）。

血瘀——活血消癥，补肾安胎——桂枝茯苓丸加菟丝子、桑寄生、续断（2010）。

2. 滑胎

肾气亏损——补肾益气，调固冲任——补肾固冲丸（2006，2011）。

气血虚弱——益气养血，固冲安胎——泰山磐石散（2011）。

三、异位妊娠

（一）概念

受精卵在子宫体腔以外着床称异位妊娠。

（二）病因病理

1. 病因　主要有输卵管炎症、输卵管手术史、输卵管发育不良或功能异常、宫内节育器及盆腔内肿瘤压迫、子宫内膜异位症形成的粘连、受精卵游走等。其中输卵管炎症是输卵管妊娠最主要的病因（2016）。

2. 病理　输卵管妊娠流产（壶腹部妊娠，8～12周）；输卵管妊娠破裂（峡部，6～8周）；继发腹腔妊娠；陈旧性宫外孕；子宫变化。

（三）临床特点

1. 症状　停经、腹痛、阴道流血、晕厥休克。

2. 体征 一般情况、腹部检查、盆腔检查。

（四）诊断与鉴别诊断

1. 诊断 结合病史、临床表现及如下检查以确诊：HCG测定、超声诊断、阴道后穹隆穿刺、腹腔镜检查、诊断性刮宫（2000）。

2. 鉴别诊断 与流产、急性输卵管炎、黄体破裂、卵巢囊肿蒂扭转相鉴别。

（五）中西医结合处理原则及方法

1. 西医治疗 药物治疗（适用于早期输卵管妊娠、要求保留生育能力的年轻患者，可采用化学药物治疗或米非司酮治疗、中医中药治疗）；手术治疗。

2. 中医辨证论治

（1）未破损期

胎瘀阻络——活血祛瘀，杀胚消癥——宫外孕Ⅱ号方（2012，2015）加紫草、蜈蚣、水蛭、天花粉。

（2）已破损期

1) 不稳定型（多见于输卵管妊娠流产）

胎瘀阻络，气虚血瘀——益气化瘀，消癥杀胚——宫外孕Ⅰ号方加党参、黄芪、紫草、蜈蚣、天花粉。

2) 休克型（多见于输卵管妊娠破裂）

气陷血脱——回阳救逆，益气固脱——参附汤合生脉散加黄芪、柴胡、炒白术。

3) 包块型（陈旧性宫外孕）

瘀结成癥——活血化瘀，消癥散结——理冲丸加土鳖虫、水蛭、炙鳖甲。

外治法：外敷中药及中药保留灌肠适用于未破损型或陈旧性宫外孕。

四、妊娠期高血压疾病

（一）病理生理变化

全身小动脉痉挛是妊娠期高血压疾病的基本病理生理变化（2017）。

（二）分类及临床表现

1. 妊娠期高血压 妊娠期出现BP≥140/90mmHg，于产后12周恢复正常；尿蛋白（-），产后方可确诊。

2. 子痫前期 ①轻度：妊娠20周后出现BP≥140/90mmHg；尿蛋白≥0.3g/24h或随机尿蛋白（+）。②重度：BP≥160/110mmHg；尿蛋白≥5.0g/24h或随机尿蛋白（+++）；血肌酐>106μmol/L；血小板<100×10^9/L；微血管病性溶血（血LDH升高）；血清ALT或AST升高；持续性头痛或其他脑神经或视觉障碍；持续性上腹不适。

3. 子痫 子痫前期孕妇抽搐而不能用其他原因解释。

4. 慢性高血压并发子痫前期 高血压孕妇妊娠前无尿蛋白，妊娠后出现尿蛋白≥0.3g/24h；孕后突然尿蛋白增加，或血压进一步升高或血小板<100×10^9/L。

5. 妊娠合并慢性高血压 孕20周前收缩压≥140mmHg和（或）舒张压≥90mmHg，但妊娠期无明显加重；或孕20周后首次诊断高血压并持续到产后12周后。

（三）诊断与鉴别诊断

1. 诊断 根据病史、高血压、尿蛋白、水肿、辅助检查进行诊断。

2. 鉴别诊断 子痫前期应与慢性肾炎合并妊娠相鉴别。子痫应与癫痫、脑炎等鉴别。

（四）子痫前期及子痫的西医治疗原则

1. 子痫前期的西医治疗原则 休息、镇静、解痉、降压、合理扩容、必要时利尿、密切监测母胎状态、适时终止妊娠。

2. 子痫的西医治疗原则　一旦发生子痫，立即左侧卧位以减少误吸，开放呼吸道，建立静脉通道。治疗原则：控制抽搐，纠正缺氧和酸中毒，控制血压，抽搐控制后终止妊娠。

（五）子肿、子晕、子痫的中医病因病机及分型治疗

1. 概念

（1）子肿：妊娠中晚期，孕妇出现肢体面目肿胀者称"子肿"，亦称"妊娠肿胀"。

（2）子晕：妊娠期出现以头晕目眩，状若眩冒为主证，甚或眩晕欲厥，称"子晕"，亦称"妊娠眩晕"。

（3）子痫：妊娠晚期或临产前及新产后，突然发生眩晕倒仆，昏不知人，两目上视，牙关紧闭，四肢抽搐，全身强直，须臾醒，醒复发，甚至昏迷不省者，称为"子痫"，又称"子冒""妊娠痫证"。

2. 辨证论治

脾肾两虚——健脾温肾，行水消肿——白术散合五苓散（2005，2017）。
气滞湿阻——理气行滞，除湿消肿——天仙藤散（2005，2010，2011）。
阴虚肝旺——滋阴养血，平肝潜阳——杞菊地黄丸加天麻、钩藤、石决明（2006，2016）。
脾虚肝旺——健脾利湿，平肝潜阳——半夏白术天麻汤（2001）。
肝风内动——滋阴清热，平肝息风——羚角钩藤汤。
痰火上扰——清热豁痰，息风开窍——牛黄清心丸。

五、前置胎盘

（一）概念、病因及临床表现

1. 概念　妊娠28周后，胎盘附着于子宫下段，甚至胎盘下缘达到或覆盖宫颈内口，其位置低于胎先露部。

2. 病因　子宫内膜病变及损伤、胎盘异常、受精卵滋养层发育迟缓。

3. 临床表现　妊娠晚期或临产时，发生无诱因无痛性反复阴道流血（2017）。子宫软，无压痛，子宫大小与停经月份相符，胎先露高浮。

（二）诊断要点及处理原则

诊断：病史、临床表现、辅助检查。处理原则：卧床休息、抑制宫缩、止血、纠正贫血和预防感染，适时终止妊娠。

（三）对母儿的危害性

产时产后出血、植入性胎盘、贫血及感染、围生儿预后不良。

六、胎盘早剥

（一）病因病理及临床表现

1. 病因　孕妇血管病变、机械因素、宫腔内压力骤减、其他高危因素。

2. 病理　底蜕膜出血，形成血肿，使胎盘从附着处分离。

3. 临床表现　Ⅰ度剥离面积小，多见于分娩期（2017）。Ⅱ度剥离面积占1/3左右，胎儿存活。Ⅲ度剥离面积超过1/2，胎儿死亡。

（二）诊断要点及治疗原则

1. 诊断　依据病史、症状、体征，结合实验室检查结果进行临床诊断。

2. 治疗原则　Ⅰ度可继续妊娠，Ⅱ、Ⅲ度积极补充血容量、纠正休克、迅速终止妊娠。

第八单元　胎膜早破

重点提示

本单元重点掌握胎膜早破的西医病因，考试涉及的概率较大。

---考点集合---

胎膜早破

1. 概念　胎膜早破是指在临产前胎膜破裂。胎膜早破易导致早产、脐带脱垂及母儿感染等。中医称为"胎衣先破"。
2. 西医病因　生殖道感染、羊膜腔压力增高、胎膜受力不均、营养因素等。
3. 诊断
（1）临床表现：孕妇突感阴道大量排液。肛诊将胎先露部上推时阴道流液量增多。窥阴器检查有羊水自宫口流出，或后穹隆有羊水积聚。
（2）实验室及其他检查：阴道酸碱度检查（pH≥6.5）、阴道液涂片检查、羊膜镜检查、超声检查。
4. 西医处理
（1）期待疗法：卧床休息，保持外阴部清洁，预防感染，抑制子宫收缩，促胎肺成熟。
（2）终止妊娠：经阴道分娩、剖宫产。

第九单元　分娩期并发症

重点提示

本单元可与上个单元内容合并复习，因考试涉及较少，对基础内容掌握即可。注意产后出血概念、病因病理的内容。

---考点集合---

一、产后出血

1. 概念、病因
（1）概念：胎儿娩出后24小时内失血量超过500mL。居我国孕产妇死亡原因首位。
（2）病因：子宫收缩乏力（2017）、胎盘因素、软产道损伤、凝血功能障碍。
2. 西医治疗
（1）子宫收缩乏力：按摩子宫；应用宫缩剂；必要时行子宫次全切除术或子宫全切除术。
（2）胎盘因素：取出胎盘；钳刮术或刮宫术。
（3）软产道损伤：缝合；行裂伤修补术。
（4）凝血功能障碍：输新鲜全血，补充血小板、纤维蛋白原或凝血酶原复合物、凝血因子等。
3. 中医辨证论治
气虚——补气固冲，摄血止崩——升举大补汤去黄连，加地榆炭、乌贼骨。
血瘀——活血化瘀，理血归经——化瘀止崩汤。

二、子宫破裂

1. 病因及诊断
（1）病因：梗阻性难产、瘢痕子宫、子宫收缩药物使用不当、产科手术损伤。
（2）诊断：先兆子宫破裂表现为病理缩复环、下腹部压痛、胎心率的变化及血尿。子宫破裂在先兆子宫破裂的基础上突然发生剧烈腹痛，有休克及明显的腹部体征。
2. 西医治疗　抑制子宫收缩；立即手术。

第十单元　产　后　病

☆ 重点提示

本单元重点较少，历年考查点也比较集中。重点复习产褥感染的病理、临床表现以及产后缺乳的分型论治。另外，产后出血的病因病机、治疗以及产褥中暑的分型论治也应了解。

―――――――考　点　集　合―――――――

一、中医对产后病的认识

1. 产后"三冲""三病""三急"　产后三冲是指产后败血上冲，冲心、冲胃、冲肺。产后三急指产后呕吐、盗汗、泄泻，三者并见必危。产后三病指产后病痉、病郁冒、大便难。
2. 产后"三审"　先审小腹痛与不痛，以辨有无恶露停滞；次审大便通与不通，以验津液之盛衰；再审乳汁的行与不行及饮食多少，以察胃气之强弱。
3. 产后用药"三禁"　即禁大汗，以防亡阳；禁峻下，以防亡阴；禁通利小便，以防亡津液。

二、晚期产后出血

1. 概念、病因及临床表现
（1）概念：分娩24小时后，在产褥期内发生的子宫大量出血，称晚期产后出血。
（2）病因：胎盘胎膜残留、蜕膜残留、子宫胎盘附着面感染或复旧不全、剖宫产术后子宫伤口裂开或产后子宫滋养细胞肿瘤、子宫黏膜下肌瘤等。
（3）临床表现：阴道流血、腹痛、发热、头晕、休克、贫血貌，可扪及子宫增大、变软，宫口松弛，有时可触及残留组织和血块。
2. 中医病因病机　本病的发生机制主要是冲任不固，气血运行失常（2011）。常见病因病机有气虚、血热和血瘀。
3. 中西医治疗
（1）西医治疗：止血、抗感染。清除宫内残留物。对于产后及剖宫产术后阴道大量流血，必要时应行开腹探查术。
（2）中医辨证论治
气虚——补脾益气，固冲摄血——补中益气汤加艾叶炭、鹿角胶（2002，2004）。
血热——养阴清热，安冲止血——保阴煎加七叶一枝花、贯众、炒地榆、煅牡蛎。
血瘀——活血化瘀，调冲止血——生化汤合失笑散加益母草、茜草（2000，2009）。

三、产褥感染

1. 西医病因
（1）诱因：产妇体质虚弱、营养不良、产程延长等。
（2）病原体种类：外源性如衣原体、支原体以及淋病奈瑟菌等；内源性为孕期及产褥期生殖道寄生大量需氧菌、厌氧菌、假丝酵母菌及支原体等，以厌氧菌为主。
2. 病理　①急性外阴、阴道、宫颈炎。②急性子宫内膜炎、子宫肌炎。③急性盆腔结缔组织炎、急性输卵管炎。④血栓静脉炎。⑤脓毒血症及败血症。⑥急性盆腔腹膜炎及弥漫性腹膜炎（2006）。
3. 临床表现
（1）发热：一般出现在产后3~7天。
（2）腹痛：多从下腹部开始，逐渐波及全腹，可有压痛、腹肌紧张及反跳痛。
（3）恶露异常：恶露明显增多，混浊，或呈脓性，有臭味。
（4）下肢血栓静脉炎：可见下肢持续性疼痛、肿胀，站立时加重，行走困难，局部静脉压痛，或触及硬索状，下肢水肿，皮肤发白，习称"股白肿"。如形成脓毒血症、败血症，则可出现持续高热、寒战、谵妄、昏迷、休克，甚至死亡。
4. 西医治疗　一般治疗；清除宫腔残留物，脓肿切开引流，半卧位以利于引流；抗生素应用（青霉素类和头孢类，加用甲硝唑）。
5. 中医辨证论治（2017）
感染邪毒——清热解毒，凉血化瘀——五味消毒饮合失笑散加牡丹皮、赤芍、鱼腥草、益母草（2001，2002，2003）。
热入营血——清营解毒，散瘀泄热——清营汤加紫花地丁、蒲公英、栀子、牡丹皮（2006）。
热陷心包——清心开窍——清营汤送服安宫牛黄丸或紫雪丹。

四、产后缺乳

1. 概念　产后哺乳期内，产妇乳汁甚少或无乳可下者称产后缺乳。
2. 中医病因病机　发病机制为气血化源不足，或乳汁运行受阻。常见病因病机是气血虚弱和肝郁气滞。
3. 中医辨证论治
气血虚弱——补气养血，佐以通乳——通乳丹去木通，加通草（2006，2010，2016，2017）。
肝郁气滞——疏肝解郁，通络下乳——下乳涌泉散（2006）。

五、产后关节痛

1. 概念、中医病因病机　产妇在产褥期内，出现肢体或关节酸楚、疼痛、麻木、重着者。本病多因产后气血虚弱，风、寒、湿等邪乘虚而入，使气血凝滞，"不通则痛"，或经脉失养，"不荣则痛"，导致肢体关节疼痛。常见病因病机有血虚、血瘀和外感。
2. 中医辨证论治
血虚——养血益气，温经通络——黄芪桂枝五物汤加当归、鸡血藤（2017）。
血瘀——养血活络，行瘀止痛——生化汤加桂枝、牛膝（2008，2010）。
外感——养血祛风，散寒除湿——独活寄生汤。

六、产后排尿异常

1. 概念、中医病因病机　产后膀胱充盈而不能自行排尿或排尿困难者称为产后尿潴留。

病机为膀胱气化不利。常见病因病机有气虚、肾虚、血瘀、气滞。产后排尿失去控制，不能自主排出者称为尿失禁。病因病机有气虚、肾虚。

2. 中医辨证论治

（1）产后尿潴留

气虚——益气生津，宣肺利水——补气通脬饮。
肾虚——补肾温阳，化气利水——济生肾气丸（2017）。
血瘀——养血活血，祛瘀利尿——加味四物汤。
气滞——理气行滞，行水利尿——木通散。

（2）产后小便失禁与频数

气虚——益气固摄——黄芪当归散加山茱萸、益智仁。
肾虚——温阳化气，补肾固脬——肾气丸加益智仁、桑螵蛸。

第十一单元　外阴上皮内非瘤样病变

重点提示

本单元内容较偏，考试也很少涉及，考生在复习时整体通读了解即可。重点熟悉其临床表现。稍注意外阴鳞状上皮增生与白癜风和外阴炎的鉴别。

———— 考点集合 ————

一、外阴鳞状上皮增生

1. 临床表现　外阴瘙痒剧烈，早期皮肤暗红或粉红，角化过度则呈白色。局部皮肤增厚似皮革或苔藓样变。

2. 中医辨证论治

肝郁气滞——疏肝解郁，养血通络——黑逍遥散去生姜，加川芎。
湿热下注——清热利湿，通络止痒——龙胆泻肝汤去木通（2017）。

二、外阴硬化性苔藓

1. 临床表现　外阴瘙痒或无不适，晚期出现性交困难；皮肤粉红或白色，萎缩变薄，干燥皲裂，晚期皮肤菲薄，阴道口挛缩狭窄，甚至仅容指尖。

2. 中医辨证论治

肝肾阴虚——补益肝肾，养荣润燥——归肾丸合二至丸。
血虚化燥——益气养血，润燥止痒——人参养荣汤。
脾肾阳虚——温肾健脾，养血润燥——右归丸加黄芪、白术。

第十二单元　女性生殖系统炎症

☆ 重点提示

首先掌握生殖系统各类炎症的病因病理、临床表现和中医西医的治疗。尤其是中医的分型论治需要重点掌握，阴道炎的临床表现、宫颈炎的病因病理等内容也应熟记。

考点集合

一、外阴炎

1. 中医病因病机　包括湿热下注、湿毒浸渍和肝肾阴虚。
2. 临床表现　外阴、大小阴唇肿胀充血，外阴皮肤黏膜红肿，重者可有糜烂或溃疡。患者自觉外阴灼热，痒痛，排尿时疼痛加剧，或阴部干涩，灼热瘙痒。
3. 中医辨证论治

湿热下注——清热利湿，杀虫止痒——龙胆泻肝汤去木通，加苦参、虎杖。
湿毒浸渍——清热解毒，除湿止痒——五味消毒饮加土茯苓、蚤休、薏苡仁、萆薢。
肝肾阴虚——滋肾降火，调补肝肾——知柏地黄汤加当归、白鲜皮、制首乌。

4. 中医外治法　塌痒汤、蛇床子散、苦参汤、珍珠散。

二、阴道炎

(一) 各种阴道炎的病因

1. 滴虫阴道炎　阴道毛滴虫。有直接传播、间接传播、医源性传播。
2. 外阴阴道假丝酵母菌病　假丝酵母菌。感染途径为内源性传染、性交、衣物传染。
3. 细菌性阴道病　加德纳菌、厌氧菌及人型支原体。与频繁性交或阴道灌洗有关。
4. 萎缩性阴道炎　卵巢功能减退，阴道上皮糖原减少，抵抗力下降，致病菌过度繁殖。

(二) 各种阴道炎的临床表现

1. 滴虫阴道炎　分泌物特点为灰黄色稀薄泡沫状，白带多（2002，2004，2006）。
2. 外阴阴道假丝酵母菌病　分泌物白色稠厚呈凝乳或豆腐渣样（2004，2008，2015）。
3. 细菌性阴道病　分泌物为灰白色，均匀一致，稀薄，有鱼腥臭味（2008，2015）。
4. 萎缩性阴道炎　分泌物增多，稀薄，淡黄色，外阴瘙痒、灼热感。

(三) 中西医治疗方法

1. 西医治疗　包括局部治疗和全身用药。
(1) 滴虫阴道炎：1%乳酸或0.5%醋酸液阴道冲洗，甲硝唑栓；口服甲硝唑。
(2) 外阴阴道假丝酵母菌病：2%~3%苏打液外阴及阴道冲洗或坐浴；制霉菌素、酮康唑、克霉唑、咪康唑栓等局部外用；口服伊曲康唑、氟康唑。
(3) 细菌性阴道病：甲硝唑栓或2%克林霉素软膏；口服甲硝唑。
(4) 萎缩性阴道炎：1%乳酸或0.5%醋酸液阴道冲洗，己烯雌酚片或甲硝唑；口服己烯雌酚或尼尔雌醇。

2. 中医辨证论治

肝经湿热——清热利湿，杀虫止痒——龙胆泻肝汤加苦参、百部、蛇床子。
滋生湿虫——清热利湿，解毒杀虫——萆薢渗湿汤加苦参、防风。

三、宫颈炎症

(一) 病因病理

1. 病因　病原体感染如淋病奈瑟菌、沙眼衣原体、生殖支原体、葡萄球菌、链球菌、大肠埃希菌、厌氧菌等；也可由机械性刺激或损伤并发感染而发病。
2. 病理　包括急性宫颈炎和慢性宫颈炎（宫颈糜烂、宫颈息肉、宫颈黏膜炎、宫颈肥大、宫颈腺囊肿）。

（二）临床表现及诊断

1. 病史　常有分娩、流产、手术感染史，不洁性生活、宫颈损伤或病原体感染等病史。
2. 临床表现　阴道分泌物增多，呈黏液脓性或乳白色黏液状，甚至有血性白带或性交后出血，或伴有外阴瘙痒或腰酸，下腹坠痛。
3. 妇科检查　可见宫颈充血、水肿、黏膜外翻，有脓性白带从宫颈口流出，量多；宫颈有不同程度的糜烂、肥大、息肉、裂伤或宫颈腺囊肿。
4. 实验室及其他检查
（1）实验室检查：阴道分泌物检查白细胞增多，宫颈刮片或TCT宫颈细胞学检查。
（2）辅助检查：B型超声、彩色超声多普勒了解宫颈及盆腔情况。阴道镜检查或活检。

（三）中西医治疗方法

1. 西医治疗　药物治疗（淋病奈瑟菌性宫颈炎常用药物如头孢曲松钠、头孢克肟或氨基糖苷类，治疗沙眼衣原体药物主要有四环素类、红霉素类），物理治疗，手术治疗。
2. 中医辨证论治

热毒蕴结——清热解毒，燥湿止带——止带方合五味消毒饮。
湿热下注——疏肝清热，利湿止带——龙胆泻肝汤去木通（2008）。
脾虚湿盛——健脾益气，升阳除湿——完带汤。
肾阳虚损——温肾助阳，涩精止带——内补丸。

四、盆腔炎性疾病

（一）病因病理

1. 病因　主要有产后体虚，宫腔内手术操作感染，经期、产褥期卫生不洁等。
2. 病理　急性盆腔炎的生理变化是受累的局部组织充血水肿，有浆液性或脓性渗出物，使子宫、输卵管、卵巢及大网膜、肠管、盆腔壁发生粘连，形成盆腔包块。

（二）临床表现

腹痛、发热、阴道分泌物增多。下腹部肌紧张、压痛、反跳痛。阴道充血，有大量脓性分泌物，穹隆明显触痛。宫颈充血、水肿，举痛明显，宫体稍大，较软，压痛，活动受限。输卵管压痛明显，有时扪及包块。

（三）中西医治疗方法

1. 西医治疗　抗生素治疗（青霉素类、头孢菌素类、氨基糖苷类、大环内酯类等）、手术治疗。
2. 中医辨证论治

热毒炽盛——清热解毒，化瘀止痛——五味消毒饮合大黄牡丹皮汤。
湿热瘀结——清热利湿，化瘀止痛——仙方活命饮加薏苡仁、冬瓜仁（2016，2017）。

第十三单元　月　经　病

☆ 重点提示

本单元是出题的热点，从历年的考查趋势上看，考点较分散，没有规律，必须按部就班地对知识点逐个复习。重点掌握每种疾病的中医病因病机和分型论治，对于各类月经病的临床表现也应了解。本单元考查的侧重点基本都是中医的分型论治，其他内容可结合中医诊断学的知识联合记忆。

考点集合

一、功能失调性子宫出血

（一）中医对功能失调性子宫出血的认识

排卵性功血与中医学"月经先期""月经过多""经期延长""经间期出血"等病证相类似；无排卵性功血与中医学"崩漏"相类似。

（二）功能失调性子宫出血的病因病理、临床类型及表现

1. 下丘脑-垂体-卵巢轴功能调节失调，与子宫内膜出血自限机制有关。
2. 分为无排卵性功血、排卵性月经失调。
3. 中医病因病机为冲任损伤，不能制约经血，胞宫蓄溢失常。
4. 无排卵性功血的表现是子宫不规则出血、月经周期紊乱、经期长短不一、经量不定，甚至大出血（2002，2004，2005）。排卵性月经失调分为排卵性月经过多、黄体功能不足、子宫内膜不规则脱落、排卵期出血。

（三）常用诊断方法、鉴别诊断要点

1. 诊断方法　根据病史、临床表现和实验室及其他检查（诊断性刮宫、B超、宫腔镜检查、基础体温测定、激素测定、血常规及凝血功能测定）以明确诊断。
2. 鉴别要点　应与异常妊娠或妊娠并发症、生殖器官肿瘤、生殖器官感染，以及全身性疾病如血液病、内分泌失调等引起的阴道流血相鉴别，并注意有无放置宫内节育器、口服避孕药及服用性激素药物等。

（四）中西医治疗原则

1. 西医治疗。无排卵性功血以止血、调整月经周期、促进排卵和手术为主。排卵性功血以改善黄体功能和治疗子宫内膜不规则脱落为主。
2. 崩漏应根据病情的缓急轻重、出血的久暂，采用"急则治其标，缓则治其本"的原则，灵活运用"塞流""澄源""复旧"三法（2017）。
3. 中医辨证论治

（1）无排卵性功血（崩漏）

血虚热——滋阴清热，止血调经——保阴煎合生脉散加阿胶。

血实热——清热凉血，止血调经——清热固经汤加沙参、麦冬（2005，2007）。

肾阳虚——温肾固冲，止血调经——右归丸去肉桂，加艾叶炭、补骨脂、黄芪（2004）。

肾阴虚——滋肾养阴，调经止血——左归丸去牛膝合二至丸（2001，2008）。

脾虚——补气摄血，固冲调经——固本止崩汤合举元煎（2002，2008）。

血瘀——活血化瘀，止血调经——逐瘀止血汤。

（2）排卵性功能失调性子宫出血

1）排卵性月经过多（月经过多）

气虚——补气升提，固冲止血——安冲汤加升麻。

血热——清热凉血，固冲止血——保阴煎加炒地榆、槐花。

血瘀——活血化瘀，固冲止血——桃红四物汤加三七、茜草、蒲黄。

2）子宫内膜不规则脱落（经期延长）

气虚——补气摄血，固冲调经——举元煎（2000，2003）。

虚热——养阴清热，凉血调经——两地汤合二至丸。

湿热蕴结——清热利湿，止血调经——固经丸。

血瘀——活血化瘀，固冲调经——桃红四物汤合失笑散。

3）黄体功能不足（月经先期）

脾气虚弱——健脾益气，固冲调经——补中益气汤（2002，2004）。
肾气不固——补肾益气，固冲调经——固阴煎。
阳盛血热——清热降火，凉血调经——清经散（2005）。
肝郁血热——疏肝解郁，清热调经——丹栀逍遥散。
阴虚血热——养阴清热，固冲调经——两地汤（2005）。

4）排卵期出血（经间期出血）

肾阴虚——滋肾养阴，固冲止血——加减一阴煎（2002）。
湿热——清热除湿，凉血止血——清肝止淋汤去阿胶、红枣，加茯苓、炒地榆。
脾气虚——健脾益气，固冲摄血——归脾汤。
血瘀——活血化瘀，理血归经——逐瘀止血汤。

二、闭经

（一）概念

年过16岁，第二性征已经发育尚未来经者或者年龄超过14岁第二性征没有发育者称原发性闭经；月经已来潮又停止超过6个月或3个周期以上者称继发性闭经。

（二）病因及分类

①下丘脑性闭经。②垂体性闭经。③卵巢性闭经。④子宫性闭经。⑤其他内分泌功能异常。

（三）中医病因病机

病因病机有虚实两端。主要包括肝肾不足、气血虚弱、阴虚血燥、痰湿阻滞、气滞血瘀和寒凝血瘀。

（四）诊断

根据病史、临床表现（原发或继发闭经）、体格检查、妇科检查、实验室检查（药物撤退试验、垂体兴奋试验、血甾体激素测定、催乳激素及垂体促性腺激素测定）及其他检查（超声检查、输卵管造影、CT或MRI、宫腔镜检查、腹腔镜检查、染色体检查）可确诊。

（五）中西医治疗

1. 西医治疗　全身治疗、病因治疗、性激素替代治疗、诱发排卵（适用于有生育要求的患者常用氯米芬、促性腺激素、促性腺激素释放激素）、其他药物（溴隐亭、肾上腺皮质激素、甲状腺素）、手术治疗。

2. 中医辨证论治

肝肾不足——滋补肝肾，养血调经——归肾丸加何首乌、女贞子（2002，2004，2005）。
气血虚弱——益气健脾，养血调经——人参养荣汤（2001，2003，2004）。
阴虚血燥——养阴清热，凉血调经——加减一阴煎加丹参、女贞子、香附。
气滞血瘀——行气活血，祛瘀调经——血府逐瘀汤（2006，2008，2011）。
寒凝血瘀——温经散寒，活血通经——温经汤（2000）。
痰湿阻滞——燥湿化痰，活血通经——苍附导痰丸加当归、川芎（2005）。

三、痛经

（一）概念

妇女正值经期或经行前后出现周期性下腹部疼痛，或伴腰骶酸痛，影响正常工作及生活（2000，2002，2004）。

（二）中医病因病机

痛经的发生与冲任胞宫的周期性气血变化密切相关，主要为"不通则痛"和"不荣则痛"。常见病因病机有气滞血瘀、寒凝血瘀、湿热瘀阻、气血虚弱及肝肾亏损。

（三）中医辨证论治

气滞血瘀——理气活血，逐瘀止痛——膈下逐瘀汤加蒲黄（2004，2007，2016）。
寒湿凝滞——温经散寒祛湿，化瘀止痛——少腹逐瘀汤加苍术、茯苓、乌药（2005，2006）。
湿热瘀阻——清热除湿，化瘀止痛——清热调血汤加蒲公英、薏苡仁。
气血虚弱——补气养血，调经止痛——黄芪建中汤加党参、当归（2017）。
肝肾亏损——滋肾养肝，调经止痛——调肝汤加桑寄生、肉苁蓉（2008，2010）。

四、多囊卵巢综合征

（一）西医病理、中医病因病机

1. 西医病理 双侧卵巢较正常增大2~5倍，呈灰白色，胞膜增厚、坚韧。子宫内膜呈现不同程度的增生性改变。
2. 中医病因病机 肾虚、痰湿阻滞、肝经湿热和气滞血瘀。

（二）临床表现及诊断

1. 临床表现 月经失调、不孕、多毛、痤疮、肥胖、黑棘皮症。
2. 实验室及其他检查 激素测定（血清FSH偏低、LH升高、LH/FSH≥2.5~3）、基础体温的测定（呈单相型）、诊断性刮宫、B超检查。
3. 诊断标准 ①稀发排卵或无排卵。②雄激素水平升高的临床表现和（或）高雄激素血症。③卵巢多囊性改变。④上述3条中符合2条，并排除其他致雄激素水平升高的病因。

（三）西医治疗

药物治疗（调整月经周期——短效避孕药、孕激素，高雄激素血症的治疗，胰岛素抵抗的治疗，促排卵治疗），手术治疗。

（四）中医辨证论治

肾阴虚证——滋阴补肾，调补冲任——左归丸。
肾阳虚证——温肾助阳，调补冲任——右归丸。
痰湿阻滞——燥湿除痰，通络调经——苍附导痰丸合佛手散（2016）。
肝经湿热——清肝解郁，除湿调经——龙胆泻肝汤。
气滞血瘀——行气活血，祛瘀通经——膈下逐瘀汤（2016）。

五、经前期综合征

（一）中医对经前期综合征的认识

本病属于中医的"经行头痛""经行乳房胀痛""经行发热""经行身痛""经行泄泻""经行浮肿"等范畴。常见的病因病机有肝郁气滞、肝肾阴虚、脾肾阳虚、心脾气虚、瘀血阻滞等。

（二）临床表现

1. 症状 躯体症状（头痛、乳房胀痛、腹部胀满、肢体浮肿、体重增加等）、精神症状（易怒、焦虑、抑郁等）、行为改变（思想不集中、工作效率低、自杀意图等）。
2. 体征 每随月经周期见颜面及下肢凹陷性水肿，体重增加，或乳房胀痛，且有触痛性结节，或口腔黏膜溃疡，或见荨麻疹、痤疮。

（三）中医辨证论治

<u>肝郁气滞——疏肝解郁，理气止痛——柴胡疏肝散（2006，2017）</u>。
<u>肝肾阴虚——滋肾养肝，清热降火——知柏地黄（2017）</u>。
脾肾阳虚——健脾温肾——健固汤合四神丸。
<u>心脾气虚——健脾升阳，益气固表——归脾汤</u>。
瘀血阻滞——温经通络，活血散瘀——趁痛散。

六、绝经综合征

（一）概念

妇女在绝经前后，出现性激素波动或减少所致的一系列躯体及精神心理症状。属于中医"绝经前后诸证""经期前后诸证"范畴（2000）。

（二）病因病理

内分泌变化：雌激素下降；孕酮减少；雄激素（睾酮和雄烯二酮）产生；促性腺激素显著升高；促性腺激素释放；血抑制素浓度下降。

（三）中医病因病机

常见病因病机是肝肾阴虚、肾虚肝郁、心肾不交和肾阴阳两虚。

（四）临床表现

月经紊乱、血管舒缩症状、自主神经失调症状、精神神经症状、泌尿生殖道症状、骨质疏松、阿尔茨海默症、心血管病变。

（五）西医治疗

1. 性激素补充疗法　以雌激素（口服戊酸雌二醇、结合雌激素、尼尔雌醇）为主，辅以孕激素。
2. 非激素类药物　缓解血管舒缩症状及精神神经症状者可口服盐酸帕罗西汀；防治骨质疏松选用钙剂、降钙素、双磷酸盐类等。

（六）中医辨证论治

<u>肝肾阴虚——滋养肝肾，育阴潜阳——杞菊地黄丸去泽泻（2017）</u>。
肾虚肝郁——滋肾养阴，疏肝解郁——一贯煎。
<u>心肾不交——滋阴降火，交通心肾——天王补心丹去人参、朱砂，加太子参、桑椹（2016）</u>。
<u>肾阴阳两虚——滋阴补肾，调补冲任——二仙汤合二至丸（2012）</u>。

第十四单元　女性生殖器官肿瘤

重点提示

本单元内容相对较少，历年考试涉及不多，大部分内容了解即可。主要掌握子宫肌瘤的临床表现、手术的处理原则。其余内容也要通读留有印象。

考点集合

一、宫颈癌

1. 病因病理
（1）病因：高危型HPV的持续感染是主要危险因素（2016，2017），16、18型所致的宫颈癌约占全部宫颈癌的70%；性行为及分娩次数；其他如吸烟。
（2）病理：鳞状细胞浸润癌（占宫颈癌的80%~85%）（2016）、腺癌、腺鳞癌（癌组织中含有腺癌及鳞癌2种成分）。
2. 分期、临床表现和诊断方法
（1）分期：Ⅰ期、Ⅱ期、Ⅲ期、Ⅳ期。
（2）表现：阴道流血、阴道排液、晚期癌的症状。
（3）诊断：宫颈刮片细胞学检查、高危型HPV-DNA检测、阴道镜检查、宫颈和宫颈管活组织检查、宫颈锥切术。
3. 西医治疗　手术治疗、放射治疗、化疗。

二、子宫肌瘤

1. 分类、病理、变性
（1）分类：按肌瘤生长部分分为宫体肌瘤、宫颈肌瘤。按肌瘤与子宫壁的关系分为肌壁间肌瘤、浆膜下肌瘤、黏膜下肌瘤。
（2）病理：巨检（实质性球形，表面光滑，质地较硬，切面呈灰白色），镜检（由梭形平滑肌细胞和不等量纤维结缔组织构成）。
（3）变性：肌瘤失去原有的典型结构。常见玻璃样变（最常见）、囊性变、红色样变（多见于妊娠期或产褥期）、肉瘤样变（极少见）、钙化。
2. 临床表现和诊断
（1）临床表现：月经异常、下腹包块、压迫症状、白带增多、不孕、继发性贫血。妇检子宫增大，表面不规则单个或多个结节突起，或触及单个球形肿块与子宫相连，质硬；或宫颈口扩张，可见红色、实质、光滑包块位于宫颈管内，或脱出于宫颈口位于阴道内。
（2）诊断：病史、妇科检查。
3. 西医治疗原则　对于肌瘤大于10周妊娠子宫大小或症状明显致继发性贫血者，可采用手术治疗（2005，2008）。
4. 中医辨证论治

气滞血瘀——行气活血，化瘀消癥——膈下逐瘀汤（2001，2003，2006，2008，2010）。
寒湿凝滞——温经散寒，活血消癥——少腹逐瘀汤加艾叶、苍术、吴茱萸。
痰湿瘀阻——化痰除湿，活血消癥——开郁二陈汤加丹参、水蛭。
肾虚血瘀——补肾活血，消癥散结——金匮肾气丸合桂枝茯苓丸。
气虚血瘀——益气养血，消癥散结——圣愈汤加桂枝、茯苓、丹参、山楂、山慈菇、益母草、煅龙牡。
湿热瘀阻——清热利湿，活血消癥——大黄牡丹汤加红藤、败酱草、石见穿、赤芍（2016）。

三、子宫内膜癌

1. 西医病因病理　两种发病类型：Ⅰ型即雌激素相关型，占多数，预后好；Ⅱ型为非雌激素相关型，预后不良。巨检分为局灶型和弥散型。

2. 诊断

（1）病史：有月经紊乱史、绝经后阴道流血；或子宫内膜癌发病高危因素，如肥胖、不育、绝经延迟等；或长期应用雌激素、他莫昔芬或雌激素增高疾病史，或有乳癌、子宫内膜癌家族史。

（2）辅助检查：<u>分段诊断性刮宫是确诊本病的主要依据</u>；B型超声检查；宫腔镜检查；其他。

3. 西医治疗原则　<u>手术治疗是内膜癌的主要治疗方法</u>；放射治疗（术后放疗、术前放疗、单纯放疗）；药物治疗（激素治疗、化疗）。

4. 中医辨证论治

痰湿结聚——化湿涤痰，软坚散结——苍附导痰丸加半枝莲、夏枯草、海藻、昆布。

湿热瘀毒——清热解毒，活血化瘀——黄连解毒汤加土茯苓、薏苡仁、牡丹皮、赤芍、半枝莲、白花蛇舌草。

肝肾阴虚——滋阴降火，清热解毒——知柏地黄丸加白花蛇舌草、半枝莲、椿根皮、甘草。

脾肾阳虚——温肾健脾，益气化瘀——固冲汤合肾气丸加三七。

第十五单元　妊娠滋养细胞疾病

重点提示

本单元重点掌握葡萄胎的临床表现、HCG测定、治疗及预防，尤其是随访的时间及随访期间避孕的时长。

―――― 考 点 集 合 ――――

葡萄胎

1. 诊断

（1）病史：有停经史，时间多为2~4个月。

（2）临床表现：<u>停经后阴道流血，下腹痛，子宫异常增大变软，妊娠呕吐及子痫前期征象，甲状腺功能亢进现象，贫血与感染</u>（2017）。

（3）实验室及其他检查：①HCG测定：<u>葡萄胎时血清中β-HCG浓度明显高于正常妊娠月份的相应值</u>（2017）。②超声检查：常用又准确。B超示子宫腔内呈"落雪状"或"蜂窝状"影像，超声多普勒能探测到子宫血流杂音而探测不到胎心。

2. 西医治疗及随访

（1）西医治疗：<u>清宫、子宫切除术</u>（2016）、卵巢黄素化囊肿的处理、预防性化疗。

（2）预防：①HCG定量测定，于葡萄胎清宫后每周一次直至连续3次正常。随后3个月内仍每周复查一次，以后3个月每2周一次，然后每月一次，持续半年。如第二年未怀孕，可每半年一次，共随访2年。②应注意月经是否规则，有无阴道异常流血、咳嗽、咯血及其他转移灶症状，并进行妇科检查，定期或必要时进行盆腔B型超声、X线胸片或CT检查。葡萄胎随访期间必须严格避孕1年。

第十六单元　子宫内膜异位症及子宫腺肌病

☆ 重点提示

本单元子宫内膜异位症为考试常考的知识点。其中医病因病机、分型论治都应掌握。另外，对于临床表现及实验室检查也应了解。尤其记住腹腔镜检查这个"金标准"。

———— 考点集合 ————

一、子宫内膜异位症

1. 西医病因病理、中医病因病机
(1) 病因：种植学说、体腔上皮化生学说、诱导学说等。
(2) 病理：异位内膜随卵巢激素的变化而发生周期性出血，使周围纤维组织增生和粘连，出现紫褐色斑点或小泡，最后发展为大小不等的紫蓝色结节或包块。巨检下卵巢子宫内膜异位症最为多见（2016）。
(3) 中医病因病机：瘀血阻滞冲任胞宫为基本病机（2016），病因为气滞血瘀、寒凝血瘀、肾虚血瘀、气虚血瘀、瘀热互结、痰瘀互结。

2. 临床特征、实验室及其他检查
(1) 临床表现：下腹痛和痛经、性交痛、不孕、月经失调、其他特殊症状。盆腔检查扪及与子宫相连的囊性包块或盆腔内有触痛性结节。
(2) 检查：B超检查、CA_{125}值检测、腹腔镜检查（为"金标准"）（2008）。

3. 西医治疗　药物治疗（短效避孕药、高效孕激素、达那唑等）、手术治疗、药物与手术联合治疗、根治性手术。

4. 中医辨证论治
气滞血瘀——理气活血，化瘀止痛——膈下逐瘀汤（2006，2010，2011，2016，2017）。
寒凝血瘀——温经散寒，化瘀止痛——少腹逐瘀汤。
瘀热互结——清热凉血，活血祛瘀——清热调血汤加红藤、薏苡仁、败酱草。
痰瘀互结——化痰散结，活血逐瘀——苍附导痰汤合桃红四物汤。
气虚血瘀——益气活血，化瘀散结——理冲汤。
肾虚血瘀——补肾益气，活血化瘀——归肾丸合桃红四物汤。

二、子宫腺肌病

1. 病因病理
(1) 病因：与多次妊娠和分娩时子宫壁创伤及慢性子宫内膜炎有关。
(2) 病理：子宫多呈均匀增大，剖面可见其肌层明显增厚且硬，腔中偶见陈旧血液。

2. 临床表现　经量增多、经期延长、进行性加剧痛经、子宫均匀增大、质硬有压痛。

3. 西医治疗　症状较轻可用非甾体类抗炎药等对症治疗；对年轻、有生育要求及近绝经期患者可用 GnRH-a 制剂。必要时可行全子宫切除。

4. 中医辨证论治　参考子宫内膜异位症。

第十七单元 子宫脱垂

☆ 重点提示

本单元重点掌握子宫脱垂的病因病机及临床分度。对于中医辨证论治也应熟悉了解。

---考点集合---

1. 病因 分娩损伤、长期腹压增高、盆底组织发育不良或退行性变。
2. 临床表现及分度 Ⅰ度：轻型，宫颈外口距处女膜缘小于4cm，未达处女膜缘；重型，宫颈外口已达处女膜边缘，在阴道口可见到宫颈。Ⅱ度：轻型，宫颈也脱出阴道口外，宫体仍在阴道内；重型，宫颈及部分宫体已脱出阴道口。常有腰骶部疼痛或下坠感。Ⅲ度：宫颈及宫体全部脱出至阴道口外。常伴排尿排便异常。
3. 中西医治疗方法
（1）西医治疗：非手术治疗（使用子宫托）、手术治疗（阴道前后壁修补术、阴式子宫全切术及阴道前后壁修补术、纵隔成形术、子宫悬吊术）。
（2）中医辨证论治
中气下陷——补益中气，升阳举陷——补中益气汤加枳壳（2006，2008，2017）。
肾气亏虚——补肾固脱，益气升提——大补元煎加黄芪、升麻、枳壳（2000，2005，2011，2016）。
湿热下注——清热利湿——龙胆泻肝汤合五味消毒饮。

第十八单元 不孕症

☆ 重点提示

本单元内容相对较少，需要了解不孕症的概念、分类、临床表现及检查方法，中医的分型论治要重点掌握。根据症状和实验室检查判断疾病类型、选择合理的药物，这是复习的目的。

---考点集合---

1. 概念、分类 凡婚后有正常性生活未避孕，同居1年未受孕者称不孕症。分为原发性不孕、继发性不孕。
2. 西医病因 ①女性不孕因素。排卵障碍、输卵管因素、子宫因素、宫颈因素、阴道因素。②男性不育因素。③男女双方因素。
3. 中医病因病机 肾虚（肾气虚、肾阳虚、肾阴虚）、肝气郁结、痰湿内阻、瘀滞胞宫、湿热内蕴。
4. 检查与诊断 常用卵巢功能检查、内分泌学检查、输卵管通畅检查、B超检查、免疫试验、宫腔镜检查、腹腔镜检查等。结合病史、临床表现（育龄妇女，夫妇同居1年，配偶生殖功能正常，未采取避孕措施而未曾妊娠）可确诊。
5. 西医治疗 输卵管性不孕行输卵管通液术，输卵管内注射药液。内分泌性不孕行促排卵治疗，常用氯米芬（首选）、促性腺激素、卵泡刺激素、促性腺激素释放激素、溴隐亭。子宫和宫颈性不孕可行宫腔镜下切除、粘连分离或矫形手术。免疫性不孕应用免疫制剂，避免抗原刺激。

6. 中医辨证论治

肾气虚弱——补肾益气，温养冲任——毓麟珠（2008，2010，2017）。

肾阴虚——滋阴养血，调冲益精——养精种玉汤合清骨滋肾汤（2008，2010）。

肾阳虚——温肾养血益气，调补冲任——温胞饮。

肝郁——疏肝解郁，养血理脾——开郁种玉汤（2001，2003，2008）。

痰湿——燥湿化痰，调理冲任——启宫丸（2017）。

血瘀——活血化瘀，调理冲任——少腹逐瘀汤（2005，2010，2015）。

湿热——清热除湿，活血调经——仙方活命饮加红藤、败酱草。

第十九单元　计划生育

重点提示

本单元内容在考试中偶有涉及，注意几种避孕方式的原理、方法，以及人工流产、中期引产的适应证、并发症。

---考点集合---

一、避孕

1. 临床常用避孕方法　宫内节育器、激素避孕及其他避孕方法。

2. 放置宫内节育器的适应证、禁忌证及并发症

（1）适应证：已婚育龄妇女自愿要求以IUD避孕而无禁忌证者（2002）。

（2）禁忌证：生殖器官急性炎症；月经紊乱、月经过多等；生殖器官肿瘤、畸形等；宫颈过松、重度狭窄等；有较严重的全身急、慢性疾患等；妊娠或可疑妊娠者；有铜过敏史者。

（3）并发症：子宫穿孔、节育器异位；节育器嵌顿或断裂；节育器下移或脱落；带器妊娠。

二、人工流产

1. 负压吸引术

（1）适应证：妊娠10周内要求终止妊娠而无禁忌证的患者及妊娠10周内因某种因素而不宜继续妊娠者。

（2）禁忌证：生殖器官急性炎症；各种疾病的急性期，或严重的全身性疾病不能耐受手术者；术前两次体温高于37.5℃者。

2. 药物流产

（1）适应证：妊娠7周以内者；手术有恐惧心理者；高危人流对象等。

（2）禁忌证：有使用米非司酮、米索前列醇的禁忌证；过敏体质、宫外孕、妊娠剧吐等。

三、节育措施常见不良反应的中医药治疗

1. 月经异常

肝郁血瘀——理气化瘀止血——四草止血方。

阴虚血瘀——滋阴化瘀止血——二至丸加生地、炒蒲黄、茜草、山萸肉、甘草。

气虚血瘀——益气化瘀止血——举元煎合失笑散加血余炭、茜草。

瘀热互结——凉血化瘀止血——清经散去黄柏，熟地黄改为生地黄，加茜草、三七。

2. 流产术后出血

瘀阻子宫——活血化瘀，固冲止血——生化汤加益母草。

气血两虚——益气养血，固冲止血——八珍汤加乌贼骨、仙鹤草。

湿热壅滞——清利湿热，化瘀止血——固经丸加马齿苋、薏苡仁。

第八篇 中西医结合儿科学

第一单元 儿科学基础

☆ **重点提示**

本单元考点较多，基本都为基础记忆性内容。其中小儿年龄分期标准、生长发育指标、稚阴稚阳的含义以及小儿按诊的内容均为考试的常考点，需重点记忆。另外脱水、小儿辨证的内容也应熟悉，其余通读了解即可。注意记熟常用的公式。

――――考点集合――――

一、小儿年龄分期与生长发育

1. 年龄分期标准、各年龄期特点及与预防保健的关系

（1）胎儿期：从受精卵形成到小儿出生。依靠母体而生存。

（2）新生儿期：从出生后脐带结扎开始，至出生后28天。发病率高，常有产伤、感染、窒息、出血、溶血及先天畸形等疾病发生。

（3）婴儿期：出生后28天至1周岁（2001，2005）。生长发育迅速，容易发生消化系统、呼吸系统的疾病和各种传染病。

（4）幼儿期：1周岁后至3周岁（2017）。智力发育迅速，但识别能力差，要注意加强营养。

（5）学龄前期：3周岁后到7周岁。易患肾炎、风湿热等疾病。

（6）学龄期：7周岁后至青春期来临。换上恒牙（2004），大脑发育已经与成人相同，发病率较前有所降低，但要注意预防近视和龋齿等。

（7）青春期：女孩11～12岁到17～18岁，男孩13～14岁到18～20岁（2008），发育迅速，第二性征逐渐明显，形体增长出现第二个高峰，应进行生理、心理的教育。

2. 体格生长发育常用指标

（1）体重：小儿初生体重平均3kg。生后3月龄的婴儿体重约为出生时的2倍；12月龄时婴儿体重约为出生时的3倍，是第一个生长高峰；2岁时婴儿体重约为出生时的4倍；2岁后到11～12岁前每年体重增长约2kg。公式：1～6个月体重（kg）＝出生时体重＋0.7×月龄；7～12个月体重（kg）＝6＋0.25×月龄（2006，2012）；2岁以上体重（kg）＝7（或8）＋年龄×2（2000，2008，2011）。

（2）身高：小儿初生时身高约50cm。出生后第一年增长25cm。以后用公式推算：身高（cm）＝70＋7×年龄（2000，2002，2004，2006，2008，2011，2012）。

（3）颅骨发育：后囟关闭在出生6～8周（2009），颅骨缝在生后3～4个月闭合，前囟关闭在生后12～18个月（2004，2006，2009，2017）。

（4）头围：新生儿平均头围34cm，2岁时48cm，5岁时50cm，15岁时接近成人，为54～58cm（2003，2006，2009，2010，2016）。

（5）胸围：出生时平均为32cm（2006，2009，2010）。比头围小1~2cm，1周岁左右头、胸围相等，以后胸围逐渐大于头围，1岁至青春前期胸围超过头围的厘米数约等于小儿岁数减1。

（6）牙齿：正常婴幼儿乳牙的数目可用公式推算：牙齿数=月龄-4（或6）。

（7）脊柱：6~7岁时固定。

（8）长骨发育：3个月——头状骨、钩骨；1岁——下桡骨骺；2~2.5岁——三角骨；3岁——月骨；3.5~5岁——大、小多角骨；5~6岁——舟骨；6~7岁——下尺骨骺；9~10岁——豆状骨，10岁出全，共10个。故1~9岁腕部骨化中心的数目约为其岁数加1。

3. 各年龄段呼吸、脉搏、血压常数

（1）呼吸、脉搏：各年龄小儿呼吸脉搏（每分钟）见下表。

年龄	呼吸	脉搏	呼吸：脉搏
新生儿	45~40	140~120	1:3
≤1岁	40~30	130~110	1:(3~4)
1⁺~3岁	30~25	120~100	1:(3~4)
3⁺~7岁	25~20	100~80	1:4
7⁺~14岁	20~18	90~70	1:4

（2）血压：计算公式：收缩压（mmHg）=80+2×年龄，舒张压（mmHg）=收缩压×2/3。

4. 生长发育规律

（1）一般规律，由上到下、由近及远、由初级到高级、由简单到复杂、由粗到细。

（2）生长发育是连续的过程，各器官生长速度不平衡，个体差异明显。

5. 感觉、运动和语言发育

（1）感觉发育：①视觉：1个月凝视光源，有头眼协调；3~4个月看自己的手；4~5个月认识母亲面容，初步分辨颜色，喜红色；1~2岁喜看图，能区别形状；6岁视深度已充分发育，视力达1.0。②听觉：3~7日后羊水逐渐吸收听觉已相当好；3~4个月时头转向声源，听到悦耳声会笑；7~9个月能确定声源，开始区别语言的意义；1岁听懂自己的名字；2岁后能区别不同声音；4岁听觉发育完善。

（2）运动发育：也称神经运动发育，分为大运动（包括平衡）、细运动两类。发育规律是自上而下、由近到远、由不协调到协调、先正向动作后反向动作。①平衡与大运动：3个月抬头，4个月翻身，6个月独坐，8~9个月用双上肢向前爬，1岁走，2岁跳，3岁快跑（2012，2016）。②细动作：新生儿两手紧握拳，3个月握物，3~4个月玩弄手中物体，6~7个月换手、捏与敲等探索性动作，9~10个月用拇指取细小物品，12~15个月用匙取食、乱涂画，2~3岁用筷子，4岁穿衣、绘画及书写。

（3）语言发育：新生儿啼哭，咿呀作语；6个月发出个别音节；1岁连说两个重音字，会叫"妈妈"，先单音节、双音节，后组成句子；4岁时清楚表达，叙述简单事情；6岁说话完全流利，句法基本正确。

二、小儿生理特点、病理特点

1. 生理特点　①脏腑娇嫩，形气未充。②生机蓬勃，发育迅速（2006）。古代医家把小儿生机蓬勃、发育迅速的特点概括为"纯阳之体"或"体禀纯阳"（2017）。

2. 病理特点　①发病容易，传变迅速。②脏气清灵，易趋康复（2006，2010）。

3. 稚阴稚阳学说的意义　这里的"阴"，指机体的精、血、津液及脏腑、筋骨、脑髓、血脉、肌肤等有形之质；"阳"指脏腑等各种生理功能；"稚"指幼稚而未曾成熟。稚阴稚阳包括了机体柔嫩、气血未盛、脾胃薄弱、肾气未充、腠理疏松、神气怯弱、筋骨未坚等特点（2006）。

三、小儿喂养与保健

1. 营养基础　胎儿依靠孕母供给营养，出生后的营养素则主要来自所摄取的食物。
2. 能量、营养物质、水的需要　①能量：包括基础代谢（约占60%）、食物的特殊动力作用（蠕动、消化、吸收）、活动所需、生长发育、排泄消耗。②营养素：三大营养元素比例为蛋白质占热量的10%～15%，脂肪占热量的25%～30%，糖类占热量的50%～60%。
3. 母乳喂养的优点和方法
(1) 优点：母乳营养丰富；母乳易于消化、吸收和利用；含有丰富的抗体和免疫活性物质，有抗感染和抗过敏的作用；母乳温度适宜、经济、卫生；母乳喂养能增进母子感情；产后哺乳可刺激子宫收缩，促其早日恢复（2010，2011）。
(2) 方法：尽早开奶，按需哺乳。
4. 人工喂养的基本知识　用牛乳、羊乳或其他母乳代用品喂养婴儿。
5. 辅助食品的添加原则　①从少到多。②由稀到稠。③由细到粗。④由一种到多种。⑤天气炎热或婴儿患病时，应暂缓添加新品种（2017）。
6. 保健的主要内容、传染病管理和计划免疫
(1) 保健原则及重点：孕母保健，新生儿访视，母乳喂养，定期体格检查，检测生长发育，加强体格锻炼等。
(2) 传染病管理：建立健全疫情报告制度，定期开展某些传染病及寄生虫病的普查，建立健全各种卫生制度，经常进行清洁卫生大扫除。
(3) 计划免疫的实施：注意按期完成各种预防接种，建立预防接种档案。

四、小儿诊法概要

1. 望诊的主要内容及临床意义
(1) 主要内容：望神色形态、审窍、辨斑疹、察二便、察指纹（2011）。
(2) 临床意义：小儿反映病情的真实性较成人更为明显，通过望诊可以观察病儿的全身和局部情况，从而获得有关的症状体征（2010）。
2. 指纹诊查的方法及临床意义
(1) 方法：观察指纹是儿科的特殊诊法，适用于3岁以下小儿。指纹是从虎口沿食指内侧（桡侧）所显现的脉络。食指根的第一指节为风关，第二指节为气关，第三指节为命关。
(2) 临床意义：正常小儿指纹隐约可见，色泽淡紫，纹形伸直，不超过风关（2011，2012）。指纹的辨证纲要可以归纳为"浮沉分表里，红紫辨寒热，淡滞定虚实，三关测轻重"（2011）。
3. 啼哭声、尿液、粪便气味的临床诊断意义
(1) 啼哭：健康小儿啼哭有泪，声音洪亮，属正常；若啼哭声尖锐、忽然惊啼、哭声嘶哑、大哭大叫不止，或常啼无力，声慢而呻吟者，当详察原因。
(2) 尿液：清澈量多为寒。色黄量少为热；色深黄为湿热内蕴；黄褐如浓茶，多为湿热黄疸。色红如洗肉水或镜检红细胞增多者为尿血，大体鲜红色为血热妄行，淡红色为气不摄血，红褐色为瘀热内结，暗红色为阴虚内热。
(3) 粪便：①胎粪——黏稠糊状，褐色，无臭气，日行2～3次。单纯母乳喂养——卵黄色，稠而不成形，稍有酸臭气，日行3次左右。牛乳、羊乳为主喂养——色淡黄，质较干硬，有臭气，日行1～2次。②燥结为内有实热或阴虚内热；稀薄夹有白色凝块，为内伤乳食；稀

薄，色黄秽臭，为肠腑湿热；下利清谷，洞泄不止，为脾肾阳虚；赤白黏冻，为湿热积滞，常见于痢疾；果酱色，伴阵发性哭闹，常为肠套叠；灰白不黄，多系胆道阻滞。

4. 问诊的主要内容及临床意义　①出生史。②喂养史。③生长发育史。④预防接种史。

5. 基本脉象　基本脉象主要分为浮、沉、迟、数、有力、无力 6 种（2010）。浮沉分表里，迟数辨寒热，有力、无力定虚实。轻按能及为浮脉，多见于表证，浮而有力为表实，浮而无力为表虚；重按才能触及的为沉脉，多见于里证，沉而有力为里实，沉而无力为里虚；脉搏频速，一息六七次以上的数脉，多见于热证，数而有力为实热，数而无力为虚热；肝病、惊风可见弦脉；痰涎壅盛或积滞内蕴，常有滑脉。

6. 按诊（皮肤、头颅、胸腹、四肢）

(1) 按皮肤：肤冷汗多为阳气不足；肤热无汗为热闭于内。肌肤肿胀，按之随手而起，属阳水水肿；肌肤肿胀，按之凹陷难起，属阴水水肿。

(2) 按头颅：囟门隆凸，按之紧张，为囟填，多为风火痰热上攻，肝火上亢，热盛生风；囟门凹陷，为囟陷，常因阴津大伤，若兼头颅骨软者为气阴虚弱，精亏骨弱；颅骨按之不坚而有弹性感多为维生素 D 缺乏性佝偻病（2007）。

(3) 按胸腹：若虚里搏动太强，节律不匀，为宗气内虚外泄；若搏动过速，伴喘促，是宗气不继之证。胸骨高耸如鸡之胸，后凸如龟之背是为骨痹；肋骨串珠为虚羸之证。按察腹部，右上腹胁肋下触及痞块，或按之疼痛，为肝大，左上腹胁肋下触及有痞块，为脾大，俱多为气滞血瘀之征。

(4) 按四肢：平时手足冷者多为阳气虚弱；手足心发热多为阴虚内热。高热时四肢厥冷为热深厥甚；四肢肌肉结实者体壮，松弛软弱者脾气虚弱。

五、儿科辨证的意义

1. 八纲辨证的意义　表里是辨别疾病病位的纲领；寒热是辨别疾病性质的纲领；虚实是辨别人体正气强弱和病邪盛衰的纲领；而阴阳是辨别疾病性质的总纲领。小儿生长发育快，新陈代谢旺盛，故得病后，病情发展变化均较迅速，传变也较复杂。因此，必须结合证候仔细辨别。

2. 脏腑辨证的意义　脏腑辨证是按中医五脏六腑的生理功能和病理表现来分析内脏病变的部位和性质。在儿科临床上，脏腑辨证是杂病辨证的基本方法，被认为是儿科病辨证最为重要的辨证方法之一。

3. 卫气营血辨证的意义　温病即热性病，以发病急、进展快、变化多为特点，是在《伤寒论》六经辨证的基础上，根据病情发展的规律，运用三焦辨证和卫气营血辨证（2006）。在儿科可分为表证、表里兼证和里证三个阶段。

六、儿科治疗概要

1. 治疗原则　①中西医有机结合，取长补短。②治疗及时，方药精简。③调理和顾护脾胃。④整体治疗，合理调护。

2. 药物剂量计算常用方法

(1) 按体重计算：每日（次）剂量=病儿体重（kg）×每日（次）每千克体重需要量。

(2) 按体表面积计算

1) 体重<30kg：小儿体表面积（平方米）=体重（kg）×0.035+0.1

2) 体重>30kg：小儿体表面积（平方米）=[体重（kg）-30]×0.02+1.05

3) 剂量=小儿体表面积（m^2）×剂量/（cm^2）

(3) 按年龄计算：比较简单易行。

(4) 按成人剂量折算：小儿剂量=成人剂量×小儿体重（kg）/50。

（5）小儿中药用量：新生儿用成人量的1/6，乳婴儿为成人量的1/3，幼儿为成人量的1/2，学龄儿童为成人量的2/3或成人量。

3. 常用内治法则　疏风解表、止咳平喘、清热解毒、消食导滞、镇惊开窍、凉血止血、利水消肿、益气健脾、培元补肾、回阳救逆、活血化瘀。

4. 常用外治法的治疗机理和适应证

（1）推拿疗法：推拿是根据经络腧穴、营卫气血的原理，结合现代医学神经、循环、消化、代谢、运动等解剖生理知识，用手法物理刺激经穴和神经，以达到促进气血运行、经络通畅、调节神经功能，增强体质和调和脏腑的作用。主要用于治疗小儿泄泻、腹痛、厌食、斜颈等病证。

（2）捏脊疗法：捏脊疗法是通过对督脉和膀胱经的捏拿，达到调整阴阳、通理经络、调和气血、恢复脏腑功能为目的的一种疗法。常用治疳证、婴儿泄泻及脾胃虚弱的患儿。

（3）针灸与打刺疗法：①针灸疗法就是针刺或温灸一定的穴位或部位，达到通经脉、调气血的目的，使人体阴阳平衡，以治疗疾病的一种外治法。灸法常适用于慢性虚弱性疾病及以风寒湿邪为患的病证。②打刺疗法也称皮肤针刺法（梅花针、七星针），主要用于治疗脑瘫后遗症。③刺四缝疗法，四缝是经外奇穴，位于食、中、无名及小指四指中节横纹中点，是手三阴经所过之处。针刺四缝有解热除烦、通畅百脉、调和脏腑的功效，常用于治疗疳证、厌食。

（4）拔罐疗法：本法可促进气血流畅、营卫运行，也有祛风散寒、宣肺止咳、舒筋活络的作用。常用于治疗肺炎喘嗽、哮喘、腹痛、遗尿等病证。

5. 小儿体液平衡的特点和液体疗法

（1）脱水程度的判断

1）轻度脱水（失水量占体重的5%以下）。

2）中度脱水（失水量占体重的5%~10%）。

3）重度脱水（失水量占体重的10%以上）（2005）。

（2）代谢性酸中毒的主要临床表现

1）轻度酸中毒的症状不明显，常被原发病所掩盖。

2）较重酸中毒表现为呼吸深而有力，唇呈樱桃红色，精神萎靡，嗜睡，恶心，频繁呕吐，心率增快，烦躁不安，甚则出现昏睡、昏迷、惊厥等。

3）严重酸中毒，血浆pH<7.2时，心肌收缩无力，心率转慢，心排血量减少，周围血管阻力下降，致低血压、心力衰竭和室颤。半岁以内小婴儿呼吸代偿功能差，酸中毒时其呼吸改变可不典型，往往仅有精神萎靡、面色苍白等。

第二单元　新生儿疾病

重点提示

本单元出题率一般，考点集中在新生儿黄疸上，着重记忆中医辨证论治。其余内容可通读了解。

考点集合

新生儿黄疸

1. 西医病因及发病机理

（1）感染性：①新生儿肝炎。②新生儿败血症。

（2）非感染性：①新生儿溶血病（母婴ABO血型不合、Rh血型不合）。②胆管阻塞（先天性胆道闭锁和先天性胆总管囊肿）。③母乳性黄疸。④遗传疾病、药物因素。

2. 生理性黄疸与病理性黄疸的鉴别

分类	生理性黄疸	病理性黄疸（2016）
出现时间	晚（出生后2～3天）(2004，2008)	早（出生后24小时）(2002)
消退时间	10～14天	>10～14天
临床表现	一般情况良好	一般情况差
血清胆红素	<221μmol/L	>221μmol/L
黄疸消退后	不再出现	可再出现

3. 中医辨证论治

（1）湿热熏蒸——清热利湿退黄（2001，2004）

证候：面目皮肤发黄，颜色鲜明，精神疲倦或烦躁啼哭，不欲吮乳，小便短黄，舌质红，舌苔黄腻。重者腹胀、呕吐，甚或神昏、抽搐。

方药：茵陈蒿汤加味（2000，2010）。

（2）寒湿阻滞——温中化湿退黄（2004）

证候：面目皮肤发黄，色泽晦暗，黄疸持久不退，精神倦怠，四肢欠温，不欲吮乳，时时啼哭，大便溏薄，或便色灰白，小便短少，舌质偏淡，舌苔白腻（2005）。

方药：茵陈理中汤加味（2006）。

（3）瘀积发黄——化瘀消积退黄

证候：面目皮肤发黄，颜色晦滞，日益加重，腹部胀满，右胁下痞块，神疲纳呆，小便短黄，大便不调或灰白，舌紫暗有瘀斑、瘀点，舌苔黄或白。

方药：血府逐瘀汤加减。

第三单元 呼吸系统疾病

☆ 重点提示

本单元为重点复习的内容。其中上呼吸道感染、肺炎是考试的重点内容。其病因病机、临床表现及中医治疗均应熟练掌握，特别是肺炎的内容。另外，对于肺炎心力衰竭的处理及肺炎病原学治疗的抗生素药物选择也应有所了解。

——— 考点集合 ———

一、急性上呼吸道感染

1. 主要病原体及临床表现　上呼吸道感染的病原体90%以上为病毒，主要有鼻病毒、呼吸道合胞病毒、副流感病毒、流感病毒、柯萨奇病毒、管状病毒、单纯疱疹病毒、EB病毒、埃可病毒及腺病毒等。

（1）一般类型：轻症以鼻咽部症状为主，重症病例可引起很多并发症，如中耳炎、风湿热、心包炎、骨髓炎等疾病。

（2）特殊类型：①疱疹性咽峡炎：病原体为柯萨奇A组病毒（2015）。咽腭弓、悬雍垂、软腭或扁桃体上有2～4mm大小的疱疹，周围有红晕，疱疹破溃后形成小溃疡，病程1周左右。②咽结合膜热：病原体为腺病毒3、7型，病程1～2周（2017）。多呈高热、咽痛、眼部刺痛，体检时可见咽部充血，一侧或两侧滤泡性眼结合膜炎，颈部、耳后淋巴结肿大。

2. 常见兼夹证（夹痰、夹滞、夹惊）（2005，2008，2011，2016）

（1）夹痰：小儿肺脏娇嫩，感邪之后，失于宣肃，气机不利，津液不得敷布而内生痰液，痰壅气道，则咳嗽加剧，喉间痰鸣，此为感冒夹痰（2004）。

（2）夹滞：小儿脾常不足，感邪之后，脾运失司，稍有饮食不节，致乳食停滞，阻滞中焦，则脘腹胀满，不思乳食，或伴呕吐、泄泻，此为感冒夹滞（2005）。

（3）夹惊：小儿神气怯弱，肝气未盛，感邪之后，热扰心肝，易致心神不宁，睡卧不安，惊惕抽风，此为感冒夹惊（2005）。

3. 中医辨证论治

（1）主证

1）风寒感冒——辛温解表

证候：发热，恶寒，无汗，头痛，鼻流清涕，喷嚏，咳嗽，咽部不红肿，舌淡红，苔薄白，脉浮紧或指纹浮红。

方药：荆防败毒散加减。

2）风热感冒——辛凉解表

证候：发热重，恶风，有汗或少汗，头痛，鼻塞，或鼻流浊涕，喷嚏，咳嗽，痰稠，色白或黄，咽红肿痛，口干渴，舌质红，苔薄黄，脉浮数或指纹浮紫。

方药：银翘散加减。

3）暑邪感冒——清暑解表

证候：发热，无汗或汗出热不解，头痛，头晕，鼻塞，身重困倦，胸闷，泛恶，口渴心烦，食欲不振，或有呕吐、泄泻，小便短黄，舌质红，苔黄腻，脉数或指纹紫滞。

方药：新加香薷饮加减（2008）。

4）时邪感冒——清热解毒

起病急骤，全身症状重。高热，恶寒，无汗或汗出热不解，头痛，心烦，目赤，咽红，肌肉酸痛，腹痛，或有恶心、呕吐，舌质红，舌苔黄，脉数。

方药：银翘散合普济消毒饮加减。

（2）兼证

1）夹痰——辛温解表，宣肺化痰；辛凉解表，清肺化痰（2016）

证候：感冒兼见咳嗽较剧，痰多，喉间痰鸣。

方药：在疏风解表的基础上，风寒夹痰证加用三拗汤、二陈汤加减；风热夹痰证加用桑菊饮加减。

2）夹滞——解表兼以消食导滞

证候：感冒兼见脘腹胀满，不思饮食，呕吐酸腐，口气秽浊，大便酸臭，或腹痛泄泻，或大便秘结，小便短黄，舌苔厚腻，脉滑。

方药：在疏风解表的基础上，加用保和丸加减。

3）夹惊——解表兼以清热镇惊

证候：感冒兼见惊惕哭闹，睡卧不宁，甚至骤然抽风，舌质红，脉浮弦。

方药：在疏风解表的基础上，加用镇惊丸加减。另服小儿回春丹或小儿金丹片。

二、小儿肺炎

1. 肺炎的中西医病因

（1）常见病原体：发达国家中小儿肺炎病原以病毒为主，发展中国家则以细菌为主。其中肺炎链球菌、金黄色葡萄球菌、流感嗜血杆菌是重症肺炎的主要病因。

（2）中医病因病机：外因责之于感受风邪，或由其他疾病传变而来；内因责之于小儿形气未充,肺脏娇嫩,卫外不固。病机关键为肺气闭郁。

2. 临床分类方法

(1) 病理分类:支气管肺炎、大叶性肺炎、间质性肺炎、毛细支气管炎。

(2) 病因分类:病毒性肺炎、细菌性肺炎、支原体肺炎、衣原体肺炎、真菌性肺炎、原虫性肺炎、坠积性肺炎、嗜酸细胞性肺炎、吸入性肺炎等。

(3) 病程分类:病程小于1个月为急性肺炎;1~3个月为迁延性肺炎;大于3个月为慢性肺炎。

(4) 病情分类:轻症,呼吸系统症状为主,无全身中毒症状。重症,除呼吸系统受累严重外,其他系统亦受累,且全身中毒症状明显。

3. 支气管肺炎、腺病毒肺炎、合胞病毒肺炎、支原体肺炎的临床特点

(1) 支气管肺炎:起病急,发病前多数有上呼吸道感染表现。以发热、咳嗽、气促为主症。热型多为不规则热,也可见弛张热或稽留热,气促加重,可出现呼吸困难,表现为鼻翼扇动、点头呼吸、三凹征等。肺部体征早期可不明显或仅有呼吸音粗糙,以后可闻及固定的中、细湿啰音。新生儿肺炎肺部听诊仅可闻及呼吸音粗糙或减低,病程中亦可出现细湿啰音或哮鸣音。

(2) 腺病毒肺炎:以发热、咳嗽、呼吸困难为主症。急骤发热,体温可达39℃以上,第3~4日多呈稽留热或不规则的高热。咳嗽较剧,频咳或阵咳。呼吸困难多开始于第3~6日。重症者可出现鼻翼扇动、三凹征、喘憋及口唇甲床青紫。肺部体征出现较晚,初期听诊仅有呼吸音粗糙或干啰音,发热4~5日后方可闻及湿啰音。

(3) 合胞病毒肺炎:多见于2岁以内,尤以2~6个月婴儿多见,男性多于女性,以高热、咳嗽、喘憋为主要症状。中、重症患儿有喘憋、呼吸困难,出现呼吸增快、三凹征、鼻翼扇动及口唇发绀。肺部听诊可闻及喘鸣音。肺基底部可听到细湿啰音。

(4) 支原体肺炎:以发热、咳嗽、咯痰为主症。热型不定,大多在39℃左右,热程为1~3周。刺激性剧烈咳嗽为突出表现。年长儿常伴有咽痛、胸闷及胸痛,婴幼儿则起病急,病情重,常有呼吸困难及喘憋。叩诊呈浊音,听诊呼吸音减弱,有时可闻及湿啰音。部分可闻及哮鸣音。

4. 肺炎心衰的诊断标准(2016) ①呼吸突然加快,>60次/分。②心率突然加快,婴儿>180次/分,幼儿超过160次/分。③骤发极度烦躁不安,明显发绀,面色苍白发灰,指甲微循环充盈时间延长。④心音低钝、奔马律、颈静脉怒张。⑤肝脏迅速增大。⑥尿少或无尿,颜面、眼睑、双下肢水肿。具备前5项者即可诊断心力衰竭。

5. 抗生素药物选择原则 ①根据病原菌选择敏感药物。②早期治疗。③选用渗入下呼吸道浓度高的药物。④足量、足疗程。⑤重症宜联合用药,经静脉给药。

6. 中医辨证论治

(1) 常证

1) 风寒闭肺——辛温宣肺,化痰止咳

证候:恶寒发热,无汗,呛咳不爽,呼吸气急,痰白而稀,口不渴,咽不红,舌质不红,舌苔薄白或白腻,脉浮紧,指纹浮红。

方药:华盖散加减。

2) 风热闭肺——辛凉宣肺,清热化痰

证候:初起证候稍轻,发热恶风,咳嗽气急,痰多,痰稠黏或黄,口渴咽红,舌红,苔薄白或黄,脉浮数。重症则见高热烦躁,咳嗽微喘,气急鼻扇,喉中痰鸣,面色红赤,便干尿黄,舌红苔黄,脉滑数,指纹紫滞。

方药:银翘散合麻杏石甘汤加减(2005,2009)。

3) 痰热闭肺——清热涤痰,开肺定喘

证候：发热烦躁，咳嗽喘促，呼吸困难，气急鼻扇，喉间痰鸣，口唇紫绀，面赤口渴，胸闷胀满，泛吐痰涎，舌质红，舌苔黄腻，脉象弦滑（2017）。

方药：五虎汤合葶苈大枣泻肺汤加减（2004，2006，2008，2011，2016）。

4）毒热闭肺——清热解毒，泻肺开闭

证候：高热持续，咳嗽剧烈，气急鼻扇，甚至喘憋，涕泪俱无，鼻孔干燥如烟煤，面赤唇红，烦躁口渴，溲赤便秘，舌红而干，舌苔黄腻，脉滑数。

方药：黄连解毒汤合麻杏石甘汤加减。

5）阴虚肺热——养阴清肺，润肺止咳

证候：病程较长，低热盗汗，干咳无痰，面色潮红，舌红少津，舌苔花剥、苔少或无苔，脉细数。

方药：沙参麦冬汤加减。

6）肺脾气虚——补肺健脾，益气化痰

证候：低热起伏不定，面白少华，动则汗出，咳嗽无力，纳差便溏，神疲乏力，舌质偏淡，舌苔薄白，脉细无力。

方药：人参五味子汤加减。

（2）变证

1）心阳虚衰——温补心阳，救逆固脱

证候：骤然面色苍白，口唇紫绀，呼吸困难或呼吸浅促，额汗不温，四肢厥冷，虚烦不安或神情淡漠，右胁下出现痞块并渐增大，舌质略紫，苔薄白，脉细弱而数，指纹青紫，可达命关。

方药：参附龙牡救逆汤加减（2005，2006）。

2）邪陷厥阴——平肝息风，清心开窍

证候：壮热烦躁，神昏谵语，四肢抽搐，口噤项强，双目上视，舌质红绛，指纹青紫，可达命关，或透关射甲。

方药：羚角钩藤汤合牛黄清心丸加减。

三、反复呼吸道感染

1. 诊断标准

（1）0~2岁，上呼吸道感染每年7次，下呼吸道感染每年3次；3~5岁，上呼吸道感染每年6次，下呼吸道感染每年2次；6~12岁，上呼吸道感染每年5次，下呼吸道感染每年2次以上。

（2）上呼吸道感染，第2次距第1次至少要间隔7天以上。

2. 中医病因病机　禀赋不足，体质虚弱；喂养不当，调护失宜；少见风日，不耐风寒；用药不当，损伤正气；正虚邪伏，遇感乃发。

3. 中医辨证论治

（1）营卫失和，邪毒留恋——扶正固表，调和营卫（2017）

证候：反复感冒，恶寒怕热，不耐寒凉，平时汗多，肌肉松弛；或伴有低热，咽红不退，扁桃体肿大；或肺炎喘嗽后久不康复；舌淡红，苔薄白，或花剥，脉浮数无力，指纹紫滞。

方药：黄芪桂枝五物汤加减。

（2）肺脾两虚，气血不足——健脾益气，补肺固表

证候：屡受外邪，咳喘迁延不已，或愈后又作，面黄少华，厌食，或恣食肥甘生冷，肌肉松弛，或大便溏薄，咳嗽多汗，唇口色淡，舌质淡红，脉数无力，指纹淡。

方药：玉屏风散加味。

（3）肾虚骨弱，精血失充——补肾壮骨，填阴温阳（2017）

证候：反复感冒，甚则咳喘，面白无华，肌肉松弛，动则自汗，寐则盗汗，睡不安宁，五心烦热，立、行、齿、发、语迟，或鸡胸龟背，舌苔薄白，脉数无力。

方药：补肾地黄丸加味。

第四单元　循环系统疾病

☆ 重点提示

本单元内容出题率一般。对于病毒性心肌炎的诊断标准及中医分型论治要重点掌握。另外应注意心电图等辅助检查。

―――――考点集合―――――

病毒性心肌炎

1. 西医发病机理　以病毒对心肌的直接损伤和继发性免疫损伤为主。

2. 中医病因病机　小儿素体正气亏虚是发病之内因，温热邪毒侵袭是发病之外因。病变部位主要在心，常涉及肺、脾、肾。以外感风热、湿热邪毒为发病主因，瘀血、痰浊为病变过程中的病理产物，耗气伤阴、血脉阻滞为主要病理变化，病程中或邪实正虚，或以虚为主，或虚中夹实，尤须警惕心阳暴脱变证的发生。

3. 诊断标准

（1）临床诊断依据：①心功能不全、心源性休克或心脑综合征。②心脏扩大（X线、超声心动图检查具有表现之一）。③心电图改变，以R波为主的2个或2个以上的主要导联（Ⅰ、Ⅱ、aVF、V_5）的ST-T改变持续4天以上伴动态变化（2005），窦房传导阻滞、房室传导阻滞、完全性右或左束支阻滞，成联律、多形、多源、成对或并行性期前收缩，非房室结及房室折返引起的异位性心动过速，低电压（新生儿除外）及异常Q波。④CK-MB升高或心肌肌钙蛋白（cTnI或cTnT）阳性。

（2）病原学诊断依据：①确诊指标：自患儿心内膜、心肌、心包（活检、病理）或心包穿刺液检查，分离到病毒，或用病毒核酸探针查到病毒核酸或特异性病毒抗体阳性（任一皆可确诊）。②参考依据：自患儿粪便、咽拭子或血液中分离到病毒，且恢复期血清同型抗体滴度较第一份血清升高或降低4倍以上；病程早期患儿血中特异性IgM抗体阳性；用病毒核酸探针自患儿血中查到病毒核酸。

（3）确诊依据：①具备临床诊断依据2项，可临床诊断为心肌炎。发病同时或发病前1~3周有病毒感染的证据支持诊断。②同时具备病原学确诊依据之一，可确诊为病毒性心肌炎；具备病原学参考依据之一，可临床诊断为病毒性心肌炎。③凡不具备确诊依据者，应给予必要的治疗或随诊，根据病情变化，确诊或除外心肌炎。④应除外风湿性心肌炎、中毒性心肌炎、先天性心脏病、结缔组织病，以及代谢性疾病的心肌损害、甲状腺功能亢进、原发性心肌病、原发性心内膜弹力纤维增生症、先天性房室传导阻滞、心脏自主神经功能异常、β受体功能亢进及药物引起的心电图改变。

4. 中西医治疗

（1）常用的西药治疗方法：急性期卧床；营养心肌药物（辅酶Q10、1,6-二磷酸果糖、维生素C）（2005，2010，2011）；肾上腺皮质激素主要用于心源性休克、致死性心律紊乱等的抢救；控制心力衰竭（地高辛、毛花苷丙等）。

（2）中医辨证论治

风热犯心——清热解毒，宁心复脉——银翘散加减（2017）。

湿热侵心——清热化湿，宁心复脉——葛根芩连汤加减（2008，2011）。
气阴亏虚——益气养阴，宁心复脉——炙甘草汤合生脉散加减。
心阳虚弱——温振心阳，宁心复脉——桂枝甘草龙骨牡蛎汤加减。
痰瘀阻络——豁痰化瘀，活血通络——瓜蒌薤白半夏汤合失笑散加减（2006，2016）。

第五单元　消化系统疾病

☆ 重点提示

本单元内容每年必考。其中鹅口疮的中医治疗、腹泻的诊断及治疗都是考试经常涉及的内容。另外，对于小儿脱水的分度也应熟悉了解。其余内容通读即可。

考点集合

一、鹅口疮

1. 病因及临床特征
（1）病因：积热内蕴，口腔不洁，感受秽毒之邪。由白色念珠菌感染所致（2008）。
（2）临床特征：主要为口腔黏膜上出现白色或灰白色乳凝块样白膜。初起时，呈点状和小片状，微凸起，可逐渐融合成大片，白膜界线清楚，不易拭去（2002，2004，2007）。
2. 中医辨证论治
（1）心脾积热——清心泻脾
证候：口腔满布白屑，周围鲜红较甚，面赤，唇红，或伴发热、烦躁、多啼，口干或渴，大便干结，小便黄赤，舌红苔黄厚，脉滑或指纹紫滞。
方药：清热泻脾散加减（2005，2011，2017）。
（2）虚火上浮——滋阴泻火
证候：口腔内白屑散在，周围红晕不著，形体瘦弱，颧红，手足心热，口干不渴，舌红，苔少，脉细或指纹紫。
方药：知柏地黄丸加减（2006，2007，2011）。

二、小儿腹泻

1. 中医病因病机　以感受外邪、伤于饮食、脾胃虚弱、脾肾阳虚为多见，其主要病变在脾胃。
2. 临床表现
（1）胃肠道症状：大便次数增多，大便每日数次至数十次，多为黄色水样或蛋花样大便，含有少量黏液，少数患儿也可有少量血便。食欲低下，常有呕吐，严重者可吐咖啡色液体。
（2）重型腹泻：除较重的胃肠道症状外，常有较明显的脱水、电解质紊乱和全身中毒症状。
3. 诊断和鉴别诊断
（1）诊断：根据发病季节、病史（包括喂养史和流行病学资料）、临床表现和大便性状易于进行临床诊断。必须判定有无脱水（程度和性质）、电解质紊乱和酸碱失衡；注意寻找病因，肠道内感染的病原学诊断比较困难，从临床诊断和治疗需要考虑，可先根据大便常规有无白细胞将腹泻分为大便无或偶见白细胞者、大便有较多白细胞者。
（2）鉴别诊断
1）生理性腹泻：多见于6个月以下的小儿，外观虚胖，常有湿疹。生后不久即腹泻，但除大便次数增多外,无其他症状。食欲好,无呕吐,生长发育不受影响,添加辅食后大便即逐渐转为正常。

2）导致小肠消化吸收功能障碍的各种疾病:如乳糖酶缺乏、葡萄糖-半乳糖吸收不良、失氯性腹泻、原发性胆酸吸收不良、过敏性腹泻等。

3）细菌性痢疾:急性起病,便次频多,大便稀,有黏液脓血,腹痛明显,里急后重。大便常规检查脓细胞、红细胞增多,可找到巨噬细胞,大便培养有痢疾杆菌生长。

4）坏死性肠炎:中毒症状严重,腹痛、腹胀、频繁呕吐、高热,起初大便为稀水黏液状或蛋花汤样,逐渐出现血便或呈红豆汤样便,具有腥臭味,重症常出现休克。

4. 水、电解质和酸碱平衡紊乱及脱水的分度

（1）水、电解质和酸碱平衡紊乱:当肺呼吸功能障碍导致 CO_2 排出过少或过多,使血浆中 H_2CO_3 的量增加或减少所引起的酸碱平衡紊乱,称为呼吸性酸中毒或碱中毒。若因代谢紊乱使血浆中 HCO_3^- 的量减少或增加而引起的酸碱平衡紊乱,则称为代谢性酸中毒或碱中毒。出现酸碱平衡紊乱时,如果机体通过缓冲系统及肺、肾调节,使血液 pH 值仍保持在正常范围内时则称为代偿性酸中毒或碱中毒。

（2）脱水的分度:①轻度脱水,失水量为体重的 5%。②中度脱水,失水量为体重的 5%~10%。③重度脱水:失水量为体重的 10% 以上（2017）。

5. 西医治疗原则　①饮食疗法。②液体疗法。③药物治疗（控制感染、微生态疗法、肠黏膜保护剂）。④迁延性和慢性腹泻病的治疗,针对病因治疗,同时作好液体疗法、营养治疗和药物疗法。

6. 重度脱水伴休克的补液方法　如重度脱水,尤其对于有明显血容量和组织灌注不足的患儿,应首选快速应用 2∶1 含钠液静脉输入。

7. 中医辨证证治

（1）常证

湿热泻——清肠解热,化湿止泻——葛根黄芩黄连汤加减（2003,2006）。

风寒泻——疏风散寒,化湿和中——藿香正气散加减（2000,2002,2004,2009）。

伤食泻——运脾和胃,消食化滞——保和丸加减（2002,2004）。

脾虚泻——健脾益气,助运止泻——参苓白术散加减（2010,2017）。

脾肾阳虚泻——温补脾肾,固涩止泻——附子理中汤合四神丸加减（2001,2007）。

（2）变证

气阴两伤——健脾益气,酸甘敛阴——人参乌梅汤加减。

阴竭阳脱——挽阴回阳,救逆固脱——生脉散合参附龙牡救逆汤加减（2008）。

第六单元　泌尿系统疾病

☆ 重点提示

急性肾小球肾炎和肾病综合征是泌尿系统的重点病证,对其各自的中医病因病机、临床表现及分型论治要重点掌握。每部分内容都是考试的常考点。另外,对于西医的治则治法也应有所了解。

考点集合

一、急性肾小球肾炎

1. 西医发病机理

（1）病因：A组乙型溶血性链球菌（12型、49型）；葡萄球菌、肺炎链球菌和革兰阴性杆菌等；某些病毒（流感病毒、腮腺炎病毒、柯萨奇病毒B4和埃可病毒等）、真菌、钩端螺旋体、立克次体和疟原虫。

（2）发病机制：细菌感染多数通过抗原-抗体免疫反应引起肾小球毛细血管炎症病变，而病毒和其他病原体则直接侵袭肾组织而导致肾炎。

2. 中医病因病机 ①感受风寒，或风热客于肺卫，阻于肌表，导致肺气失宣，肃降无权，水液不能下达，以致风遏水阻，风水相搏，流溢肌肤而发为水肿。②疮毒疔肿侵袭皮肤，邪毒湿热郁遏肌表，内犯肺脾，致使肺失通调，脾失健运，水无所主，流溢肌肤，发为水肿。

3. 临床表现（2001）

（1）前驱感染：发病前1~3周有上呼吸道或皮肤等前驱感染。

（2）典型表现：①浮肿（早期最常见的症状）、少尿。自颜面眼睑开始，1~2日渐及全身，少数亦可有胸水、腹水，可伴尿量减少。②血尿（镜下血尿几乎均有，肉眼血尿30%~50%）。③高血压（2016）。

（3）严重表现：①循环充血而见呼吸急促、肺部湿啰音，严重者可出现呼吸困难、胸闷及频咳，两肺满布湿啰音，甚至心界扩大，肝大及压痛，水肿加剧。②高血压脑病，常见于病程早期，150~160/100~110mmHg以上，剧烈头痛、恶心呕吐、视力障碍、惊厥、昏迷等。③急性肾衰竭。

（4）非典型表现：①无症状性急性肾炎，仅有血尿或血补体C_3降低而无临床症状。②肾外症状性急性肾炎，水肿和（或）高血压起病，严重者有高血压脑病或循环充血症状，尿改变轻微或无改变，但有链球菌前驱感染、血补体C_3明显降低。③以肾病综合征表现的急性肾炎，大量蛋白尿、低蛋白血症和高胆固醇血症，水肿严重并部分转变为凹陷性。

4. 诊断 急性起病，1~3周前有链球菌感染史（上呼吸道或皮肤感染），典型表现为浮肿、高血压和血尿，不同程度蛋白尿，急性期血清ASO滴度升高，总补体及C_3暂时性下降，可临床诊断为急性肾炎。

5. 鉴别诊断

（1）急性肾盂肾炎：可表现有血尿，但多伴有发热，尿路刺激症状，尿中多有白细胞，尿细菌培养阳性。

（2）慢性肾炎急性发作：呼吸道感染后2~4天出现；既往有肾炎病史；可有贫血、低蛋白血症、高脂血症，血清补体浓度多正常，偶有持续性降低；尿量不定而比重偏低。

（3）急进性肾炎：常在3个月内病情持续进展恶化，血尿、高血压、急性肾衰竭伴少尿或无尿持续不缓解，病死率高。

（4）病毒性肾炎：在病毒感染的极期突然发生肉眼血尿，1~2天内肉眼血尿消失，镜下血尿持续较长，高血压、浮肿及全身症状较轻。

6. 西医治疗原则 防治感染、利尿、降压。

7. 严重病例的西医处理原则

（1）严重循环充血：使用强利尿剂；减轻心脏前后负荷；透析。

（2）高血压脑病：强效迅速降压，首选硝普钠；止惊；速效利尿剂和脱水剂。

（3）急性肾功能不全：保持水、电解质及酸碱平衡，严格控制24小时入液量，供给足够热量，防止并发症。

8. 中医辨证论治

（1）急性期常证

1）风水相搏——疏风宣肺，利水消肿

证候：水肿自眼睑开始迅速波及全身，以头面部肿势为著，皮色光亮，按之凹陷随手而起，尿少色赤，微恶风寒或伴发热，咽红咽痛，骨节酸痛，鼻塞咳嗽，舌质淡，苔薄白或薄黄，脉浮。

方药：<u>麻黄连翘赤小豆汤合五苓散加减（2005，2006，2008，2010）</u>。

2）湿热内侵——清热利湿，凉血止血

证候：浮肿或轻或重，小便黄赤而少，甚者尿血，烦热口渴，头身困重，常有近期疮毒史，舌质红，苔黄腻，脉滑数（2005）。

方药：<u>五味消毒饮合小蓟饮子加减（2005，2010）</u>。

(2) 急性期变证

1）邪陷心肝——平肝泻火，清心利水

证候：肢体面部浮肿，头痛眩晕，烦躁不安，视物模糊，口苦，恶心呕吐，甚至抽搐、昏迷，尿短赤，舌质红，苔黄糙，脉弦数。

方药：龙胆泻肝汤合羚角钩藤汤加减。

2）水凌心肺——泻肺逐水，温阳扶正

证候：全身明显浮肿，频咳气急，胸闷心悸，不能平卧，烦躁不宁，面色苍白，甚则唇指青紫，舌质暗红，舌苔白腻，脉沉细无力。

方药：<u>己椒苈黄丸合参附汤加减（2005，2007，2008）</u>。

3）水毒内闭——通腑泄浊，解毒利尿

证候：全身浮肿，尿少或尿闭，色如浓茶，头晕头痛，恶心呕吐，嗜睡，甚则昏迷，舌质淡胖，苔垢腻，脉象滑数或沉细数。

方药：<u>温胆汤合附子泻心汤加减</u>。

(3) 恢复期

1）阴虚邪恋——滋阴补肾，兼清余热

证候：乏力头晕，手足心热，腰酸盗汗，或有反复咽红，舌红苔少，脉细数。

方药：知柏地黄丸合二至丸加减。

2）气虚邪恋——健脾益气，兼化湿浊

证候：身倦乏力，面色萎黄，纳少便溏，自汗出，易于感冒，舌淡红，苔白，脉缓弱。

方药：参苓白术散加减。

二、肾病综合征

1. **主要临床特点、分型**　大量蛋白尿，低蛋白血症，高胆固醇血症（高脂血症）和不同程度的水肿。肾病综合征按病因可分为原发性、继发性和先天性三种类型。

2. 诊断与鉴别诊断

(1) 诊断要点：大量蛋白尿（尿蛋白＋＋＋～＋＋＋＋，1周内3次测定24小时尿蛋白定量≥50mg/kg）；血浆白蛋白低于30g/L；血浆胆固醇高于5.7mmol/L；不同程度的水肿。以上以大量蛋白尿和低白蛋白血症为必要。

(2) 鉴别诊断：临床可分为两型，符合上述标准诊断为单纯性肾病。在符合单纯性肾病基础上凡具有以下四项之一或多项者属于肾炎性肾病：①2周内分别3次以上离心尿检查红细胞≥10/HP，并证实为肾小球源性血尿者。②反复或持续高血压（学龄儿童≥130/90mmHg，学龄前儿童≥120/80mmHg）并除外使用糖皮质激素等原因所致。③肾功能不全，并排除由于血容量不足等所致。④持续低补体血症。

3. **常见并发症**　感染、电解质紊乱和低血容量、血栓形成、肾小管功能障碍、急性肾衰竭、肾上腺危象、生长迟缓。

4. **肾上腺皮质激素治疗方案**

(1) 初治病例：尽早选用泼尼松治疗，多采用中、长程疗法。

(2) 复发和糖皮质激素依赖性肾病的激素治疗：糖皮质激素的剂量恢复到初始疗效剂量

或上一个疗效剂量；或改隔日疗法为每日疗法，或将激素减量的速度放慢，延长疗程；亦可慎用甲基泼尼松龙冲击治疗。

(3) 激素治疗的副作用：代谢紊乱；消化性溃疡和精神欣快感；白内障、无菌性股骨头坏死、高凝状态、生长停滞等；易发生感染或诱发结核灶的活动；急性肾上腺皮质功能不全；戒断综合征。

5. 中医辨证论治

(1) 本证

1) 肺脾气虚——益气健脾，宣肺利水（2016）

证候：全身浮肿，面目为著，尿量减少，面白身重，气短乏力，纳呆便溏，自汗出，易感冒，或有上气喘息，咳嗽，舌淡胖，脉虚弱（2005）。

方药：防己黄芪汤合五苓散加减（2007）。

2) 脾肾阳虚——温肾健脾，化气行水

证候：全身明显浮肿，按之深陷难起，腰腹下肢尤甚，面白无华，畏寒肢冷，神疲蜷卧，小便短少不利，可伴有胸水、腹水，纳少便溏，恶心呕吐，舌质淡胖或有齿痕，苔白滑，脉沉细无力。

方药：偏肾阳虚，真武汤合黄芪桂枝五物汤加减；偏脾阳虚，实脾饮加减（2006）。

3) 肝肾阴虚——滋阴补肾，平肝潜阳

证候：浮肿或重或轻，头痛头晕，心烦躁扰，口干咽燥，手足心热或有面色潮红，目睛干涩或视物不清，痤疮，失眠多汗，舌红苔少，脉弦细数。

方药：知柏地黄丸加减。

4) 气阴两虚——益气养阴，化湿清热

证候：面色无华，神疲乏力，汗出，易感冒或有浮肿，头晕耳鸣，口干咽燥或长期咽痛，咽部暗红，手足心热，舌质稍红，舌苔少，脉细弱。

方药：六味地黄丸加黄芪。

(2) 标证

1) 外感风邪——外感风寒，辛温宣肺祛风；外感风热，辛凉宣肺祛风

证候：发热，恶风，无汗或有汗，头身疼痛，流涕，咳嗽，或喘咳气急，或咽痛乳蛾肿痛，舌苔薄，脉浮。

方药：外感风寒，麻黄汤加减；外感风热，银翘散加减。

2) 水湿——一般从主证治法。伴水鼓、悬饮者可短期采用补气健脾、逐水消肿法

证候：全身浮肿，肿甚者皮肤光亮，可伴见腹胀水鼓，水聚肠间，辘辘有声，或见胸闷气短，心下痞满，甚有喘咳，小便短少，脉沉。

方药：防己黄芪汤合己椒苈黄丸加减。

3) 湿热——上焦湿热，清热解毒；中焦湿热，清热解毒，化浊利湿；下焦湿热，清热利湿

证候：皮肤脓疱疮、疖肿、疮疡、丹毒等，或口黏口苦、口干不欲饮、脘闷纳差等，或小便频数不爽、量少、有灼热或刺痛感、色黄赤混浊、小腹坠胀不适，或有腰痛、恶寒发热、口苦便秘，舌质红，苔黄腻，脉滑数。

方药：上焦湿热，五味消毒饮加减；中焦湿热，甘露消毒丹加减；下焦湿热，八正散加减。

4) 血瘀——活血化瘀

证候：面色紫暗或晦暗，眼睑下青暗，皮肤不泽或肌肤甲错，有紫纹或血缕，常伴有腰痛或胁下癥瘕积聚，唇舌紫暗，舌有瘀点或瘀斑，苔少，脉弦涩等。

方药：桃红四物汤加减。

5）湿浊——利湿降浊
证候：纳呆，恶心呕吐，身重困倦或精神萎靡，水肿加重，舌苔厚腻，血尿素氮、肌酐增高。
方药：温胆汤加减。

第七单元 神经肌肉系统疾病

☆ 重点提示

本单元内容考查概率较低，了解即可。

———— 考点集合 ————

病毒性脑炎

1. 中西医病因
（1）中医病因：<u>外感温热邪毒（疫毒）（2006）</u>。
（2）西医病因：有100多种病毒可引起脑炎病变，但引起急性脑炎较常见的病毒是肠道病毒、单纯疱疹病毒、虫媒病毒、腺病毒、巨细胞病毒及某些传染病病毒等。

2. 临床表现
（1）前驱症状：发热，头痛，上呼吸道感染症状，精神萎靡，恶心呕吐，腹痛，肌痛。
（2）神经系统症状体征：①<u>发热</u>。②颅内压增高，见<u>头痛</u>、呕吐、血压增高等，小婴儿见烦躁不安、易激惹、前囟饱满、并发脑疝（呼吸节律不规则或瞳孔不等大）等。③意识障碍，见嗜睡、昏睡及<u>昏迷</u>等，或见精神情绪异常（躁狂、幻觉、失语），定向力、计算力与记忆力障碍等。④惊厥。⑤病理征和脑膜刺激征阳性。⑥因感染病毒不同，临床伴有症状各有特点。

3. 诊断与鉴别诊断
（1）诊断要点：流行病史、临床表现、相应的脑脊液改变和病原学鉴定。
（2）鉴别诊断：①化脓性、结核性、隐球性脑膜炎：脑脊液外观、常规、生化和病原学检查。②Reye综合征：肝功能异常、部分血糖下降等特点。

4. 西医治疗措施 以对症处理和支持疗法为主。
（1）对症处理：营养供给；控制高热；呼吸道和心血管功能的监护与支持，及时处理颅内高压和呼吸循环功能障碍；降低颅内压；控制惊厥。
（2）病因治疗：单纯性疱疹病毒给予阿昔洛韦；其他病毒感染酌情选用干扰素、更昔洛韦、病毒唑、免疫球蛋白、中药等。
（3）肾上腺皮质激素的应用：重症、急性期考虑应用肾上腺皮质激素，如地塞米松。

5. 中医辨证论治
<u>痰热壅盛——清热祛痰——清瘟败毒饮加减（2017）</u>。
痰蒙清窍——涤痰开窍——涤痰汤加减。
<u>痰阻经络——涤痰通络，活血化瘀——指迷茯苓丸合桃红四物汤加减（2007）</u>。

第八单元 小儿常见心理障碍

重点提示

本单元内容较少，往年虽有涉及但总体频率较低，所以不作为复习的重点。了解即可。

---考点集合---

注意力缺陷多动障碍

1. **临床表现与诊断** 本病的临床表现以动作过多、易冲动和注意力不集中为主。大多智力正常而学习困难。可出现某些行为问题、认知功能障碍或合并抽动症等。

2. **鉴别诊断** 注意力缺陷多动障碍病没有抽动症状。但部分多发性抽动症患儿可同时伴有注意力缺陷多动障碍。

3. **中医辨证论治**

肾虚肝亢——滋水涵木,平肝潜阳——杞菊地黄丸加减(2017)。
心脾两虚——健脾养心,益气安神——归脾汤合甘麦大枣汤加减。
痰火内扰——清热化痰,宁心安神——黄连温胆汤加减(2016)。

第九单元 造血系统疾病

☆ 重点提示

本单元内容较少,考查的知识点也相对简单。重点复习营养性缺铁性贫血的病因病机、临床表现及治疗;血小板减少性紫癜的临床表现及中医治疗也应熟悉,再次考查的可能性较大。

---考点集合---

一、营养性缺铁性贫血

1. **中医病因病机** 先天禀赋不足、脾肾素虚、后天喂养不当、诸虫疾病耗伤气血、偏食少食或未按时添加辅食,以及大病、久病等原因,均可导致小儿气血生化不足而产生贫血。以上各种病因,造成脾虚运化失职不能化生气血,即可致气血虚弱而生本病。

2. **临床表现与诊断**

(1)临床表现:皮肤黏膜苍白,以口唇、甲床和睑结膜最为明显,疲乏无力,食欲减退,或异食癖。年长儿可有头晕、眼花、耳鸣等(2005)部分可有肝脾大。

(2)实验室检查:小细胞低色素性贫血;网织红细胞数正常或轻度减少;白细胞、血小板一般无特殊改变;血清铁、总铁结合力、运铁蛋白饱和度、红细胞原卟啉血清铁蛋白等异常(2005)。

3. **西医治疗方法** ①口服铁剂:常用制剂有2.5%硫酸亚铁合剂、富马酸亚铁和葡萄糖酸亚铁等。最好于两餐之间服药,既减少对胃黏膜的刺激,又利于吸收;同时口服维生素C能促进铁的吸收。牛奶、茶、咖啡及抗酸药等与铁剂同服均可影响铁的吸收。②注射铁剂:血红蛋白达正常水平后应继续服用铁剂6~8周再停药,以补足铁的贮存量(2017)。

4. **中医辨证论治**

脾胃虚弱——健运脾胃,益气养血——参苓白术散加减或异功散加味(2005,2009,2011)。
心脾两虚——补脾养心,益气生血——归脾汤加减(2010,2016)。
肝肾阴虚——滋养肝肾,益精生血——左归丸加减。
脾肾阳虚——温补脾肾,益精养血——右归丸加减。

二、特发性血小板减少性紫癜

1. **临床表现** 病前1~3周或同时有急性病毒感染史;突然起病,出血严重,以皮肤、黏膜自发性出血为主；皮肤见针点样出血点、瘀点，少数病例轻度肝脾大。

2. 诊断与鉴别诊断

（1）诊断要点：根据病史、临床表现和实验室检查，即可进行诊断。临床以出血为主要症状；实验室检查血小板计数 $< 100 \times 10^9/L$，急性型大多 $< 20 \times 10^9/L$；骨髓巨核细胞多增多，幼稚型和（或）成熟未释放血小板的巨核细胞增多；血清中检查出血小板表面抗体；需排除其他引起血小板减少的疾病。

（2）鉴别诊断：①过敏性紫癜：紫癜多见于下肢、臀部，为出血性斑丘疹，呈对称分布，伸侧面多于屈侧面，血小板不减少。常伴有荨麻疹及不同程度的关节痛和腹痛。②再生障碍性贫血：以贫血为主要表现，除出血及血小板减少外，呈全血细胞减低现象，红细胞、白细胞总数及中性粒细胞减少，网织红细胞不高。骨髓系统生血功能减低，三系造血细胞均减少，巨核细胞减少或极难查见。

3. 中医辨证论治

血热伤络——清热解毒，凉血止血——犀角地黄汤加减（2008，2010，2011）。
气不摄血——益气健脾，摄血养血——归脾汤加减。
阴虚火旺——滋阴清热，凉血宁络——大补阴丸合茜根散加减。
气滞血瘀——活血化瘀，理气止血——桃仁汤加减（2016）。

第十单元　内分泌疾病

重点提示

本单元内容较简单，了解即可。

―――――――― 考点集合 ――――――――

性早熟

1. 临床表现

（1）中枢性性早熟：临床特征与正常青春发育程序相似，但临床变异较大，症状发展快慢不一。女孩可表现为乳房、大小阴唇及阴毛的发育，男孩可表现为睾丸、阴茎增大，出现阴毛、痤疮、变声等。此外，由于过早发育引起患儿近期蹿长，骨骼生长加速，骨龄提前，骨骺提前融合，可造成终生身高落后。

（2）外周性性早熟：临床表现可有第二性征出现，但非青春期发动，一般无性腺增大。

2. 诊断与鉴别诊断　真性性早熟第二性征发育的顺序与正常发育是一致的，并可造成终生身高落后。假性性早熟停止摄入外源性激素后，第二性征发育征象会逐渐自行消失。Mc-Cune-Albright 综合征除性早熟外，还伴有单侧或双侧多发性的骨纤维结构不良（X 线摄片可见），同侧肢体皮肤有片状的棕褐色色素沉着（牛奶咖啡斑），也可伴有多种内分泌腺的功能异常。GnRH 兴奋试验，亦称黄体生成素释放激素（LHRH）兴奋试验，对鉴别真性和假性性早熟非常有价值。

3. 中医辨证论治

阴虚火旺——滋补肾阴，清泻相火——知柏地黄丸加减。
肝经郁热——疏肝解郁，清利湿热——丹栀逍遥散加减。

第十一单元　变态反应、结缔组织病

☆ 重点提示

本单元内容较多，考点较分散，要全面掌握各种病证的中医病因病机及分型论治。本单元所考查的内容大多为中医方向，所以对支气管哮喘、过敏性紫癜等临床常见病证的中医治疗应重点复习。

———— 考点集合 ————

一、支气管哮喘

1. 中医病因病机　外因——感受外邪（接触异物、气味及嗜食咸酸）等；内因——肺、脾、肾（2006，2011）三脏功能不足。病机为外因诱发，触动伏痰，痰阻气道（2002，2003，2004，2011）。

2. 发作期的西医发病机理　气道慢性（变应性）炎症引起气流受限、气道高反应性。参与的有：免疫因素（免疫介质、淋巴细胞、嗜酸性粒细胞和肥大细胞）；神经、精神因素（β肾上腺素）。

3. 诊断要点　①反复发作的喘息、气促、胸闷或咳嗽，多与接触变应原、冷空气、物理或化学性刺激、病毒性上下呼吸道感染、运动等有关。②发作时双肺闻及以呼气相为主的哮鸣音，呼气相延长。③支气管舒张药有明显疗效。④除外其他引起喘息、胸闷和咳嗽的疾病。⑤症状不典型，同时在肺部闻及哮鸣音者，酌情采用支气管舒张试验，若阳性可确诊。

4. 咳嗽变异型哮喘的诊断及治疗

（1）诊断：①咳嗽持续或反复发作>1个月，常在夜间（或清晨）发作，痰少，运动后加重。临床无感染征象，或经较长期抗生素治疗无效。②用支气管扩张药可使咳嗽发作缓解（基本诊断条件）。③有个人过敏史或家族过敏史，气道呈高反应性，变应原皮试阳性等可作为辅助诊断。

（2）治疗：因为发病机制与哮喘相同，都存在气道慢性反应炎症及气道高反应性，所以较长期地应用控制药物吸入激素或 β_2 受体激动剂或长期口服白三烯受体拮抗剂能取得较好疗效，并可配合中医辨证治疗。

5. 中医辨证论治

（1）发作期

寒性哮喘——温肺散寒，化痰定喘——小青龙汤合三子养亲汤加减（2000，2010，2011，2016，2017）。

热性哮喘——清热化痰，止咳定喘——麻杏石甘汤或定喘汤加减（2000，2006，2016）。

虚实夹杂——降气化痰，补肾纳气——射干麻黄汤合都气丸加减。

（2）缓解期

肺气虚弱——补肺固表——玉屏风散加减（2005，2017）。

脾气虚弱——健脾化痰——六君子汤加减（2005，2017）。

肾虚不纳——补肾固本——金匮肾气丸加减（2005，2008）。

6. 哮喘持续状态的治疗　吸氧；β_2 受体激动剂吸入治疗；糖皮质激素（2010，2011）；静脉滴注氨茶碱可作为一种选择；辅助机械通气治疗。

二、风湿热

1. 病因及发病机理

（1）西医：风湿热是与A组β型溶血性链球菌感染有关的全身结缔组织的非化脓性炎症。病变主要侵及心脏和关节，其次为脑、皮肤、浆膜及血管。可分为变性渗出期、增生期、硬化期。

（2）中医：内因为体质虚弱，外因责之于风、寒、湿、热。小儿稚阴稚阳，卫外不固，邪滞经络，瘀阻气血，致肌肉、关节疼痛而成痹证。

2. 临床表现 主要表现为心脏炎、关节炎、舞蹈病、皮下小节和环形红斑，发热和关节炎是最常见的主诉。发病前1~3周可有咽炎、扁桃体炎、感冒等短期发热或猩红热病史。病初多有不规则发热，伴多汗、疲乏、腹痛等。

3. 特征症状、体征及 Jones 诊断标准

（1）游走性多发性关节炎：表现为局部红、肿、热、痛和运动障碍。

（2）心脏炎：儿童多见，可有心肌炎、心包炎和心内膜炎。

（3）皮肤症状：皮下结节、环形红斑。

（4）舞蹈病：四肢不自主、无目的且不协调地运动，面部表情怪异，语言不清，兴奋时加剧，入睡后消失。

Jones 诊断标准：主要依靠临床表现，辅以实验室检查。如具有两项主要表现，或一项主要表现加两项次要表现，并有先前链球菌感染的证据，可诊断为风湿热。

主要表现	次要表现	链球菌感染证据
心脏炎	发热	咽拭培养阳性
多关节炎	关节痛	快速链球菌抗原试验阳性
舞蹈病	风湿热既往史	抗链球菌抗体滴度升高
环形红斑	血沉增高、CRP 阳性	近期猩红热病史
皮下小结	P-R 间期延长	

4. 治疗原则 急性期卧床；大剂量青霉素静脉滴注控制链球菌感染；抗风湿治疗（心脏炎早期使用糖皮质激素，关节炎使用水杨酸制剂）；对症治疗，充血性心力衰竭者可加用地高辛，舞蹈病患儿可用巴比妥类或氯丙嗪等；关节肿痛者应限制活动。

5. 中医辨证论治

心脾阳虚——温阳利水——真武汤合金匮肾气丸加减（2007）。

湿热阻络——清热利湿，祛风通络——宣痹汤加减。

寒湿阻络——散寒除湿，养血祛风——蠲痹汤合独活寄生汤加减（2007）。

风湿淫心——祛风除湿，通络宁心——大秦艽汤加减。

气虚血瘀——养血活血，益气通脉——补阳还五汤加减。

6. 预防

（1）初次发作：避免寒冷潮湿，及时应用青霉素治疗链球菌性咽峡炎可有效预防风湿热的发生。

（2）预防复发：对已患过风湿热的小儿进行预防。首选药物为苄星青霉素（长效青霉素），每月肌内注射120万U以预防链球菌感染，注射期限至少5年，最好延长到成人期。有风湿性心脏病者，宜进行终身药物预防。青霉素过敏者可改用红霉素类药物口服。

三、过敏性紫癜

1. 中西医病因病机

（1）中医：本病的发生与外感风热、饮食失节、瘀血阻络等因素有关，其病机为<u>血热和血瘀（2006）</u>。

（2）西医：尚未明确的感染源或过敏原，作用于具有遗传背景的个体，引起机体异常免疫应答，激发B细胞克隆增殖，IgA介导，导致皮下组织、黏膜及内脏器官出血及水肿的系统性免疫性血管炎。

2. 临床表现与诊断（2017）

（1）起病前1~3周常有上呼吸道感染史，可伴有低热、乏力、食欲减退等全身症状。

（2）<u>皮肤紫癜为首发症状</u>。病程中皮肤紫癜反复出现，新旧并存。多见于<u>四肢及臀部</u>，部分累及上肢、躯干，面部少见，<u>呈对称性分布</u>。典型皮疹初为小型荨麻疹或紫红色斑丘疹，重症大片融合成大疱伴出血性坏死。

（3）腹痛伴呕吐，便血甚至呕血；多发性大关节肿痛；血尿和蛋白尿，为紫癜性肾炎肾病综合征表现，急性肾衰竭，尿毒症；偶可发生颅内出血、惊厥、昏迷、失语等。

3. 中医辨证论治

<u>风热伤络——祛风清热，凉血安络——银翘散加减（2007）</u>。
<u>血热妄行——清热解毒，凉血化斑——犀角地黄汤加减（2006）</u>。
湿热痹阻——清热利湿，通络止痛——四妙散加味。
胃肠积热——泻火解毒，清胃化斑——葛根黄芩黄连汤合小承气汤加味。
<u>肝肾阴虚——滋阴补肾，活血化瘀——茜根散加减（2008，2010）</u>。
气虚血瘀——益气活血，化瘀消斑——黄芪桂枝五物汤加减。

第十二单元　营养性疾病

重点提示

虽然近年来生活水平不断提高，但是小儿营养性疾病在临床上还是较为常见。主要熟悉小儿营养不良的中西医病因病机。维生素D缺乏症的内容通读了解即可。

考点集合

一、蛋白质-能量营养不良

1. 病因

（1）原发性：<u>供给不足、喂养不当、不良饮食习惯和其他一些精神因素（2006）</u>。

（2）继发性：消化吸收障碍和需要量增加。

2. 发病机制　由于蛋白质和能量长期摄入不足，导致处于生长发育期的小儿新陈代谢失调、各系统组织器官功能低下、免疫功能抑制而发生一系列病生理改变。

3. 临床表现

（1）消瘦型营养不良：多见于1岁以内婴儿。其最早出现的症状是体重不增，继则体重下降，病程持久时身高也会低于正常，同时智力发育受到影响。皮下脂肪减少，肌肉发育不良；精神萎靡，对外界刺激反应差；体温偏低，心率缓慢，心音低钝；食欲低下，腹泻与便秘交替出现。

（2）水肿型营养不良：又称恶性营养不良病，常见于1~3岁幼儿。<u>凹陷性水肿</u>为本病的重要表现。

（3）消瘦-水肿型营养不良：临床表现介于上述两者之间。

4. 中医辨证论治

（1）疳证（2012）

疳气——和脾健运——资生健脾丸加减（2000）。

疳积——消积理脾——肥儿丸加减。

干疳——补益气血——八珍汤加减。

（2）兼证

眼疳——养血柔肝，滋阴明目——石斛夜光丸加减。

口疳——清心泻火，滋阴生津——泻心导赤散加减。

疳肿胀——健脾温阳，利水消肿——防己黄芪汤合五苓散加减。

二、维生素 D 缺乏性佝偻病

1. 中医病因病机　先天禀赋不足，或长期营养失调、日照较少，或早产、多胎等因素，导致脾肾两虚。病位主要在脾肾，常累及心肝肺。

2. 西医发病机制　机体为维持血钙水平对骨骼造成损害。

3. 临床表现（2011）与诊断要点　多见于3个月~2岁，临床表现主要为生长最快部位的骨骼改变、肌肉松弛和神经兴奋性改变。临床分为四期。

（1）初期：多见于6个月以内，尤其是3个月以内。神经兴奋性增高——激惹、烦躁、睡眠不安、易惊、夜啼、多汗、枕秃等（2001，2011）。

（2）激期：①骨骼改变——颅骨软化、方颅、前囟较大且迟闭、乳牙萌出迟；胸部见肋骨串珠、肋膈沟、鸡胸或漏斗胸；四肢"手镯""脚镯"、下肢弯曲、膝内翻或外翻，长骨可发生青枝骨折；脊柱后凸或侧弯畸形，严重可致骨盆畸形。②肌肉改变——全身肌肉松弛、乏力、肌张力降低，坐、立、行等运动功能发育落后，腹肌张力低下，腹部膨隆如蛙腹。③其他改变——重症患儿神经系统发育落后，表情淡漠，语言发育落后，条件反射形成迟缓；免疫力低下，易合并感染及贫血。④血生化明显改变，血钙正常或下降，血磷下降，碱性磷酸酶明显升高；X线显示骨骺端钙化带消失，呈杯口状、毛刷状改变，骨骺软骨带增宽。

（3）恢复期：临床症状和体征逐渐减轻、消失，血生化正常，骨骼X线片出现不规则钙化线。

（4）后遗症期：临床症状消失，血生化和X线摄片正常。少数重症残留不同程度的骨骼畸形，多见于2岁以上儿童。

4. 维生素 D 制剂的用药方法　口服法和突击疗法（肌内注射）。

5. 中医辨证论治

肺脾气虚——健脾益肺，调和营卫——四君子汤合黄芪桂枝五物汤加减（2016）。

脾虚肝旺——健脾助运，平肝息风——益脾镇惊散加减。

肾虚骨弱——健脾补肾，填精补髓——补肾地黄丸加减（2016）。

第十三单元　感染性疾病

☆ 重点提示

本单元为儿科学的重点单元。考点较散较多，可按照大纲的要求依次复习。首先掌握麻疹、风疹的病因、传播途径、临床表现、中医的分型论治。其次掌握水痘与脓疱疮、丘疹样麻疹的鉴别，水痘的分型论治。而后重点掌握猩红热的中西医病因、病原学治疗和中医治疗。

最后了解流行性腮腺炎、中毒型细菌性痢疾的病因病机、临床表现及中医治疗。传染性单核细胞增多症虽然在大纲中有要求，但是考试几乎没有涉及，大致了解即可。

---考点集合---

一、麻疹

1. 流行病学特点　多见于6个月以上5岁以下小儿，传播方式主要为空气飞沫传染。麻疹患儿是惟一的传染源，患儿从接触麻疹后7天至出疹后5天均有传染性（2010，2011）。

2. 临床表现（2010，2017）

（1）潜伏期：在潜伏期内可有轻度体温上升。

（2）前驱期：发热、咳嗽、流涕、流泪、咽部充血、畏光，伴全身不适、食欲减退、恶心呕吐、腹泻等。发热2～3天于口腔两颊黏膜近臼齿处出现直径0.5～1mm的灰白色斑点，绕以红晕，称麻疹黏膜斑，为本病早期特征（2000）。

（3）出疹期：多在发热后3～4天出现皮疹（2004）。先见于耳后、发际，渐次延及头面、颈部，自上而下至胸、腹、背、四肢，最后在手心、足心及鼻准部见疹点，疹点色泽红活，分布均匀，多在3天内透发完毕。初起为玫瑰红色斑丘疹，压之退色，大小不等，稀疏分明，继而疹色加深，呈暗红色。

（4）恢复期：出疹3～4天后皮疹开始消退，消退顺序与出疹时相同。

3. 并发症　①喉炎。②肺炎：麻疹最常见的并发症，是麻疹死亡的主要原因之一。③心肌炎：重者可出现心力衰竭、心源性休克。④脑炎：20%～50%患儿留有后遗症。

4. 中医辨证论治

（1）顺证

邪犯肺卫（初热期）——辛凉透表，清宣肺卫——宣毒发表汤加减（2006，2008）。

邪入肺胃（见形期）——清热解毒，佐以透发——清解透表汤加减（2006）。

阴津耗伤（收没期）——养阴生津，清解余邪——沙参麦冬汤加减（2010）。

（2）逆证

邪毒闭肺——宣肺开闭，清热解毒——麻杏石甘汤加减。

麻毒攻喉——清热解毒，利咽消肿——清咽下痰汤加减（2007）。

邪陷心肝——清热解毒，息风开窍——羚角钩藤汤加减。

二、风疹

1. 临床表现及诊断要点

（1）后天性风疹：①潜伏期一般为14～21天。②前驱期多数为1～2天，低或中度发热，轻咳、咽痛、流涕，或轻度呕吐、腹泻等。耳后、枕后及颈部淋巴结肿大，有轻度压痛。③出疹期多在发热1～2天后，皮疹多为散在淡红色斑丘疹，也可呈大片皮肤发红或针尖状猩红热样皮疹。先见于面部，一天内波及全身（2010）。1～2天后，发热渐退，皮疹逐渐隐没，皮疹消退后，可有皮肤脱屑，但无色素沉着（2006）。

（2）先天性风疹综合征：宫内感染风疹病毒者，生后可发生：①一过性新生儿期表现，如肝脾肿大、紫癜等。②永久性器官畸形和组织损伤。③慢性或自身免疫引起的晚发疾病，可在生后2个月至20年内发生。

2. 中医辨证论治

邪郁肺卫——疏风清热，解表透疹——银翘散加减（2002，2004）。

邪入气营——清热解毒，凉血透疹——透疹凉解汤加减（2016）。

3. 孕妇预防风疹的重要性　孕妇在妊娠早期尽可能避免与风疹病人接触，有接触史者接

种风疹减毒活疫苗。<u>一旦发生风疹，应考虑终止妊娠。</u>

三、幼儿急疹

1. 临床表现　多发生于2岁以下的婴幼儿，尤多见于6个月~1岁婴儿。起病急骤，常突然高热，持续3~4天后热退，但全身症状轻微，<u>身热始退，或热退稍后，即出现玫瑰红色皮疹（2000）</u>。皮疹以躯干、腰部、臀部为主，面部及肘、膝关节等处少见。皮疹出现1~2天后即消退，疹退后无脱屑及色素沉着斑。可见枕部、颈部及耳后淋巴结轻度肿大。血常规检查示白细胞总数偏低，分类以淋巴细胞为主。

2. 鉴别诊断

麻疹、幼儿急疹、风疹、猩红热鉴别诊断表

病名	麻疹	幼儿急疹（2012）	风疹	猩红热
潜伏期	6~21天	7~17天	5~25天	1~7天
初期症状	发热，咳嗽，流涕，泪水汪汪	突然高热，一般情况好	发热，咳嗽，流涕，枕部淋巴结肿大	发热，咽喉红肿化脓疼痛
出疹与发热的关系	<u>发热3~4天出疹，出疹时发热更高</u>	<u>发热3~4天出疹，热退疹出</u>	发热1/2~1天出疹	<u>发热数小时~1天出疹，出疹时高热</u>
特殊体征	<u>麻疹黏膜斑</u>	无	无	环口苍白圈，杨梅舌，贫血性皮肤划痕，帕氏线
皮疹特点	玫瑰色斑丘疹自耳后发际→额面、颈部→躯干→四肢，3天左右出齐。疹退后遗留棕色色素斑、糠麸样脱屑	玫瑰色斑疹或斑丘疹，较麻疹细小，发疹无一定顺序，疹出后1~2天消退。疹退后无色素沉着，无脱屑	<u>玫瑰色细小斑丘疹自头面→躯干→四肢，24小时布满全身。疹退后无色素沉着，无脱屑</u>	细小红色丘疹，皮肤猩红，自颈、腋下、腹股沟处开始，2~3天遍布全身。疹退后无色素沉着，有大片脱皮
血常规	白细胞总数下降，淋巴细胞升高	白细胞总数下降，淋巴细胞升高	白细胞总数下降，淋巴细胞升高	白细胞总数升高，中性粒细胞升高

3. 中医辨证论治
邪郁肺卫——辛凉解表，清宣肺卫——银翘散加减。
邪蕴肌腠——疏风透疹，清热解毒——化斑解毒汤加减。

四、水痘

1. 临床表现
（1）典型水痘：<u>潜伏期12~21天，平均14天。前驱期可无症状或仅有轻微症状，可见低热或中等程度发热、头痛、全身不适、乏力、食欲减退、咽痛、咳嗽等，持续1~2天。出疹期皮疹初为红斑疹，后变为深红色丘疹，再发展为疱疹。位置表浅，形似露珠水滴，椭圆形，壁薄易破，周围有红晕，皮疹呈向心分布，先出现于躯干和四肢近端，继为头面部、四肢远端，手掌、足底较少。皮疹分批出现，在同一时期，斑疹、丘疹、疱疹、干痂并见（2011，2012）</u>。

（2）重症水痘：高热及全身中毒症状重，皮疹呈离心分布，多而密集，易融合成大疱型或呈出血性，继发感染者呈坏疽型。

2. 鉴别诊断

（1）脓疱疮：好发于炎热夏季，多见于头面部及肢体暴露部位，病初为疱疹，很快成为脓疱，疱液混浊。疱液可培养出细菌。

（2）丘疹样荨麻疹：好发于婴儿，多有过敏史，多见于四肢，呈风团样丘疹，长大后其顶部略似疱疹，较硬，不易破损，数日后渐干或轻度结痂，瘙痒重，易反复出现。

3. 中医辨证论治

邪郁肺卫——疏风清热，解毒利湿——银翘散加减（2001，2005）。

毒炽气营——清气凉营，化湿解毒——清营汤加减。

五、猩红热

1. 病原菌　A组乙型溶血性链球菌（2002，2004，2005）。

2. 中医病因病机　痧毒疫疠之邪从口鼻而入，侵犯肺胃，郁而化热、化火。火热之毒发散，犯卫、入营、伤阴，从而形成邪侵肺卫，毒在气营，疹后伤阴3个病理阶段（2005）。

3. 临床表现

（1）普通型（2010）

1）前驱期：起病急，发热，头痛，咽痛，全身不适，体温一般在38～39℃，重者可高达40℃。咽及扁桃体显著充血，扁桃体上出现点状或片状白色脓性分泌物，软腭处有细小红疹或出血点。病初舌苔白，舌尖和边缘红肿，突出的舌乳头也呈白色，称为"白草莓舌"（2009，2013，2015）。

2）出疹期：皮疹于发热第2天迅速出现（2016），最初见于腋下、颈部与腹股沟，于一日内迅速蔓延至全身。在全身皮肤弥漫性充血潮红，上出现均匀、密集、针尖大小的猩红色小丘疹，呈鸡皮样，触之似粗砂纸样。疹间皮肤潮红，用手压可暂时苍白，去压后红疹又出现。面颊部潮红无皮疹，而口鼻周围皮肤苍白，形成口周苍白圈。皮肤皱褶处皮疹密集，色深红，其间有针尖大小出血点，形成深红色横纹线，称"帕氏线"。起病4～5天时，白苔脱落，舌面光滑鲜红，舌乳头红肿突起，称"红草莓舌"。颈前淋巴结肿大压痛。

3）恢复期：皮疹按出疹顺序消退，先从脸部糠屑样脱皮，渐及躯干，最后四肢，可见大片状脱皮，轻者脱皮较轻。脱皮后无色素沉着。

（2）轻型：缺乏特征性症状，容易漏诊，继发肾炎的可能性较大。

4. 诊断要点

（1）病史：有与猩红热病人接触史。潜伏期通常为2～3天，短者1天，长者5～6天。

（2）临床表现：三期典型的临床表现。

（3）实验室检查：血常规检查白细胞总数及中性粒细胞增高，CRP升高，鼻咽拭子或其他病灶内标本细菌培养可分离出A族乙型溶血性链球菌。

5. 并发症　少数患儿在病后2～3周可发生急性肾小球肾炎、风湿性心脏病、风湿性关节炎等并发症。

6. 西医治疗　控制感染，消除症状，预防并发症。首选青霉素，青霉素过敏者可用红霉素等。

7. 中医辨证施治

邪侵肺卫——辛凉宣透，清热利咽——解肌透痧汤加减（2009）。

毒在气营——清气凉营，泻火解毒——凉营清气汤加减。

疹后伤阴——养阴生津，清热润喉——沙参麦冬汤加味（2009）。

六、流行性腮腺炎

1. 中医病因病机　感受风温时邪，从口鼻而入，侵犯足少阳胆经，邪毒壅阻于足少阳经脉，与气血相搏，凝结于耳下腮部所致。

2. 临床表现　潜伏期2～3周。可有发热、头痛、乏力、食欲不振等前驱症状。常一侧腮腺先肿大，2～4天累及对侧。腮腺肿胀以耳垂为中心向前、后、下发展，边缘不清，触之有弹性感及触痛，表面皮肤不红，张口、咀嚼困难。腮肿3～5天达高峰，1周左右逐渐消退。

3. 并发症　脑膜脑炎、睾丸炎或卵巢炎、胰腺炎、听力丧失、视神经乳头炎等。

4. 中医辨证论治

（1）常证

<u>温毒在表——疏风清热，散结消肿——柴胡葛根汤加减（2010，2017）</u>。

<u>热毒蕴结——清热解毒，软坚散结——普济消毒饮加减（2010）</u>。

（2）变证

<u>邪陷心肝——清热解毒，息风开窍——清瘟败毒饮加减（2006）</u>。

<u>毒窜睾腹——清肝泻火，活血止痛——龙胆泻肝汤加减（2008）</u>。

七、中毒型细菌性痢疾

1. 中医病因病机　本病的病变主要在<u>肠腑</u>，为邪毒滞于肠腑，凝滞津液、蒸腐气血所致。

2. 临床表现

（1）休克型（皮肤内脏微循环障碍型）：以周围循环衰竭为主要表现。轻者早期可见精神萎靡，面色苍白，肢端发凉，脉压变小，脉搏细数，呼吸加快，心率增快，心音低钝。重者可见神志模糊或昏迷，面色苍灰，四肢湿冷，血压下降或测不到，脉搏微弱或摸不到，皮肤花纹，口唇紫绀，可伴心、肺、血液、肾脏等多系统功能障碍。

（2）<u>脑型（脑循环障碍型）：以神志改变、反复惊厥为主要表现。早期表现为萎靡、嗜睡、烦躁交替出现，继而频繁抽搐，神志昏迷，呼吸节律不整、叹息样呼吸、下颌呼吸等。瞳孔大小不等，对光反射迟钝或消失，视乳头水肿，眼底动脉痉挛（2016）</u>。

（3）肺型（肺微循环障碍）：又称呼吸窘迫综合征，以肺微循环障碍为主，常在中毒性痢疾脑型或休克型基础上发展而来。

（4）混合型：以上三型症状先后出现或同时存在。

3. 诊断与鉴别诊断

（1）诊断要点：3～5岁，夏秋季节突然高热，伴反复惊厥、脑病和休克表现；可用肛拭子或灌肠取便，若镜检发现大量脓细胞或红细胞可确诊。

（2）鉴别诊断

1）高热惊厥：多见于6个月～3岁小儿；可在任何季节发生；常在上呼吸道感染体温突然升高时出现惊厥；无其他感染中毒症状，便常规正常。

2）流行性乙型脑炎：有严格的季节性（7～9月）；脑膜刺激征明显阳性，脑脊液多有改变；便常规正常。

3）急性坏死性肠炎：发病于任何年龄，多见于4～14岁；一般不出现惊厥和昏迷表现；大便多呈血水样，有特殊腐败腥臭味，很少有黏液脓性便；镜检以红细胞为主。

4. 西医治疗

（1）治疗原则：早期积极抢救，以西医治疗为主，抗感染、抗休克，<u>防治脑水肿和呼吸衰竭</u>等。

（2）治疗措施：①降温止惊。②<u>防治脑水肿和呼吸衰竭</u>。③防治循环衰竭。④抗炎。

5. 中医辨证论治

<u>毒邪内闭——清肠解毒，泄热开窍——黄连解毒汤加味</u>。

<u>内闭外脱——回阳救逆，益气固脱——参附龙牡救逆汤加味</u>。

八、传染性单核细胞增多症

1. 中医病因病机 病因为感受温热时邪。小儿脏腑娇嫩，形气未充，卫表不固，瘟疫病毒由口鼻而入，侵于肺卫，结于咽喉，并内传脏腑，瘀滞经络，伤及营血，发生本病。以卫、气、营、血的规律进行传变，热、毒是主要病因，痰、瘀是主要病理产物。

2. 临床表现 发热，38～39℃，甚至40℃以上，多持续1～3周；中毒征象不明显；淋巴结肿大；咽峡炎；肝脾大，甚至黄疸、肝衰竭；皮疹以风疹样红色斑丘疹最常见，亦可呈猩红热样皮疹、荨麻疹、多形红斑或瘀点等。

3. 诊断（2017）与鉴别诊断

（1）诊断要点：当地有本病流行，并有接触史；发热，咽峡炎，淋巴结肿大；部分病例可出现肝脾大，少数病例可出现黄疸、皮疹、肺炎、脑膜炎等。

（2）实验室检查：早期白细胞总数正常或偏低，继而轻度增多；淋巴细胞增多可达50%以上，其中异常淋巴细胞占10%（或绝对值1000）以上；抗EB病毒IgM抗体出现，并在病程中效价增高者，可确诊。

（3）鉴别诊断：①巨细胞病毒感染、弓形虫病症状酷似传染性单核细胞增多症，血清嗜异性凝集试验阴性，特异性抗体及病毒分离可资鉴别。②细菌性咽峡炎、扁桃体炎中性粒细胞增多，咽拭子细菌培养可得阳性结果，且青霉素治疗有效。③某些药物反应可引起类似传染性单核细胞增多症的症状，但血清嗜异性凝集反应阴性或抗体效价很低，停用后病情迅速好转，异淋百分比迅速下降。

4. 中医辨证论治

邪郁肺卫——疏风清热，清肺利咽——银翘散加减。

热毒炽盛——清热泻火，解毒利咽——普济消毒饮加减。

热瘀肝胆——清热解毒，利湿化瘀——茵陈蒿汤加减。

正虚邪恋——益气养阴，兼清余热，佐以通络化痰——气虚为主，宜竹叶石膏汤加减；阴虚为主，宜青蒿鳖甲汤加减。

九、手足口病

1. 西医病因 由柯萨奇病毒A组型引起。

2. 中医病因病机 感受手足口病时邪，其病变部位在肺脾二经。时邪疫毒由口鼻而入，轻则内侵肺脾，肺气失宣，脾气失健，胃失和降；重则毒热内盛，甚或邪毒内陷或邪毒犯心。

3. 临床表现

（1）病前1～2周有接触史；潜伏期2～7天，多突然起病；于发病前1～2天或同时出现发热（38℃左右），可伴头痛、咳嗽、流涕、口痛、纳差、恶心、呕吐、泄泻等。

（2）口腔及手足部发生疱疹。口腔疱疹出现后1～2天可见皮肤斑丘疹，呈离心性分布，以手足部多见，并很快变为圆形或椭圆形疱疹，米粒至豌豆大，质地较硬，多不破溃，内有混浊液体，周围红晕，几个至百余个，一般7～10天消退，疹退后无瘢痕及色素沉着。

4. 诊断与鉴别诊断

（1）诊断要点：病前1～2周有接触史；起病较急，常见手掌、足跟、口腔、臀部疱疹及发热等症，部分病例可无发热；病情严重者，可见高热不退、头痛烦躁、嗜睡易惊、肢体抖动，甚至喘憋紫绀、昏迷抽搐、汗出肢冷、脉微欲绝等症。

（2）实验室检查：①病原学检查，咽分泌物、疱疹液及粪便肠道病毒特异性核酸检测阳性或分离出肠道病毒。②血清学检查，急性期与恢复期血清肠道病毒中和抗体升高4倍以上。

（3）鉴别诊断：水痘由感染水痘病毒导致；疱疹多呈椭圆形，较手足口病稍大，呈向心性分布，在同一时期、同一皮损区斑丘疹、疱疹、结痂并见为其特点。

5. 常见并发症　中枢神经系统感染、脊髓灰质炎样麻痹、神经源性肺水肿、暴发性心肌炎。

6. 中医辨证论治

邪犯肺脾——宣肺解表，清热化湿——甘露消毒丹加减（2016）。

湿热蒸盛——清热凉营，解毒祛湿——清瘟败毒饮加减。

第十四单元　寄生虫病

重点提示

随着人们对卫生习惯的不断重视，寄生虫病在临床上已较少见，考试的出题率也呈降低的趋势，有所了解即可。

━━━━━━━━ 考点集合 ━━━━━━━━

蛔虫病

1. 感染途径　蛔虫病患者是本病的主要传染源，经口吞入感染性蛔虫卵是主要传播途径。蛔虫卵随粪便排出后，可污染土壤、蔬菜、瓜果等，小儿通过污染的手拿取食物或生吃未经洗净且附有感染性虫卵的蔬菜、瓜果等，均易受感染；蛔虫卵亦可随灰尘飞扬被吸至咽部而吞入。

2. 中医辨证论治

蛔虫证——驱蛔杀虫，调理脾胃——使君子散加减（2016）。

蛔厥证——安蛔定痛，继以驱虫——乌梅丸加减。

第十五单元　小儿危重症的处理

重点提示

本单元内容较为次要，对心搏、呼吸骤停的临床表现有所了解即可。

━━━━━━━━ 考点集合 ━━━━━━━━

心搏呼吸骤停与心肺复苏术

1. 病因

（1）呼吸骤停的病因：新生儿窒息、婴儿猝死综合征、喉炎、喉痉挛、喉梗阻、气管异物、胃食管反流、中毒或药物过敏、呼吸衰竭、呼吸窘迫综合征、代谢性疾病等。迅速进展的肺部疾病，如严重哮喘、重症肺炎、肺透明膜病，神经系统疾病急剧恶化。

（2）心搏骤停的病因：心肌病，心肌炎，先天性心脏病，循环系统状态不稳定，如失血性休克、心力衰竭、严重低血压、严重心律失常及各种意外损伤等。

（3）临床难以预料的易触发心搏呼吸骤停的高危因素：大量持续静脉滴注、不适当胸部物理治疗（拍背、吸痰等）、气道吸引、气管插管、呼吸机的撤离等。

2. 临床表现及诊断（2006）

（1）突然昏迷：可在心搏停跳 8～12 秒后出现，可有<u>一过性抽搐</u>。

（2）大动脉搏动消失：颈动脉、股动脉、肱动脉搏动消失，<u>血压测不出</u>。年幼儿可直接触摸心尖部确定有无心跳。

（3）心音消失或心跳过缓：心音消失或年长儿心率低于 30 次/分，新生儿低于 60 次/分，初生新生儿低于 100 次/分，均需施行心脏按压。

（4）瞳孔扩大：<u>心脏停搏 30～40 秒瞳孔开始扩大</u>，对光反射消失，瞳孔大小可反映脑细胞功能受损程度。

（5）呼吸停止或严重呼吸困难：<u>面色灰暗或发绀</u>，应注意，呼吸过于浅弱、缓慢或呈倒吸气样时，不能进行有效气体交换，所造成的病理生理改变与呼吸停止相同。

（6）心电图表现：①心搏徐缓。②室性心动过速。③心室纤颤。④心室停搏。

（7）眼底变化：眼底血管血流缓慢或停滞，血细胞聚集呈点彩样改变。提示血流已中断，脑细胞即将死亡。

前两项即可诊断心搏呼吸骤停，而不必反复触摸脉搏或心音，以免贻误抢救时机。

3. 心肺复苏的步骤

（1）一看二听三感觉，摸颈动脉，呼叫急救电话。

（2）心肺按压，按压频率 100～120 次/分，按压与人工呼吸频率之比为 30∶2。

（3）按压定位，<u>胸骨下半部（2010）</u>。

（4）人工呼吸 2 次。

重复 2、3、4 步骤，连续 5 个周期。

4. 药物治疗　肾上腺素（首选）、<u>碳酸氢钠、阿托品、葡萄糖、钙剂、利多卡因（室颤可用）</u>。

第十六单元　中医相关病证

重点提示

本单元为复习的重点内容，重点掌握急惊风的临床表现及其四证八候，积滞和厌食作为小儿的常见疾病也应予重视，其病机及分型论治都应有所了解。其余内容熟悉即可。

---考点集合---

一、咳嗽

1. 中医病因病机　小儿咳嗽发生的原因主要为感受外邪，其中又以感受风邪为主。此外，<u>肺脾虚弱</u>则是本病的主要内因。病变的部位主要在肺，常涉及脾，病理机制为肺失宣降，肺气上逆。外邪从口鼻或皮毛而入，邪侵于肺，肺失宣降，清肃失职，而发生咳嗽。小儿咳嗽也常与脾有关。小儿脾常不足，脾虚生痰，上贮于肺，或咳嗽日久不愈，耗伤正气，可转为内伤咳嗽。

2. 中医辨证论治

（1）外感咳嗽

<u>风寒咳嗽——疏风散寒，宣肺止咳——金沸草散加减</u>。

风热咳嗽——疏风解热，宣肺止咳——桑菊饮加减（2017）。
（2）内伤咳嗽
痰热咳嗽——清肺化痰止咳——清金化痰汤加减。
痰湿咳嗽——燥湿化痰止咳——三拗汤合二陈汤加减（2006，2016）。
气虚咳嗽——健脾补肺，益气化痰——六君子汤加减。
阴虚咳嗽——养阴润肺，兼清余热——沙参麦冬汤加减。

二、腹痛

1. 中医病因病机　小儿脾胃薄弱，经脉未盛，易为各种病邪所干扰。六腑以通降为顺，经脉以流通为畅，感受寒邪、乳食积滞、脾胃虚寒、情志刺激、外伤，皆可使气滞于脾胃肠腑，经脉失调，凝滞不通则腹痛。
2. 中医辨证论治
腹部中寒——温中散寒，理气止痛——养脏汤加减。
乳食积滞——消食导滞，行气止痛——香砂平胃散加减（2015）。
胃肠结热——通腑泄热，行气止痛——大承气汤加减。
脾胃虚寒——温中理脾，缓急止痛——小建中汤合理中丸加减（2006）。
气滞血瘀——活血化瘀，行气止痛——少府逐瘀汤加减。

三、积滞

1. 病因病机　积滞是因乳食不节，伤及脾胃，致脾胃运化功能失调，或脾胃虚弱，腐熟运化不及，乳食停滞不化。其病位在脾胃，基本病理机制为乳食停聚中焦，积而不化，气滞不行。
2. 临床表现　以脘腹胀满为主。
3. 诊断和鉴别诊断
（1）诊断：①有伤乳、伤食史。②不思乳食，脘腹胀痛，嗳气酸腐，大便溏泄或便秘，气味酸臭。③烦躁不安，夜间哭闹或呕吐等症状。④大便检查有不消化食物残渣或脂肪滴。
（2）鉴别诊断：与厌食相鉴别，厌食为长期食欲不振，厌恶进食，一般无脘腹胀满、大便酸臭等症状。
4. 辨证论治
乳食内积——消乳化食，和中导滞——乳积者，消乳丸加减；食积者，保和丸加减（2009）。
脾虚夹积——健脾助运，消食化滞——健脾丸加减（2006，2008）。

四、厌食

1. 中医病因病机　病因多为喂养不当，他病伤脾，先天不足，情志失调。病机关键为脾失健运，纳化不和。病位主要在脾、胃。
2. 中医辨证论治
脾失健运——调和脾胃，运脾开胃——不换金正气散加减（2002，2003，2006，2016）。
脾胃气虚——健脾益气，佐以助运——异功散加味（2005，2017）。
脾胃阴虚——滋脾养胃，佐以助运——养胃增液汤加减（2017）。
3. 其他疗法　①针灸疗法：体针、耳穴。②推拿疗法。③中药外治法。④中药成药。

五、急惊风

1. 中医病因病机 急惊风的产生主要是由于<u>小儿感受时邪，化热化火，内陷心包，引动肝风，则惊风发作（2001，2005）</u>。其病变部位，主要在心、肝二经，疾病性质以实为主。

2. 临床表现与诊断要点 ①多见于3岁以下，5岁以上则逐渐减少。有接触疫疠之邪，或暴受惊恐史。②有明显的原发疾病，如感冒、肺炎喘嗽、疫毒痢、流行性腮腺炎、流行性乙型脑炎等。③以四肢抽搐，<u>颈项强直，角弓反张</u>，神志昏迷为主要临床表现。④中枢神经系统感染者，神经系统检查病理反射阳性。⑤通过血常规、血培养、脑脊液、脑CT或MRI、大便常规、大便培养等检查，可协助诊断原发疾病。

3. 四证八候 四证——痰、热、惊、风。<u>八候——搐、搦、颤、掣、反、引、窜、视（2006，2011）</u>。

4. 急惊风的辨证论治（2011）
<u>感受风邪——疏风清热，息风定惊——银翘散加减</u>。
温热疫毒，邪陷心肝——平肝息风，清心开窍——羚角钩藤汤合紫雪丹加减。
温热疫毒，气营两燔——清气凉营，息风开窍——清瘟败毒饮加减。
<u>湿热疫毒——清热化湿，解毒息风——黄连解毒汤加减（2017）</u>。
暴受惊恐——镇惊安神，平肝息风——琥珀抱龙丸加减。

5. 急惊风的急救处理
（1）一般处理：①体位：抽搐发作时，切勿强力牵拉，以免扭伤筋骨。将患儿平放于床上，头侧位，并用纱布包裹压舌板，置于上、下牙齿之间，以防咬伤舌体。②保持呼吸道通畅。③密切观察患儿生命体征。④维持营养及体液的平衡。
（2）抗惊厥药物：首选地西泮；苯巴比妥效果好，维持时间长，副作用少；苯妥英钠一般在地西泮、苯巴比妥无效时使用。
（3）病因治疗：控制高热——物理降温；降低颅压——脱水治疗。

六、遗尿

1. 中医病因病机 遗尿主要是膀胱不能约束所致。造成膀胱失约的原因主要有下元虚寒、肺脾气虚、心肾失交、肝经湿热。

2. 中医辨证论治
下元虚寒——温补肾阳，固涩止遗——菟丝子散加减。
肺脾气虚——补肺健脾，固涩止遗——补中益气汤合缩泉丸加减。
心肾失交——清心滋肾，安神固脬——交泰丸合导赤散加减。
肝经湿热——清热利湿，缓急止遗——龙胆泻肝汤加减。

第九篇 针 灸 学

第一单元 经络系统

☆ **重点提示**

本单元的内容很重要，对于后面的学习有提纲挈领的作用，首先要重点掌握十二经脉的走向和交接规律，此部分为考试的必考内容，也是基础内容中最容易丢分的地方。其次把握奇经八脉的名称和作用。

———— 考点集合 ————

一、十二经脉

1. 十二经脉的名称

	阴经（属脏）	阳经（属腑）
手	太阴肺经 厥阴心包经 少阴心经	阳明大肠经 少阳三焦经 太阳小肠经
足	太阴脾经 厥阴肝经 少阴肾经	阳明胃经 少阳胆经 太阳膀胱经

2. 十二经脉的分布规律　凡属六脏（五脏加心包）的经脉称"阴经"，它们从六脏发出后，多循行于四肢内侧及胸腹部，上肢内侧者为手三阴经，下肢内侧者为足三阴经（2017）。凡属六腑的经脉标为"阳经"，它们从六腑发出后，多循行四肢外侧面及头面、躯干部，上肢外侧者为手三阳经，下肢外侧者为足三阳经。十二经脉头身四肢的分布规律是：手足三阳经为"阳明"在前，"少阳"在中（侧），"太阳"在后；手足三阴经为"太阴"在前，"厥阴"在中，"少阴"在后。

3. 十二经脉属络表里关系

手	阴经	太阴肺经 （外侧）	厥阴心包经 （中间）	少阴心经 （内侧）	表里相对
	阳经	阳明大肠经	少阳三焦经	太阳小肠经	
足	阳经	阳明胃经 （前侧）	少阳胆经 （外侧）	太阳膀胱经 （后侧）	表里相对
	阴经	太阴脾经	厥阴肝经	少阴肾经	

4. 十二经脉循行走向与交接规律 十二经脉的走向规律为："手之三阴从胸走手，手之三阳从手走头，足之三阳从头走足，足之三阴从足走腹"（2006）。

十二经脉的循行交接规律为：相表里的阴经与阳经在手足端交接；同名的阳经与阳经在头面部交接；相互衔接的阴经与阴经在胸中交接。

十二经脉的流注次序为：起于肺经→大肠经→胃经→脾经→心经→小肠经→膀胱经→肾经→心包经→三焦经→胆经→肝经，最后又回到肺经。周而复始，环流不息。

二、奇经八脉

1. 奇经八脉的名称 奇经八脉是任、督、冲、带、阴维、阳维、阴跷、阳跷脉的总称。
2. 奇经八脉的作用 任脉为诸条阴经交会之脉，故称"阴脉之海"（2008），具有调节全身阴经经气的作用。

督脉称"阳脉之海"（2008，2011），诸阳经均与其交会，具有调节全身阳经经气的作用。

冲脉为"十二经之海""血海"（2012），十二经脉均与其交会，具有涵蓄十二经气血的作用（2006）。

带脉约束诸经。阴维脉、阳维脉分别调节六阴经和六阳经的经气，以维持阴阳协调和平衡。阴跷、阳跷脉共同调节肢体运动和眼睑的开合功能。

三、十五络脉

十五络脉的分布特点：十二经脉的别络均从本经四肢肘膝关节以下的络穴分出，走向其相表里的经脉，即阴经别络于阳经，阳经别络于阴经。任脉、督脉的别络及脾之大络主要分布在头身部。任脉的别脉从鸠尾分出后散布于腹部；督脉的别络从长强分出后散布于头，左右别走足太阳经；脾之大络从大包分出后散布于胸胁（2006）。

第二单元 腧穴的分类

重点提示

本单元较为简单，掌握经穴、奇穴和阿是穴的概念及特点即可。

考点集合

十四经穴、奇穴、阿是穴（2006）
1. 十四经穴 是指具有固定的名称和位置，且归属于十二经和任脉、督脉的腧穴。
2. 奇穴 是指既有一定的名称，又有明确的位置，但尚未归入或不便归入十四经系统的腧穴。这类腧穴的主治范围比较单一，多数对某些病证有特殊疗效，又称"经外奇穴"。
3. 阿是穴 是指既无固定名称，亦无固定位置，而是以压痛点或其他反应点作为针灸施术部位的一类腧穴，又称"天应穴""不定穴"等。

第三单元 腧穴的主治特点

重点提示

本单元相对较为简单，要掌握的东西也不多，只要掌握主治特点的分类及其内容。历年极少出题，熟悉即可。

---考点集合---

1. 近治作用　是一切腧穴主治作用所具有的共同特点。如所有腧穴均能治疗该穴所在部位及邻近组织、器官的局部病证。

2. 远治作用　是十四经腧穴主治作用的基本规律。在十四经穴中，尤其是十二经脉在四肢肘膝关节以下的腧穴，不仅能治疗局部病证，还可治疗本经循行所及的远隔部位组织器官脏腑的病证，有的甚至可影响全身的功能（2006）。

3. 特殊作用　指某些腧穴所具有的双重性良性调整作用和相对特异性而言。如"天枢"既可治泄泻，又可治便秘；"内关"在心动过速时可减慢心率，心动过缓时，又可提高心率（2006）。

第四单元　特　定　穴

重点提示

本单元是最为重要的单元，我们要熟悉几乎每个知识点，特定穴的临床运用、主治特点都应熟悉了解。重点掌握五输穴的临床应用以及八脉交会穴的内容，其余内容通读了解。

---考点集合---

特定穴分为"五输穴""原穴""络穴""郄穴""下合穴""俞穴""募穴""八会穴""八脉交会穴"和"交会穴"10类。

1. 五输穴　十二经脉分布在肘膝关节以下的井、荥、输、经、合五个（类）腧穴，总称为五输穴。临床上如井穴可用于急救，荥穴可用于治疗热病，输穴可用于治疗关节痛，经穴可用于治疗喘咳，合穴可用于治疗六腑病证等，即"井主心下满，荥主身热，输主体重节痛，经主喘咳寒热，合主逆气而泄"（2006）。另外，五输穴又配属五行，《难经·六十四难》指出"阴井木，阳井金；阴荥火，阳荥水；阴输土，阳输木；阴经金，阳经火；阴合水，阳合土"。这些均依五行相生规律而来。

2. 原穴　原穴是脏腑元气输注、经过和留止于十二经脉四肢部的腧穴，又称为"十二原"（2006）。十二原穴多分布于腕踝关节附近。阴经五脏之原穴，即是五输穴中的输穴，即所谓"阴经以输为原"，"应经之输并于原"阳经之原穴则位于五输穴中的输穴之后。

3. 络穴　络脉在由经脉分出的部位各有一腧穴，称为络穴，共十五个络穴。十二经脉各有一络穴，均分布在肘膝关节以下本经络脉分出部，任脉之络穴在上腹剑突下，督脉之络穴在尾骨尖下，脾之大络大包穴在腋中线直下第六肋间隙。其主治病证单用可治本经脉、本络脉病，与原穴相配可治表里两经病、表里脏腑病。

4. 郄穴　经脉气血深聚之处的腧穴，称为郄穴。大部分在四肢肘膝以下的本经上（只有梁丘在膝上）。郄穴多用来治疗本经循行部及所属脏腑的急性病证。阴经郄穴多用治疗血证，阳经郄穴多用治疗急性痛证。另外，诊断经脉病、脏腑病，循按可在相关郄穴找到反应点。

5. 下合穴　六腑之气下合于足三阳经的六个腧穴，称为下合穴，又称"六腑下合穴"。其中，胃、胆、膀胱的下合穴位于本经，大肠、小肠的下合穴都位于胃经，三焦的下合穴位于膀胱经。下合穴主要用来治疗相应的腑病。

6. 背俞穴　五脏六腑之气输注于背腰部的腧穴，称为背俞穴，又称为"俞穴"，都分布在背腰部膀胱经第一侧线上，各脏腑的背俞穴与相应的脏腑位置基本相对应而上、下排列。背俞穴不但可以诊断并治疗与其相应的脏腑病证，也可以治疗与脏腑相关的五官九窍、皮肉筋骨等病证。脏病多用背俞穴治疗。

7. 募穴　脏腑经气结聚于胸腹部的腧穴，称为募穴，六脏六腑共有十二募穴。若六腑有病，相应的募穴会有反应，可诊断六腑有疾。同时，募穴在临床上可用于治腑病（2006）。

8. 八会穴　脏、腑、气、血、筋、脉、骨、髓八者精气会聚的腧穴，称为八会穴。组成是：脏会章门，腑会中脘，气会膻中，血会膈俞，筋会阳陵泉，脉会太渊，骨会大杼，髓会绝骨（2015）。八会穴与其所属的八种脏器组织的生理功能有着密切关系，因此凡与此八者有关的病证均可选用相关的八会穴来治疗。

9. 八脉交会穴　奇经八脉与十二正经脉气相通的八个腧穴，称为八脉交会穴。包括公孙、内关、后溪、申脉、足临泣、外关、列缺、照海，均分布在腕踝关节上下。由于奇经与正经的经气以八穴相会通，所以此八穴既能治奇经病，又能治正经病（2006）。

10. 交会穴　是两经或数经相交会的腧穴，多分布于头面、躯干部。

第五单元　腧穴的定位方法

☆ **重点提示**

本单元内容烦琐，特别是骨度分寸定位法是必须熟记的，是每年考试的必考内容。另外，还要了解体表解剖标志定位法和手指同身寸取穴法。

── **考点集合** ──

1. 骨度分寸定位法　它是将人体的各个部位分别规定其折算长度，作为量取腧穴的标准。如前后发际间为 12 寸；两乳间为 8 寸；胸骨体下缘至脐中为 8 寸；脐中至耻骨联合上缘为 5 寸；肩胛骨内缘至背正中线为 3 寸；腋前（后）横纹至肘横纹为 9 寸；肘横纹至腕横纹为 12 寸；股骨大转子至膝中为 19 寸；腘横纹至外踝尖为 16 寸；胫骨内侧髁下缘至内踝尖为 13 寸；内踝尖至足底为 3 寸（2006，2010，2016，2017）。

2. 体表解剖标志定位法

（1）固定标志：指不受人体活动影响而固定不移的标志。如五官、毛发、指（趾）甲、乳头、肚脐及各种骨节突起和凹陷部。这些自然标志固定不移，有利于腧穴的定位，如两眉之间取"印堂"，两乳之间取"膻中"等。

（2）动作标志：指必须采取相应的动作才能出现的标志。如张口于耳屏前方凹陷处取"听宫"；握拳于手掌横纹头取"后溪"等。

3. 手指同身寸定位法

（1）中指同身寸：是以患者的中指中节屈曲时内侧两端横纹头之间作为 1 寸。

（2）拇指同身寸：是以患者拇指指关节的宽度作为 1 寸。

（3）横指同身寸：又名"一夫法"，是令患者将食指、中指、无名指和小指并拢，以中指中节横纹处为准，四指测量为 3 寸。

第六单元　手太阴肺经、腧穴

☆ **重点提示**

本单元虽然穴位较少，但是都为临床常用穴，所以考试出题的可能性比较大，对于这几个穴位的定位和主治要点，都应熟记。另外，经脉循行虽然在中医基础理论以及针灸学总论里都有提及，这里还是要强调一下其重要性，此部分出题很频繁，每个考点都应注意。

---考点集合---

1. 经脉循行 起于中焦，向下联络大肠，回绕胃口，过膈属于肺脏，从肺系（肺与喉咙相联系的部位）横行出来，沿上臂内侧下行，行于手少阴经和手厥阴经的前面，经肘窝入寸口，沿鱼际边缘，出拇指内侧端（少商）。手腕后方支脉，从列缺处分出，走向食指内侧端，与手阳明大肠经相接。

2. 主治概要 主治胸、肺、咽喉部与肺脏有关及经脉循行部位的其他病证。

3. 常用腧穴

(1) 尺泽 合穴
【定位】在肘区，肘横纹上，肱二头肌腱桡侧缘凹陷中（2000，2009）。
【主治】①咳嗽、气喘、咯血、咽喉肿痛等肺系实热性病证；②肘臂挛痛；③急性吐泻、中暑、小儿惊风等急症。

(2) 列缺 络穴；八脉交会穴（通任脉）
【定位】在前臂，腕掌侧远端横纹上1.5寸，拇短伸肌腱和拇长展肌腱之间，拇长展肌腱沟的凹陷中。简便取穴法：两手虎口自然平直交叉，一手食指按在另一手桡骨茎突上，指尖下凹陷中是穴。
【主治】①咳嗽、气喘、咽喉肿痛等肺系病证；②头痛、齿痛、项强、口眼㖞斜等头面部疾患；③手腕痛。

(3) 太渊 输穴；原穴；八会穴之脉会
【定位】在腕前区，桡骨茎突与舟状骨之间，拇长展肌腱尺侧凹陷中。
【主治】①咳嗽、气喘、咽痛、胸痛等肺系疾患；②无脉症（2010）；③腕臂痛。

(4) 鱼际 荥穴
【定位】在手外侧，第1掌骨桡侧中点赤白肉际处。
【主治】①咳嗽、咯血、咽干、咽喉肿痛、失音等肺系热性病证；②掌中热；③小儿疳积。

(5) 少商 井穴
【定位】在手指，拇指末节桡侧，指甲根角侧上方0.1寸（指寸）。
【主治】①咽喉肿痛、鼻衄等肺系实热证（2011）；②高热，昏迷，癫狂；③指肿，麻木。

第七单元 手阳明大肠经、腧穴

☆ 重点提示

本单元重点穴位不多，像合谷、曲池这样的常用穴应重点记忆。其他穴位也应熟悉了解。

---考点集合---

1. 经脉循行 起于食指末端（商阳），沿食指内（桡）侧向上，通过1、2掌骨之间（合谷）向上进入两筋（拇长伸肌腱与拇短伸肌腱）之间的凹陷处，沿前臂前方，并肘部外侧，再沿上臂外侧前缘，上走肩端（肩髃），沿肩峰前缘向上出于颈椎（大椎），再向下入缺盆（锁骨上窝）部，联络肺脏，通过横膈，属于大肠。

2. 主治概要 主治头面病、五官病、肠胃病、皮肤病、神志病、热病及经脉循行部位的其他病证。

3. 常用腧穴的定位和主治要点 商阳、合谷、手三里、曲池、肩髃、迎香。
（1）商阳 井穴
【定位】在手指，食指末节桡侧，指甲根角侧上方0.1寸（指寸）。
【主治】①齿痛、咽喉肿痛等五官疾患；②热病、昏迷等热证、急症；③手指麻木。
（2）合谷 原穴
【定位】在手背，第2掌骨桡侧的中点处。简便取穴法：以一手的拇指指间关节横纹，放在另一手拇、食指之间的指蹼缘上，当拇指尖下是穴。
【主治】①头痛、目赤肿痛、鼻衄、齿痛、口眼㖞斜、耳聋等头面五官诸疾；②发热恶寒等外感病证；③热病无汗或多汗；④经闭、滞产等妇产科病证；⑤上肢疼痛、不遂；⑥牙拔除术、甲状腺手术等口面五官及颈部手术针麻常用穴。
（3）曲池 合穴
【定位】在肘区，在尺泽与肱骨外上髁连线中点凹陷处。
【主治】①手臂痹痛、上肢不遂等上肢病证；②热病；③眩晕；④腹痛、吐泻等肠胃病证；⑤咽喉肿痛、齿痛、目赤肿痛等五官热性病证；⑥瘾疹、湿疹、瘰疬等皮外科疾患；⑦癫狂。
（4）肩髃
【定位】在三角肌区，肩峰外侧缘前端与肱骨大结节两骨间凹陷中。简便取穴法：屈臂外展，肩峰外侧缘呈现前后两个凹陷，前下方的凹陷即是本穴。
【主治】①肩臂挛痛、上肢不遂等肩、上肢病证。②瘾疹，瘰疬。
（5）迎香
【定位】在面部，鼻翼外缘中点旁，鼻唇沟中。
【主治】①鼻塞、鼽衄等鼻病。②口㖞、面痒等面部病证。③胆道蛔虫症。

第八单元 足阳明胃经、腧穴

☆ 重点提示

本单元穴位较多，应熟记几个常用穴的定位及主治，例如，地仓、颊车、足三里、丰隆、内庭等。临床较为常用的穴位，在考试之中必然也是常考的穴位。虽然本经主治肠胃疾病，但是地仓、颊车等穴位对于中风引起的口部疾病也有很好的疗效。

---考点集合---

1. 经脉循行 起于鼻翼两侧（迎香），上行到鼻根部与足太阳经交会，向下沿鼻外侧进入上齿龈内，回出环绕口唇，向下交会于颏唇沟承浆处，再向后沿口腮后下方，出于下颌大迎处，沿下颌角颊车，上行耳前，经上关，沿发际，到达前额（前庭）。
2. 主治概要 主治胃肠病、头面五官病、神志病、热病、皮肤病（2006）及经脉循行部位的其他病证。
3. 常用腧穴的定位和主治要点 地仓、颊车、下关、头维、天枢、归来、足三里、上巨虚、丰隆、内庭。
（1）地仓
【定位】在面部，口角旁约0.4寸（指寸）。
【主治】口㖞，流涎，面痛。

（2）颊车

【定位】在面部，下颌角前上方一横指（中指），闭口咬紧牙时咬肌隆起，放松时按之凹陷处。

【主治】齿痛、牙关不利、颊肿、口角㖞斜等局部病证。

（3）下关

【定位】在面部，颧弓下缘中央与下颌切迹之间凹陷中。

【主治】①牙关不利、面痛、齿痛、口眼㖞斜等面口病证；②耳聋、耳鸣、聤耳等耳疾。

（4）天枢　大肠之募穴

【定位】在腹部，横平脐中，前正中线旁开2寸。

【主治】①腹痛、腹胀、便秘、腹泻、痢疾等胃肠病证；②月经不调、痛经等妇科疾患。

（5）足三里　合穴；胃之下合穴

【定位】在小腿外侧，犊鼻下3寸，胫骨前嵴外一横指处，犊鼻与解溪连线上。

【主治】①胃痛、呕吐、噎膈、腹胀、腹泻、痢疾、便秘等胃肠病证；②下肢痿痹；③心悸、眩晕、癫狂等神志病；④乳痈、肠痈等外科疾患；⑤虚劳诸证，为强壮保健要穴（2003，2004，2006，2011）。

（6）上巨虚　大肠之下合穴

【定位】在小腿外侧，犊鼻下6寸，犊鼻与解溪连线上。

【主治】①肠鸣、腹痛、腹泻、便秘、肠痈等胃肠病证；②下肢痿痹（2004）。

（7）丰隆　络穴

【定位】在小腿外侧，外踝尖上8寸，胫骨前肌外缘，条口旁开1寸。

【主治】①头痛、眩晕、癫狂；②咳嗽、痰多等痰饮病证；③下肢痿痹；④腹胀，便秘（2000，2003）。

（8）内庭　荥穴（2008）

【定位】在足背，第2、3趾间，趾蹼缘后方赤白肉际处（2010）。

【主治】①齿痛、咽喉肿痛、鼻衄等五官热性病证；②热病；③胃病吐酸、腹泻、痢疾、便秘等肠胃病证；④足背肿痛，跖趾关节痛（2002，2003）。

第九单元　足太阴脾经、腧穴

☆ 重点提示

本单元需要我们掌握脾经的循行及主治病证。大纲要求的穴位不多，但都应熟悉了解。特别是三阴交和阴陵泉我们必须熟记。

考点集合

1. 经脉循行　起于足大趾末端（隐白），沿着大趾内侧赤白肉际，经第一跖趾关节向上行至内踝前，上行腿肚，交出足厥阴经的前面，经膝股部内侧前缘，进入腹部，属脾络胃，过膈上行，夹咽旁系舌根，散舌下（2011）。

2. 主治概要　主治脾胃病，妇科病，前阴病及经脉循行部位的其他病证。

3. 常用腧穴的定位及主治要点　隐白、公孙、三阴交、阴陵泉、血海。

（1）隐白　井穴

【定位】在足趾，大趾末节内侧，趾甲根角侧后方0.1寸（指寸）。

【主治】①月经过多、崩漏等妇科病；②便血、尿血等出血证；③癫狂，多梦；④惊风；

⑤腹满，暴泄（2008）。

（2）公孙　络穴；八脉交会穴（通冲脉）

【定位】在跖区，第1跖骨基底部的前下方赤白肉际处。

【主治】①胃痛、呕吐、腹痛、腹泻、痢疾等脾胃肠腑病证；②心烦失眠、狂证等神志病证；③逆气里急、气上冲心（奔豚气）等冲脉病证。

（3）三阴交

【定位】在小腿内侧，内踝尖上3寸，胫骨内侧缘后际（2017）。

【主治】①肠鸣腹胀、腹泻等脾胃病证；②月经不调、带下、阴挺、不孕、滞产等妇产科病证；③遗精、阳痿、遗尿等生殖泌尿系统疾患；④心悸，失眠，眩晕；⑤下肢痿痹；⑥阴虚诸证；⑦湿疹，荨麻疹（2003，2006）。

（4）阴陵泉　合穴

【定位】在小腿内侧，胫骨内侧髁下缘与胫骨内侧缘之间的凹陷中。

【主治】①腹胀、腹泻、水肿、黄疸等脾湿证；②小便不利、遗尿、尿失禁等泌尿系疾患；③膝痛、下肢痿痹等下肢病证；④阴部痛、痛经、带下、遗精等妇科、男科病证。

第十单元　手少阴心经、腧穴

☆ 重点提示

本单元穴位较少，主要的几个穴位在考试中也较少涉及。时间紧张的考生可以将手少阴心经的主治要点熟加记忆，通里、神门两个穴位稍加留意。

考点集合

1. 经脉循行　起于心中，出属心系（心与其他脏器相连系的部位），过膈，联络小肠。
2. 主治概要　主治心、胸、神志病及经脉循行部位的其他病证。
3. 常用腧穴

（1）通里　络穴

【定位】在前臂前区，腕掌侧远端横纹上1寸，尺侧腕屈肌腱的桡侧缘。

【主治】①心悸、怔忡等心病；②舌强不语，暴喑；③腕臂痛。

（2）神门　输穴；原穴

【定位】在腕前区，腕掌侧远端横纹尺侧端，尺侧腕屈肌腱的桡侧凹陷处。

【主治】①心痛、心烦、惊悸、怔忡、健忘、失眠、痴呆、癫狂痫等心与神志病证；②高血压；③胸胁痛。

（3）少冲　井穴

【定位】在手指，小指末节桡侧，指甲根角侧上方0.1寸（指寸）。

【主治】①心悸、心痛、癫狂、昏迷等心与神志病证；②热病。

第十一单元　手太阳小肠经、腧穴

☆ 重点提示

本单元穴位也较少，考试也较少涉及，主要应记住手太阳小肠经的主治要点，少泽、后溪、听宫这3个穴位应多加留意。听宫为治疗耳鸣、耳聋的常用穴。

———— 考点集合 ————

1. 经脉循行　起于手小指外侧端（少泽），沿手背外侧至腕部，直上沿前臂外侧后缘，经尺骨鹰嘴与肱骨内上髁之间，出于肩关节，绕行肩胛部，交于大椎（督脉），向下入缺盆部，联络心脏，沿食管过膈达胃，属于小肠。

2. 主治概要　主治头面五官病、热病、神志病及经脉循行部位的其他病证。

3. 常用腧穴

（1）少泽　井穴

【定位】在手指，小指末节尺侧，指甲根角侧上方 0.1 寸（指寸）。

【主治】①乳痈、乳少等乳疾；②昏迷、热病等急症、热证；③头痛、目翳、咽喉肿痛等头面五官病证。

（2）后溪　输穴；八脉交会穴（通督脉）（2011）

【定位】在手内侧，第 5 掌指关节尺侧近端赤白肉际凹陷中。

【主治】①头项强痛、腰背痛、手指及肘臂挛痛等痛证；②耳聋，目赤；③癫狂痫；④盗汗，疟疾。

（3）养老　郄穴

【定位】在前臂后区，腕背横纹上 1 寸，尺骨头桡侧凹陷中。

【主治】①目视不明，头痛，面痛；②肩、背、肘、臂酸痛，急性腰痛等痛证。

（4）天宗

【定位】在肩胛区，肩胛冈中点与肩胛骨下角连线上 1/3 与下 2/3 交点凹陷中。

【主治】①肩胛疼痛、肩背部损伤等局部病证；②乳痈；③气喘。

（5）听宫

【定位】在面部，耳屏正中与下颌骨髁突之间的凹陷中。

【主治】①耳鸣、耳聋、聤耳等耳疾；②齿痛；③癫狂痫。

第十二单元　足太阳膀胱经、腧穴

☆ 重点提示

足太阳膀胱经是大经脉，共有 67 个穴位。本经腧穴可主治泌尿生殖系统、精神神经系统、呼吸系统、循环系统、消化系统的病证及本经所过部位的病证。例如：癫痫、头痛、目疾、鼻病、遗尿、小便不利及下肢后侧部位的疼痛等证。所以考生在学习穴位主治的时候可结合穴位的近治作用联合记忆。主要穴位的定位及主治要点应多花时间加以复习。委中、昆仑这两个穴位应多加留意。另外，经脉循行的特点也要注意。

———— 考点集合 ————

1. 经脉循行　起于目内眦（2010），上达额部，左右交会于头顶部。分支从头顶部分出，到耳上角部。直行经脉从头顶部向后行至枕骨处，进入颅腔，络脑（2012），再分左右沿肩胛内侧、脊柱两旁，到达腰部，进入脊柱两旁的肌肉，深入体腔，络肾，属膀胱。本经脉一分支从腰部分出，沿脊柱两旁下行，穿过臀部，从大腿后侧外缘下行至腘窝中。另一分支从项分出下行，经肩胛内侧，夹脊下行至髀枢，经大腿后侧至腘窝中与前一支脉会合，然后下行穿过腓肠肌，出走于足外踝后，沿足背外侧缘至小趾外侧端，与足少阴肾经相接。

2. 主治概要　本经腧穴主治十二脏腑及相关组织器官病证、神志病、头面五官病

（2006），以及本经脉所经过部位的病证。

3. 常用腧穴

（1）睛明

【定位】在面部，目内眦内上方眶内侧壁凹陷中。

【主治】①目赤肿痛、流泪、视物不明、目眩、近视、夜盲、色盲等目疾；②急性腰扭伤，坐骨神经痛。

（2）攒竹

【定位】在面部，眉头凹陷中，额切迹处。

【主治】①头痛，眉棱骨痛；②眼睑瞤动、眼睑下垂、口眼㖞斜、目视不明、流泪、目赤肿痛等眼疾；③呃逆；④急性腰扭伤。

（3）肺俞　肺之背俞穴

【定位】在脊柱区，第3胸椎棘突下，后正中线旁开1.5寸（2016）。

【主治】①咳嗽、气喘、咯血等肺疾；②骨蒸潮热、盗汗等阴虚病证；③皮肤瘙痒、瘾疹等皮肤病。

（4）心俞　心之背俞穴

【定位】在脊柱区，第5胸椎棘突下，后正中线旁开1.5寸。

【主治】①心痛、惊悸、失眠、健忘、癫痫、盗汗等心与神志病证；②咳嗽、吐血等肺疾；③盗汗，遗精（2017）。

（5）膈俞　八会穴之血会

【定位】在脊柱区，第7胸椎棘突下，后正中线旁开1.5寸。

【主治】①呕吐、呃逆、气喘等上逆之证；②贫血、吐血、便血等血证；③瘾疹、皮肤瘙痒等皮肤病证；④潮热，盗汗（2017）。

（6）肝俞　肝之背俞穴

【定位】在脊柱区，第9胸椎棘突下，后正中线旁开1.5寸（2010）。

【主治】①黄疸、胁痛等肝胆病证；②目赤、目视不明、目眩、夜盲、迎风流泪等目疾；③癫狂痫；④脊背痛（2006）。

（7）脾俞　脾之背俞穴

【定位】在脊柱区，第11胸椎棘突下，后正中线旁开1.5寸（2011，2016）。

【主治】①腹胀、纳呆、呕吐、腹泻、痢疾、便血、水肿等脾胃肠腑病证；②多食善饥，身体消瘦；③背痛。

（8）肾俞　肾之背俞穴

【定位】在脊柱区，第2腰椎棘突下，后正中线旁开1.5寸。

【主治】①头晕、耳鸣、耳聋等肾虚病证；②遗尿、遗精、阳痿、早泄、不育等泌尿生殖系疾患；③月经不调、带下、不孕等妇科病证；④腰痛；⑤慢性腹泻（2006）。

（9）大肠俞　大肠之背俞穴

【定位】在脊柱区，第4腰椎棘突下，后正中线旁开1.5寸。

【主治】①腰腿痛；②腹胀、腹泻、便秘等胃肠病证。

（10）次髎

【定位】在骶区，正对第2骶后孔中。

【主治】①月经不调、痛经、带下等妇科证；②小便不利；③遗精、疝气等男科病证；④腰骶痛，下肢痿痹。

（11）委中　合穴；膀胱之下合穴

【定位】在膝后区，腘横纹中点。

【主治】①腰背痛、下肢痿痹等腰及下肢病证；②腹痛、急性吐泻等急症；③小便不利，遗尿；④丹毒，皮肤瘙痒，疔疮。

（12）承山
【定位】在小腿后区，腓肠肌两肌腹与肌腱交角处。
【主治】①腰腿拘急、疼痛；②痔疾，便秘；③腹痛，疝气。

（13）昆仑　经穴
【定位】在踝区，外踝尖与跟腱之间的凹陷中（2010）。
【主治】①后头痛，项强，腰骶疼痛，足踝肿痛；②癫痫；③滞产。

（14）申脉　八脉交会穴（通阳跷脉）
【定位】在踝区，外踝尖直下，外踝下缘与跟骨之间凹陷中。
【主治】①头痛，眩晕；②癫狂痫、失眠等神志病证；③腰腿酸痛。

（15）至阴　井穴
【定位】在足趾，小趾末节外侧，趾甲根角侧后方0.1寸（指寸）。
【主治】①胎位不正，滞产；②头痛，目痛，鼻塞，鼻衄。

第十三单元　足少阴肾经、腧穴

☆ 重点提示

本单元穴位较少，在复习时应掌握诀窍。肾经的主治肯定为肾部的疾病，即妇科病、前阴病、肾脏病等。涌泉、照海、太溪这三个穴位应重点记忆。另外，并非仅仅考查穴位的主治证候，所以在复习时内容要全面。

考点集合

1. 经脉循行　起于足小趾之下，斜向足心（涌泉）出于舟骨粗隆下，沿内踝后向上行于腿肚内侧，经股内后缘，通过脊柱（长强）属于肾脏，联络膀胱。

2. 主治概要　主治妇科病、前阴病、头面五官病及经脉循行部位的其他病证。

3. 常用腧穴的定位和主治要点　涌泉、照海、太溪、复溜。

（1）涌泉
【定位】在足底部，屈足时足前部凹陷处，约当第2、3趾趾缝纹头端与足跟连线的前1/3与后2/3交点上（2011）。
【主治】①昏厥、中暑、小儿惊风、癫狂痫、头痛、头晕、目眩、失眠等急症及神志病证；②咯血、咽喉肿痛、喉痹、失音等肺系病证；③大便难，小便不利；④奔豚气；⑤足心热。

（2）照海
【定位】在足内侧，内踝尖下方凹陷处。
【主治】①癫痫、失眠等精神、神志病证；②咽喉干痛、目赤肿痛等五官热性病证；③月经不调、痛经、带下、阴挺、阴痒等妇科病证；④小便频数，癃闭。

（3）太溪
【定位】在足内侧，内踝后方，当内踝尖与跟腱之间的凹陷处。
【主治】①头痛、目眩、失眠、健忘、遗精、阳痿等肾虚证；②咽喉肿痛、齿痛、耳鸣、耳聋等阴虚性五官病证；③咳嗽、气喘、咯血、胸痛等肺系疾患；④消渴，小便频数，便秘；⑤月经不调；⑥腰脊痛，下肢厥冷，内踝肿痛。

第十四单元 手厥阴心包经、腧穴

☆ **重点提示**

本单元考试涉及的部分也较少。内关为临床的常用穴,其他穴位也应稍加留意,可以与心包经的主治联合记忆。

━━━━━━━━━━━━ 考 点 集 合 ━━━━━━━━━━━━

1. **经脉循行** 起于胸中,出属心包络,向下通膈,从胸至腹依次联络上、中、下三焦。
2. **主治概要** 主治<u>心、胸、胃、神志病</u>及经脉循行部位的其他病证。
3. **常用腧穴**

(1) 曲泽　合穴

【定位】<u>在肘前区,肘横纹上,肱二头肌腱的尺侧缘凹陷中(2016)</u>。

【主治】①心痛、心悸、善惊等心系病证。②胃痛、呕血、呕吐等胃腑热性病证。③热病,中暑。④肘臂挛痛,上肢颤动。

(2) 内关　络穴;八脉交会穴(通阴维脉)

【定位】在前臂前区,腕掌侧远端横纹上2寸,掌长肌腱与桡侧腕屈肌腱之间。

【主治】<u>①心痛、胸闷、心动过速或过缓等心系病证(2010)</u>。②胃痛、呕吐、呃逆等胃腑病证。③中风,偏瘫,眩晕,偏头痛。④失眠、郁证、癫狂痫等神志病证。⑤肘臂挛痛。

(3) 劳宫　荥穴

【定位】在掌区,横平第3掌指关节近端,第2、3掌骨之间偏于第3掌骨。简便取穴法:握拳,中指尖下是穴。

【主治】①中风昏迷、中暑等急症。②心痛、烦闷、癫狂痫等心与神志疾患。③口疮,口臭。④鹅掌风。

第十五单元 手少阳三焦经、腧穴

☆ **重点提示**

本单元考试较少涉及,在复习时可留在最后。记忆时可通过三焦经的主治来推断各个穴位的主治要点联合记忆。肩髎、翳风、丝竹空可多加留意。

━━━━━━━━━━━━ 考 点 集 合 ━━━━━━━━━━━━

1. **经脉循行** 起于无名指末端(关冲),上行于第4、5掌骨间,沿腕背出于前臂外侧尺桡骨之间,经肘尖沿上臂外侧达肩部,交大椎,再向前入缺盆部,分布于胸中,络心包,过膈,从胸至腹,属于上、中、下三焦。
2. **主治概要** 主治<u>头面五官病、热病</u>及经脉循行部位的其他病证。
3. **常用腧穴**

(1) 中渚　输穴

【定位】在手背,第4、5掌骨间,第4掌指关节近端凹陷中。

【主治】①头痛、耳鸣、耳聋、目赤、喉痹等头面五官病证。②热病,消渴,疟疾。③肩背肘臂酸痛,手指不能屈伸。

(2) 外关　络穴；八脉交会穴（通阳维脉）

【定位】在前臂后区，腕背侧远端横纹上2寸，尺骨与桡骨间隙中点。

【主治】①热病。②头痛、目赤肿痛、耳鸣、耳聋等头面五官病证。③瘰疬，胁肋痛。④上肢痿痹不遂。

(3) 支沟　经穴

【定位】在前臂后区，腕背侧远端横纹上3寸，尺骨与桡骨间隙中点。

【主治】①便秘。②耳鸣，耳聋，暴喑。③瘰疬。④胁肋疼痛。⑤热病。

(4) 肩髎

【定位】在三角肌区，肩峰角与肱骨大结节两骨间凹陷中。

【主治】①肩臂挛痛不遂。②风疹。

(5) 翳风

【定位】在颈部，耳垂后方，乳突下端前方凹陷中。

【主治】①耳鸣、耳聋等耳疾。②口眼㖞斜、牙关紧闭、颊肿等面、口病证。③瘰疬。

(6) 丝竹空

【定位】在面部，眉梢凹陷处。

【主治】①癫痫。②头痛、眩晕、目赤肿痛、眼睑瞤动等头目病证。③齿痛。

第十六单元　足少阳胆经、腧穴

☆ 重点提示

本单元需要考生掌握胆经的循行分布及几个主要穴位的定位主治，环跳的定位及阳陵泉、风池、悬钟的主治应重点记忆。在记忆穴位的主治时，只需把几个主要的特点记住即可，不需全部牢记。

考点集合

1. 经脉循行　起于目外眦（瞳子髎）（2011），向上到额角返回下行至耳后，沿颈部向后交会大椎穴，再向前入缺盆部，入胸过膈，联络肝脏，属胆，沿胁肋部，出于腹股沟，经外阴毛际，横行入髋关节（环跳）。

2. 主治概要　主治头面五官病、肝胆病、神志病、热病（2006）及经脉循行部位的其他病证。

3. 常用腧穴

(1) 阳白

【定位】在头部，眉上1寸，瞳孔直上。

【主治】①头痛，眩晕。②眼睑瞤动，眼睑下垂，口眼㖞斜。③目赤肿痛、视物模糊等目疾（2011）。

(2) 风池

【定位】在颈后区，枕骨之下，胸锁乳突肌上端与斜方肌上端之间的凹陷中。

【主治】①头痛、眩晕、失眠、中风、癫痫、耳鸣、耳聋等内风所致的病证（2011）。②感冒、热病、口眼㖞斜等外风所致的病证。③目赤肿痛、视物不明、鼻塞、衄血、咽痛等五官病证。④颈项强痛。

(3) 环跳

【定位】在臀部，股骨大转子最凸点与骶管裂孔连线的外1/3与内2/3交点处。

【主治】①腰腿痛、下肢痿痹、半身不遂等腰腿疾患。②风疹。
（4）阳陵泉　合穴；胆之下合穴；八会穴之筋会
【定位】在小腿外侧，腓骨小头前下方凹陷中（2014）。
【主治】①黄疸、胁痛、口苦、呕吐、吞酸等肝胆犯胃病证。②膝肿痛，下肢痿痹、麻木。③小儿惊风（2006，2008）。
（5）悬钟　八会穴之髓会
【定位】在小腿外侧，外踝尖上3寸，腓骨前缘。
【主治】①痴呆、中风、半身不遂等髓海不足疾患。②颈项强痛，胸胁满痛，下肢痿痹，脚气。
（6）丘墟　原穴
【定位】在踝区，外踝的前下方，趾长伸肌腱的外侧凹陷中。
【主治】①目赤肿痛、目生翳膜等目疾。②下肢痿痹，颈项痛，腋下肿，胸胁痛，外踝肿痛，足内翻，足下垂。③疟疾。
（7）足临泣　输穴；八脉交会穴（通带脉）
【定位】在足背，第4、5跖骨底结合部的前方，第5趾长伸肌腱外侧凹陷中（2010）。
【主治】①偏头痛、目赤肿痛、胁肋疼痛、足跗疼痛等痛证。②月经不调，乳痈。③瘰疬。④疟疾。

第十七单元　足厥阴肝经、腧穴

☆ 重点提示

本单元需要掌握的内容不多，主要掌握肝经的主治病证即可。另外，经脉循行的特点也应注意。

考点集合

1. 经脉循行　起于足大趾上毫毛部（大敦），经内踝前向上至内踝上8寸处交出于足太阴经之后，上行沿股内侧，进入阴毛中，绕阴器（2012），上达小腹，夹胃旁，属肝络胆，过膈，分布于胁肋，沿喉咙后面，向上入鼻咽部，连结于"目系"（眼球连系于脑的部位），上出于前额，与督脉会合于直颠顶。
2. 主治概要　主治肝胆病、妇科病、前阴病及经脉循行部位的其他病证。
3. 常用腧穴
（1）大敦　井穴
【定位】在足趾，足大趾末节外侧，趾甲根角侧后方0.1寸（指寸）。
【主治】①疝气，少腹痛。②遗尿、癃闭、五淋、尿血等泌尿系病证。③月经不调、崩漏、阴缩、阴中痛、阴挺等月经病及前阴病证。④癫痫，善寐。
（2）太冲　输穴；原穴
【定位】在足背，第1、2跖骨间，跖骨底结合部前方凹陷中，或触及动脉搏动。
【主治】①中风、癫狂痫、小儿惊风、头痛、眩晕、耳鸣、目赤肿痛、口㖞、咽痛等肝经风热病证。②月经不调、痛经、经闭、崩漏、带下、难产等妇科病证。③黄疸、胁痛、腹胀、呕逆等肝胃病证。④癃闭，遗尿。⑤下肢痿痹，足跗肿痛（2006）。
（3）期门　肝之募穴
【定位】在胸部，第6肋间隙，前正中线旁开4寸。

【主治】①胸胁胀痛、呕吐、吞酸、呃逆、腹胀、腹泻等肝胃病证。②奔豚气。③乳痈（2000）。

第十八单元　督脉、腧穴

重点提示

本单元要求重点熟悉腰阳关、大椎、水沟和百会的主治。督脉的循行分布考试很少涉及，考生了解即可。

---考点集合---

1. 经脉循行　起于小腹内，下出于会阴部，向后行于脊柱的内部，上达项后风府，进入脑内，上行直颠顶，沿前额下行鼻柱。
2. 主治概要　主治脏腑病、神志病、热病、头面五官病及经脉循行部位的其他病证（2008）。
3. 常用腧穴
（1）腰阳关
【定位】在脊柱区，第4腰椎棘突下凹陷中，后正中线上。
【主治】①腰骶疼痛，下肢痿痹。②月经不调、赤白带下等妇科病证。③遗精、阳痿等男科病证。
（2）大椎
【定位】在脊柱区，第7颈椎棘突下凹陷中，后正中线上。
【主治】①热病、疟疾、恶寒发热、咳嗽、气喘等外感病证。②骨蒸潮热。③癫狂痫证、小儿惊风等神志病证。④项强，脊痛。⑤风疹，痤疮（2006）。
（3）哑门
【定位】在颈后区，第2颈椎棘突上际凹陷中，后正中线上。
【主治】①暴喑，舌强不语。②癫狂病、癔症等神志病证。③头痛，颈项强痛。
（4）百会
【定位】在头部，前发际正中直上5寸。
【主治】①痴呆、中风、失语、瘛疭、失眠、健忘、癫狂痫证、癔症等。②头风、头痛、眩晕、耳鸣等头面病证。③脱肛、阴挺、胃下垂、肾下垂等气失固摄而致的下陷性病证。
（5）水沟（2006）
【定位】在面部，人中沟的上1/3与下2/3交界点处。
【主治】①昏迷、晕厥、中风、中暑、休克、呼吸衰竭等急危重症，为急救要穴之一。②癔症、癫狂痫、急慢惊风等神志病证。③鼻塞、鼻衄、面肿、口㖞、齿痛、牙关紧闭等面鼻口部病证。④闪挫腰痛。⑤风水面肿（2003）。
（6）印堂
【定位】在头部，两眉毛内侧端中间的凹陷中。
【主治】①痴呆、痫证、失眠、健忘等神志病证。②头痛，眩晕。③鼻衄，鼻渊。④小儿惊风，产后血晕，子痫。

第十九单元 任脉、腧穴

重点提示

本单元考纲要求的几个穴位均为临床常用穴,所以在考试中也较容易出现。在复习时应对每个穴位的定位及典型的主治病证熟悉掌握。另外,需要注意神阙、廉泉、承浆在治疗中风时的运用。

考点集合

1. 经脉循行 起于小腹内,下出会阴部,向上行于阴毛部,沿腹内向上经前正中线到达咽喉部,再向上环绕口唇,经面部入目眶下。
2. 主治概要 主治脏腑病、妇科病、前阴病、颈及口面病、神志病、虚证。
3. 常用腧穴
(1) 中极 膀胱之募穴
【定位】在下腹部,脐中下4寸,前正中线上。
【主治】①遗尿、小便不利、癃闭等泌尿系病证。②遗精、阳痿、不育等男科病证。③月经不调、崩漏、阴挺、阴痒、不孕、产后恶露不止、带下等妇科病证。
(2) 关元 小肠之募穴
【定位】在下腹部,脐中下3寸,前正中线上(2011)。
【主治】①中风脱证、虚劳冷惫、羸瘦无力等元气虚损病证。②少腹疼痛,疝气。③腹泻、痢疾、脱肛、便血等肠腑病证。④五淋、尿血、尿闭、尿频等泌尿系病证。⑤遗精、阳痿、早泄、白浊等男科病。⑥月经不调、痛经、经闭、崩漏、带下、阴挺、恶露不尽、胞衣不下等妇科病证。⑦保健灸常用穴。
(3) 气海 肓之原
【定位】在下腹部,脐中下1.5寸,前正中线上。
【主治】①虚脱、形体羸瘦、脏气衰惫、乏力等气虚病证。②水谷不化、绕脐疼痛、腹泻、痢疾、便秘等肠腑病证。③小便不利、遗尿等泌尿系病证。④遗精、阳痿、疝气。⑤月经不调、痛经、经闭、崩漏、带下、阴挺、产后恶露不止、胞衣不下等妇科病证。⑥保健灸常用穴。
(4) 神阙
【定位】在脐区,脐中央。
【主治】①虚脱、中风脱证等元阳暴脱。②腹痛、腹胀、腹泻、痢疾、便秘、脱肛等肠腑病证。③水肿,小便不利。④保健灸常用穴。
(5) 中脘 胃之募穴。八会穴之腑会
【定位】在上腹部,脐中上4寸,前正中线上(2010,2016)。
【主治】①胃痛、腹胀、纳呆、呕吐、吞酸、呃逆、小儿疳积等脾胃病证。②黄疸。③癫狂痫、脏躁、失眠等神志病。④哮喘。
(6) 膻中 心包之募穴;八会穴之气会
【定位】在胸部,横平第4肋间隙,前正中线上。
【主治】①咳嗽、气喘、胸闷、心痛、噎膈、呃逆等胸中气机不畅的病证。②产后乳少、乳痈、乳癖等胸乳病证。

（7）廉泉

【定位】在颈前区，喉结上方，舌骨上缘凹陷中，前正中线上（2009）。

【主治】中风失语、暴喑、吞咽困难、舌缓流涎、舌下肿痛、口舌生疮、喉痹等咽喉口舌病证。

（8）承浆

【定位】在面部，颏唇沟的正中凹陷中。

【主治】①口㖞、齿龈肿痛、流涎、面肿等口面部病证。②暴喑。③癫痫。

第二十单元 奇 穴

重点提示

经外奇穴是常考的内容，对于几个重点穴位，如四神聪、十宣、膝眼的定位、主治及各自特点都应掌握。其余穴位通读了解即可。

考点集合

1. 四神聪

【定位】在头部，百会前后左右各旁开1寸，共4穴。

【主治】①头痛，眩晕。②失眠、健忘、癫痫等神志病证。③目疾。

2. 太阳

【定位】在头部，当眉梢与目外眦之间，向后约一横指的凹陷处（2010）。

【主治】①头痛。②目疾。③面瘫，面痛。

3. 夹脊

【定位】在脊柱区，第1胸椎至第5腰椎棘突下两侧，后正中线旁开0.5寸，一侧17穴。

【主治】上胸部的穴位治疗心肺、上肢疾病；下胸部的穴位治疗胃肠疾病；腰部的穴位治疗腰腹及下肢疾病。

4. 外劳宫

【定位】在手背，第2、3掌骨间，掌指关节后0.5寸（指寸）凹陷中。

【主治】①落枕，手臂肿痛。②脐风。

5. 十宣（2006）

【定位】在手指，十指尖端，距指甲游离缘0.1寸（指寸），左右共10穴（2012）。

【主治】①昏迷。②癫痫。③高热，咽喉肿痛。④手指麻木（2002，2005，2016）。

6. 膝眼

【定位】屈膝，在髌韧带两侧凹陷处，在内侧的称为内膝眼，在外侧的称为外膝眼。

【主治】①膝痛，腿痛。②脚气。

7. 胆囊

【定位】在小腿外侧，腓骨小头直下2寸。

【主治】①急、慢性胆囊炎，胆石病，胆道蛔虫症等胆腑病证。②下肢痿痹。

8. 阑尾

【定位】在小腿前侧上部，当犊鼻下5寸，胫骨前缘旁开一横指。

【主治】①急、慢性阑尾炎。②消化不良。③下肢痿痹。

第二十一单元 毫针刺法

重点提示

本单元考点较少，主要熟悉针刺补泻的方法及其内容，了解几种进针方法和针刺角度，以及针刺的异常处理即可。

考点集合

一、进针方法

1. 指切进针法　又称爪切进针法，用押手拇指或食指端切按在腧穴位置旁，刺手持针，紧靠押手指甲面将针刺入。此法适宜于短针的进针。
2. 夹持进针法　用押手拇、食二指持捏消毒干棉球，夹住针身下端，将针尖固定在腧穴表面，刺手捻动针柄，将针刺入腧穴，此法适用于长针的进针。
3. 舒张进针法　用押手食指、拇指将所刺腧穴部位的皮肤向两侧撑开，使皮肤绷紧，刺手持针，使针从押手拇、食二指的中间刺入。此法主要用于皮肤松弛部位的腧穴。
4. 提捏进针法　用押手拇、食二指将针刺部位的皮肤捏起，刺手持针，从捏起的上端将针刺入。此法主要用于皮肉浅薄部位的进针，如印堂等。

二、针刺角度

1. 直刺　针身与皮肤表面呈90°角左右垂直刺入。此法适于大部分腧穴（2006）。
2. 斜刺　针身与皮肤表面呈45°角左右倾斜刺入。此法适用于肌肉较浅薄处，或内有重要脏器，或不宜于直刺、深刺的穴位（2010）。
3. 平刺　即横刺、沿皮刺，是针身与皮肤表面呈15°角左右沿皮刺入。此法适于皮薄肉少的部位，如头部的腧穴等。

三、行针与得气

1. 行针的基本手法
（1）提插法：是将针刺入腧穴一定深度后，使针在穴内进行上提下插的操作方法。把针从浅层向下刺入深层为插；由深层向上退到浅层为提。
（2）捻转法：是将针刺入腧穴的一定深度后，以右手拇指和中、食二指持住针柄，进行一前一后来回旋转捻动的操作方法。
2. 得气的概念与临床意义　得气也称针感，是指将针刺入腧穴后所产生的经气感应。得气与否及气至的迟速，不仅直接关系到疗效，而且可以借以窥测疾病的预后。临床上一般是得气迅速时，疗效较好；得气较慢时效果就差；若不得气，则可能无效。

四、针刺补泻

1. 捻转补泻　针下得气后，捻转角度小，用力轻，频率慢，操作时间短，结合拇指向前、食指向后（左转用力为主）者为补法。捻转角度大，用力重，频率快，操作时间长，结合拇指向后、食指向前（右转用力为主）者为泻法（2016）。
2. 提插补泻　针下得气后，先浅后深，重插轻提，提插幅度小，频率慢，操作时间短，以下插用力为主者为补法；先深后浅，轻插重提，提插幅度大，频率快，操作时间长，以上提用力为主者为泻法（2006，2017）。
3. 平补平泻　进针得气后均匀地提插、捻转后即可出针。

五、针刺异常情况

1. 晕针
（1）表现：患者突然出现精神疲倦、头晕目眩、面色苍白、恶心欲呕、多汗、心慌、四肢发冷、血压下降、脉象沉细或神志昏迷、仆倒在地、唇甲青紫、二便失禁、脉微细欲绝。

（2）处理：首先将针全部取出，使患者平卧，头部稍低，注意保暖，轻者在饮温开水或糖水后即可恢复正常，重者在上述处理的基础上，可指掐或针刺人中、素髎、内关、足三里，灸百会、气海、关元等穴，必要时应配合其他急救措施。

（3）预防：对于初次接受针刺治疗和精神紧张者，应先作好思想工作，消除顾虑；正确选择舒适持久的体位（尽可能采取卧位），取穴不宜太多，手法不宜过重；对于过度饥饿、疲劳者，不予针刺。留针过程中，医者应随时注意观察病人的神色，询问病人的感觉，一旦出现晕针先兆，可及早采取处理措施。

2. 气胸

（1）表现：患者突感胸闷、胸痛、气短、心悸，严重者呼吸困难、发绀、冷汗、烦躁、恐惧，到一定程度会发生血压下降、休克等危急现象。

（2）检查：患侧肋间隙变宽，胸廓饱满，叩诊鼓音，听诊肺呼吸音减弱或消失，气管可向健侧移位。如气窜至皮下，患侧胸部、颈部可出现握雪音，X线胸部透视可见肺组织被压缩现象。有些病情轻者，出针后并不出现症状，而是过一定时间才慢慢感到胸闷、疼痛、呼吸困难。

（3）处理：一旦发生气胸，应立即出针，采取半卧位休息，要求患者心情平静，切勿因恐惧而反转体位。一般漏气量少者，可自然吸收。同时要密切观察，随时对症处理。

六、针刺注意事项

1. 过于饥饿、疲劳、精神高度紧张者，不行针刺。体质虚弱者，刺激不宜过强，并尽可能采取卧位。
2. 怀孕3个月以下者，下腹部禁针。怀孕3个月以上者，上下腹部、腰骶部，以及一些能引起子宫收缩的腧穴，如合谷、三阴交、昆仑、至阴等均不宜针刺，月经期间，如月经周期正常者，最好不予针刺，月经周期不正常者，为了调经可以针刺。
3. 小儿囟门未闭时，头顶部腧穴不宜针刺。此外，因小儿不能配合，故不宜留针。
4. 避开血管针刺，防止出血；常有自发性出血或损伤后出血不止的患者不宜针刺。
5. 皮肤有感染、溃疡、瘢痕或肿瘤的部位不宜针刺。
6. 防止刺伤重要脏器。

第二十二单元 灸 法

重点提示

本单元需要掌握的内容不是很多，主要掌握灸法的作用与灸法的种类和适用范围。

━━━━━ 考点集合 ━━━━━

一、灸法的种类（2012，2017）

1. 艾炷灸 将纯净的艾绒放在平板上，用手指搓捏成圆锥形状，称为艾炷。每燃烧一个艾炷称为一壮。艾炷灸分为直接灸和间接灸两类。

（1）直接灸：将艾炷直接放在皮肤上施灸称直接灸。分为瘢痕灸和无瘢痕灸。

（2）间接灸：艾炷不直接放皮肤上，而用药物隔开放在皮肤上施灸。分为隔姜灸、隔蒜灸、隔盐灸、隔附子饼灸。①隔姜灸：有散寒止痛，温中止呕的作用，可用于风寒痹痛、虚寒性呕吐、腹泻、腹痛等（2002，2015）。②隔蒜灸：有清热、解毒、杀虫的作用。可用于治疗肿疡初起、肺痨、瘰疬等（2015）。③隔附子饼灸：有温肾壮阳作用。可用于命门火衰而致的遗精、阳痿、早泄或疮疡久溃不敛等。④隔盐灸：有回阳、救逆的作用。可用于伤寒阴证或吐泻并作、中风脱证等（2011）。

2. 艾条灸
（1）悬起灸：温和灸，雀啄灸；回旋灸。
（2）实按灸：太乙针灸；雷火针灸。
（3）温针灸。

二、灸法的注意事项

1. 灸炷的施灸量，常以艾炷的大小和灸壮的多少为标准。一般情况，凡初病、体质强壮者艾炷宜大，壮数宜多；久病、体质虚弱者艾炷宜小，壮数宜少。在头面胸部施灸不宜大炷多灸；在腰腹部施灸可大炷多壮。

2. 临床上凡属阴虚阳亢、邪实内闭及热毒炽盛等病证，应慎用灸法。

3. 对颜面五官、阴部、有大血管分布等部位不宜选用直接灸法，对于妊娠期妇女的腹部及腰骶部不宜施灸。

4. 一般空腹、过饱、极度疲劳和对灸法恐惧者，应慎施灸。

第二十三单元 拔 罐 法

重点提示

本单元考点较少，主要熟悉拔罐的方法和适应证，通读了解即可，内容相对简单。

考点集合

1. **拔罐的方法** 留罐法；走罐法；闪罐法；刺血拔罐法；留针拔罐法。
2. **拔罐的注意事项** 稳、准、轻、快。根据部位、面积选择适当的罐和体位。注意禁忌证。

第二十四单元 治 疗 总 论

重点提示

本单元应了解配穴方法、选穴原则。

考点集合

1. **选穴原则**（2016）
（1）近部选穴：就是在病变局部或距离比较接近的范围选取穴位的方法，是腧穴局部治疗作用的体现。
（2）远部选穴：就是在病变部位所属和相关的经络上，距病位较远的部位选穴的方法，是"经络所过，主治所及"治疗规律的体现。
（3）辨证选穴：就是根据疾病的证候特点，分析病因病机而辨证选取穴位的方法。
（4）对症选穴：是针对疾病的个别突出的症状而选取穴位。

2. 配穴方法
（1）按经脉配穴法：①本经配穴法。②表里经配穴法。③同名经配穴法（2017）。
（2）按部位配穴法：①远近配穴法。②上下配穴法。③前后配穴法。④左右配穴法。

第二十五单元　内科病证的针灸治疗

☆ 重点提示

本单元为考试的重点内容。中风和面瘫的治疗，是中医的特色，历年经常考查，腰痛、痹证也常出题。只有在熟记各个穴位的基础上，才能做到游刃有余。对于几个病证的穴位处方应熟悉。

---考点集合---

1. 头痛
【主症】外感头痛：头痛较急，痛无休止，外感表证明显。内伤头痛：头痛反复发作，时轻时重，常伴头晕，遇劳或情志刺激而发作、加重。
【治法】调和气血，通络止痛。
【主穴】百会、太阳、风池、阿是穴、合谷。
【配穴】太阳头痛配天柱、后溪、昆仑；阳明头痛配印堂、内庭（2015）；少阳头痛配率谷、外关、足临泣；厥阴头痛配四神聪、太冲、内关。风寒头痛配风门、列缺；风热头痛配曲池、大椎；风湿头痛配头维、阴陵泉（2017）；肝阳上亢头痛配太溪、太冲；痰浊头痛配中脘、丰隆；瘀血头痛配血海、膈俞；血虚头痛配脾俞、足三里。

2. 中风
（1）中经络
【主症】意识清楚，半身不遂，口角㖞斜，语言不利。
【治法】疏通经络，醒脑调神。取督脉、手厥阴及足太阴经穴为主。
【主穴】水沟、内关、三阴交、极泉、尺泽、委中。
【配穴】肝阳暴亢配太冲、太溪；风痰阻络配丰隆、合谷；痰热腑实配曲池、内庭、丰隆；气虚血瘀配气海、血海、足三里；阴虚风动配太溪、风池（2017）。上肢不遂配肩髃、曲池、手三里、合谷；下肢不遂配环跳、足三里、风市、阳陵泉、悬钟、太冲。病侧肢体屈曲拘挛者，肘部配曲泽、腕部配大陵、膝部配曲泉、踝部配太溪；足内翻配丘墟透照海；足外翻配太溪、中封；足下垂配解溪。口角㖞斜配地仓、颊车、合谷、太冲；语言謇涩配廉泉、通里、哑门；吞咽困难配廉泉、金津、玉液。
（2）中脏腑
【主症】突然昏仆，不省人事，或神志恍惚、嗜睡，兼见半身不遂，口角㖞斜。若见神昏，牙关紧闭，口噤不开，两手握固，肢体强痉，大小便闭者为闭证；昏聩无知，目合口开，四肢瘫软，手撒肢冷，汗多，二便自遗，脉微弱欲绝者为脱证。
【治法】闭证：平肝息风，醒脑开窍。取督脉、手厥阴和十二井穴为主。脱证：回阳固脱。以任脉经穴为主。
【主穴】①闭证：水沟、十二井、太冲、丰隆、劳宫。②脱证：关元、神阙。

3. 眩晕
【主症】头晕目眩、视物旋转。轻者如坐车船，飘摇不定，闭目少顷即可复常；重者两眼昏花缭乱，视物不明，旋摇不止，难以站立，昏昏欲倒，甚则跌仆。

(1) 实证

【治法】平肝潜阳，化痰定眩。取足少阳、足厥阴经穴及督脉穴为主。

【主穴】百会、风池、太冲、内关（2017）。

【配穴】肝阳上亢配行间、侠溪、太溪；痰湿中阻配头维、中脘、丰隆。

(2) 虚证

【治法】益气养血，填精定眩。以督脉穴和相应背俞穴为主。

【主穴】百会、风池、肝俞、肾俞、足三里。

【配穴】气血两虚配气海、脾俞、胃俞；肾精不足配太溪、悬钟、三阴交。

4. 面瘫

【主症】以口眼㖞斜为特点。通常急性发作，常在睡眠醒来时发现一侧面部肌肉板滞、麻木、瘫痪，额纹消失，眼裂变大，露睛流泪，鼻唇沟变浅，口角下垂歪向健侧，病侧不能皱眉、蹙额、闭目、露齿、鼓颊。部分患者初起时有耳后疼痛，还可出现患侧舌前2/3味觉减退或消失，听觉过敏等症状。部分患者病程迁延日久，可因瘫痪肌肉出现挛缩，口角反牵向患侧，甚则出现面肌痉挛，形成"倒错"现象。

【治法】祛风通络，疏调经筋。取局部穴、手足阳明经穴为主。

【主穴】攒竹、阳白、四白、颧髎、颊车、地仓、合谷、太冲。

【配穴】风寒外袭配风池、风府；风热侵袭配外关、关冲；气血不足配足三里、气海。眼睑闭合不全配鱼腰、丝竹空、申脉；鼻唇沟变浅配迎香；人中沟歪斜配水沟；颏唇沟歪斜配承浆；乳突部疼痛配翳风；舌麻、味觉减退配廉泉。

5. 不寐

【主症】经常不能获得正常睡眠。轻者入寐困难或寐而易醒，醒后不寐；重者彻夜难眠。

【治法】舒脑宁心，安神利眠。取督脉、手少阴经穴为主。

【主穴】百会、安眠、神门、三阴交、照海、申脉。

【配穴】心脾两虚配心俞、脾俞；心肾不交配太溪、肾俞；心胆气虚配心俞、胆俞；肝火扰神配行间、侠溪；脾胃不和配足三里、内关。噩梦多配厉兑、隐白；头晕配风池、悬钟。

6. 感冒

【主症】恶寒发热，鼻塞流涕，咳嗽，头痛，周身酸楚不适。

【治法】祛风解表。取手太阴、手阳明经穴及督脉穴为主（2016）。

【主穴】列缺、合谷、风池、大椎、太阳。

【配穴】风寒感冒配风门、肺俞；风热感冒配曲池、尺泽；夹湿配阴陵泉；夹暑配委中。体虚感冒配足三里；咽喉疼痛配少商、商阳（2011）。

7. 胃痛

【主症】实证病势较急，痛势较剧，痛处拒按，食后痛增；虚证病势较缓，痛势较轻，痛处喜按，空腹痛甚。

【治法】和胃止痛。取胃的募穴、下合穴为主。

【主穴】中脘、足三里、内关（2011，2016）。

【配穴】寒邪客胃配胃俞；饮食伤胃配梁门、下脘；肝气犯胃配期门、太冲；瘀血停胃配膈俞、三阴交。脾胃虚寒配关元、脾俞、胃俞；胃阴不足配胃俞、三阴交、内庭。

8. 便秘

【主症】大便秘结不通，排便艰涩难解。

【治法】理肠通便。取大肠的背俞穴、募穴及下合穴为主。

【主穴】天枢、大肠俞、上巨虚、支沟。

【配穴】热秘配合谷、曲池；气秘配太冲、中脘；冷秘配神阙、关元；虚秘配足三里、脾俞、气海，兼阴伤津亏者加照海、太溪。

9. 腰痛

【主症】根据疼痛部位进行经络辨证：疼痛在腰脊中部者为督脉病证，疼痛在腰脊两侧者为足太阳经证。

【治法】通经止痛。取局部阿是穴及足太阳经穴为主。

【主穴】大肠俞、阿是穴、委中。

【配穴】督脉病证配后溪；足太阳经证配申脉；腰椎病变配腰夹脊。寒湿腰痛配命门、腰阳关；瘀血腰痛配膈俞、次髎；肾虚腰痛配肾俞、太溪。

10. 痹证

【主症】关节肌肉疼痛，屈伸不利。

【治法】通络止痛。以局部穴位为主，配合循经取穴及辨证选穴。

【主穴】阿是穴、局部经穴。

【配穴】行痹配膈俞、血海；痛痹配肾俞、关元；着痹配阴陵泉、足三里；热痹配大椎、曲池（2016）。另可根据疼痛的部位循经配穴。

第二十六单元　妇儿科病证的针灸治疗

重点提示

本单元内容较少，但是痛经、遗尿均是临床常见病，主要针对各种证候了解相对应的治则。尤应注意补法与泻法的区别应用。

考点集合

1. 痛经

（1）实证

【治法】行气活血，调经止痛。取任脉、足太阴经穴为主。

【主穴】中极、次髎、地机、三阴交（2011，2017）。

【配穴】气滞血瘀配太冲、血海；寒凝血瘀配关元、归来。

（2）虚证

【治法】调补气血，温养冲任。取任脉、足太阴、足阳明经穴为主。

【主穴】关元、足三里、三阴交。

【配穴】气血虚弱配气海、脾俞；肾气亏损配太溪、肾俞。

2. 绝经前后诸证

【主症】月经紊乱，潮热出汗，心悸，情绪不稳定。

【治法】滋补肝肾，调理冲任。取任脉、足太阴经穴及相应背俞穴为主。

【主穴】肾俞、肝俞、太溪、气海、三阴交。

【配穴】肾阴虚配照海、阴谷；肾阳虚配关元、命门；肝阳上亢配风池、太冲；痰气郁结配中脘、丰隆。烦躁失眠配心俞、神门；纳少便溏配中脘、阴陵泉。

3. 遗尿

【主症】睡中尿床，多则一夜数次，醒后方觉。

【治法】调理膀胱，温肾健脾。取任脉、足太阴经穴及膀胱的背俞穴、募穴为主。

【主穴】关元、中极、膀胱俞、三阴交（2011）。

【配穴】肾气不足配肾俞、命门、太溪（2017）；脾肺气虚配肺俞、气海、足三里

（2016）；肝经郁热配行间、阳陵泉（2017）。夜梦多配百会、神门。

第二十七单元 皮外骨伤科病证的针灸治疗

重点提示

本单元主要包括皮科、骨科，比较烦琐，而从考查趋势上看，多从内科病证及妇科病证这两个单元出题，故本单元了解即可。

考点集合

1. 蛇串疮

【主症】初起时患部皮肤灼热刺痛、发红，继则出现簇集性粟粒大小丘状疱疹，多呈带状排列，多发生于身体一侧，以腰、胁部最为常见。疱疹消失后部分患者可遗留疼痛，可持续数月或更久。

【治法】泻火解毒，清热利湿。取局部阿是穴及相应夹脊穴为主。

【主穴】局部阿是穴、夹脊穴。

【配穴】肝胆火盛配行间、侠溪；脾胃湿热配阴陵泉、内庭；瘀血阻络配血海、三阴交；便秘配天枢；心烦配神门。

2. 落枕

【治法】疏经活络，调和气血。取局部阿是穴和手太阳、足少阳经穴为主。

【主穴】外劳宫、天柱、阿是穴、后溪、悬钟。

【配穴】病在督脉、太阳经者配大椎、束骨；病在少阳经配风池、肩井。风寒袭络配风池、合谷；气滞血瘀配内关、合谷。肩痛配肩髃；背痛配天宗。

3. 漏肩风

【治法】通经活络，舒筋止痛。取局部穴位为主，配合循经远端取穴。

【主穴】肩髃、肩髎、肩贞、阿是穴、阳陵泉、条口透承山。

【配穴】手阳明经证配合谷；手少阳经证配外关；手太阳经证配后溪；手太阴经证配列缺；外邪内侵配合谷、风池；气滞血瘀配内关、膈俞；气血虚弱配足三里、气海。

第二十八单元 五官科病证的针灸治疗

重点提示

本单元以往考试较少涉及，但均为临床常见病，应熟悉。

考点集合

1. 耳鸣耳聋

（1）实证

【主症】暴病耳聋，或耳中觉胀，耳鸣如潮，鸣声隆隆不断，按之不减。

【治法】疏风泻火，通络开窍。取局部穴及手足少阳经穴为主。

【主穴】听会、翳风、中渚、侠溪（2011，2016）。

【配穴】外感风邪配外关、合谷；肝胆火盛配行间、丘墟；痰火郁结配丰隆、阴陵泉。

（2）虚证

【主症】久病耳聋，耳鸣如蝉，时作时止，劳累则加剧，按之鸣声减弱。

【治法】补肾养窍。取局部穴及足少阴经穴为主。

【主穴】<u>听宫、翳风、太溪、肾俞（2017）</u>。

【配穴】脾胃虚弱配气海、足三里。

2. 牙痛

【治法】祛风泻火，通络止痛。取手、足阳明经穴为主。

【主穴】合谷、颊车、下关。

【配穴】风火牙痛配外关、风池；胃火牙痛配内庭、二间；虚火牙痛配太溪、行间。

第十篇　诊断学基础

第一单元　症状学

☆ **重点提示**

本单元内容较为重要，属考试的重点之一，需重点掌握发热的常见热型，胸痛的病因和临床表现，咳嗽与咳痰的临床表现，腹痛、咯血、呕血与便血的常见病因和临床表现，以及黄疸的分类和临床表现。另外，意识障碍的临床表现也应注意，此知识点在内科、诊断、药理中常常涉及。总体来说，因本单元所占分值比例较大，应多花时间重点复习。熟记每种疾病的病因及临床表现特点是必须要做到的。

── **考点集合** ──

一、发热

1. 病因

（1）感染性发热：各种病原体如病毒、细菌、支原体、立克次体、螺旋体、真菌、寄生虫等引起的感染均可出现发热（2005）。

（2）非感染性发热：①无菌性坏死物质的吸收。②抗原-抗体反应。③内分泌与代谢疾病。④皮肤散热减少。⑤体温调节中枢功能失常。⑥自主神经功能紊乱。

2. 临床表现

（1）发热的分度：①低热 37.3～38℃。②中等热度 38.1～39℃。③高热 39.1～41℃。④超高热 41℃以上（2015，2016）。

（2）发热的临床经过：①体温上升期常有疲乏无力、肌肉酸痛、皮肤苍白、畏寒或寒战等现象。体温上升有骤升型及缓升型两种方式。②高热持续期表现为皮肤潮红而灼热，呼吸加快加强，心率增快，常出汗。可持续数小时、数日或数周。③体温下降期，此期表现为出汗多、皮肤潮湿，体温下降有骤降及渐降两种方式。

（3）热型与临床意义

1）稽留热：体温恒定地维持在 39～40℃以上的高水平，达数天或数周，24 小时内体温波动范围不超过 1℃。见于肺炎链球菌性肺炎、伤寒、斑疹伤寒等的发热极期（2013）。

2）弛张热：体温常在 39℃以上，波动幅度大，24 小时内波动范围超过 2℃（2010），但都在正常水平以上（2007，2010）。见于败血症、风湿热、重症肺结核、化脓性炎症等。

3）间歇热：体温骤升达高峰后持续数小时，又迅速降至正常水平，无热期（间歇期）可持续 1 天至数天，如此高热期与无热期反复交替出现（2009，2010）。见于疟疾、急性肾盂肾炎等（2016）。

4）波状热：体温逐渐上升达 39℃或以上，数天后又逐渐下降至正常水平，持续数天后又逐渐升高，如此反复多次。见于布氏杆菌病。

5）回归热：体温急骤上升至39℃或以上，持续数天后又骤然下降至正常水平，高热期与无热期各持续若干天后规律性交替一次（2007，2008）。见于回归热、霍奇金病、周期热等。

6）不规则热：发热的体温曲线无一定规律（2004）。见于结核病、风湿热、支气管肺炎、渗出性胸膜炎、感染性心内膜炎等。

二、胸痛

1. 病因

（1）胸壁疾病：急性皮炎、皮下蜂窝织炎、带状疱疹、肋间神经炎、肋软骨炎、流行性肌炎、肋骨骨折、外伤、劳损等（2008）。

（2）心血管疾病：冠状动脉硬化性心脏病、心肌病、二尖瓣或主动脉瓣病变、急性心包炎、胸主动脉瘤、肺梗死、心脏神经症等。

（3）呼吸系统疾病：胸膜炎、胸膜肿瘤、自发性气胸、肺炎、肺结核、支气管肺癌等。

（4）纵隔疾病：纵隔炎、纵隔气肿、纵隔肿瘤等。

（5）其他：食管炎、食管癌、食管裂孔疝、膈下脓肿、肝脓肿、胆囊炎、胆石病等。

2. 问诊要点

（1）一般资料：包括发病年龄、发病急缓、诱因、加重与缓解方式。

（2）胸痛表现：包括胸痛部位、性质、程度、持续时间及其有无放射痛。

（3）伴随症状：①伴咳嗽、咯痰：见于急慢性支气管炎、肺炎、支气管扩张、肺脓肿等。②伴咯血：见于肺炎、肺脓肿、肺梗死或支气管肺癌（2016）。③伴呼吸困难：见于肺炎链球菌肺炎、自发性气胸、肺结核、心绞痛、心肌梗死、急性心包炎、主动脉夹层等。④伴吞咽困难：见于食管癌等。⑤伴面色苍白、大汗、血压下降或休克：多考虑急性心肌梗死、主动脉夹层或大块肺栓塞等（2016，2017）。

三、腹痛

1. 病因

（1）腹部疾病：①腹腔脏器炎症。②空腔脏器痉挛或梗阻。③脏器扭转或破裂。④急性腹膜炎。⑤腹膜粘连或脏器包膜牵张。⑥化学性刺激。⑦肿瘤压迫与浸润（2006，2007）。

（2）胸腔疾病的牵涉痛：肺炎、心绞痛等。

（3）全身性疾病：尿毒症毒素刺激腹腔浆膜等。

（4）其他原因：荨麻疹时胃肠黏膜水肿等。

2. 问诊要点

（1）病史及年龄。

（2）腹痛的部位。

（3）腹痛的性质与程度。

（4）诱发、加重或缓解腹痛的因素。

（5）腹痛的伴随症状：①伴寒战、高热，可见于急性化脓性胆管炎、肝脓肿、腹腔脏器脓肿等。②伴黄疸，提示肝、胆、胰腺疾病，以及急性溶血等（2017）。③伴血尿，多见于尿路结石。④伴休克，常见于腹腔内脏大出血、急性胃肠穿孔、急性心肌梗死、中毒性菌痢等（2017）。⑤伴腹胀、呕吐隔餐或隔日食物，见于幽门梗阻；伴腹胀、呕吐、停止排便排气，提示肠梗阻（2015，2016）。⑥伴腹泻，见于急性胃肠炎、急性肠炎、急性细菌性痢疾，以及慢性胰腺及肝脏疾病的吸收不良等。⑦伴血便，急性者见于急性细菌性痢疾、肠套叠、绞窄性肠梗阻、急性出血性坏死性结肠炎、过敏性紫癜等；慢性者可见于慢性菌痢、肠结核、结肠癌等；柏油样便提示上消化道出血；鲜血便提示下消化道出血。⑧直肠病变的疼痛常伴里急后重。

四、咳嗽与咯痰

1. 咳嗽的病因

（1）呼吸道疾病：急慢性咽炎、扁桃体炎等。

（2）胸膜疾病：胸膜炎或胸膜受刺激等。

（3）心血管疾病：二尖瓣狭窄或其他原因引起肺淤血或肺水肿。

（4）中枢神经因素：脑炎、胸膜炎、脑出血等。

2. 咳嗽与咯痰的问诊要点

（1）咳嗽的性质：①干性咳嗽：见于急性咽喉炎、急性支气管炎初期、胸膜炎、轻症肺结核、肺癌等。②湿性咳嗽：见于慢性咽喉炎、慢性支气管炎、支气管扩张症、肺炎、肺脓肿、空洞型肺结核等。

（2）咳嗽的时间与节律。

（3）咳嗽的音色：声音嘶哑的咳嗽多见于声带炎、喉炎、喉癌，以及喉返神经受压迫；犬吠样咳嗽多见于喉头炎症水肿或气管受压；无声（或无力）咳嗽可见于极度衰弱或声带麻痹的患者；带有鸡鸣样吼声常见于百日咳；金属调的咳嗽可由于纵隔肿瘤或支气管癌等直接压迫气管所致（2016）。

（4）痰的性质与量。

（5）伴随症状：①伴发热：多见于呼吸道感染、胸膜炎、肺结核等。②伴胸痛：见于肺炎、胸膜炎、支气管肺癌、自发性气胸等（2017）。③伴喘息：见于支气管哮喘、喘息型慢性支气管炎、心源性哮喘等。④伴呼吸困难：见于喉头水肿、喉肿瘤、慢性阻塞性肺病、重症肺炎以及重症肺结核、大量胸腔积液、气胸、肺淤血、肺水肿等（2017）。⑤伴咯血：常见于肺结核、支气管扩张症、肺脓肿、支气管肺癌及风湿性二尖瓣狭窄等。

五、咯血

1. 病因

（1）支气管疾病：常见的有支气管扩张症、支气管肺癌、支气管内膜结核和慢性支气管炎等。

（2）肺部疾病：常见有肺结核、肺炎、肺脓肿等（2006）。

（3）心血管疾病：如风湿性二尖瓣狭窄所致的咯血等。

（4）其他：血小板减少性紫癜、白血病等。

2. 问诊要点

（1）病史及年龄。

（2）咯血的量及其性状：大量咯血（每日超过500mL）常见于空洞型肺结核、支气管扩张症和肺脓肿；中等咯血（每日100~500mL）可见于二尖瓣狭窄；其他原因所致的咯血多为小量咯血（每日100mL内），或仅为痰中带血。咯粉红色泡沫痰为急性左心衰竭的表现。

（3）咯血的伴随症状。

3. 咯血与呕血的鉴别

（1）病因：咯血多为肺结核、支气管扩张症、肺癌、肺炎、肺脓肿、心脏病等引起（2006，2011）；呕血多为消化性溃疡、肝硬化、急性胃黏膜病变、胆道出血、胃癌等引起。

（2）出血前症状：咯血前多有喉部痒感、胸闷、咳嗽等（2006）；呕血前多有上腹部不适、恶心、呕吐等。

（3）出血方式：咯血为咯出；呕血为呕出，可为喷射状（2007）。

（4）出血的血色：咯血多为鲜红色；呕血多为暗红色、棕色，有时为鲜红色（2006，2007）。

（5）血中混有物：咯血多混有痰、泡沫；呕血多混有食物残渣、胃液（2006）。

（6）酸碱反应：咯血为碱性；呕血为酸性。

（7）有无黑便：咯血多无黑便（2006），若咽下血液量较多时可有；呕血多伴黑便，可为柏油样便，呕血停止后仍可持续数日。

（8）出血后痰的性状：咯血后常有血痰数日；呕血后则无血痰。

六、呼吸困难

1. 概念　呼吸困难指患者主观感到空气不足、呼吸费力，客观上表现为呼吸运动用力，严重时可出现张口呼吸、鼻翼扇动、端坐呼吸，甚至发绀、呼吸辅助肌参与呼吸运动。

2. 病因

（1）胸肺疾病：常见于气道阻塞，肺部疾病，胸壁、胸廓、胸膜腔疾病，神经肌肉疾病，膈运动障碍等。

（2）循环系统疾病：常见于各种原因所致的左心和（或）右心衰竭、心包填塞、肺栓塞和原发性肺动脉高压等。

（3）中毒。

（4）神经精神性疾病：如颅脑疾病引起呼吸中枢功能障碍及精神因素所致呼吸困难。

（5）血液病。

3. 临床表现

（1）肺源性呼吸困难

1）吸气性呼吸困难：吸气费力、显著困难，重者出现"三凹征"，常伴干咳与高调吸气性喉鸣（2006）。

2）呼气性呼吸困难：特点是呼气费力，呼气时间明显延长而缓慢，听诊常伴有哮鸣音。

3）混合性呼吸困难：特点是吸气、呼气都困难，呼吸频率加快、变浅。

（2）心源性呼吸困难：主要见于心力衰竭。急性左侧心力衰竭时，常出现阵发性呼吸困难，多在夜间熟睡中发生，称夜间阵发性呼吸困难（2004，2008，2016）。

（3）中毒性呼吸困难：①代谢性酸中毒：呼吸深大而规则，可伴有鼾声，称 Kussmaul 呼吸。见于尿毒症、糖尿病酮症酸中毒。②药物及中毒：如吗啡、巴比妥类、有机磷农药中毒时，致呼吸减慢，也可呈潮式呼吸。一氧化碳、氰化物中毒时均可引起呼吸加快。

（4）中枢性呼吸困难：脑出血、颅内压增高、颅脑外伤等，呼吸变慢而深，并常伴有呼吸节律的异常。

（5）癔症性呼吸困难：呼吸非常频速和表浅，并常因换气过度而发生呼吸性碱中毒，出现口周、肢体麻木和手足搐搦。

七、水肿

1. 病因

（1）全身性水肿：①心源性水肿：右心衰竭、缩窄性心包炎等。②肾源性水肿：肾炎、肾病综合征。③肝源性水肿：肝硬化、重症肝炎。④营养不良性水肿：低蛋白血症和维生素 B_1 缺乏。⑤内分泌源性水肿：甲状腺功能减退症、垂体前叶功能减退症等黏液性水肿。

（2）局部性水肿：各种组织炎症、静脉阻塞（静脉血栓形成、静脉炎等）、淋巴回流受阻（丝虫病、淋巴管炎、肿瘤压迫等）。

2. 水肿的临床表现

（1）全身性水肿：①心源性水肿，为下垂性水肿，甚至胸水、腹水等，伴有呼吸困难、心脏扩大、心率加快、颈静脉怒张、肝-颈静脉回流征阳性。②肾源性水肿，晨起眼睑或颜面水肿，渐至全身水肿，伴有血尿、少尿、高血压、贫血。③肝源性水肿，伴有肝功能受损及门静脉高压表现，如肝掌、蜘蛛痣等。④营养不良性水肿，贫血、乏力、消瘦。⑤内分泌源性水肿，按压形成的皮肤凹陷在按压后很快恢复，常伴有精神萎靡、食欲不振。

（2）局部性水肿：局部肿胀明显，或伴有静脉曲张。

八、呕血与黑便

1. 病因

（1）消化系统疾病：<u>消化性溃疡最常见（2017）</u>、食管或胃底静脉曲张破裂、急性胃黏膜出血、肝硬化等。

（2）血液病：白血病、血小板减少性紫癜、血友病、再生障碍性贫血等。

（3）急性传染病。

（4）其他：如尿毒症、结节性多动脉炎、抗凝剂治疗过量等。

2. 问诊要点

（1）是否为上消化道出血、诱因、既往史。

（2）估计出血量。<u>出血量 5mL 以上可出现大便潜血阳性，60mL 以上可出现黑便，胃内积血量 300mL 以上可出现呕血（2005，2007，2015）</u>。

（3）呕血的伴随症状。<u>伴周期性节律性上腹痛，可能是消化性溃疡；伴血管痣、肝掌、腹壁静脉怒张、腹水者，提示肝硬化门静脉高压</u>；伴皮肤黏膜出血者，见于血液病及急性传染病；伴右上腹痛、黄疸、寒战高热者，见于急性梗阻性化脓性胆管炎。

九、黄疸

1. 概念　由于血清总胆红素升高致使<u>皮肤、黏膜和巩膜发黄</u>的症状和体征称为黄疸。正常胆红素最高为 $17.1\mu mol/L$。

2. 各型黄疸的病因、临床表现及实验室检查特点

（1）溶血性黄疸

1）病因：先天性溶血性贫血、后天获得性溶血性贫血。

2）临床表现：急性溶血者症状严重，表现为寒战、高热、头痛、呕吐、腰痛等；慢性溶血者多呈轻度黄疸，常有<u>贫血、黄疸、脾大</u>三大特征。

3）实验室检查特点：<u>血清总胆红素增多，以非结合胆红素为主；尿中胆素原增加，但尿中无胆红素；网织红细胞增多，骨髓红系细胞增生旺盛等（2005）</u>。

(2) 肝细胞性黄疸
1) 病因：病毒性肝炎、中毒性肝炎、肝硬化、肝癌、钩端螺旋体病等（2004）。
2) 临床表现：黄疸呈浅黄至深黄，伴乏力、倦怠、食欲缺乏等，严重者有出血倾向，肝脾大。
3) 实验室检查特点：血清结合胆红素与非结合胆红素均增加；尿中尿胆原增多，尿胆红素阳性；大便颜色通常改变不明显；肝功能有转氨酶增高（2010）。

(3) 阻塞性黄疸
1) 病因：肝内胆汁淤积、肝外性阻塞。
2) 临床表现：黄疸深而色暗，皮肤瘙痒，粪便颜色变浅或呈白陶土色。
3) 实验室检查特点：血清结合胆红素增多；尿胆原减少或阴性；尿胆红素阳性，便色变浅。

十、抽搐

病因
(1) 颅脑疾病：感染、外伤、脑血管病、颅内肿瘤等。
(2) 全身疾患：各种严重感染、缺氧、代谢障碍、心血管疾病、中毒物理损伤、癔症性抽搐等。

十一、昏迷

1. 概念　昏迷是指意识丧失，任何强大的刺激都不能唤醒，是最严重的意识障碍。
2. 分度
(1) 浅昏迷：意识大部分丧失，强刺激不能唤醒，但对疼痛刺激有痛苦表情及躲避反应。角膜反射、瞳孔对光反射、吞咽反射、眼球运动等存在。
(2) 中度昏迷：意识全部丧失，对强刺激的反应减弱，角膜反射、瞳孔对光反射迟钝，眼球活动消失。
(3) 深昏迷：对疼痛等各种刺激均无反应，全身肌肉松弛，角膜反射、瞳孔对光反射、眼球活动均消失，可出现病理反射。

第二单元　问　诊

重点提示

本单元内容了解基本概念即可。

考点集合

1. 一般项目　包括姓名、性别、年龄、籍贯、民族、婚姻、住址、工作单位、职业、就诊或入院日期、记录日期、病史陈述者等。
2. 主诉　患者就诊的最主要、最明显的症状或体征及持续时间（2006，2008，2015，2017）。
3. 现病史　①起病情况，包括起病时间、发病急缓、原因或诱因等。②主要症状的特点。③病因和诱因。④病情的发展与演变。⑤伴随症状。⑥诊疗经过。⑦病程中的一般情况

(2008)。

4. 既往史（2016）、个人史、婚姻史、月经与生育史、家族史。

第三单元　检体诊断

☆ 重点提示

本单元内容十分重要，是历年考试的热门考点，在执业医师的实践技能考试中也常涉及。重点掌握检体的基本方法，血压的测量方法，生命体征、面容与表情，皮肤、淋巴结的检查方法及异常时的临床意义，头部及其器官、颈部、胸部检查的内容及方法，肺和胸膜的视、触、叩、听等方法，视诊心尖搏动、触诊心尖搏动和震颤、叩诊心浊音界、听诊心音和杂音及心脏杂音的分级，肝、胆、脾、肾的触诊，神经反射检查的基本方法与临床意义。结合实践技能复习更容易加深印象。

---一考点集合---

一、基本检查法

1. 触诊的方法及适用范围和注意事项

（1）浅部触诊法：适用于关节、软组织的浅在病变和浅部动静脉、神经及阴囊和精索等的检查。

（2）深部触诊法：适用于检查腹腔内病变和脏器的检查，分为：①深部滑行触诊，适用于检查腹腔深部包块和胃肠病变。②双手触诊法，适用于肝、脾、肾、腹腔肿块的实体检查。③深压触诊法，明确胆囊、阑尾等压痛点。④冲击触诊法，用于大量腹水而肝、脾难以触及时（2010，2016）。

2. 叩诊的方法

（1）间接叩诊法：叩诊时左手中指第2指节紧贴于叩诊部位，其余手指稍微抬起，勿与体表接触；右手各指自然弯曲，以右手中指指端叩击左手中指第2指骨的前端。叩击方向应与叩诊部位的体表垂直。叩诊时要运用腕关节与掌指关节的活动，肘关节和肩关节不要参与。叩击动作要灵活短促，富有弹性，叩击力量和间隔要均匀一致。叩诊每个部位时，只需叩打2~3次。不同的病灶或检查部位，可选用不同的叩击力量。

（2）直接叩诊法：适用于胸部或腹部面积较广泛的病变，如胸膜粘连或增厚、气胸、大量胸水或腹水等。

3. 常见叩诊音

（1）清音：音调低，音响较大，振动持续时间较长的非乐性音，见于正常肺部的叩诊音（2009）。

（2）鼓音：单纯而规则的振动所形成的一种和谐的低调乐音，音响比清音更强，振动持续时间也较长，见于左下胸的胃泡区及腹部。病理情况下，见于肺空洞、气胸、气腹等（2011）。

（3）过清音：介于鼓音与清音之间，音调较清音低，音响较清音强，见于肺气肿（2008，2010）。

（4）浊音：音调较高，音响较弱，振动持续时间较短的非乐性叩诊音，见于被肺的边缘所覆盖的心脏或肝脏部分及在病理情况下肺组织含气减少的叩诊音（2011）。

（5）实音：音调较浊音更高，音响更弱，振动持续时间更短的非乐性叩诊音，见于心脏、肝脏等的叩诊音。病理情况下见于大量胸腔积液、肺实变等（2008）。

4. 嗅诊常见异常气味及临床意义

（1）呕吐物味：粪臭味见于肠梗阻；酒味见于饮酒或醉酒等；浓烈的酸味见于幽门梗阻或狭窄（2004，2017）。

（2）呼气味：刺激性蒜味见于有机磷农药中毒；氨味见于尿毒症；烂苹果味见于糖尿病酮症酸中毒；腥臭味见于肝性脑病（2006，2007）；浓烈的酒味见于酒后或醉酒。

（3）痰液：血腥味，见于大咯血的患者；痰液恶臭，提示支气管扩张症或肺脓肿。

（4）脓液：恶臭味应考虑气性坏疽的可能。

二、全身状态检查

1. 体温 ①口测法：正常值为 36.3~37.2℃。②肛测法：正常值为 36.5~37.3℃。③腋测法：正常值为 36.0~37.0℃（2004）。

2. 脉搏

（1）脉搏检查法：以食指、中指、无名指的指端来触诊桡动脉的搏动，桡动脉不能触及者可触诊颞动脉、颈动脉、肱动脉。

（2）脉率：正常成人在安静状态下其脉率为 60~100 次/分。儿童较快，初生婴儿可达 130 次/分。病理状态下，发热、疼痛、贫血、甲状腺功能亢进症、心力衰竭、休克、心肌炎等，脉率增快；颅内高压、病态窦房结综合征、二度及以上窦房或房室传导阻滞，或服用强心苷、钙拮抗剂、β受体阻滞剂等药时，脉率减慢。

3. 血压

（1）血压的测量方法：上肢血压一般以坐位右臂血压为准。受检者安静休息至少 5 分钟，裸露手臂，放在与右心房同一水平，外展 45°角。将袖带平展地缚于上臂，其下缘距肘窝 2~3cm，不可过松或过紧。将听诊器放在肱动脉上，轻压听诊器体件，然后用橡皮球将空气打入袖带，待动脉音消失，再将汞柱升高 20~30mmHg。当听到第一个声音时，所示压力值是收缩压，放气至声音消失时血压计上所示的压力是舒张压。正常人两上肢血压可有 5~10mmHg 的差别，下肢血压较上肢高 20~40mmHg，但在动脉穿刺或插管直接测量时则无显著差异。

（2）血压正常值及变异的临床意义：收缩压在 140mmHg 或以上，和（或）舒张压在 90mmHg 或以上，称为高血压。高血压常见于原发性高血压、肾脏疾病、肾上腺皮质和髓质肿瘤、肢端肥大症、甲状腺功能亢进等。血压低于 90/60mmHg 者，称为低血压，常见于休克、急性心肌梗死、心力衰竭、心包填塞、肾上腺皮质功能减退等。脉压增大见于主动脉瓣关闭不全等。脉压减小见于心包积液、缩窄性心包炎、主动脉瓣狭窄等。

4. 发育 正常成人胸围等于身高的一半，两上肢展开的长度等于身高，坐高等于下肢的长度。体型在临床上分为瘦长型（无力型）、矮胖型（超力型）、匀称型（正力型）。

5. 营养状态

（1）营养状态判定：分为良好、不良、中等。

（2）营养异常的原因：①营养不良：体重减轻到低于标准体重的 90% 时称为消瘦。见于长期的慢性感染、恶性肿瘤、某些内分泌疾病以及精神性厌食。②肥胖：超过标准体重 20% 以上者为肥胖，主要由于摄食过多所致。此外，内分泌、家族遗传、生活方式与运动、精神因素等皆有影响。（2005）。

6. 意识状态　通过问诊了解患者思维、反应、情感活动、记忆力、注意力、定向力等，对严重患者还需进行痛觉试验、瞳孔对光反应、腱反射等以判断意识障碍的程度。对昏迷患者，重点注意生命体征，尤其是呼吸的频率和节律，瞳孔大小，眼底有无视乳头水肿、出血，有无偏瘫、锥体束征、脑膜刺激征等。

7. 面容

（1）急性（热）病容：面色潮红，呼吸急促，表情痛苦，常见于急性感染性疾病。

（2）慢性病容：容颜憔悴，面色灰暗或苍白，目光无神，表情淡漠，常见于慢性消耗性疾病。

（3）甲亢面容：眼裂增大，眼球凸出，兴奋不安，烦躁易怒，呈惊恐貌。见于甲状腺功能亢进症。

（4）黏液性水肿面容：面色苍白，颜面水肿，睑厚面宽，目光呆滞，反应迟钝，毛发稀疏，见于甲状腺功能减退症。

（5）二尖瓣面容：双颊暗红，口唇轻度发绀，见于风湿性心脏瓣膜病、二尖瓣狭窄。

（6）伤寒面容：表情淡漠，反应迟钝，呈无欲状态，见于伤寒、脑脊髓膜炎、脑炎等高热衰弱患者。

（7）苦笑面容：牙关紧闭，面肌痉挛，呈苦笑状，见于破伤风。

（8）满月面容：面圆如满月，皮肤发红，常伴痤疮、胡须，见于库欣综合征及长期应用肾上腺皮质激素的患者（2005，2011）。

（9）肢端肥大症面容：头颅增大，面部变长，下颌增大，向前突出，眉弓及两颧隆起，唇舌肥厚，耳鼻增大，见于肢端肥大症。

（10）面具面容：面部呆板，无表情，似面具样，见于震颤麻痹等（2012）。

（11）肝病面容：可见面颊瘦削，面色灰褐，额部、鼻背、双颊有褐色色素沉着，见于慢性肝炎、肝硬化等。

（12）肾病面容：面色苍白，眼睑、颜面浮肿，舌质淡，边缘有齿痕，见于慢性肾炎、慢性肾盂肾炎、慢性肾功能衰竭等。

8. 体位

（1）自动体位：身体活动自如，不受限制，多见于正常人轻病或疾病早期。

（2）被动体位：无法自己调整或变换体位，见于极度衰弱或意识丧失的患者（2004）。

（3）强迫体位：为减轻疾病痛苦，被迫采取的某种体位（2004）。可分为：①强迫仰卧位：急性腹膜炎（2015，2016）。②强迫侧卧位：一侧胸膜炎或胸腔积液（2010，2017）。③强迫坐位：心、肺功能不全的患者。④辗转体位：胆绞痛、肾绞痛、肠绞痛等。⑤角弓反张：破伤风、小儿脑膜炎。⑥强迫俯卧位：脊柱疾病。⑦强迫蹲位：发绀型先天性心脏病。

9. 步态

（1）蹒跚步态：走路时身体左右摇摆如鸭步，见于佝偻病、大骨节病等。

（2）醉酒步态：行走时躯干重心不稳，步态紊乱不准确如醉酒状，见于小脑疾病等。

（3）慌张步态：起步动作慢，步距较小，起步后小步急速前行，越走越快，有难以止步之势，见于震颤麻痹（2011）。

（4）痉挛性偏瘫步态：瘫痪侧上肢内收、旋前，各关节屈曲，无正常摆动。下肢伸直、外旋，以髋关节为中心，脚尖拖地，向外划半个圆圈跨前一步，多见于脑血管疾病的后遗症（2011）。

（5）间歇性跛行：休息时无症状，行走稍久致下肢麻木、无力、酸痛，难以继续行走，经休息症状好转可重新行走,走走歇歇,如此反复,见于严重下肢动脉硬化等。

(6) 共济失调步态:起步时一脚高抬,骤然垂落,且双目向下注视,两脚间距很宽,以防身体倾斜,闭目时不能保持平衡。见于小脑或脊髓后索病变,如脊髓痨。

(7) 剪刀步态:双下肢肌张力过高,行走时两腿交叉呈剪刀状,见于脑瘫或截瘫患者。

三、皮肤检查

1. 皮疹

(1) 斑疹:局部皮肤发红,一般不隆起皮面,见于麻疹初起、斑疹伤寒、丹毒、风湿性多形性红斑。

(2) 玫瑰疹:鲜红色圆形斑疹,压之退色,松开后又复现,多出现于胸腹部,见于伤寒或副伤寒。

(3) 丘疹:局部颜色改变,隆起于皮面,见于药疹、麻疹、猩红热、湿疹等。

(4) 斑丘疹:丘疹周围有皮肤发红的底盘,见于风疹、猩红热、药疹。

(5) 荨麻疹:隆起于皮肤的鲜红色或苍白色风团,伴有瘙痒或烧灼感,消退后不留痕迹,因速发皮肤变态反应引起。

2. 皮下出血 直径不超过 2mm,为瘀点;直径 3~5mm,为紫癜;直径超过 5mm,为瘀斑。片状隆起者,为血肿(2016)。皮肤黏膜出血常见于造血系统疾病、重症感染、某些血管损害的疾病,以及某些毒物或药物(2016)。

3. 蜘蛛痣 检查时用铅笔压迫痣的中心,其辐射状小血管网即退色,去除压力后又出现(2016)。其发生与雌激素增多有关,见于慢性肝炎、肝硬化(2005,2007)。

4. 水肿

(1) 轻度:水肿仅见于眼睑、眶下软组织、胫骨前、踝部皮下组织,指压后可见组织轻度下陷,平复较快。

(2) 中度:全身组织均可见明显水肿,指压后可出现明显的或较深的组织下陷,平复较慢。

(3) 重度:全身组织严重水肿,低部位皮肤紧张发亮,甚至有液体渗出,体腔可见积液。

5. 皮下气肿 患处皮肤类似水肿隆起,触诊有握雪感,听诊有皮下捻发音,见于胸部外伤、肺部疾患、胸腔闭式引流和胸腔穿刺术后等。

四、淋巴结检查

1. 浅表淋巴结的检查方法 检查浅表淋巴结时,其顺序为:耳前、耳后、乳突区、枕骨下区、颌下区、颏下区、颈后三角、颈前三角、锁骨上窝、腋窝、滑车上、腹股沟、腘窝等。当身体某部位发生炎症或癌肿时,可引起相应引流区域的淋巴结肿大。如发现有肿大的浅表淋巴结,应记录其位置、数目、大小、质地、移动度,表面是否光滑,有无红肿、压痛和波动,是否有瘢痕、溃疡和瘘管等,同时应注意寻找引起淋巴结肿大的病灶。

2. 局部和全身浅表淋巴结肿大的临床意义

(1) 局部淋巴结肿大:一般炎症、淋巴结结核、恶性肿瘤淋巴结转移可见。

(2) 全身淋巴结肿大:见于淋巴瘤,传染性单核细胞增多症,急、慢性白血病,系统性红斑狼疮等。

五、头部检查及临床意义

（一）头颅

1. 方颅　小儿佝偻病和先天性梅毒。
2. 巨颅　脑积水。

（二）眼部

1. 眼睑　①上睑下垂：双上眼睑下垂见于重症肌无力、先天性上眼睑下垂（2015）；单侧上眼睑下垂常见于各种疾病引起的动眼神经麻痹，如脑炎、脑脓肿、蛛网膜下腔出血、白喉、外伤等（2016）。②眼睑水肿：见于肾炎、慢性肝病、贫血、营养不良、血管神经性水肿等。③眼睑闭合不全：双侧眼睑闭合不全常见于甲状腺功能亢进症；单侧眼睑闭合不全常见于面神经麻痹。

2. 结膜　结膜发红、水肿、血管充盈为充血，见于结膜炎、角膜炎、沙眼早期；结膜苍白见于贫血；结膜发黄见于黄疸；睑结膜有滤泡或乳头见于沙眼；结膜有散在出血点，见于亚急性感染性心内膜炎；结膜下片状出血，见于外伤及出血性疾病，亦可见于高血压、动脉硬化；球结膜透明而隆起为球结膜下水肿，见于脑水肿或输液过多。

3. 巩膜　检查巩膜有无黄染应在自然光线下进行。黄疸时，巩膜黄染均匀。

4. 角膜　检查时应注意角膜的透明度，有无白斑、云翳、溃疡、角膜软化和血管增生等。凯-费环（角膜色素环），见于肝豆状核变性。

5. 瞳孔　正常瞳孔直径2～5mm，等大等圆。瞳孔缩小（<2mm）见于虹膜炎、有机磷农药中毒、毒蕈中毒，吗啡、氯丙嗪、毛果芸香碱等药物影响；瞳孔扩大（>5mm）见于外伤、青光眼绝对期、视神经萎缩、完全失明、濒死状态和阿托品及可卡因等药物影响；瞳孔大小不等见于脑外伤、脑肿瘤、脑疝等（2016）；对光反射迟钝或消失见于昏迷病人。调节反射与聚合反射消失见于动眼神经损害。

6. 眼球　双侧眼球突出见于甲亢；单侧眼球突出多见于局部炎症或眶内占位性病变，偶见于颅内病变。双侧眼球凹陷见于重度脱水；单侧眼球凹陷见于Horner综合征和眶尖骨折。

（三）鼻部

1. 鼻外形　鼻梁部皮肤红色斑块多见于红斑狼疮；鼻端和鼻翼发红，并有毛细血管扩张和组织肥厚见于酒糟鼻；鼻梁塌陷而致鼻外形似马鞍状，见于鼻骨骨折、鼻骨发育不全和先天性梅毒；鼻腔完全阻塞，鼻梁宽平如蛙状，见于肥大鼻息肉患者。

2. 鼻翼扇动　见于肺炎链球菌肺炎、支气管哮喘、心源性哮喘等。

3. 鼻窦　鼻窦共有四对：额窦、蝶窦、上颌窦、筛窦。鼻窦有压痛多见于鼻窦炎。

（四）口腔、腮腺

1. 唇　口唇苍白，见于虚脱、贫血等；口唇深红见于急性发热性疾病；口唇发绀见于呼吸衰竭和心力衰竭；口唇疱疹常伴发于肺炎链球菌肺炎、感冒、流行性脑脊髓膜炎、疟疾等；口唇干燥并有皲裂，见于重度脱水患者；口角糜烂见于核黄素缺乏。

2. 口腔黏膜　正常口腔黏膜光洁呈粉红色。黏膜下出血点或瘀斑多为各种出血性疾病或维生素C缺乏；第二磨牙颊黏膜处出现针帽头大小白色斑点见于麻疹；黏膜充血、肿胀并伴有小出血点，对称性，见于猩红热、风疹等；黏膜溃疡可见于慢性复发性口疮；鹅口疮为白色念珠菌感染，见于体弱重症的病儿或老年患者，或长期使用广谱抗生素的患者；出现蓝黑色的色素沉着多见于肾上腺皮质功能减退。

3. 牙　检查应注意有无龋齿、残根、缺齿和义齿等，以及牙齿的色泽和形状。牙齿呈黄褐色称斑釉牙，为长期饮用含氟量过高的水所引起；切牙切缘呈月牙形凹陷且牙间隙分离过宽，为先天性梅毒的重要体征之一；单纯齿间隙过宽见于肢端肥大症。

4. 牙龈　正常牙龈呈粉红色，质坚韧且与牙颈部紧密贴合。牙龈水肿见于慢性牙周炎，牙龈的游离缘出现黑色点线称为铅线，是铅中毒的特征。

5. 舌　草莓舌见于猩红热或长期发热的患者；牛肉舌见于糙皮病；镜面舌见于恶性贫血、缺铁性贫血或慢性萎缩性胃炎；运动异常见于舌下神经麻痹；舌体震颤见于甲亢。

6. 咽　咽部黏膜充血、红肿、黏膜腺分泌增多，多见于急性咽炎；咽部黏膜充血、表面粗糙，并可见淋巴滤泡呈簇状增殖，见于慢性咽炎。

7. 扁桃体　扁桃体增大一般分为三度。Ⅰ度不超过咽腭弓，Ⅲ度达到或超过咽后壁中线，Ⅱ度超咽腭弓，介于Ⅰ度和Ⅲ度之间（2005）。

8. 腮腺　腮腺体薄而软，触诊时摸不出腺体轮廓。腮腺肿大时可见到以耳垂为中心的隆起，并可触及边缘不明显的包块。腮腺导管开口于上颌第二磨牙对面的颊黏膜上，检查时注意导管口有无分泌物。腮腺肿大见于急性流行性腮腺炎、化脓性腮腺炎、腮腺肿瘤。

六、颈部检查及临床定义

1. 颈部血管　正常人安静坐位或立位时颈外静脉塌陷，平卧时颈外静脉充盈，充盈水平仅限于锁骨上缘至下颌角的下 2/3 以内。颈静脉怒张见于右心功能不全、缩窄性心包炎、心包积液等；颈动脉搏动明显见于主动脉瓣关闭不全、甲状腺功能亢进症、高血压或严重贫血等。

2. 甲状腺

（1）视诊：观察甲状腺的大小和对称性。

（2）触诊：以明确甲状腺肿大的轮廓或范围。被检查者取坐位，医师站在身后，用双手拇指放在颈后，食指和中指从甲状软骨两侧进行触摸，同时让被检查者做吞咽动作；也可在被检查者对面以一手拇指施压于一侧甲状软骨，食指和中指在对侧甲状软骨进行触摸，同时让被检查者做吞咽动作。检查时应注意甲状腺的大小、硬度，表面是否光滑，有无结节、压痛，两侧是否对称，有无细震颤及对气管的影响等。

（3）甲状腺肿大分度：不能看出肿大但能触及者为Ⅰ度；能看到肿大又能触及，但在胸锁乳突肌以内者为Ⅱ度；超过胸锁乳突肌外缘者为Ⅲ度（2006）。

（4）引起甲状腺肿大的常见疾病：单纯性甲状腺肿、甲状腺功能亢进症、甲状腺肿瘤等。

3. 气管　检查时嘱患者坐位或仰卧位，以食指和无名指分别放在两侧胸锁关节上，中指放于气管正中以观察气管有无移位。大量胸腔积液、气胸、纵隔肿瘤等可使气管向健侧推移；肺不张、胸膜增厚及粘连、肝硬化时可将气管拉向患侧。

七、胸壁及胸廓检查

1. 常见异常胸廓

（1）桶状胸：见于慢性阻塞性肺气肿及支气管哮喘发作时。

（2）扁平胸：见于瘦长体型及慢性消耗性疾病。

（3）鸡胸（佝偻病）：多见于儿童。

2. 胸壁及胸骨压痛　肋间神经炎、肋软骨炎、胸壁软组织炎及肋骨骨折的患者，受累的局部可有胸壁压痛。骨髓异常增生者，常有胸骨压痛和叩击痛，见于白血病患者。

3. 乳房检查　乳房触诊先由健侧开始，后检查患侧。检查者以并拢的手指掌面略施压力，以旋转或来回滑动的方式进行触诊，切忌用手指将乳房提起来触摸。检查按外上、外下、内下、内上、中央的顺序进行，然后检查淋巴引流部位（腋窝，锁骨上、下窝等处淋巴结）。最后检查有压痛或肿块处，先轻触诊，然后深触诊检查。

（1）急性乳腺炎：乳房红、肿、热、痛，常局限于一侧乳房的某一象限（2017）。触诊有硬结包块，伴寒战、发热及出汗等全身中毒症状。

（2）乳腺癌：多为单发，并与皮下组织粘连，质地硬，局部皮肤呈橘皮样，乳头常回缩，多见于中年以上的妇女，晚期多伴有腋窝淋巴结转移。

（3）乳腺良性肿瘤：质地较软，边缘光滑，形态规整并有一定的活动度，常见于乳腺囊性增生、乳腺纤维瘤等。

八、肺和胸膜检查

（一）肺和胸膜视诊

1. 呼吸类型

（1）正常呼吸类型分为胸式呼吸和腹式呼吸。

（2）胸式呼吸减弱而腹式呼吸增强，可见于肺炎、胸膜炎、重症肺结核、肋间肌麻痹、肋骨骨折等；腹式呼吸减弱而胸式呼吸增强，可见于腹膜炎、大量腹水、肝脾极度肿大、巨大卵巢囊肿、胃肠胀气及妊娠晚期。

2. 正常呼吸

（1）呼吸频率：正常成人静息状态下，呼吸为12～20次/分。超过20次/分为呼吸过速。见于发热、疼痛、贫血、甲状腺功能亢进及心力衰竭。低于12次/分称为呼吸过缓，呼吸浅慢见于深睡、吗啡及巴比妥中毒和颅内压增高等。

（2）呼吸深度：①呼吸变浅见于呼吸肌麻痹、腹水和肥胖，以及肺部疾病，如肺水肿、大量胸腔积液和气胸。②呼吸变深常见于糖尿病酮症酸中毒和尿毒症酸中毒时，常见到呼吸加深。

（3）呼吸节律：①潮式呼吸特点是呼吸由浅慢逐渐变为深快，由深快逐渐变为浅慢，直至呼吸停止片刻，再开始上述周期性呼吸，形成如潮水涨落的节律，见于脑炎、脑膜炎、颅内压增高、脑干损伤等。②间停呼吸表现为有规律的深度相等的几次呼吸之后，突然停止呼吸，间隔一个短时间后又开始深度相同的呼吸，如此周而复始。常为临终前的危急征象。

（二）肺和胸膜触诊

1. 触觉语颤

（1）检查方法：检查者以两手掌或两手掌尺侧缘轻轻平放于病人胸壁两侧的对称部位，通过让病人深呼吸或发长而低的声音来检查两侧感觉是否正常。检查的顺序是：先前胸再后背，由上而下，左右对比进行。

（2）临床意义：触觉语颤加强主要见于肺组织实变，如大叶性肺炎实变期和肺梗死，接近胸膜的肺内巨大空腔如空洞型肺结核、肺脓肿，压迫性肺不张等（2006）。

2. 胸膜摩擦感

（1）检查方法：受检者取仰卧位，令受检者反复做深慢呼吸运动，检查者用手掌轻贴病人胸壁，并感觉有无皮革相互摩擦的感觉，胸膜的任何部位均可出现胸膜摩擦感，但以腋中线第5～7肋间隙最易感觉到。

（2）临床意义：胸膜摩擦感可见于胸膜炎症等。

（三）肺部叩诊

1. 正常叩诊音　正常叩诊音为清音。

2. 肺界叩诊

（1）肺下界：通常嘱患者坐位或仰卧位，平静呼吸时，在两侧锁骨中线、腋中线和肩胛线上叩诊肺下界，正常人分别为第 6、第 8 和第 10 肋间隙。病理情况下肺下界降低见于肺气肿、腹腔内脏下垂（2010）；肺下界上升见于肺不张和胸腔积液，也可见于腹内压升高使横膈上升，如腹水、肝脾大、腹腔内巨大肿瘤等。

（2）肺下界移动度：正常人肺下界移动度为 6～8cm。肺下界移动度减小见于阻塞性肺气肿、肺不张、肺纤维化、肺炎、胸腔积液及各种原因所致的腹压升高等。

3. 胸部异常叩诊音

（1）浊音与实音：主要见于肺组织含气量减少、肺内不含气的病变、胸腔病变、胸壁病变。

（2）鼓音：主要见于肺内或胸腔内含气过多，如大量胸腔积气、肺大疱、肺空洞等（2007）。

（3）过清音：见于肺内含气量增加且肺泡壁弹性减退，如肺气肿、支气管哮喘发作者（2017）。

（四）呼吸音听诊

1. 正常呼吸音

（1）支气管呼吸音：正常人在喉部、胸骨上窝、背部第 6 颈椎至第 2 胸椎附近可闻及（2011）。

（2）肺泡呼吸音：此为气体进出肺泡产生的声音，正常人在肺部任何区域都可听到（2010，2011，2012）。

（3）支气管肺泡呼吸音：正常人在胸骨角附近，肩胛间区的第 3、4 胸椎水平及右肺尖可听到支气管肺泡呼吸音。

2. 病理性呼吸音

（1）病理性肺泡呼吸音

1）肺泡呼吸音减弱或消失：由进入肺泡内的空气量减少或声音传导障碍引起。常见于呼吸运动障碍、呼吸道阻塞、肺顺应性降低、胸腔内肿物、胸膜疾患。

2）肺泡呼吸音增强（2004）：与呼吸运动及通气功能增强，进入肺泡的空气流量增多有关。双侧肺泡呼吸音增强见于运动、发热、甲状腺功能亢进症；肺脏或胸腔病变使一侧或一部分肺的呼吸功能减弱或丧失，则健侧或无病变部分的肺泡呼吸音可出现代偿性增强。

（2）病理性支气管呼吸音：可由肺组织实变、肺内大空腔、压迫性肺不张等引起。

（3）病理性支气管肺泡呼吸音：常见于肺部实变区域较小且与正常含气肺组织混合存在，或肺实变部位较深并被正常肺组织所覆盖。

（五）啰音听诊

1. 湿啰音

（1）听诊特点：于吸气时或吸气终末较为明显，部位较恒定，性质不易变，大、中、小水泡音可同时存在，咳嗽后可减轻或消失（2010）。

（2）临床意义：湿啰音两肺散在性分布，常见于支气管炎、支气管肺炎、血行播散型肺结核、肺水肿；两肺底分布，多见于肺淤血、肺水肿早期及支气管肺炎；一侧或局限性分布，常见于肺炎、肺结核、支气管扩张症、肺脓肿、肺癌及肺出血等。

2. 干啰音

（1）听诊特点：音调较高，持续时间较长，吸气及呼气时均可听及，但以呼气时为明显，强度和性质易改变，部位易变换，几种不同性质的干啰音可同时存在，发生于主支气管以上的干啰音，有时不用听诊器都可听到。

（2）临床意义：发生于双侧肺部的干啰音，常见于支气管哮喘、急慢性支气管炎和心源性哮喘等；局限性干啰音，常见于支气管局部结核或肿瘤等（2004，2010）。

（六）胸膜摩擦音听诊

1. 听诊特点　吸气末或呼气始明显，屏住呼吸时消失，胸廓下侧沿腋中线处最明显。

2. 临床意义　见于胸膜炎症、胸膜肿瘤、肺炎等累及胸膜，胸膜高度干燥等。

（七）听觉语音检查

嘱被检查者用一般面谈的声音强度重复发"1、2、3"，即可在胸壁上听到听觉语音。

（八）呼吸系统常见疾病体征

1. 肺实变

（1）胸廓对称，病侧呼吸运动减弱。

（2）气管居中，病侧语音震颤增强。

（3）病变部位叩诊呈实音。

（4）患侧肺泡呼吸音消失，可听到病理性支气管呼吸音，支气管语音增强。

2. 肺气肿

（1）桶状胸，呼吸运动减弱。

（2）气管居中，双侧语音震颤减弱。

（3）两肺过清音，肺下界降低（2010），肺下界移动度减少（2011）。

（4）肺泡呼吸音减弱，呼气延长，听觉语音减弱，心音遥远。

3. 胸腔积液

（1）患侧胸廓饱满，呼吸动度减弱或消失。

（2）气管移向健侧，患侧语音震颤减弱或消失（2004，2007）。

（3）患侧叩诊浊音或实音。

（4）患侧呼吸音减弱或消失。积液上方可闻及减弱的支气管呼吸音。

4. 阻塞性肺不张

（1）患侧胸廓下陷，肋间隙变窄，呼吸动度减弱或消失。

（2）气管移向患侧，语颤减弱或消失。

（3）患侧呈浊音或实音。

（4）呼吸音消失，听觉语音减弱或消失。

5. 气胸

（1）患侧胸廓饱满，肋间隙增宽，呼吸运动减弱或消失。

（2）气管向健侧移位，语音震颤减弱或消失。

（3）患侧呈鼓音（2016）。右侧气胸时肝浊音界下移。左侧气胸时，心界叩不出。

（4）患侧呼吸音减弱或消失。

九、心脏、血管检查

（一）心脏视诊

1. 心前区隆起　心前区局部隆起往往提示先天性心脏病、风湿性心脏病伴右室增大。
2. 心尖搏动

（1）心尖搏动：一般位于第5肋间左锁骨中线内0.5~1.0cm处。直径为2.0~2.5cm。

（2）位置改变

1）心脏疾病：左心室增大时心尖搏动向左下移位（2010）；右心室增大时，胸骨左缘第三、四肋间有时可见搏动。

2）胸部疾病：一侧胸腔积液或气胸，将纵隔推向健侧，心尖搏动亦稍向健侧移位；一侧肺不张或胸膜粘连，纵隔向患侧移位，心尖搏动则稍向患侧移位。

3）腹部疾病：大量腹水、腹腔内巨大肿瘤等使心尖搏动位置上移。

（3）强度及范围变化：左心室肥大、甲亢、重症贫血、发热等疾病时心尖搏动增强；心包积液、左侧气胸或胸腔积液、肺气肿等，心尖搏动减弱甚或消失；负性心尖搏动见于粘连性心包炎、显著右心室增大者。

（二）心脏触诊

1. 震颤　①收缩期：胸骨右缘第2肋间震颤，提示主动脉瓣狭窄；胸骨左缘第2肋间震颤，提示肺动脉瓣狭窄；胸骨左缘第3、4肋间震颤，提示室间隔缺损。②舒张期：心尖部震颤，提示二尖瓣狭窄。③连续性：胸骨左缘第2肋间及其附近震颤，提示动脉导管未闭。

2. 心包摩擦感　此为干性心包炎的体征，见于结核性、化脓性心包炎，也可见于风湿热、急性心肌梗死、尿毒症、系统性红斑狼疮等引起的心包炎。通常在胸骨左缘第4肋间处较易触及，在心脏收缩期明显。

（三）心脏叩诊

1. 叩诊方法　采用间接叩诊法，沿肋间隙从外向内、自下而上叩诊，板指与肋间隙平行并紧贴胸壁。叩诊心脏左界时，从心尖搏动外2~3cm处由外向内进行叩诊。如心尖搏动不明显，则自第6肋间隙左锁骨中线外的清音区开始，然后按肋间隙逐一上移，至第2肋间隙为止。叩诊心脏右界时，自肝浊音界的上一肋间隙开始，逐一叩诊至第2肋间隙。当沿肋间隙由外向内进行叩诊，发现由清音变为浊音时，表示已达心脏边界，此界称为心脏的相对浊音界，它相当于心脏在前胸壁的投影，反映心脏的实际大小和形状。当越过相对浊音界，继续向内侧叩诊，叩诊音变为实音时，表示已达心脏未被肺遮盖的部分，此界称为心脏的绝对浊音界。

2. 心浊音界改变的临床意义

（1）心脏病变

1）左心室增大：心脏浊音区呈靴形，或称"主动脉型"，见于主动脉瓣关闭不全、高血压性心脏病等。

2）右心室增大：浊音界向两侧均扩大，向左增大较显著，常见于肺源性心脏病、二尖瓣狭窄。

3）左、右心室增大：心浊音界向两侧扩大且左界向左下扩大，呈普大型。常见于扩张型心肌病等。

4）左心房增大合并肺动脉段扩大：心脏浊音界呈梨形，或称"二尖瓣型"。

5）心包积液：坐位时呈三角烧瓶形，仰卧位时心底部浊音区明显增宽。

（2）心外因素

1）胸壁较厚或肺气肿时，心浊音界变小或叩不出。

2）大量胸腔积液、积气，一侧的心界叩不出。

3）大量腹水或腹腔巨大肿瘤可使膈肌抬高，心脏呈横位，心脏的左、右界均增大。

（四）心脏瓣膜听诊区

1. 二尖瓣区　第5肋间左锁骨中线稍内侧。
2. 肺动脉瓣区　胸骨左缘第2肋间。
3. 主动脉瓣区　胸骨右缘第2肋间。
4. 主动脉瓣第二听诊区　胸骨左缘第3、4肋间。
5. 三尖瓣区　胸骨体下端左缘或右缘。

（五）心率、心律听诊

1. 心率

（1）正常成人心率范围为60～100次/分。

（2）成年人心率超过100次/分应考虑阵发性心动过速，包括阵发性室上性和室性心动过速。

（3）心率低于60次/分，称为心动过缓，见于甲状腺功能减退、颅内高压症等。

2. 心律

（1）正常成人心律规整，健康青少年及儿童的心律稍有不齐。

（2）心律失常主要有期前收缩和心房颤动。如果每次窦性搏动后出现一次期前收缩称为二联律，每两次窦性搏动后出现一次期前收缩称为三联律。心房颤动的听诊特点为：心律绝对不齐，第一心音强弱不等，脉搏短绌，常见于二尖瓣狭窄、冠状动脉粥样硬化性心脏病、甲状腺功能亢进症等。

（六）心音听诊

1. 正常心音　第一心音出现标志着心室收缩的开始，以心尖部最强；第二心音出现标志着心室舒张的开始，以心底部最强。正常青少年肺动脉瓣区第二心音（P_2）较主动脉瓣区第二心音（A_2）强，老年人相反，中年人相等。

（1）第一心音：①音调较低。②声音较响。③性质较钝。④占时较长。⑤与心尖搏动同时出现。⑥心尖部听诊最清楚。

（2）第二心音：①音调较高。②强度较低。③性质较清脆。④占时较短。⑤在心尖搏动后出现。⑥心底部听诊最清楚。

2. 心音改变的临床意义

（1）两个心音同时增强见于胸壁较薄、情绪激动、甲亢、发热、贫血；两个心音同时减弱见于肥胖、胸壁水肿、左侧胸腔积液、肺气肿、心包积液、缩窄性心包炎、甲状腺功能减退症、心肌炎、心肌病、心肌梗死、心功能不全。

（2）第一心音增强见于发热、甲亢、二尖瓣狭窄，完全性房室传导阻滞可产生极响亮的S_1，称为"大炮音"（2017）。第一心音减弱见于心肌炎、心肌病、心肌梗死、二尖瓣关闭不全。第一心音强弱不等见于期前收缩、心房颤动、二度房室传导阻滞、高度房室传导阻滞（2017）。

（3）主动脉瓣区第二心音增强见于高血压病、主动脉粥样硬化；主动脉瓣区第二心音减弱见于低血压、主动脉瓣狭窄和关闭不全。

（4）肺动脉瓣第二心音增强见于肺动脉高压、二尖瓣狭窄、左心功能不全、室间隔缺损、动脉导管未闭、肺心病;肺动脉瓣第二心音减弱见于肺动脉瓣狭窄或关闭不全。

(5) 钟摆律或胎心律见于大面积急性心肌梗死、重症心肌炎等。由于心肌严重受损,第一心音失去原有的特征而与第二心音相似,同时心脏搏动加速,心脏收缩期和舒张期的时间也几乎相等,听诊心音酷似钟摆"的答"声,故称为"钟摆律";若心率每分钟超过120次以上,酷似胎儿心音,则称为"胎心律"。

3. 奔马律　舒张早期奔马律为病理性第三心音,又称第三心音奔马律或室性奔马律。在心尖部容易听到,提示心脏有严重的器质性病变,见于各种原因的心力衰竭(2017)。

4. 开瓣音(二尖瓣开放拍击音)　左侧第三、四肋间心尖与胸骨左缘之间最易听到,提示二尖瓣狭窄而瓣膜尚具一定弹性,为二尖瓣分离术适应证的参考条件之一。

(七) 心脏杂音

1. 产生机制　①血流加速。②瓣膜口狭窄。③瓣膜关闭不全。④异常通道,如室间隔缺损、动脉导管未闭及动静脉瘘。⑤心腔内漂浮物。⑥大血管腔瘤样扩张,如动脉瘤。

2. 特征

(1) 最响部位:杂音在某瓣膜区最响,提示病变在该区相对应的瓣膜。

(2) 时期:收缩期杂音、舒张期杂音、连续性杂音、双期杂音。

(3) 性质:吹风样、隆隆样、叹气样、机器声样及音乐样。

(4) 强度:与狭窄程度、血流速度、狭窄口两侧压力差及胸壁厚薄有关,收缩期杂音强度一般分为6级。

(八) 心包摩擦音听诊

1. 听诊特点　音质粗糙,似用指腹摩擦耳壳声,但有时较柔和,近在耳边。发生在收缩期与舒张期,而以收缩期较明显,屏气时摩擦音仍存在。

2. 部位　通常在胸骨左缘第3、4肋间隙较易听到(2010)。

3. 临床意义　见于结核性及化脓性心包炎,也可见于风湿热、急性心肌梗死、尿毒症等。

(九) 血管检查

1. 毛细血管搏动征　甲床被压后出现红白交替的、与患者心搏一致的节律性血管搏动现象。

2. 水冲脉　脉搏骤起骤降,急促而有力。检查者用手紧握患者手腕掌面,将患者的前臂高举过头,则水冲脉更易触知。

3. 奇脉　常见于心包积液和缩窄性心包炎。

4. 交替脉　见于高血压心脏病、急性心肌梗死或主动脉瓣关闭不全等。

5. 重搏脉　见于伤寒、败血症、低血容量休克等。

6. 无脉　即脉搏消失,见于严重休克及多发性大动脉炎。

7. 枪击音与杜氏双重杂音　将听诊器体件放在肱动脉等外周较大动脉的表面,可听到与心跳一致的"嗒——嗒——"音,称为枪击音。如再稍加压力,则可听到收缩期与舒张期双重杂音,即杜氏双重杂音。

8. 周围血管征　包括头部随脉搏节律性点头运动、颈动脉搏动明显、毛细血管搏动征、水冲脉、枪击音、杜氏双重杂音等,均由脉压增大所致,见于主动脉瓣关闭不全、高热、甲状腺功能亢进症、严重贫血等(2006)。

十、腹部检查

（一）腹部视诊

1. 腹部外形　应注意腹部是否对称，有无膨隆或凹陷，以及局部隆起等，有腹水或腹部包块时，还应测量腹围的大小。

（1）腹部膨隆：全腹膨隆可见于腹水、腹内积气、腹内巨大包块；局部膨隆常因为脏器肿大，腹内肿瘤或炎症性包块，胃或肠曲胀气，以及腹壁上的肿物和疝等，视诊时应注意膨隆的部位、外形，是否随呼吸而移位或随体位而改变，有无搏动等。

（2）全腹凹陷：多见于显著消瘦、严重脱水及恶病质等。

2. 腹壁静脉曲张

（1）当肝门静脉阻塞有门脉高压而形成侧支循环时，曲张的静脉以脐为中心向四周伸展，肚脐以上腹壁静脉血流方向从下向上，肚脐以下腹壁静脉血流方向自上向下。

（2）下腔静脉阻塞时，曲张的静脉大多数分布在腹壁两侧，脐水平线以下的腹壁静脉血流向上汇入上腔静脉。

（3）上腔静脉阻塞时，脐水平线以上的静脉血流向下汇入下腔静脉（2015）。

3. 胃肠型和蠕动波　正常人一般看不到，只有极度消瘦的患者和腹壁松弛菲薄的多产妇有时可以观察到轻微的蠕动波及胃型和肠型，病理情况常见于幽门梗阻和肠梗阻。

（二）腹壁触诊

1. 腹壁紧张度

（1）腹壁紧张度增加：因急性胃肠穿孔或脏器破裂所致急性弥漫性腹膜炎，腹膜刺激而引起腹肌痉挛，腹壁常有明显紧张，甚至强直硬如木板，称板状腹（2005）。

局限性腹肌紧张多系局限性腹膜炎所致，如右下腹腹壁紧张多见于急性阑尾炎，右上腹腹壁紧张多见于急性胆囊炎；腹膜慢性炎症时，触诊如揉面团一样，称为揉面感，常见于结核性腹膜炎、癌性腹膜炎。

（2）腹壁紧张度减低：全腹紧张度减低，见于慢性消耗性疾病或大量放腹水后，亦见于经产妇或老年体弱、脱水之患者。脊髓损伤所致腹肌瘫痪和重症肌无力可使腹壁紧张消失。

2. 压痛和反跳痛　广泛性压痛见于弥漫性腹膜炎；局限性压痛见于局限性腹膜炎或局部脏器的病变。明确而固定的压痛点是诊断某些疾病的重要依据。如麦氏点压痛多考虑急性阑尾炎；胆囊区压痛考虑胆囊病变。在检查压痛时，如突然移去手指，患者腹痛加剧，称为反跳痛，提示炎症波及腹膜壁层。腹壁紧张同时伴有压痛和反跳痛，是急性腹膜炎的重要体征，称腹膜刺激征（2016）。

（三）腹内脏器触诊

1. 肝

（1）触诊法：①单手触诊法。②双手触诊法。

（2）临床意义：①急性肝炎时，病人的肝可轻度肿大，表面光滑，边缘钝，质稍韧，但有充实感及压痛。②肝淤血时，肝可明显肿大，表面光滑，边缘圆钝，质韧，也有压痛。肝-颈静脉回流征阳性为其特征。脂肪肝所致肝大，表面光滑，质软或稍韧，但无压痛。肝硬化的早期肝常肿大，晚期则缩小，质较硬，边缘锐利，表面可能触到小结节，无压痛。肝癌时肝脏逐渐肿大，质地坚硬如石，表面高低不平，有大小不等的结节或巨块，边缘不整，压痛明显（2017）。

2. 胆

(1) 触诊法：医生将左手掌平放在被检者的右肋，拇指放在胆囊点，用中等压力按压腹壁，然后嘱被检者缓慢深呼吸，如果深吸气时被检者因疼痛而突然屏气，则称胆囊触痛征阳性，见于急性胆囊炎。

(2) 临床意义：<u>胆囊肿大呈囊性感，并有明显压痛，常见于急性胆囊炎。胆囊肿大呈囊性感，无压痛者，常见于壶腹周围癌。胆囊肿大，有实性感者，可见于胆囊结石或胆囊癌（2004）</u>。

3. 脾

(1) 触诊法：仰卧位或右侧卧位，右下肢伸直，左下肢屈髋、屈膝进行检查。

(2) 临床意义：脾轻度肿大常见于<u>慢性肝炎</u>、伤寒、粟粒型肺结核、急性疟疾、感染性心内膜炎及败血症等，一般质地柔软。中度肿大常见于肝硬化、疟疾后遗症、慢性淋巴细胞性白血病、慢性溶血性黄疸、淋巴瘤、系统性红斑狼疮等，质地一般较硬。<u>高度肿大，脾表面光滑者见于慢性粒细胞性白血病、慢性疟疾和骨髓纤维化症等，表面不平滑而有结节者见于淋巴瘤等（2010）</u>。触到摩擦感且压痛明显见于<u>脾脓肿、脾梗死、脾周围炎</u>等。

4. 膀胱

(1) 触诊法：用单手滑行触诊法。

(2) 临床意义：正常膀胱空虚时不能查到；积尿而充盈时，在下腹正中部可触到圆形、表面光滑的囊状物，排尿后包块消失，此点可与腹部其他包块相鉴别。尿潴留常见于尿道梗阻、脊髓病、昏迷、腰椎或骶椎麻醉及手术后患者。导尿后肿块消失即可确诊膀胱潴留。

(四) 腹部叩诊

1. 肝

(1) 叩诊法：右锁骨中线上，肝浊音区上下径之间的距离为 9~11cm；在右腋中线上，肝上界在第 7 肋间，下界相当于第 10 肋骨水平；在右肩胛线上，肝上界为第 10 肋间，下界不易叩出。

(2) 临床意义

1) 肝浊音界上移见于右肺不张、气腹和鼓胀等。

2) <u>肝浊音界下移见于肺气肿、右侧张力性气胸</u>等。

3) 肝浊音界扩大见于肝癌、肝脓肿、肝炎、肝淤血、多囊肝等。

4) 肝浊音界缩小见于急性肝坏死、肝硬化和胃肠胀气。

5) 肝浊音界消失，代之以鼓音，是急性胃肠穿孔的重要征象，亦可见于人工气腹。

2. 脾

(1) 叩诊法：脾脏叩诊患者取仰卧位或右侧卧位，沿左腋中线由上向下进行轻叩诊。

(2) 临床意义：脾大时，脾浊音区扩大；左侧气胸、胃扩张、鼓胀等，脾浊音区缩小或消失。

3. 膀胱

(1) 叩诊法：叩诊在耻骨联合上方进行，膀胱空虚时，因耻骨上方有肠管存在，叩诊呈<u>鼓音</u>，叩不出膀胱的轮廓。当膀胱内有尿液充盈时，耻骨上方叩诊呈圆形浊音区。

(2) 临床意义：排尿或导尿后叩诊，如浊音区转为鼓音，即为尿潴留所致膀胱增大。腹水时，耻骨上方叩诊也可有浊音区，但此区的弧形上缘凹向脐部，而膀胱胀大时浊音区的弧形上缘凸向脐部。

（五）移动性浊音叩诊

当腹腔内有 1000mL 以上游离液体时，患者仰卧位叩诊，腹中部呈鼓音，腹部两侧呈浊音；侧卧位时，叩诊上侧腹部转为鼓音，下侧腹部呈浊音。这种因体位不同而出现浊音区变动的现象称为移动性浊音阳性，见于肝硬化门静脉高压症、右心衰竭、肾病综合征、严重营养不良以及渗出性腹膜炎等引起的腹水。

（六）腹部听诊

1. 肠鸣音（肠蠕动音）

（1）肠蠕动增强时，肠鸣音达每分钟 10 次以上，称肠鸣音频繁，见于急性肠炎、服泻药后或胃肠道大出血时。

（2）如次数多且肠鸣音响亮、高亢，甚至呈叮当声或金属音，称肠鸣音亢进，见于机械性肠梗阻。

（3）肠鸣音明显少于正常，或 3~5 分钟以上才听到 1 次，称肠鸣音减弱或稀少，见于老年性便秘、腹膜炎、电解质紊乱（低血钾）及胃肠动力低下等。

（4）如持续听诊 3~5 分钟未听到肠鸣音，称为肠鸣音消失或静腹，见于急性腹膜炎或麻痹性肠梗阻（2015）。

2. 振水音　检查时患者仰卧，医生以一耳凑近上腹部或将听诊器体件放于此处，同时以冲击触诊法振动胃部，即可听到气、液撞击的声音。若在清晨空腹或餐后 6~8 小时仍有此音，提示幽门梗阻或胃扩张。

3. 血管杂音　上腹部的两侧出现收缩期血管杂音常提示肾动脉狭窄；左叶肝癌压迫肝动脉或腹主动脉时，可在包块部位闻及吹风样血管杂音；中腹部收缩期血管杂音提示腹主动脉瘤或腹主动脉狭窄；肝硬化门脉高压侧支循环形成时，在脐周可闻及连续性的嗡鸣音。

十一、肛门、直肠检查

1. 视诊　检查时应注意是否有肛门闭锁与狭窄、肛门裂、肛门瘘、直肠脱垂。
2. 指诊　①触痛显著，见于肛裂和感染。②触痛伴有波动感，见于肛门、直肠周围脓肿。③触及柔软、光滑而有弹性的包块，多为直肠息肉。④触及坚硬的包块，应考虑直肠癌（2017）。⑤指诊后指套表面带有黏液、脓液或血液，说明有炎症或伴有组织破坏。

十二、脊柱与四肢检查

（一）脊柱检查

1. 脊柱弯曲度　患者取立位或坐位，先从侧面观察脊柱有无过度的前凸与后凸。检查者用手指沿脊椎的棘突尖以适当的压力往下划压，划压后皮肤出现一条红色充血痕，以此痕为标准，观察脊柱有无侧弯。

2. 脊柱活动度　检查脊柱的活动度时，应让病人做前屈、后伸、侧弯、旋转等动作，以观察脊柱的活动情况及有无变形。脊柱活动度受限见于软组织损伤、骨质增生、骨质破坏、脊椎骨折或脱位、椎间盘突出等。

3. 脊柱压痛和叩击痛

（1）压痛：嘱病人取端坐位，身体稍向前倾，检查者以右手拇指自上而下逐个按压脊椎棘突及椎旁肌肉，正常每个棘突及椎旁肌肉均无压痛。常见的病变有脊椎结核、椎间盘突出及脊椎外伤或骨折。

(2) 叩击痛：直接叩击法，即用中指或叩诊锤直接叩击各椎体的棘突。多用于检查胸椎与腰椎。间接叩击法，嘱病人取坐位，医师将左手掌置于病人头顶部，右手半握拳以小鱼际肌部位叩击左手背，了解病人脊柱部位有无疼痛。叩击痛多见于脊柱结核、脊椎骨折及椎间盘突出等。

（二）四肢、关节检查

1. 四肢、关节形态改变

(1) 匙状甲（反甲）：常见于缺铁性贫血，偶见于风湿热（2015）。

(2) 杵状指（趾）：常见于支气管扩张、支气管肺癌、慢性肺脓肿、脓胸以及发绀型先天性心脏病、亚急性感染性心内膜炎。

(3) 指关节变形：以类风湿关节炎引起的梭形关节最常见。

(4) 膝内翻、膝外翻：膝内翻为"O"形腿，膝外翻为"X"形腿。常见于佝偻病及大骨节病。

(5) 膝关节变形：常见于风湿性关节炎活动期、结核性关节炎。

(6) 足内翻、足外翻：多见于先天畸形、脊髓灰质炎后遗症等。

(7) 肢端肥大症：见于腺垂体功能亢进、生长激素分泌过多引起的肢端肥大症。

(8) 下肢静脉曲张：多见于小腿，是下肢浅静脉血液回流受阻或静脉瓣功能不全所致。常见于从事站立性工作者或栓塞性静脉炎患者。

2. 运动功能　关节活动障碍见于相应部位骨折、脱位、炎症、肿瘤、退行性变等。

十三、神经系统检查

（一）中枢性与周围性面神经麻痹的鉴别

中枢性面神经麻痹由核上组织病变所致，表现为病灶对侧颜面下部肌肉麻痹，见于脑血管病、肿瘤或炎症。周围性面神经麻痹由面神经核或面神经损害引起，表现为病灶同侧全部面肌瘫痪、舌前2/3味觉障碍，见于受寒、耳部或脑膜感染、听神经纤维瘤等（2006）。

（二）常见感觉障碍的类型

1. 末梢型　感觉障碍区呈手套、袜套状，肢体远端较重，两侧对称，各种感觉均有障碍。

2. 神经根型　感觉障碍范围与该神经根的阶段分布一致，呈节段型或带状，在躯干部呈横轴走向，在四肢呈纵轴走向。

3. 脊髓型　表现为脊髓完全被横断，病变水平以上完全正常，病变以下各种感觉均消失并伴有四肢麻痹或截瘫，因锥体束同时受累，故合并排尿排便障碍。

4. 内囊型　出现对侧半身感觉障碍，伴有偏瘫，见于脑血管疾病。

5. 脑干型　同侧面部感觉缺失和对侧躯干及肢体感觉缺失，见于炎症、肿瘤和血管病变。

6. 皮质型　大脑皮质顶叶病变时出现上肢或下肢感觉障碍，一侧有较广泛病变时出现对侧偏身感觉障碍。

（三）运动功能检查

1. 肌力

(1) 分级：0级：完全瘫痪；1级：肌肉可收缩，但不能产生动作；2级：肢体在床面上能移动，但不能抬离床面；3级：肢体能抬离床面，但不能抗阻力；4级：能做抗阻力动作，但较正常差；5级：正常肌力。

(2) 临床意义：不同程度的肌力减退可分别称为完全性瘫痪和不完全性瘫痪（轻瘫）。不同部位或不同组合的瘫痪可分别命名为：单瘫，单一肢体瘫痪，多见于脊髓灰质炎；偏瘫，为一侧肢体（上、下肢）瘫痪，常伴有同侧脑神经损害，多见于颅内病变或脑卒中；交叉性偏瘫，为一侧偏瘫及对侧脑神经损害；截瘫，为双侧下肢瘫痪，是脊髓横贯性损伤的结果，见于脊髓外伤、炎症等。

2. 肌张力　检查时医生持患者完全放松的肢体以不同的速度和幅度对各个关节做被动运动，医师所感到的阻力大小就是肌张力的强度。张力过低或缺失见于周围神经、脊髓灰质前角及小脑病变。折刀样张力过高见于锥体束损害，铅管样肌张力过高及齿轮样肌张力过高见于锥体外系损害。

（四）中枢性与周围性瘫痪的鉴别

中枢性瘫痪范围较广，单瘫、偏瘫、截瘫，肌张力增高，腱反射增强，有病理反射，无肌萎缩或轻度失用性萎缩，无肌束震颤；周围性瘫痪分布以肌群为主，肌张力减低，腱反射减低，无病理反射，肌萎缩明显，可有肌束震颤。

（五）神经反射检查

1. 浅反射

（1）角膜反射：嘱被检者向内上注视，以细棉签由角膜外缘向内轻触被检者角膜，正常时该眼睑迅速闭合，称直接角膜反射；若对侧也出现眼睑闭合，则称为间接角膜反射。凡直接与间接反射均消失者为三叉神经病变；如直接反射消失，间接反射存在，为病侧面神经瘫痪。

（2）腹壁反射：被检者仰卧，下肢稍屈曲，使腹壁松弛，然后用钝头竹签分别沿肋缘下、脐平及腹股沟上的平行方向，由外向内轻划腹壁皮肤，正常反应是局部腹肌收缩。双侧上、中、下部反射均消失见于昏迷和急性腹膜炎患者；一侧上、中、下部腹壁反射消失见于同侧锥体束病损。

（3）提睾反射：与检查腹壁反射相同，叩诊锤柄部末端的钝尖部由下而上轻划股内侧上方皮肤，可引起同侧提睾肌收缩，睾丸上提。双侧反射消失为腰椎1~2节病损；一侧反射减弱或消失见于锥体束损害；局部病变，如腹股沟病、阴囊水肿等也可影响提睾反射。

2. 深反射

（1）肱二头肌反射：被检者前臂屈曲90°，检查者以左拇指置于被检者肘部肱二头肌腱上，然后右手持叩诊锤叩左拇指指甲，可使肱二头肌收缩，引出屈肘动作。反射中枢为颈髓5~6节。

（2）肱三头肌反射：被检者外展上臂，半屈肘关节，检查者用左手托住其上臂，右手用叩诊锤直接叩击鹰嘴上方的肱三头肌腱，可使肱三头肌收缩，引起前臂伸展。反射中枢为颈髓7~8节。

（3）桡骨骨膜反射：被检者前臂置于半屈半旋前位，医生以左手托住其腕部，并使腕关节自然下垂，随即以叩诊锤叩桡骨茎突，可引起肱桡肌收缩，发生屈肘和前臂旋前动作。反射中枢在颈髓5~6节。

（4）膝反射：坐位检查时，被检者小腿完全松弛下垂，卧位检查则病人仰卧，检查者以左手托起其膝关节使之屈曲约120°，用右手持叩诊锤叩击膝盖髌骨下方股四头肌腱，可引起小腿伸展。反射中枢在腰髓2~4节。

（5）踝反射：患者仰卧，髋及膝关节稍屈曲，下肢取外旋外展位，检查者左手将被检者足部背屈成直角，以叩诊锤叩击跟腱，反应为腓肠肌收缩，足向跖面屈曲。反射中枢为骶髓1~2节。

3. 病理反射　指锥体束病损时，大脑失去了对脑干和脊髓的抑制作用而出现的异常反射，1岁半以内的婴幼儿由于神经系统发育未完善而致。临床常用的检查有巴宾斯基征、奥本海姆征、戈登征、查多克征、肌阵挛、霍夫曼征。

4. 脑膜刺激征　为脑膜受激惹的体征，见于脑膜炎、蛛网膜下腔出血等。颈强直可见于颈椎病、颈部肌肉病变。凯尔尼格征可见于坐骨神经痛、腰髓神经根炎等（2006）。临床常用的检查有颈强直、凯尔尼格征、布鲁津斯基征（2010）。

第四单元　实验室诊断

☆ 重点提示

本单元是诊断学的基础和核心，近几年题量明显增加，应重点复习。实验室检查部分是疾病诊断的重要手段，本单元的内容虽然比较多，但却有明显的规律性，可以按照血液系统、消化系统、泌尿系统、循环系统及其他系统的检查分类记忆，找出每种检查的特征性，往往也就是解题的关键，如：血淀粉酶的检查考虑到胰腺炎的诊断，蛋白尿和低蛋白血症考虑到肾病综合征的诊断，只有这样才能做到短时高效。

―――― 考点集合 ――――

一、血液的一般检查

1. 血红蛋白和红细胞

（1）参考值：血红蛋白：男性 120~160g/L，女性 110~150g/L；红细胞：男性 $(4.0~5.5)\times10^{12}$/L，女性 $(3.5~5.0)\times10^{12}$/L。

（2）临床意义

1）血红蛋白和红细胞减少：多由红细胞生成减少、红细胞破坏或丢失过多等引起。

2）血红蛋白和红细胞增多：相对性增多见于反复腹泻、连续呕吐、大面积烧伤等导致大量失水血液浓缩；绝对性增多常与缺氧有关。绝对性增多：继发性见于严重的肺气肿、肺源性心脏病等长期缺氧；原发性增多见于真性红细胞增多症（2004）。

2. 白细胞

（1）参考值：成人 $(4~10)\times10^9$/L。分类计数：中性分叶核占 50%~70%，淋巴细胞占 20%~40%，嗜酸性粒细胞占 0.5%~5%。

（2）临床意义

1）中性粒细胞增多：生理性增多见于新生儿、妊娠、分娩、剧烈运动或劳动后。反应性增多见于急性感染、严重组织损伤、急性大出血及急性溶血、急性中毒、恶性肿瘤、类风湿关节炎、自身免疫性贫血等。异常增生型增多见于急慢性粒细胞白血病、骨髓增殖性疾病（2010，2017）。

2）中性粒细胞降低：感染性疾病（病毒感染最常见）、血液病、自身免疫性疾病、单核－巨噬细胞系统功能亢进、药物及理化因素的作用（2016）。

3）嗜酸性粒细胞增多：见于变态反应性疾病、寄生虫病、皮肤病、某些血液病等。

4）嗜酸性粒细胞降低：见于伤寒极期、应激状态等。

5）淋巴细胞增多：某些病毒或杆菌感染、某些血液病（2011）。

6）淋巴细胞降低：主要因接触放射性物质及应用皮质激素所致。

3. 血小板

(1) 参考值：$(100\sim300)\times10^9/L$（2012）。

(2) 临床意义

1) 血小板减少：主要因为生成障碍；破坏或消耗增多；分布异常（2016）。

2) 血小板增多：反应性增多见于急性大出血及溶血后、脾切除术后等。原发性增多见于原发性血小板增多症、真性红细胞增多症、慢性粒细胞白血病、骨髓纤维化早期等。

4. 网织红细胞

(1) 参考值：成人 0.005~0.015，绝对值 $(24\sim84)\times10^9/L$。

(2) 临床意义：反映骨髓造血功能，协助贫血诊断、疗效判定及指导预后。

5. 红细胞沉降率

(1) 参考值：成人男性 0~15mm/h，成人女性 0~20mm/h。

(2) 临床意义：生理性增快见于妇女月经期、妊娠期、60岁以上高龄者；病理性增快见于各种炎症、组织损伤及坏死、恶性肿瘤、各种原因引起的高球蛋白血症、贫血和高胆固醇血症等。

二、血栓与止血检查

1. 出血时间

(1) 参考值：(6.9 ± 2.1)分钟。

(2) 临床意义：出血时间延长见于血小板显著减少与功能异常、毛细血管壁异常、凝血因子严重缺乏等。

2. 活化部分凝血酶原时间（APTT）

(1) 参考值：32~43 秒（手工法），较正常对照延长 10 秒以上为异常。

(2) 临床意义：同凝血时间测定，较试管法凝血时间测定敏感，是目前推荐应用的内源凝血系统的筛选试验，是监测肝素治疗的首选指标。APTT 延长见于重症 A、B 型血友病，遗传性因子XI缺乏症，先天性凝血酶原缺乏症，先天性纤维蛋白缺乏症，DIC 后期继发纤溶亢进；APTT 缩短见于血栓性疾病和血栓前状态，但灵敏度、特异度差。

3. 血浆凝血酶原时间（PT）

(1) 参考值：11~13 秒。应有正常对照，超过正常对照 3 秒以上为异常。

(2) 临床意义：PT 延长见于因子 Ⅱ、Ⅴ、Ⅶ、Ⅹ减少及纤维蛋白原减少，严重肝病、维生素 K 缺乏、DIC 后期及应用抗凝药物；PT 缩短见于血液高凝状态，如 DIC 早期、脑血栓形成、心肌梗死、深静脉血栓形成、多发性骨髓瘤等。

4. 血浆纤维蛋白原（Fg）

(1) 参考值：2~4g/L（凝血酶比浊法）。

(2) 临床意义：增高见于糖尿病、急性心肌梗死、急性肾炎、多发性骨髓瘤、休克、大手术后、急性感染、妊娠高血压综合征、恶性肿瘤及血栓前状态等；减低见于 DIC、原发性纤溶症、重型肝炎和肝硬化等。

三、肝脏病常用的实验室检查

（一）蛋白质、胆红素代谢实验室检查的正常值和异常的临床意义

1. 血清蛋白质

(1) 参考值：血清总蛋白 60~80g/L，白蛋白 40~50g/L，球蛋白 20~30g/L，A∶G=（1.5~

2.5):1。

(2) 临床意义：血清总蛋白及白蛋白减低见于急性或局灶性肝损害疾病早期；慢性肝病，如慢性肝炎、肝硬化、肝癌；A/G 比值倒置表示肝功能严重损害。

2. 胆红素

(1) 参考值：血清胆红素测定包括总胆红素、结合胆红素、非结合胆红素。参考值为总胆红素（STB）3.4~17.1μmol/L，结合胆红素（CB）0~6.8μmol/L，非结合胆红素（UCB）1.7~10.2μmol/L（2004）。

(2) 临床意义：①判断有无黄疸：STB＞17.1μmol/L 可诊断为黄疸。②反映黄疸程度：轻度 STB 34.2~171μmol/L，中度 STB 171~342μmol/L，重度 STB＞342μmol/L。③鉴别黄疸类型：溶血性黄疸 STB、UCB 增高，主要以 UCB 为主；肝细胞性黄疸 STB、UCB、CB 均增高；阻塞性黄疸 STB、CB 增高，主要以 CB 增高为主。

(二) 常用血清酶检查的正常值及临床意义

1. 丙氨酸氨基转移酶（ALT）、天门冬氨酸氨基转移酶（AST）

(1) 参考值：连续监测法 ALT 10~40U/L，AST 10~40U/L。

(2) 临床意义：①肝脏疾病：急性病毒性肝炎 ALT 与 AST 均显著增高，ALT 增高更明显，ALT/AST＞1。急性重型肝炎 AST 增高明显，但在病情恶化时，黄疸进行性加深，酶活性反而降低，称为胆－酶分离，提示肝细胞严重坏死。慢性病毒性肝炎 ALT 与 AST 轻度增高或正常，ALT/AST＞1；若 AST 增高明显，ALT/AST＜1，提示慢性肝炎进入活动期。②急性心肌梗死：病后 6~8 小时 AST 增高，18~24 小时达高峰，4~5 天恢复正常。

2. 碱性磷酸酶（ALP）及其同工酶（ALP_1~ALP_6）

(1) 参考值：①ALP，磷酸对硝基苯酚连续监测法（30℃），成人 40~110U/L，儿童＜250U/L。②ALP 同工酶，正常人血清中 ALP_2 占总 ALP 的 90%，有少量 ALP_3。

(2) 临床意义：①ALP_1 明显升高，见于胆道阻塞（胰头癌、胆道结石、原发性胆汁性肝硬化、肝内胆汁淤积）等，尤其是癌性梗阻时，100% 出现 ALP_1，且 ALP_1＞ALP_2。②ALP_2 明显增高，且 ALP_1＜ALP_2 见于急性肝炎。③肝硬化患者 80% 以上 ALP_5 明显增高。④骨骼疾病也可见 ALP 增高。

3. γ-谷氨酰转移酶

(1) 参考值：硝基苯酚连续监测法（37℃）＜50U/L。

(2) 临床意义：①明显增高达 5~30 倍见于胆道阻塞性疾病，10 倍以上见于肝癌；明显或中度以上增高见于急、慢性酒精性肝炎和药物性肝炎；中度增高见于急性病毒性肝炎；轻度增高可见于脂肪肝、胰腺炎、胰腺肿瘤、前列腺肿瘤等。②慢性肝炎、肝硬化患者若有持续增高可提示病变活动或病情恶化。

4. 血清乳酸脱氢酶（LDH）

(1) 参考值：速率法 95~200U/L。

(2) 临床意义：LDH 测定无特异性，增高主要见于急性心肌梗死、肝癌、骨骼肌损伤、急性肿瘤、淋巴瘤、白血病、病毒性肝炎、肝硬化、阻塞性黄疸等。急性心肌梗死患者 LDH 于发作后 48~72 小时达高峰，6~10 日恢复正常，可辅助诊断。

(三) 甲、乙、丙型病毒性肝炎标记物

1. 甲型肝炎病毒标记物检测

(1) 参考值：抗 HAV-IgM、抗 HAV-IgA、抗 HAV-IgG、HAVAg、HAV-RNA 均为阴性。

（2）临床意义

1）抗HAV-IgM于HAV感染1周后产生，是早期诊断甲型肝炎的特异性抗体。

2）抗HAV-IgG是保护性抗体，一般在感染HAV 3周后出现在血清中，且持久性存在，是获得免疫力的标志，提示既往感染，可作为流行病学调查的指标。

3）HAVAg见于急性期甲型肝炎。

2. 乙型肝炎病毒标记物检测

（1）参考值：HBsAg、抗-HBs、HBcAg、抗-HBc、HBeAg、抗-HBe均为阴性。

（2）临床意义

1）HBsAg、抗-HBs测定：HBsAg阳性是感染HBV的标志，抗-HBs阳性见于注射过乙肝疫苗、曾感染过HBV和乙肝恢复期（2005，2010）。

2）HBcAg、抗-HBc测定：HBcAg阳性提示病人血清中有感染的HBV存在，其越高表示HBV复制越活跃，传染性强，预后较差。抗-HBc是反映肝细胞受到HBV侵害的可靠指标，特别是滴度较高时，常支持乙肝的诊断，并是HBV在体内持续复制的指标（2006）。

3）HBeAg、抗-HBe测定：HBeAg阳性表示HBV复制，传染性强（2010）。抗-HBe阳性提示乙肝病毒复制减少，传染性降低，但并非保护抗体。

3. 丙型肝炎病毒标记物检测

（1）参考值：抗HCV-IgM、抗HCV-IgG均为阴性。HCV-RNA阴性。

（2）临床意义：丙型肝炎抗体是有传染性的标志，抗HCV-IgM阳性见于急性丙型肝炎患者，发病后4周即可阳性，持续4~48周，6个月内不能转阴者提示转为慢性丙肝；抗HCV-IgG阳性表明已有HCV感染；HCV-RNA阳性提示HCV复制活跃，传染性强，治愈后会很快消失。抗-HCV是非保护性抗体，阳性是诊断HCV感染的重要依据。

四、肾功能检查

（一）肾小球功能检测

1. 内生肌酐清除率（Ccr）

（1）参考值：80~120mL/min（2010）。

（2）临床意义：判断肾小球损害的敏感指标。评估肾功能损害的程度（①肾衰竭代偿期：Ccr 51~80mL/min。②肾衰竭失代偿期：Ccr 50~20mL/min。③肾衰竭期：Ccr 19~10mL/min。④肾衰竭终末期：Ccr<10mL/min）。指导治疗。

2. 血肌酐（Cr）

（1）参考值：全血肌酐为88~177μmol/L；血清或血浆肌酐，男性53~106μmol/L，女性44~97μmol/L。

（2）临床意义：①评估肾功能损害的程度（2015）：肾衰竭代偿期血肌酐<178μmol/L，肾衰竭失代偿期血肌酐178~445μmol/L，尿毒症期血肌酐>445μmol/L（2005）。②鉴别肾前性少尿（血肌酐增高≤200μmol/L）和肾实质性少尿（血肌酐增高>200μmol/L）。

3. 尿素氮（BUN）

（1）参考值：成人3.2~7.1mmol/L。

（2）临床意义：各种肾脏疾患均可使尿素氮升高，且受肾外因素的影响。肾前性因素，如肾血流量不足、体内蛋白质分解过多；肾脏疾病，如急性及慢性肾衰竭、慢性肾炎、肾结核等；肾后性，如尿路结石、前列腺肥大等。

4. 血 β_2 - 微球蛋白（β_2 - MG）

（1）参考值：1~2mg/L。

（2）临床意义：血 β_2 - MG 测定是反映肾小球滤过功能减低的敏感指标。①在评估肾小球滤过功能上，血 β_2 - MG 增高比血 Cr 更灵敏，在 Ccr < 80mL/min 时即可出现，而此时血 Cr 浓度多无改变。若同时出现血和尿 β_2 - MG 增高，但血 β_2 - MG < 5mg/L，则说明肾小球和肾小管功能可能均受损。②恶性肿瘤、IgG 肾病及各种炎症性疾病也可导致 β_2 - MG 增高。③近端肾小管功能受损时，对 β_2 - MG 重吸收减少，尿液中 β_2 - MG 排出量增加。

5. 肾小球滤过率（GFR）

（1）参考值：总 GFR 100 ± 20mL/min。

（2）临床意义：①GFR 减低常见于急性和慢性肾衰竭、肾小球功能不全、肾动脉硬化及肾盂肾炎、糖尿病、高血压病等的晚期。②GFR 增高常见于肢端肥大症、巨人症、糖尿病肾病早期等。

（二）肾小管功能检测

1. 尿 β_2 - 微球蛋白（β_2 - MG）

（1）参考值：正常成人尿 β_2 - MG < 0.3mg/L。

（2）临床意义：尿 β_2 - MG 增高见于肾小管 - 间质性疾病、药物或毒物所致的早期肾小管损伤、肾移植后急性排斥反应早期。应同时检测血和尿 β_2 - MG 只有血 β_2 - MG < 5mg/L 时，尿 β_2 - MG 增高才反映肾小管损伤。因为肾小管重吸收 β_2 - MG 的阈值为 5mg/L，超过阈值时，出现非重吸收功能受损的大量尿 β_2 - MG 排泄。

2. 昼夜尿比密试验（莫氏试验）　正常 24 小时尿量 1000~2000mL，夜尿量 < 750mL，昼尿量：夜尿量为（3~4）:1，至少 1 次尿比密 > 1.018，最高比重与最低比重之差 > 0.009。尿少、比密高见于各种原因引起的肾血容量不足，急性肾炎及其他影响 GFR 的情况。夜尿多、比密低见于慢性肾炎、间质性肾炎、高血压肾病等。尿比密低而固定见于肾脏病变晚期，提示肾小管重吸收功能很差，浓缩稀释功能丧失。尿量明显增多而尿比密均 < 1.006，为尿崩症的典型表现。

五、常用生化检查

（一）血清钾、钠、氯、钙测定

1. 血清钾

（1）参考值：3.5~5.5mmol/L。

（2）临床意义：高钾血症见于急、慢性肾衰竭少尿期及肾上腺皮质功能减退，食入或注入大量钾盐，严重溶血或组织损伤，组织缺氧，代谢性酸中毒（2017）。低钾血症见于钾盐摄入不足，呕吐、腹泻等致钾丢失过多，钾在体内分布异常等。

2. 血清钠

（1）参考值：135~145mmol/L。

（2）临床意义：低钠血症见于胃肠道失钠、尿钠排出过多、皮肤失钠、消耗性低钠等；高钠血症可见于输入钠盐过多、原发性醛固酮增多症等。

3. 血清氯

（1）参考值：95~105mmol/L。

（2）临床意义：基本与血钠相同。

4. 血清钙

(1) 参考值：2.25~2.58mmol/L。

(2) 临床意义：血钙增高见于摄入钙过多，溶骨作用增强，如甲状腺功能亢进，大量摄入维生素D中毒，静脉输入钙过多等。血钙降低常见于钙摄入不足，成骨作用增加，吸收减少，肾脏疾病，急性坏死性胰腺炎、代谢性酸中毒等。

(二) 血糖、血脂测定

1. 血糖

(1) 参考值：葡萄糖氧化酶法：3.9~6.1mmol/L。葡萄糖耐量试验中，空腹血糖3.9~6.1mmol/L，服糖后0.5~1小时血糖升高达峰值，一般在7.8~9.0mmol/L，应＜11.1mmol/L，服糖后2小时血糖＜7.8mmol/L，服糖后3小时血糖应恢复至空腹血糖水平。每次尿糖均为阴性。

(2) 临床意义：血糖增高见于糖尿病；内分泌疾病，如肢端肥大症、皮质醇增多症、甲状腺功能亢进症；应激性高血糖，如颅脑损伤、急性脑血管病、大面积烧伤、心肌梗死等，呕吐、脱水，肝源性血糖升高，胰腺病变等。血糖减低见于胰岛素过多，对抗胰岛素的激素分泌不足，如肾上腺皮质激素、生长激素等缺乏，肝糖原贮存缺乏，长期营养不良，急性酒精中毒等。

2. 血脂

(1) 参考值：血清总胆固醇为＜5.2mmol/L，血清甘油三酯＜1.70mmol/L。

(2) 临床意义：血清总胆固醇增高见于动脉粥样硬化、甲状腺功能减退症、肾病综合征、严重糖尿病等；降低见于甲状腺功能亢进、重症肝病、恶性肿瘤、严重贫血等。血清甘油三酯增高见于冠心病、原发性高脂血症、糖尿病、肥胖症、甲状腺功能减退等；降低见于甲状腺功能亢进、重症肝病、肾上腺皮质功能减退等（2004，2007）。

3. 高密度脂蛋白（HDL） 通过检测高密度脂蛋白-胆固醇（HDL-C）的含量反映HDL水平。

(1) 参考值：≥1.04mmol/L（40mg/dL）。≥1.55mmol/L（60mg/dL）为升高，＜1.04mmol/L（40mg/dL）为降低。

(2) 临床意义：HDL-C增高有利于外周组织清除胆固醇，防止动脉粥样硬化的发生，HDL-C水平高的个体患冠心病的危险性小。HDL-C减低见于动脉粥样硬化症、心脑血管疾病、糖尿病、肾病综合征等。

4. 低密度脂蛋白（LDL） 通过检测低密度脂蛋白-胆固醇（LDL-C）的含量反映LDL水平。

(1) 参考值：＜3.37mmol/L（130mg/dL）。3.37~4.12mmol/L（130~159mg/dL）为边缘升高，≥4.14mmol/L（160mg/dL）为升高。

(2) 临床意义：增高与冠心病发病呈正相关，还可见于肥胖症、肾病综合征、甲状腺功能减退症、阻塞性黄疸等。减低见于无β-脂蛋白血症、甲亢、肝硬化和低脂饮食等。

六、酶学检查

1. 血、尿淀粉酶

(1) 参考值：血清800~1800U/L。尿液1000~12000U/L。

(2) 临床意义：急性胰腺炎时，血清淀粉酶于起病后6~12小时开始升高，12~24小时达高峰，3~5日后恢复正常，超过5000U/L即有诊断价值（2015）；尿淀粉酶12~24小时开始增高。慢性胰腺炎急性发作、胰腺囊肿、急性胆囊炎、流行性腮腺炎等亦可见淀粉酶活性增高（2005，2011）。

2. 心肌损伤常用酶

（1）血清肌酸激酶（CK）：①参考值：连续检测法 CK 男性为 38～174U/L，女性为 26～140U/L。②临床意义：急性心肌梗死时 CK 活性升高较早，梗死后 4～10 小时开始显著升高，12～36 小时达高峰，3～4 日恢复正常。心肌炎和肌肉疾病、手术、溶栓治疗也可导致 CK 活性增高。

（2）乳酸脱氢酶（LDH）及其同工酶：见"肝脏病常用的实验室检查"。

3. 心肌肌钙蛋白 T（cTnT）

（1）参考值：<0.02～0.13μg/L；>0.2μg/L 为诊断临界值；>0.5μg/L 可诊断 AMI。

（2）临床意义：①诊断 AMI（发病后 3～6 小时开始增高，10～24 小时达高峰，10～15 天恢复正常。诊断特异性优于 CK－MB 和 LDH；对亚急性及非 Q 波性心肌梗死或 CK－MB 无法诊断的心肌梗死患者更有诊断价值）。②判断微小心肌损伤，不稳定型心绞痛发生的微小心肌损伤只有检测 cTnT 才能确诊。③判断 AMI 后溶栓治疗是否出现再灌注，以及预测血液透析病人心血管事件的发生。

4. 心肌肌钙蛋白 I（cTnI）

（1）参考值：<0.2μg/L；>1.5μg/L 为诊断临界值。

（2）临床意义：①诊断 AMI。②判断微小心肌损伤，如不稳定型心绞痛、急性心肌炎。

七、免疫学检查

（一）血清免疫球蛋白及补体测定

1. 血清免疫球蛋白

（1）免疫球蛋白增高：IgG、IgA、IgM 均增高见于各种慢性感染、慢性肝炎、肝癌、系统性红斑狼疮、类风湿关节炎等。

（2）免疫球蛋白降低：5 种球蛋白均减少见于各类先天性和获得性体液免疫缺陷病及长期应用免疫抑制药者。

2. 补体

（1）总补体活性增高：见于各种急性炎症、组织损伤、某些恶性肿瘤等。

（2）总补体活性降低：见于各种免疫复合性疾病，如肾小球肾炎；自身免疫性疾病；补体大量丢失，如外伤、大出血，补体合成不足，如肝硬化、慢性肝炎等。

（二）感染免疫检测

1. 抗链球菌溶血素"O"（ASO） 增高见于活动性风湿热、风湿性关节炎、链球菌感染后急性肾小球肾炎、急性上呼吸道感染、皮肤或软组织感染、曾有溶血性链球菌感染等。

2. 肥达反应 血清抗体效价"O">1:80，"H">1:160，考虑伤寒。"O"不高、"H"增高可能曾接种过伤寒疫苗或既往感染过。"O"增高、"H"不高可能为感染早期或其他沙门菌感染。

（三）肿瘤标记物检测的临床意义

1. 甲胎蛋白（AFP）

（1）参考值：健康成人一般 <25μg/L。

(2) 临床意义

1) 原发性肝癌：甲胎蛋白是目前诊断肝细胞癌最特异的标记物。血清中甲胎蛋白 > 300μg/L 可作为诊断原发性肝癌的诊断阈值。

2) 病毒性肝炎、肝硬化：甲胎蛋白可有不同程度增高，但常 < 300μg/L。生殖腺胚胎肿瘤、胃癌等，血中 AFP 也可增高。

3) 妊娠：妊娠 3~4 个月甲胎蛋白上升，孕妇血清中甲胎蛋白异常升高可能为胎儿神经血管瘤。

2. 癌胚抗原

(1) 参考值：<5g/L。

(2) 临床意义

1) 鉴别原发性和转移性肝癌：原发性肝癌癌胚抗原在正常值以上者不超过 9%，转移性肝癌则可高达 90%。

2) 消化器官癌症的诊断：癌胚抗原升高主要见于结肠癌、胃癌、胰腺癌等。

3) 其他：如膀胱癌、前列腺癌、肺癌等，癌胚抗原均可增高。

(四) 自身抗体检查

1. 类风湿因子 (RF)

(1) 参考值：乳胶凝集法：阴性；血清稀释度 < 1:10。

(2) 临床意义：①类风湿关节炎，未经治疗者 RF 阳性率 80%，且滴度 > 1:160。动态观察滴定度变化可作为病变活动及疗效的评价。②其他自身免疫性疾病，如多发性肌炎、硬皮病、干燥综合征、系统性红斑狼疮。③某些感染性疾病，如传染性单核细胞增多症、结核病、感染性心内膜炎。

2. 抗核抗体 (ANA)

(1) 参考值：免疫荧光测定 (IFA)：阴性；血清滴度 < 1:40。

(2) 临床意义：①未经治疗的系统性红斑狼疮 (SLE)，阳性率 95% 以上，特异性较差。②药物性狼疮、混合性结缔组织病、原发性胆汁性肝硬化、全身性硬皮病、多发性肌炎。③其他自身免疫性疾病，如类风湿关节炎、桥本甲状腺炎。

3. 抗双链 DNA (dsDNA) 抗体　对 SLE 的诊断有重要意义。

(1) 参考值：间接免疫荧光法：阴性。

(2) 临床意义：活动期 SLE，阳性率 70%~90%，特异性 95%，是 SLE 的诊断标准之一。类风湿关节炎、慢性肝炎、干燥综合征等也可呈阳性。

八、尿液检查

(一) 一般性状检查

1. 尿量　正常人 24 小时尿量 1000~2000mL。多尿：超过 2500mL/24h，见于尿崩症、糖尿病等。少尿或无尿：少于 400mL/24h 为少尿，少于 100mL/24h 为无尿，可由肾前性、肾性及肾后性因素引起。

2. 颜色　正常新鲜尿为黄色或淡黄色，透明。血尿见于泌尿系结石、炎症、结核及血小板减少性紫癜等；血红蛋白尿见于恶性疟疾、蚕豆病等 (2006)；胆红素尿见于阻塞性黄疸及肝细胞性黄疸；乳糜尿见于丝虫病 (2006)；脓尿和菌尿见于泌尿系统疾病，如肾盂肾炎、膀胱炎等。

3. 气味　烂苹果气味见于糖尿病酮症酸中毒；尿液有氨味提示膀胱炎及尿潴留。

4. 比重　尿比重在 1.015～1.025。尿比重增高见于急性肾炎、糖尿病、肾病综合征及肾前性少尿等；减低见于尿崩症、慢性肾炎、慢性肾衰竭（2005）。

（二）化学检查

1. 蛋白　尿蛋白定性试验阳性或定量试验＞150mg/24h 称蛋白尿。

（1）肾小球性蛋白尿：生理性见于剧烈活动、寒冷、精神紧张等；病理性见于肾小球肾炎、肾病综合征（2006）。

（2）肾小管性蛋白尿：常见于肾盂肾炎、间质性肾炎等（2006）。

（3）混合性蛋白尿：见于肾小球肾炎或肾盂肾炎后期、糖尿病性、系统性红斑狼疮性等。

（4）组织性蛋白尿：肾脏炎症、中毒时排血量增多。

（5）溢出性蛋白尿：见于多发性骨髓瘤、巨球蛋白血症、严重骨骼肌创伤、急性血管内溶血等。

（6）假性蛋白尿：肾脏以下泌尿道疾病导致大量脓、血、黏液等混入尿中，或阴道分泌物掺入尿中，均可引起蛋白定性试验阳性。

2. 糖　当血糖升高超过肾糖阈，即 8.89mmol/L 时，则定性检测尿糖呈阳性，称为糖尿。

（1）暂时性糖尿：见于强烈的精神刺激、颅脑外伤等。

（2）血糖增高性糖尿：最常见于糖尿病，也可见于甲状腺功能亢进、库欣综合征、嗜铬细胞瘤等。

（3）肾性糖尿：见于慢性肾炎、肾病综合征等。

3. 酮体　糖尿病酮症酸中毒时尿酮体呈强阳性；其他，如妊娠剧烈呕吐、重症不能进食均可致尿酮体阳性。

（三）显微镜检查

1. 细胞

（1）红细胞：尿沉渣镜检红细胞＞3 个/高倍视野称镜下血尿；血尿常见于急性肾小球肾炎、慢性肾小球肾炎的发作期、急性膀胱炎、肾结石、肾结核等。

（2）白细胞及脓细胞：尿沉渣镜检白细胞或脓细胞＞5 个/高倍视野，称镜下脓尿，见于肾盂肾炎、膀胱炎、尿道炎或肾结核等（2007）。

2. 管型

（1）细胞管型：红细胞管型见于急性肾小球肾炎（2010），白细胞管型见于肾盂肾炎、间质性肾炎，上皮细胞管型见于急性肾小管坏死、肾病综合征、慢性肾炎晚期高热等。

（2）颗粒管型：提示急、慢性肾炎及肾小球损害。

（3）蜡样管型：见于慢性肾炎晚期及肾淀粉样变（2010）。

（4）透明管型：偶见于健康人。明显增多多见于肾实质病。

（5）脂肪管型：见于肾病综合征、慢性肾炎急性发作、中毒性肾病。

（6）肾衰竭管型：见于慢性肾衰竭少尿期、急性肾衰竭多尿早期。

（四）尿沉渣计数

尿沉渣计数，指 1 小时尿细胞计数。

1. 参考值　红细胞：男性＜3 万/h，女性＜4 万/h。白细胞：男性＜7 万/h，女性＜14 万/h。

2. 临床意义　白细胞数增多见于肾盂肾炎；红细胞数增多见于急性肾炎。

九、粪便检查

（一）一般性状检查

健康成人每天排便1次，黄褐色圆柱状软便，婴儿粪便呈金黄色。

1. 水样或粥样稀便　见于各种感染或非感染性腹泻。
2. 米泔样便　见于霍乱（2004，2006，2011）。
3. 冻状便　见于肠易激综合征、慢性菌痢。
4. 鲜血便　见于肠道下段出血。
5. 柏油样便　见于上消化道出血。
6. 灰白色便　见于阻塞性黄疸（2011）。
7. 细条状便　见于直肠癌。
8. 绿色粪便　提示消化不良。
9. 黏液脓样或脓血便　见于痢疾、溃疡性结肠炎、直肠癌等。阿米巴痢疾以血为主，呈稀果酱样（2005）。细菌性痢疾则以黏液脓样或脓血便为主。
10. 羊粪样便　多见于老年人及经产妇排便无力者。

（二）显微镜检查

1. 细胞
（1）白细胞：正常粪便中不见或偶见，急性菌痢、溃疡性结肠炎等白细胞明显增多。
（2）红细胞：见于下消化道出血、痢疾、溃疡性结肠炎、结肠或直肠癌、痔疮、直肠息肉等。
（3）巨噬细胞：见于细菌性痢疾及溃疡性结肠炎。
2. 寄生虫　肠道寄生虫的诊断主要靠镜检找虫卵、原虫滋养体及其包囊。
3. 化学检查　潜血试验：正常为阴性。阳性见于消化性溃疡活动期、胃癌、钩虫病、消化道炎症、出血性疾病等。消化道癌症呈持续阳性（2016），消化性溃疡呈间断阳性。

十、浆膜腔穿刺液检查

（一）浆膜腔积液分类及形成原因

根据浆膜腔积液的形成原因及性质不同，可分为漏出液和渗出液。浆膜腔积液检查包括一般性状检查、化学检查、显微镜检查和细菌学检查。

1. 漏出液　形成的原因：①血浆胶体渗透压降低：如肝硬化、肾病综合征、重度营养不良等。②毛细血管内压力增高：如慢性心功能不全、静脉栓塞等。③淋巴管阻塞：常见于肿瘤压迫或丝虫病引起的淋巴回流受阻。
2. 渗出液　形成的原因：①感染性：如胸膜炎、腹膜炎、心包炎等。②化学因素：如血液、胆汁、胃液、胰液等化学性刺激。③恶性肿瘤。④风湿性疾病及外伤等。

（二）渗出液与漏出液的鉴别

1. 漏出液　非炎症所致，外观淡黄，浆液性，透明或微混，比重低于1.018（2009），放置不自凝，黏蛋白定性阴性，蛋白质定量25g/L以下，葡萄糖定量与血糖相近，细胞数常低于100×10^6/L，细胞分类以淋巴细胞为主，乳酸脱氢酶<200U，细胞学检查阴性。
2. 渗出液　外观不定，可为黄色、脓性、血行、乳糜性等，多混浊，因炎症、肿瘤、物理或化学刺激所致，能自凝，比重高于1.018，黏蛋白试验阳性，蛋白>30g/L，葡萄糖定量常低于血糖水平,细胞计数常高于 $500×10^6/L$,据不同病因分别以中性粒细胞和淋巴细胞为主,恶性肿瘤可找到癌细胞,细菌学检查可找到病原菌,乳酸脱氢酶>200U(2010)。

十一、脑脊液检查

1. 适应证 脑膜刺激征,怀疑颅内出血,有剧烈头痛、昏迷、抽搐及瘫痪等表现而原因未明,中枢神经系统手术前的常规检查,疑有中枢神经系统恶性肿瘤。

2. 禁忌证 颅压明显增高或伴有显著视盘水肿者。有脑疝先兆者,处于休克、衰竭或濒危状态者,局部皮肤有炎症者,颅后窝有占位性病变者。

3. 常见中枢神经系统疾病的脑脊液特点

(1) 化脓性脑膜炎:脑脊液压力显著增高;外观混浊、脓性、可有凝块;细胞数显著增加,以中性粒细胞为主;蛋白质显著增加;葡萄糖明显减少或消失;可有致病菌。

(2) 结核性脑膜炎:脑脊液压力增高;外观微混,呈毛玻璃样,静置薄膜形成;细胞增加以淋巴细胞为主;蛋白质增加;葡萄糖减少;氯化物明显减少;可找到结核杆菌。

(3) 病毒性脑膜炎:脑脊液压力稍增高;外观清晰或微混;细胞增加以淋巴细胞为主;蛋白质轻度增加,葡萄糖正常或稍高,无细菌。

(4) 脑脓肿(未破裂):脑脊液压力增高,外观无色或黄色微浊,细胞数稍增加,以淋巴细胞为主,蛋白质轻度增加,葡萄糖、氯化物均正常,有或无细菌。

(5) 脑肿瘤:脑脊液压力增高;外观无色或黄色;细胞可微增,以淋巴细胞为主;蛋白质轻度增加。脑肿瘤、氯化物均正常,无细菌。

(6) 蛛网膜下腔出血:脑脊液压力稍增高;外观呈血性;细胞增加以红细胞为主;蛋白质轻度增加;葡萄糖多增高;氯化物正常,无细菌。

第五单元 心电图诊断

☆ 重点提示

本单元较为重要,在历年考试中都有涉及,但内容不多,首先对于常用心电图导联、心电图各波段及心电轴的正常范围、异常变化的临床意义等基础内容要充分把握,重点掌握房室肥大、心肌梗死、心肌缺血、期前收缩、阵发性心动过速、心房及心室颤动、房室传导阻滞等几个典型症状的心电图表现。

=== 考点集合 ===

一、常用心电图导联

1. 肢体导联 包括标准导联Ⅰ、Ⅱ、Ⅲ及加压单极肢体导联 aVR、aVL、aVF。标准导联为双极肢体导联,反映其中两个肢体之间电位差变化。加压单极肢体导联属单极导联,基本上代表检测部位电位变化。

2. 胸导联 属单极导联,包括 $V_1 \sim V_6$ 导联。具体安放的位置为:V_1 位于胸骨右缘第4肋间;V_2 位于胸骨左缘第4肋间;V_3 位于 V_2 与 V_4 两点连线的中点;V_4 位于左锁骨中线与第5肋间相交处;V_5 位于左腋前线 V_4 水平处;V_6 位于左腋中线 V_4 水平处。

二、心电图各波段及心电轴的正常范围，异常变化的临床意义

1. P波

（1）形态：代表心房除极的电位变化，在大部分导联上一般呈钝圆形，有时可能有轻度切迹。P波方向在Ⅰ、Ⅱ、aVF、$V_3 \sim V_6$导联中均直立，aVR导联倒置，其余导联呈直立、双向、倒置或低平均可。

（2）时间：正常人P波时间≤0.11秒。

（3）振幅：P波振幅在肢体导联<0.25mV，胸导联<0.2mV。

2. P-R间期　反映激动从窦房结发出后经心房、房室交界、房室束、束支及浦肯野纤维网传到心室肌所需要的时间。心率在正常范围时，成年人的P-R间期为0.12~0.20秒。在幼儿及心动过速的情况下，P-R间期相应缩短。在老年人及心动过缓的情况下，P-R间期可略延长。

3. QRS波群　代表心室肌除极的电位变化。时间：正常成年人多为0.06~0.10秒。6个肢体导联的QRS波群振幅（正向波与负向波振幅的绝对值相加）一般不应都<0.5mV，6个胸导联的QRS波群振幅（正向波与负向波振幅的绝对值相加）一般不应都<0.8mV，否则称为低电压。

4. Q波　除aVR导联外，正常的Q波振幅应小于同导联中R波的1/4，时间应<0.04秒，$V_1 \sim V_2$导联中不应有Q波，但偶可呈QS型。

5. J点　QRS波群的终末与ST段起初的交接点，称为J点，J点大多在等电位线上，但随ST段的偏移而发生移位。

6. ST段　指自QRS波群的终点至T波起点间的线段，代表心室缓慢复极过程。正常的ST段多为一等电位线，有时亦可有轻微的偏移，但在任一导联，ST段下移一般不应超过0.05mV，ST段上抬在$V_1 \sim V_3$导联不超过0.3mV，其他导联不超过0.1mV。

7. T波　代表心室快速复极时的电位变化。

正常T波是一个不对称的宽大而光滑的波，前支较长，后支较短；T波的方向与QRS波群主波方向一致；在R波为主的导联中，T波电压不应低于同导联R波的1/10。

8. Q-T间期　从QRS波群的起点至T波终点，代表心室肌除极和复极全过程所需的时间。Q-T间期长短与心率的快慢密切相关，心率越快，Q-T间期越短，反之则越长。Q-T间期的正常范围应为0.32~0.44秒。

9. 心电轴　正常心电轴的范围为0°~+90°；电轴从+90°顺钟向转动至-90°范围为心电轴右偏；从+30°逆钟向转动至-90°范围为心电轴左偏。左前分支阻滞、左心室肥大、大量腹水、肥胖、妊娠、横位心脏等，可使心电轴左偏。左后分支阻滞、右心室肥大、广泛心肌梗死、肺气肿、垂直位心脏等，可使心电轴右偏。

三、常见异常心电图表现

1. 房室肥大

（1）右心房肥大：P波高尖，电压>0.25mV（2010），在Ⅱ、Ⅲ、aVF导联最明显。常见于慢性肺源性心脏病，故称"肺型P波"（2016），也可见于某些先天性心脏病。

（2）左心房肥大：P波增宽>0.11秒，常呈双峰型，双峰间距≥0.04秒。在V_1导联最明显（2004，2007，2017）。

（3）左心室肥大：左心室高电压为诊断左心室肥大的基本条件，主要表现为R_{V_5}或R_{V_6}>

2.5mV，R_{V_5}或$R_{V_5}+S_{V_1}>4.0$mV（男）或3.5mV（女），心电轴左偏。QRS波群时间延长到0.10~0.11s。ST-T改变，以R波为主的导联中，ST段下移≥0.05mV，T波低平、双向或倒置。

(4) 右心室肥大：QRS波群电压增高和形态改变，以及电轴右偏是诊断右心室肥大的可靠条件。

1) QRS波群电压增高：$R_{V_1}+S_{V_5}>1.2$mV，aVR导联的R/Q或R/S>1，$R_{aVR}>0.5$mV。

2) QRS波群形态改变：V_1R/S>1，V_5R/S<1，V_1或V_3R的QRS波群呈RS、RSR'、R或QR型。

3) 心电轴右偏，重症可>+110°。

4) V_1或V_3R等右胸导联ST-T下移>0.05mV，T波低平、双向或倒置。

2. 心肌梗死

(1) 缺血型T波改变：缺血发生于心内膜面，T波高而直立；若发生于心外膜面，出现对称性T波倒置。

(2) 损伤型ST段改变：面向损伤心肌的导联出现ST段明显抬高，可形成单相曲线。

(3) 坏死型Q波出现：面向坏死区的导联出现异常Q波（宽度≥0.03s，深度≥1/4R）R波振幅降低甚至消失而呈QS波（2015）。

(4) 心肌梗死的定位诊断：前间壁V_1~V_3（2015）；前壁V_3~V_5；广泛前壁V_1~V_6；下壁Ⅱ、Ⅲ、aVF；右室V_3R~V_7R。

3. 心肌缺血

(1) 心绞痛：典型心绞痛发作时，面对缺血区的导联出现ST段水平型或下垂型下移≥0.1mV（2016），T波低平、双向或倒置。变异型心绞痛常于休息或安静时发病，心电图可见ST段抬高，常伴有T波高耸，对应导联ST段下移（2015）。

(2) 慢性冠状动脉供血不足：ST段改变在R波占优势的导联上呈水平型或下垂型压低，≥0.05mV。T波改变表现为低平、双向或倒置。

4. 心律失常

(1) 室性期前收缩：提前出现QRS-T，其前无提早出现的异位P波；提早出现的QRS波群宽而畸形，而QRS时间≥0.12秒；T波方向与QRS波群主波方向相反；有完全性代偿间期。

(2) 房性期前收缩：提早出现的房性P'，形态与窦性P波不同；P'-R其间期≥0.12秒；房早的QRS波群形态与正常相同；期前收缩后的代偿间期不完全。

(3) 交界性期前收缩：提前出现的QRS波群，形态基本正常。出现逆行P'波，可在QRS之前（P'-R<0.12s），或QRS之后（R-P'<0.20s），或与QRS相重叠。常有完全性代偿间歇。

(4) 阵发性室上性心动过速：相当于一系列连续很快的房性或交界性期前收缩，其频率大多数为150~250次/分，节律一般绝对规则；QRS波群形态基本正常，QRS时间≤0.10秒；ST-T可无变化，或发作时ST段下移和T波倒置。

(5) 交界性期前收缩心电图表现：①期前出现的QRS-T波，其前无窦性P波，QRS-T形态与窦性下传者基本相同。②出现逆行P'波，可发生于QRS波群之前（PR间期<0.12秒）或QRS波群之后（PR间期<0.20秒），或者与QRS相重叠。③大多为完全性代偿间歇。

(6) 心房颤动：P波消失，代之以一系列大小、形态及间距均不等的心房颤动波（f波）（2010，2011），频率为350~600次/分，以V_1导联最为明显。心室律绝对不规则，心室率通常在120~180次/分。QRS波群形态通常正常，当心室率过快时，发生室内差异性传导，QRS

波群增宽变形。

（7）心室颤动：QRS-T完全消失，代之以形状不一、大小不等、节律极不规则的心室颤动波，频率为200~500次/分。

（8）房室传导阻滞

1）一度房室传导阻滞：窦性P波之后随有QRS波群；P-R间期延长，≥0.21秒（2004，2007）。

2）二度房室传导阻滞：①二度Ⅰ型房室传导阻滞：P波规律出现，P-R间期进行性延长，直至发生心室漏搏（P波后无QRS波群）；漏搏后P-R间期进行性延长，直至漏搏，周而复始；QRS波群时间、形态大多正常（2017）。②二度Ⅱ型房室传导阻滞：P-R间期恒定；部分P波后无QRS波群；房室传导比例一般为3:2、4:3等。

3）三度房室传导阻滞：P波和QRS波群完全无关，而各有其固定的规律性；P波频率高于QRS波群频率，QRS波群形态正常或宽大畸形。

第六单元 影像诊断

重点提示

本单元亦为重要考点之一，需要记忆的内容非常多。对于呼吸系统常见疾病，如肺炎、肺结核、肺肿瘤的分期或分型及其影像诊断，消化系统常见疾病，如溃疡病、胃癌、肠梗阻、胆囊炎等的X线诊断，泌尿系统常见疾病的X线诊断，中枢神经系统常见疾病的CT、MRI表现均要熟悉掌握。另外，熟悉常见循环系统基本的影像诊断，以及骨、关节病变的X线诊断等内容。

---考点集合---

一、超声诊断

（一）超声诊断的临床应用

1. 检测肝脏、肾脏、脾、胰腺、子宫及卵巢等实质性脏器的大小、形态、边界及脏器内部回声等，帮助判断有无病变及病变情况。

2. 检测囊性器官，如胆囊、胆道、膀胱及胃等的形态、走向及其功能状态。

3. 检测心脏、大血管和外周血管的结构、功能及其血流动力学状态。

4. 鉴别脏器内局灶性病变的性质，是实质性还是囊性，还可鉴别部分病例的良、恶性。

5. 检测积液。

6. 对各种病变，如急性胰腺炎、甲状腺肿块、子宫肌瘤等经治疗后进行动态随访。

7. 在超声引导下进行穿刺，进行细胞学或组织学活检，也可进行某些引流及药物注入治疗等。

（二）常见疾病异常声像图

1. 二尖瓣狭窄

（1）二维超声心动图：①二尖瓣增厚，回声增强，以瓣尖为主，有时可见赘生物形成的强光团。②二尖瓣活动僵硬，运动幅度减小。③二尖瓣口面积缩小（正常二尖瓣口面积约$4cm^2$，轻度狭窄$1.5~2.0cm^2$，中度狭窄$1.0~1.5cm^2$，重度狭窄$<1.0cm^2$）。④腱索增粗缩

短，乳头肌肥大。⑤左心房明显增大，肺动脉高压时则右心室增大，肺动脉增宽。

（2）M型超声心动图：①二尖瓣曲线增粗，回声增强。②二尖瓣前叶曲线双峰消失，呈城墙样改变，EF斜率减低。③二尖瓣前、后叶呈同向运动，后叶曲线套入前叶。④左心房增大。

2. 胆囊结石　①胆囊内见一个或数个强光团、光斑，后伴声影或彗星尾。②强光团或光斑可随体位改变而依重力方向移动。当结石嵌顿在胆囊颈部或结石炎性粘连在胆囊壁中（壁间结石）时，看不到光团或光斑随体位改变。不典型者如充填型胆结石，胆囊内充满大小不等的结石，声像图上看不见胆囊回声，胆囊区见一条强回声弧形光带，后方伴直线形宽大声影。

3. 泌尿系结石　结石部位有强回声光团或光斑，后伴声影或彗星尾。输尿管结石多位于输尿管狭窄处；膀胱结石可随体位依重力方向移动。膀胱结石的检出率最高，肾结石次之，输尿管结石因腹腔内肠管胀气干扰而显示较差。肾结石、输尿管结石时，可伴有肾盂积水。

4. 脂肪肝

（1）弥漫性脂肪肝：整个肝均匀增大，表面圆钝，边缘角增大；肝内回声增多增强，前半细而密，呈一片云雾状改变。彩色多普勒超声显示肝内血流的灵敏度降低，较深部位的血管血流信号较正常减少。

（2）局限性脂肪肝：通常累及部分肝叶或肝段，超声表现为脂肪浸润区部位的高回声区与正常肝组织的相对低回声区，两者分界较清，呈花斑状或不规则的片状。彩色多普勒超声可显示不均匀回声区内无明显彩色血流，或正常肝内血管穿入其中。

5. 肝硬化　①肝体积缩小，逐步向右上移行。②肝包膜回声增强，呈锯齿样改变；肝内光点增粗增强，分布紊乱。③脾肿大。④胆囊壁增厚毛糙，有腹水时可呈双边。⑤可见腹水的无回声暗区。⑥门静脉内径增宽＞1.3cm，门静脉血流信号减弱，血流速度常在15~25cm/s以下；可见脐静脉重新开放。⑦癌变时在肝硬化基础上出现肝癌声像图特征，以弥漫型为多见。

二、放射诊断

（一）X线检查方法

1. 普通检查　包括透视和摄影。
2. 特殊检查　包括软X线摄影、放大摄影、荧光造影等。
3. 造影检查　将造影剂引入器官内或其周围，使其产生明显对比，以显示其形态与功能的方法。造影剂分为高密度造影剂和低密度造影剂，造影方法分为直接引入法和间接引入法。

（二）CT、MRI的临床应用

1. CT对头颅病变、脊椎与脊髓、纵隔、肺脏、肝、胆、胰、肾与肾上腺及盆部器官的疾病诊断都有良好的运用价值。CT对中枢神经系统疾病诊断价值较高、应用普遍。对颅内肿瘤、脓肿、肉芽肿、寄生虫病、外伤性血肿、脑损伤、脑梗死、脑出血、椎间盘脱出等诊断结果较准确、可靠。在胸部，CT可以发现较小的肺癌和肺门及纵隔淋巴结转移，对纵隔肿瘤的诊断也有帮助。

2. 与CT相比，MRI检查具有无X线辐射、无痛苦、无骨性伪影的特点，非常适用于多次随访检查。MRI高度的软组织分辨能力，不用对比剂就能清楚显示心脏、血管、体内腔道、肌肉、韧带以及脏器之间的关系等，是颅脑、体内脏器、脊髓、骨与关节软骨、肌肉、滑膜、韧带等部位病变的首选检查方法，临床适应证广泛。但MRI对钙化与颅骨病变的诊断能力较差；难以发现新鲜出血，不能显示外伤性蛛网膜下腔出血；MRI检查时间长，容易产生运动伪影；体内有金属植入物或金属异物者，以及身体带有监护仪的病人不能进行MRI检查。

（三）常见呼吸系统疾病的影像诊断

1. 大叶性肺炎

（1）充血期：X线检查无明显变化或仅可见到局部性肺纹理增粗、增生，有时可发现病变区肺野密度稍有增高。

（2）实变期：一般发病后12~24小时开始，X线检查可发现肺野出现均匀性密度增高的片状阴影，有时在实变区中可见到透明的含气支气管影（2011），即支气管充气征。炎症累及肺段表现为片状或三角形致密影。

（3）消散期：实变区的密度逐渐减退，先从边缘开始，由于病变消散不均匀，表现为散在、大小不等和分布不规则的斑片状致密影。炎症进一步吸收可只留下少量索条状影或完全吸收消散。

2. 支气管肺炎 X线表现为病变常见于两肺下野中、内带，支气管及周围间质的炎症表现为肺纹理增多、增粗和模糊，小叶性渗出与实变则表现为沿肺纹理分布的斑片状模糊致密影，密度不均，可融合成较大的片状影。

3. 肺脓肿

（1）急性肺脓肿：表现为肺内出现大片致密影，边缘模糊，密度较均匀，可侵及一个肺段或一叶的大部。当病变肺组织发生坏死液化后，则在致密实变区中出现含有液面的空洞，内壁不规则。

（2）慢性肺脓肿：表现为密度不均，排列紊乱的索条状及斑片状影，伴有圆形、椭圆形或不规则的空洞。洞壁厚、内外壁边缘清楚，有或无液平面。

4. 肺结核

（1）原发型肺结核：可表现为原发复合征及胸内淋巴结结核。原发复合征是由肺内原发灶、淋巴管炎及淋巴结炎三者组成。

（2）血行播散型肺结核：急性粟粒型肺结核X线表现为大小一致、分布均匀、密度相同的粟粒状病灶，正常肺纹理常不能显示；亚急性及慢性血行播散型肺结核X线表现为大小不一、密度不同、分布不均的粟粒样至小斑片状阴影。

（3）继发性肺结核：包括浸润型肺结核（成人最常见）、慢性纤维空洞型肺结核。病变多在肺尖和锁骨下区开始，X线可见渗出、增殖、播散、纤维和空洞等多种性质的病灶同时存在。

（4）慢性纤维空洞型肺结核：X线表现为两肺上部分多发壁厚的慢性纤维病变及空洞，轮廓度不光整，周围有广泛的纤维索条影及散在的新老病灶。

（5）结核性胸膜炎：少量积液时X线可见患侧肋膈角变钝，大量积液时X线可见患侧均匀的密度增高阴影，阴影上方呈外高内低状，积液随体位变化而改变。后期可引起胸膜肥厚、粘连、钙化。

5. 原发性支气管肺癌

（1）中心型：早期局限于黏膜内，X线可无异常，病变发展使管腔狭窄，引起阻塞性肺气肿、阻塞性炎症、阻塞性肺不张。肿瘤同时向腔外生长或（和）伴肺门淋巴结转移时形成肺门肿块影，肺门肿块影是肺癌的直接征象。发生于右上叶的肺癌，肺门肿块及右肺上叶不张连在一起可形成横行"S"状下缘（2017）。有时肺癌发展迅速，中心可坏死形成内壁不规则的偏心性空洞。

（2）周围型：X线表现为密度增高、轮廓模糊的结节状或球形病灶，逐渐发展可形成分叶状肿块（2006）。

(3) 细支气管肺泡癌：两肺出现大小不等、边界不清的细小结节，进一步发展可融合成大片肿块，形成癌性实变。

6. 胸腔积液　游离性积液当达到250mL时，可见外侧肋膈角变钝；中等量积液时，患侧胸中、下部呈均匀性致密影，其上缘形成自外上斜向内下的凹面弧形；大量积液时，除肺尖外患侧全胸呈均匀的致密增高阴影与纵隔连成一片，患侧肋间隙增宽，膈肌下降，气管纵隔向健侧移位（2006）。

7. 气胸及液气胸　气胸X线显示胸腔顶部和外侧呈现高度透亮带，其中看不到肺纹理。液气胸时，在立位检查时可见其上方为透亮的气体影，下方为密度增高的液体影，且可随体位改变而流动。

8. 胸膜肥厚、粘连、钙化　肥厚时肋膈角变钝或消失，沿胸壁可见密度增高或条状阴影，广泛胸膜增厚则呈大片不均匀密度增高影，纵隔向患侧移位。严重者患侧胸廓塌陷，膈肌升高，胸椎侧凸。胸膜钙化见于结核性胸膜炎、慢性脓胸和血胸等。X线表现为斑块状、条状或片状高密度钙化影。

（四）常见循环系统疾病的影像诊断

1. 风湿性心脏病

(1) 单纯二尖瓣狭窄：左心房及右心室增大，左心耳部凸出，肺动脉段突出，主动脉结及左心室变小，心脏外形呈鸭梨状。

(2) 主动脉瓣关闭不全：左心室明显增大，升主动脉、主动脉弓普遍扩张，心脏呈靴形。

2. 高血压性心脏病　左心室扩大，主动脉扩张迂曲及延长，心脏呈靴形。

3. 慢性肺源性心脏病　右下肺动脉扩张，右心室增大。

4. 心包积液　X线表现为心包积液在300mL以下者，心影大小和形状可无明显改变，中等量积液，后前位可见心影向两侧普遍增大，心缘搏动减弱或消失，心脏形态呈烧瓶状，上腔静脉扩张增宽（2004）。

（五）消化系统疾病影像学检查方法

1. 普通检查　普通透视或腹部平片，主要用于急腹症的诊断。

2. 造影检查　①食管检查。②胃、十二指肠检查。③小肠检查。④结肠钡剂灌肠法。

（六）常见消化系统疾病的影像诊断

1. 食管静脉曲张　X线表现为食管中下段黏膜皱襞稍增宽、增粗或略有迂曲，呈蚯蚓状或串珠状充盈缺损，管壁边缘呈锯齿状（2011）。

2. 食管癌　①黏膜皱襞改变，使正常皱襞消失、中断，形成表面杂乱不规则影像。②管腔狭窄。③腔内充盈缺损。④不规则的长形龛影（2009）。

3. 消化性溃疡　①胃溃疡，龛影是胃溃疡的直接X线征象，是诊断的重要依据。溃疡引起的瘢痕性改变可使胃变形。②十二指肠球部溃疡，X线表现直接征象为球部龛影或球部变形。间接征象有：激惹征；幽门痉挛，开放延迟；胃分泌增多和胃张力及蠕动方面的改变；球部固定压痛。

4. 胃癌　X线表现为充盈缺损，胃腔内出现形状不规则的充盈缺损，胃肠狭窄，多见于蕈伞型癌；胃壁僵硬，蠕动消失，多发于浸润型；龛影见于溃疡，表现为向腔外突出的钡斑阴影，特点是龛影位于胃轮廓之内，形状不规则，内缘不整齐，周围绕以透明带，即环堤，宽窄不一，轮廓不规则而锐利，其中常见结节状或指压迹状充盈缺损（2005，2007，2016），以上表现常称为半月综合征。黏膜皱襞破坏消失或中断，形状固定不变，癌瘤区蠕动消失。

5. 溃疡性结肠炎 钡剂灌肠可见病变肠管痉挛，多呈均匀性、向心性狭窄，结肠袋变浅、消失。

6. 胃肠道穿孔 立位 X 线透视可见两侧膈下有弧形或半月形透亮气体影。若并发急性腹膜炎则可见肠管充气，积液膨胀，肠壁间隔增宽，在腹平片上可见腹部肌肉与脂肪层分界不清（2004，2015）。

7. 肠梗阻 梗阻上段肠管扩张、积气、积液，立位或侧位水平摄片可见肠管扩张，呈长短不一、高低不等的阶梯状气液平面，梗阻以下的肠管闭合，或无气或有少量气体。

（七）常见泌尿系统疾病的影像诊断

1. 肾结石 阳性结石在 X 线平面上多为圆形、卵圆形或表面带刺的桑椹状致密影，密度高而均匀或浓淡不等，或呈分层状。阴性结石造影可见肾盂内圆形或卵圆形密度减低影或充盈缺损，还可引起肾盂、肾盏积水扩张等。

2. 输尿管结石 阳性结石平片或 CT 可见输尿管走行区域内米粒大小的高密度影。造影检查时，见造影剂中止在结石处，其上方尿路扩张。

3. 膀胱结石 阳性结石在平片上常呈圆形或卵圆形，边缘可光滑或毛糙带刺，密度可均匀或不均匀，可呈层状，大小不一。

（八）骨与关节常见病的影像学表现

1. 长骨骨折 X 线检查最常用、最基本；可见骨皮质连续性中断、骨小梁断裂和歪曲，有边缘光滑锐利的线状透亮阴影，即骨折线。CT 不是常规检查，但对解剖结构比较复杂部位（如骨盆、髋关节、肩关节、脊柱、面部）、碎片的数目等较普通 X 线有优势。

2. 脊柱骨折 X 线可见骨折椎体压缩呈楔形，前缘骨皮质嵌压。不见骨折线，可见横行不规则的线状致密影。严重时并发脊椎后突成角、侧移，甚至椎体错位，压迫脊髓。CT 对脊椎骨折的定位、类型、骨折片移位程度，以及椎管有无变形、狭窄等的诊断优于普通平片。

3. 椎间盘突出

（1）X 线：椎间隙变窄或前窄后宽；椎体后缘唇样肥大增生、骨桥形成或游离骨块；脊柱生理曲度变直或侧弯。

（2）CT：椎间盘突出 CT 直接征象是椎间盘后缘变形，有局限性突出，其内可有钙化。间接征象是硬膜外脂肪层受压、变形甚至消失，两侧硬膜外间隙不对称；硬膜囊受压变形和移位；一侧神经根鞘受压。

（3）MRI：显示各部位椎间盘突出的图像，是诊断椎间盘突出的最好方法。在矢状面可见突出的椎间盘向后方或侧后方伸出；横断面上突出的椎间盘局限突出于椎体后缘；可见硬膜外脂肪层受压、变形甚至消失和神经根鞘受压图像。

4. 急性化脓性骨髓炎

（1）X 线：发病后 2 周内可见肌间隙模糊或消失，皮下组织与肌间分界模糊等。发病 2 周后可见骨改变。开始在干骺端骨松质中出现骨质疏松，进一步出现骨质破坏，破坏区边缘模糊，彼此逐渐融合，累及骨皮质后出现骨膜增生，表现为一层密度不高的新生骨，新生骨广泛时可形成包壳；骨皮质供血障碍时可发生骨质坏死，出现沿骨长轴形成的长条形死骨，有时可引起病理性骨折。

（2）CT：能较清楚地显示软组织感染、骨膜下脓肿以及骨破坏和死骨，尤其有助于发现平片不能显示的小的破坏区和死骨。

5. 慢性化脓性骨髓炎

（1）X 线：可见明显的修复，即在骨破坏周围有骨质增生硬化现象；骨膜的新生骨增厚，并同骨皮质融合，呈分层状，外缘呈花边状；骨干增粗，轮廓不整，骨密度增高，甚至骨髓腔发生闭塞；可见骨质破坏和死骨。

（2）CT：与X线表现相似，并容易发现X线不能显示的死骨。

6. 骨关节结核　X线主要表现为骨质疏松和骨质破坏，部分可出现冷脓肿。

（1）长骨结核：①好发于骺和干骺端。X线早期可见骨质疏松；在骨松质中可见局限性类圆形、边缘较清楚的骨质破坏区，邻近无明显骨质增生现象；骨质破坏区有时可见碎屑状死骨，密度不高，边缘模糊，称之为"泥沙"状死骨。②CT检查可显示低密度的骨质破坏区，内部可见高密度的小斑片状死骨影，病变周围软组织发生结核性脓肿，密度低于肌肉。

（2）关节结核：①骨型关节结核的X线表现较为明显，即在原有病变征象的基础上，又有关节周围软组织肿胀、关节间隙不对称性狭窄或关节骨质破坏等。滑膜型结核以髋关节和膝关节较为常见，早期X线表现为关节囊和关节软组织肿胀，密度增高，关节间隙正常或增宽，周围骨骼骨质疏松；病变进展侵入关节软骨及软骨下骨质时，X线可见关节面及邻近骨质模糊及有虫蚀样不规则破坏，这种破坏多在关节边缘，而且上下两端相对应存在；晚期发生关节间隙变窄甚至消失，关节强直。②CT检查可见肿胀的关节囊、关节周围软组织和关节囊内积液，骨关节面毛糙，可见虫蚀样骨质缺损；关节周围冷脓肿密度较低，注射对比剂后可见边缘强化。

（3）脊椎结核：①X线见病变椎体骨松质破坏，发生塌陷变形或呈楔形变，椎间隙变窄或消失，严重时椎体互相嵌入融合而难以分辨；病变椎体旁因大量坏死物质流入而形成冷脓肿，表现为病变椎体旁软组织梭形肿胀，边缘清楚；病变部位脊柱后突畸形。②CT对显示椎体及其附件的骨质破坏、死骨、冷脓肿均优于平片。

7. 骨肿瘤　X线检查不仅可以发现骨肿瘤，还可帮助鉴别肿瘤的良恶以及是原发还是转移。

（1）原发性骨肿瘤：分为良性与恶性，好发于长骨，多为单发。良性骨肿瘤多无骨膜增生；恶性骨肿瘤常有骨膜增生，且骨膜新生骨可被肿瘤破坏，形成恶性骨肿瘤的特征性X线表现——Codman三角。

（2）转移性骨肿瘤：好发于躯干骨与四肢骨近侧的近端，常为多发，如累及胸椎、腰椎、肋骨、股骨上段，以及髋骨、颅骨和肱骨等处。①根据X线表现的不同将其分为溶骨型、成骨型和混合型三种，以溶骨型最为多见。②CT显示骨转移瘤不仅比普通平片敏感，而且还能清楚显示骨外局部软组织肿块的范围、大小、与相邻脏器的关系等。

8. 颈椎病　X线表现为颈椎生理曲度变直或向后，椎体前缘唇样骨质增生或后缘骨质增生、后翘，相对关节面致密，椎间隙变窄，椎间孔变小、钩突关节增生、肥大、变尖，前、后纵韧带及项韧带钙化。CT、MRI对颈椎病的诊断优于普通X线平片，尤其对平片不能确诊的颈椎病。

9. 类风湿关节炎　X线见早期手、足小关节多发对称性梭形软组织肿胀，关节间隙因积液而增宽，出现软骨破坏后关节间隙变窄；发生在关节边缘的关节面骨质侵蚀（边缘性侵蚀）是类风湿关节炎的重要早期征象；进一步发展可见骨性关节面模糊、中断，常有软骨下囊性病灶，呈多发、边缘不清楚的小透亮区；骨质疏松早期发生在受累关节周围，以后可累及全身骨骼；晚期可见四肢肌肉萎缩，关节半脱位或脱位，指间、掌指间关节半脱位明显，常造成手指向尺侧偏斜、畸形。

10. 退行性骨关节病　依靠普通平片就可诊断。

（1）四肢关节（髋与膝关节）：关节间隙变窄，关节面变平，边缘锐利或有骨赘突出。软骨下骨质致密，关节面下方骨内出现圆形或不规整形透明区。晚期可见关节半脱位和关节内游离骨体，但多不造成关节强直。

（2）脊椎关节病（脊椎小关节和椎间盘退行性变）：脊椎小关节改变包括上下关节突变尖、关节面骨质硬化和关节间隙变窄。椎间盘退行性变表现为椎体边缘出现骨赘，<u>相对之骨赘可连成骨桥</u>；椎间隙前方可见小骨片，但不与椎体相连，为纤维环及邻近软组织骨化后形成；髓核退行性变则出现椎间隙变窄，椎体上下骨缘硬化。

（九）常见中枢神经系统疾病的影像学表现

1. 脑出血　出血部位多为基底节、丘脑、脑桥和小脑。CT、MRI可以确诊。CT表现：①急性期血肿呈圆形、椭圆形或不规则形均匀密度增高影，边界清楚；<u>周围有环形密度减低影（水肿带）</u>；局部脑室受压移位；血液进入脑室或蛛网膜下腔时可见内有积血影。②吸收期（发病后3~7天）可见血肿缩小、密度降低，小血肿可完全吸收，血肿周围变模糊，水肿带增宽。③发病2个月后进入囊变期，较大的血肿吸收后常留下大小不等的囊腔，同时伴有不同程度的脑萎缩。

2. 蛛网膜下腔出血　CT表现为脑沟、脑池、脑裂内密度增高影，脑沟、脑裂、脑池增大，少数严重病例周围脑组织受压移位。

3. 脑梗死

（1）缺血性脑梗死：发病12~24小时之内，CT无异常所见；少数病例在血管闭塞6小时即可显示大范围低密度区，其部位、范围与闭塞血管供血区一致，皮质与髓质同时受累，多呈三角形或扇形，边界不清，密度不均，在等密度区内散在较高密度的斑点影代表梗死区内脑质的相对无损害区；2~3周后，病变处密度越来越低，最后变为等密度而不可见；1~2个月后可见边界清楚的低密度囊腔。

（2）出血性脑梗死：在密度减低的脑梗死灶内，见到不规则斑点状或片状高密度出血灶影；由于占位，脑室轻度受压，中线轻度移位；2~3周后，病变处密度逐渐变低。

（3）腔隙性脑梗死：发病12~24小时之内，CT无异常所见；典型者可见小片状密度减低影，边缘模糊；无占位效应。

4. 脑肿瘤　<u>CT、MRI是主要的诊断手段</u>。确定肿瘤的有无，并对其进行定位、定量乃至定性诊断。

5. 颅脑外伤

（1）脑挫裂伤：CT可见低密度脑水肿区内散在斑点状高密度出血灶，伴有占位效应。有的表现为广泛性脑水肿或脑内血肿。

（2）颅内出血：包括硬膜外、硬膜下、脑内、脑室和蛛网膜下腔出血等。CT可见相应部位的高密度影。

第七单元　病历与诊断方法

重点提示

本单元在考试中很少涉及，简单掌握门诊病历、住院病历的格式与内容，以及诊断所包括的内容即可，熟悉建立正确诊断的三个步骤。

―――――――――――― 考点集合 ――――――――――――

病历书写的格式与内容

1. 门诊病历

（1）病历中要注明科别、就诊日期和时间，其内容包括病史、体征、检查项目、检查结果、初步诊断及处理意见等，所有门诊病历必须在接诊时完成。

（2）门诊复诊病历重点记录病情变化和治疗结果，以及对初步诊断和处理提出进一步意见。

（3）每次记录医师均需签署全名。

2. 住院病历　一般项目，病史（主诉、现病史、既往史、个人史、婚姻史、月经及生育史、家族史），体格检查，实验室及其他检查，摘要，初步诊断，记录者签名。

第十一篇 药 理 学

第一单元 药物作用的基本原理

重点提示

本单元是出题的热点，几乎年年都有。考试题型基本都是 A1 型题，也是基本的概念变化，抓住特点关键词。

── 考点集合 ──

一、药物对机体的作用

1. 药物作用的基本规律（选择性、量－效关系）

（1）选择性：多数药物在适当剂量时，只对少数器官或组织发生明显作用，而对其他器官或组织的作用较小或不发生作用的特性，称为药物作用的选择性。

（2）量－效关系

1）定义：在一定剂量范围内，药物剂量的大小与血药浓度成正比，也与药物效应成正比，这种关系称为剂量－效应关系，简称量－效关系。

2）药物剂量：无效量（不出现效应的剂量），最小有效量（刚引起药效应的剂量），最大有效量（药物产生最大效应所需使用的剂量），极量（国家药典规定对某些药物允许使用的最高剂量，并不一定达到最大有效量），治疗量（介于阈剂量与极量之间，临床使用时对大多数患者有效，而又不会出现中毒的剂量），最小中毒量（刚引起中毒的剂量），致死量（导致死亡的剂量）。

2. 药物的不良反应

（1）副作用：药物在治疗剂量时产生与治疗目的无关的作用（2006，2011，2017）。

（2）毒性反应：药物剂量过大或用药时间过长而引起的机体损害性反应（2004）。

（3）后遗效应：停药后原血药浓度已降至阈浓度以下而残留的药理效应。

（4）变态反应：也称过敏反应，指少数人对某些药物产生的病理性免疫反应（2016，2017）。

（5）继发反应：药物发挥治疗作用所引起的不良后果，又称治疗矛盾。

（6）致畸作用、致癌作用、致突变作用。

（7）药物依赖性：指病人连续使用某些药物以后，产生的一种不可停用的渴求现象。可分为生理依赖性和精神依赖性（2016）。

二、机体对药物的作用

1. 药物的吸收　给药途径：①口服给药，首过消除是指口服给药后，部分药物在胃肠道、肠黏膜和肝脏被代谢灭活，使进入体循环的药量减少的现象（2005）。②其他途径，注射给药、直肠给药、舌下给药、吸入给药、经皮给药。

2. 药物的分布

（1）定义：药物吸收后随血液循环到各组织间液和细胞内液的过程。

（2）影响因素：①与血浆蛋白结合率。②体内屏障，血脑屏障、胎盘屏障、体液pH值。

3. 药物的转化

（1）定义。药物作为外源性的活性物质在体内发生化学结构改变的过程。

（2）转化药物的器官。①主要器官为肝脏。②其次为肠、肾、肺等组织。

（3）转化步骤分氧化、结合两个时相进行。

（4）在肝脏内，药物转化的酶系统统称肝药酶。

（5）药酶诱导药和抑制药。

4. 药物的排泄及其影响因素

（1）排泄途径：①经胆汁排泄。②经肾脏排泄。③其他排泄途径。

（2）肝肠循环：某些药物经肝脏转化成极性较大的代谢产物，并自胆汁排出后又在小肠中被相应的水解酶转化成原型药物，再被小肠重吸收进入体循环的过程。

5. 半衰期和连续多次给药的药-时曲线

（1）消除半衰期（$t_{1/2}$）即指血浆中药物浓度下降一半所需的时间（2006）。①绝大多数药物的消除过程属于一级消除动力学。②恒比消除。其消除速率总是与血药浓度成正比。③$t_{1/2} = 0.693/k$（药物消除速率常数）。

（2）连续多次用药的药-时曲线。多次给药，属于一级动力学消除的药物，如每隔$t_{1/2}$等量给药一次，则经过4~6个$t_{1/2}$血药浓度可达到一个稳定状态，称稳态血药浓度（Css）或称坪值。

第二单元　拟胆碱药

☆ 重点提示

本单元出题频率呈增加趋势，应引起注意。其范围仍在毛果芸香碱和新斯的明的药理作用和临床应用。要抓住基本概念。

---考点集合---

一、M受体兴奋药

毛果芸香碱

1. 作用　①缩瞳、降低眼内压、调节痉挛。②促进腺体分泌，以汗腺和唾液腺最为明显（2010）。③兴奋平滑肌。

2. 应用　①青光眼（2005，2011），降低眼内压。②虹膜睫状体炎（2010），为防止虹膜与晶状体发生粘连，与扩瞳药阿托品交替使用。③口腔干燥（2008，2009）。

3. 不良反应　全身性反应如流涎、发汗、恶心、呕吐等，可用阿托品对抗。

二、抗胆碱酯酶药

新斯的明

1. 作用　①兴奋骨骼肌，使 Ach 大量堆积抑制胆碱酯酶，直接激动骨骼肌运动终板上的 N_2 受体，促进运动神经末梢释放乙酰胆碱（2004）。②兴奋平滑肌，对胃肠道和膀胱平滑肌有较强的兴奋作用。

2. 应用　①重症肌无力。②手术后腹胀及尿潴留，兴奋胃肠道和膀胱平滑肌。③阵发性室上性心动过速（2010）。④肌松药过量的解毒。

3. 不良反应　①过量时可引起"胆碱能危象"，产生流涎、出汗、恶心、呕吐、腹痛、腹泻、心动过速和肌无力加重等，甚至呼吸衰竭死亡。②阿托品可对抗 M 样症状。

第三单元　有机磷酸酯类中毒与解救

☆ 重点提示

按照新考试大纲的要求，临床应用型的题目比例会有所上升，而机械记忆的题目会减少，所以预计今后此种题目可能分量会明显增加，因而考生应在熟读教材的基础上针对这一部分内容多加练习。

―――― 考点集合 ――――

一、中毒解救原则（急性中毒）

1. 清除毒物　①经皮肤中毒者：用温水、肥皂水清洗皮肤。②经口中毒者：洗胃，再用硫酸镁导泻。③敌百虫中毒：禁用碱性溶液洗胃，以免生成毒性更强的敌敌畏。④硫磷中毒：不可用高锰酸钾洗胃，以防氧化成毒性更强的对氧磷。

2. 临床应用解毒药　①阿托品：直到M样症状缓解，出现阿托品化。②胆碱酯酶复活药：常用药物有氯解磷定、双复磷。

二、胆碱酯酶复活药的应用

氯解磷定　①主要用于中度和重度有机磷酸酯类中毒的解救。②对骨骼肌作用明显，可使中毒引起的肌束颤动明显减轻或消失。③不易通过血脑屏障，对中枢中毒症状疗效不佳。④必须与阿托品合用对抗体内已积聚的乙酰胆碱。

第四单元　抗胆碱药

☆ 重点提示

本单元仍将是出题的热点，各种题型都可能出现，关键是阿托品的作用及应用，万变不离其宗，需要仔细加以甄别。

考点集合

一、阿托品类生物碱

（一）阿托品

1. 作用 阻断 M 胆碱受体（2010，2016）。

（1）抑制腺体分泌：唾液腺和汗腺最为敏感，抑制泪腺及呼吸道分泌次之，对胃酸的分泌影响较小。

（2）松弛平滑肌：作用强弱依次为胃肠道 > 膀胱 > 胆管 > 输尿管 > 支气管 > 子宫。

（3）扩大瞳孔、升高眼内压和调节麻痹：阻断虹膜环状肌上的 M 受体；禁用于青光眼；视近物模糊不清，只适于视远物，该作用称为调节麻痹。

（4）兴奋心脏、扩张小血管：兴奋心脏，治疗量心率短暂减慢，较大剂量引起心率加快；血管和血压，治疗量对其无明显影响，大剂量可改善微循环，增加组织血流灌注（2005）。

（5）兴奋中枢：剂量由小到大，逐渐表现为由兴奋转为昏迷。

2. 应用

（1）腺体分泌过多：抑制呼吸道腺体及唾液腺分泌，防止分泌物阻塞呼吸道而发生吸入性肺炎，用于全身麻醉前给药，用于严重盗汗、流涎症（2010）。

（2）内脏绞痛：对胃肠绞痛及膀胱刺激症状疗效较好；对胆绞痛及肾绞痛疗效较差，常需与阿片类镇痛药合用。

（3）眼科：虹膜睫状体炎、验光配眼镜和检查眼底。

（4）缓慢型心律失常：窦性心动过缓、房室传导阻滞等缓慢型心律失常（2011）。

（5）休克：用于治疗感染性休克，但休克伴有高热或心动过速时禁用。

3. 不良反应 ①常见有口干、皮肤干燥、视物模糊、扩瞳、心悸、高热、眩晕、排尿困难、便秘等（2004）。②剂量过大可出现中枢兴奋症状，严重中毒可由兴奋转入抑制，出现昏迷和呼吸麻痹而致死（2010）。

（二）山莨菪碱

1. 作用 ①平滑肌解痉作用，与阿托品相似，选择性高。②抑制唾液分泌、扩瞳作用较阿托品弱。

2. 应用 感染性休克、内脏平滑肌绞痛、血管神经性头痛、眩晕症（2005，2006，2008，2011）。

二、阿托品的人工合成代用品

1. 眼科常用药 后马托品：常用于扩瞳和调节麻痹，恢复时间较短，但调节麻痹作用不如阿托品完全，用于验光配镜和眼科检查。

2. 解痉常用药

（1）溴化丙胺太林（普鲁苯辛）：对胃肠道解痉和抑制胃酸作用较强，用于治疗胃及十二指肠溃疡，也可用于胃肠痉挛和妊娠呕吐。

（2）贝那替秦（胃复康）：为代表药，有解痉、抑制胃酸分泌和安定作用，适用于溃疡病兼有焦虑症患者。

第五单元　拟肾上腺素药

☆ 重点提示

本单元是出题的重点和热点，每年都会有题。重点掌握肾上腺素和异丙肾上腺素作用及应用的详细区分方法，考生应该能够根据这些特性熟练地找出合适的匹配。

── 考点集合 ──

一、间羟胺

1. 作用　①对 α 受体兴奋作用较强，对 $β_1$ 受体作用较弱。②促使去甲肾上腺素释放。③升压作用持久。

2. 应用　①用于各种休克早期（去甲肾上腺素的代用品）。②低血压。

二、肾上腺素

1. 作用
（1）兴奋 α 和 β 受体。
（2）兴奋心脏。兴奋心脏 $β_1$ 受体，使心肌收缩力增加，传导加速，心率加快。
（3）收缩血管。兴奋 α 受体，使皮肤黏膜、肾和胃肠道等器官的血管平滑肌收缩，兴奋 $β_2$ 受体，舒张骨骼肌血管和冠状血管。
（4）升高血压。$β_2$ 受体比 α 受体对低浓度肾上腺素的敏感性高，所以以骨骼肌血管的扩张为主；给药后迅速出现明显的升压作用，而后出现微弱的降压作用；若事先给有 α 受体阻滞作用的药物（如氯丙嗪），再给肾上腺素，此时由于 $β_2$ 受体作用占优势，使升压转为降压，称为对肾上腺素作用的翻转。
（5）舒张平滑肌。兴奋支气管平滑肌上的 $β_2$ 受体而使支气管平滑肌舒张；抑制释放过敏介质；兴奋 α 受体，使黏膜血管收缩，消除水肿渗出。
（6）促进代谢。使代谢增强，耗氧量增加。

2. 应用
（1）心搏骤停（溺水、麻醉和手术意外、药物中毒等引起）。
（2）过敏性休克。为治疗过敏性休克（心脏抑制、血压下降、呼吸困难）的首选药（2006，2011，2016）；激动 α 受体，收缩小动脉和毛细血管，降低通透性；激动 β 受体，改善心功能，缓解支气管痉挛和减少过敏介质释放。
（3）支气管哮喘。解除发作时的支气管平滑肌痉挛，抑制释放过敏物质，减轻气管水肿和渗出。
（4）与局麻药配伍。延缓局麻药的吸收，延长局麻药的麻醉时间，减少吸收中毒的可能性（2005）。
（5）局部止血。收缩血管而止血。

3. 不良反应　①一般为心悸、烦躁、头痛和血压升高。②大剂量时 α 受体兴奋过强使血压剧升，有引发脑出血的危险，老年人慎用。③$β_1$ 受体兴奋过强时，心肌耗氧量增加，可引起心肌缺血和心律失常，甚至纤颤。

三、异丙肾上腺素（2008）

1. 作用（2010）
（1）有很强的β受体兴奋作用，但对$β_1$和$β_2$受体选择性低（2005）。
（2）兴奋心脏。有强大的心脏$β_1$受体兴奋作用，使心肌收缩力增强，心率加快和传导加速。
（3）影响血压。兴奋血管平滑肌的$β_2$受体，使骨骼肌血管明显扩张，平均动脉压和整体血压均下降，总体对血压影响较小。
（4）舒张支气管。兴奋支气管平滑肌的$β_2$受体，使支气管平滑肌明显舒张；抑制过敏物质的释放；消除黏膜水肿作用不如肾上腺素。
（5）促进代谢。
2. 应用　心脏骤停、房室传导阻滞（2011）、支气管哮喘。

四、多巴胺

1. 作用
（1）主要兴奋α、β受体及多巴胺受体。
（2）兴奋心脏。高浓度兴奋心脏的$β_1$受体，促释放去甲肾上腺素，使心肌收缩力加强，输出量增加，一般剂量对心律影响不大。
（3）影响血管。激动肾、肠系膜和冠状血管上的多巴胺受体，舒张血管。
（4）影响肾脏。兴奋肾血管多巴胺受体，舒张肾血管，使肾血流量增加，增加尿量。
2. 应用　①休克：治疗各种休克，尤其适用于伴有心肌收缩力减弱，尿量减少而血容量已补足的休克。②急性肾衰竭：与利尿药合用治疗（2006，2011）。

第六单元　抗肾上腺素药

☆ **重点提示**

本单元每年必有题出现，各种题型出题都有可能，其重点范围在β受体阻滞药的作用及应用。但各个考点都需有所了解。

―――― 考点集合 ――――

一、α受体阻滞药

酚妥拉明（2017）

1. 作用　①舒张血管：阻断$α_1$受体，导致血管舒张，血压下降（降压作用不强，不良反应大，故不用作降压药）。②兴奋心脏：血管扩张和血压下降反射性兴奋心脏，阻断$α_2$受体，使NE释放增加，心率加快，心排血量增加。③其他：有拟胆碱作用，胃肠平滑肌张力增加；有拟组胺样作用，胃酸分泌增加，皮肤潮红等。
2. 应用　①外周血管痉挛性疾病。②静脉滴注去甲肾上腺素发生外漏时（2010）。③休克。④急性心肌梗死和顽固性充血性心力衰竭。⑤诊断嗜铬细胞瘤。

二、β受体阻滞药

1. 作用

（1）抑制心脏：阻断心脏 $β_1$ 受体，可使心率减慢，心收缩力减弱，心排血量减少，心肌耗氧量下降；延缓心房和房室结的传导；收缩压和舒张压可明显降低。

（2）收缩支气管平滑肌：阻断支气管平滑肌上的 $β_2$ 受体，使支气管平滑肌收缩。

（3）减慢代谢：抑制交感神经兴奋所引起的脂肪分解，抑制甲亢症状，掩盖低血糖症状。

（4）抑制肾素释放：阻滞肾小球旁器细胞的 $β_1$ 受体，抑制肾素的释放。

（5）内在拟交感活性：有的β受体阻滞药与β受体结合后还有激动交感神经的效应，这种现象称为内在拟交感活性。

（6）膜稳定作用：有些β受体阻滞药具有降低细胞膜对离子的通透性的作用。

2. 应用

（1）心律失常。对过速型心律失常有效。

（2）心绞痛和心肌梗死。

（3）高血压。对Ⅰ、Ⅱ级高血压有良好的疗效。

（4）充血性心力衰竭。

（5）青光眼、偏头痛、嗜铬细胞瘤、甲亢等。

3. 不良反应　①心功能不全。②诱发和加剧支气管哮喘。③反跳现象，如突然停药，可引起原病情加重。

第七单元　镇静催眠药

☆ 重点提示

本单元内容比较局限，以后出题的可能性比较小，考生只需掌握苯二氮䓬类的药理作用即可。题型基本保持A1型题不变。

── 考点集合 ──

苯二氮䓬类

地西泮的作用、应用、不良反应

1. 作用（2017）　①镇静催眠作用。②抗焦虑。③抗惊厥癫痫作用，大剂量有较强抗惊厥和癫痫作用。④中枢性肌松作用。

2. 应用　①焦虑症。②失眠。③惊厥和癫痫。④肌痉挛。⑤麻醉前给药。

3. 不良反应　①副作用：常见的不良反应为嗜睡、乏力、头晕、记忆力下降；大剂量偶有共济失调发生。②依赖性：突然停药可出现戒断症状。③急性中毒：用氟马西尼抢救。

第八单元 抗癫痫药

重点提示

本单元内容在全书来说并不是重点，因此也不是考试的出题重点，出题基本都围绕抗癫痫药的临床应用，可以考查的内容比较匮乏，继续出题的可能性不大。考生可以不作特别掌握。

考点集合

1. 苯妥英钠的应用
（1）癫痫。大发作或部分发作的首选药，对小发作无效（2008）。
（2）外周神经痛。三叉神经、舌咽神经和坐骨神经痛等，可使疼痛减轻，发作次数减少（2011，2016）。
（3）室性心律失常。
2. 苯巴比妥的应用 用于除失神发作以外的各型癫痫及癫痫持续状态。
3. 卡马西平的应用 ①癫痫。对复杂部分性发作疗效较好，对强直-阵挛性发作和单纯部分性发作也有效。对失神性发作效果较差。②外周神经痛，治疗效果优于苯妥英钠。
4. 乙琥胺的应用 是治疗癫痫失神性发作的首选药（2010，2016）。
5. 丙戊酸钠的应用
（1）对各种类型的癫痫都有一定疗效（2006）。
（2）失神性发作，疗效较好。
（3）强直-阵挛性发作，有效，但不及苯妥英钠和卡马西平。
（4）非典型失神性发作，疗效不及氯硝西泮。
（5）顽固性癫痫，有时也可能奏效。
6. 地西泮 静脉注射，是治疗癫痫持续状态的首选药。
7. 硝西泮 主要用于失神性发作，特别对肌阵挛性发作及幼儿阵挛性发作效果尤为显著。
8. 氯硝西 ①广谱抗癫痫药。②对失神性发作疗效比地西泮要好。③静脉注射也可治疗癫痫持续状态。④对肌阵挛性发作、幼儿阵挛性发作也有很好效果。

第九单元 抗精神失常药

重点提示

本单元出题频率呈增加趋势。可能以后还会有题目出现，关键是理清氯丙嗪的作用机制及不良反应，是解题的题眼。

考点集合

一、抗精神分裂症药

氯丙嗪
1. 对中枢神经系统的作用

(1) 镇静：安定、镇静、有嗜睡感（2011）。
(2) 抗精神病：精神病患者用药后症状逐渐消失。
(3) 镇吐：小剂量直接抑制延髓的催吐化学感受区，产生中枢性镇吐作用。
(4) 对体温调节的影响：能抑制下丘脑的体温调节中枢，使体温随环境温度的变化而升降（2005，2008）。
(5) 加强中枢抑制药的作用：与麻醉药、镇静催眠药、镇痛药和解热镇痛药均有协同作用，合用时应减少后者用量，避免过度抑制。

2. 对自主神经系统的作用
(1) 阻断 α 受体：可使肾上腺素的升压作用翻转，还可使血管扩张，产生体位性低血压。
(2) 阿托品样作用：大剂量阻断 M 受体，可出现口干、心悸、视物模糊、尿潴留及便秘等副作用。

3. 对内分泌系统的作用
(1) 阻断下丘脑垂体通路的 D_2 受体，使垂体内分泌的调节受到抑制。
(2) 使催乳素分泌增加。
(3) 抑制促性腺激素的分泌，减少促性腺激素的释放，引起排卵迟缓等。

4. 应用
(1) 精神分裂症：用于各型精神分裂症，但无根治作用，必须长期用药。
(2) 呕吐：可治疗多种疾病及药物引起的呕吐，但对晕动性呕吐无效；可制止顽固性呃逆（2010）。
(3) 低温麻醉及人工冬眠：常与其他中枢抑制药合用组成"冬眠合剂"；人工冬眠用于严重感染、高热惊厥及甲状腺危象等病证的辅助治疗。

5. 不良反应
(1) 一般反应：如嗜睡、困倦、乏力等中枢抑制作用及视物模糊、口干、鼻塞、心悸、便秘、尿潴留等。
(2) 锥体外系反应：帕金森病（2016）、急性肌张力障碍、静坐不能、迟发性运动障碍。
(3) 内分泌：长期用药可致乳房肿大及泌乳、排卵延迟、闭经及生长迟缓等。

二、抗抑郁症药

（一）氟西汀

1. 作用　5-HT 再摄取抑制剂，升高突触间隙 5-HT 的浓度而发挥抗抑郁作用。
2. 应用　用于抑郁症、强迫症和贪食症。
3. 不良反应　口干、食欲减退、恶心、失眠、乏力，少数可见焦虑、头痛。肝肾功能不良者应慎用。禁止合用单胺氧化酶抑制剂。

（二）丙咪嗪

1. 作用　通过抑制神经元对 NA 和 5-HT 的再摄取而产生抗抑郁作用。
2. 应用
(1) 主要用于内源性抑郁症，伴有躁狂状态的抑郁症（2006）。对精神分裂症所致的抑郁症疗效较差（2005）。
(2) 用于治疗酒精依赖症、慢性疼痛、遗尿症等。
3. 不良反应　某些患者用药后可自抑郁状态转为躁狂，剂量过大时尤易发生，应予以注意。

第十单元　抗帕金森病药

重点提示

本单元不是考试的出题重点，考试题型基本都是 A1 型题，也是基本的概念变化。重点是左旋多巴和卡比多巴的药理作用。

---考点集合---

一、左旋多巴

1. 作用　进入脑组织的左旋多巴，在中枢多巴胺脱羧酶的作用下转变为 DA，补充纹状体中 DA 的不足，产生帕金森作用（2005，2016，2017）。

2. 应用

（1）帕金森病：可用于各种类型，但对吩噻嗪类抗精神病药引起的锥体外系症状无效；显效慢；疗效与疗程有关；一般对轻症及年轻患者疗效较好，对重症及老年患者疗效较差；对肌肉僵直及运动困难者疗效较好，对肌肉震颤者疗效较差。

（2）肝性脑病：用于急性肝衰竭所致的肝性脑病；左旋多巴在脑内转化成 DA，并进一步转化成 NA，与伪递质相竞争（2005，2010）。

二、卡比多巴

1. 作用　卡比多巴是外周脱羧酶抑制药，仅抑制外周左旋多巴转化为多巴胺，可减少左旋多巴用量及提高其疗效，还可减轻和防止左旋多巴外周不良反应（2016）。

2. 应用　卡比多巴是左旋多巴治疗帕金森病的重要辅助药，常与左旋多巴合用。

第十一单元　镇　痛　药

☆ 重点提示

本单元是出题的热点，各种题型都可能出现。重点是吗啡的临床应用和不良反应。题型基本保持 A1 型题不变，对各个考点要都有所了解。

---考点集合---

一、吗啡

1. 作用（2015，2016，2017）

（1）镇痛、镇静：对各种疼痛均有效；有明显的镇静作用，可消除由疼痛所引起的焦虑、紧张、恐惧等，并可产生欣快感。

（2）抑制呼吸：治疗量吗啡可降低呼吸中枢对 CO_2 的敏感性；是吗啡急性中毒致死的主要原因（2006，2010）。

（3）缩瞳作用：中毒时可呈针尖样瞳孔。

（4）引起恶心和呕吐：兴奋延髓催吐化学感受区。

(5) 镇咳作用：直接抑制延髓咳嗽中枢。

(6) 消化系统：兴奋胃肠平滑肌，减慢胃排空；增加小肠和结肠的张力，使推进性蠕动减弱；抑制胆汁、胰液和肠液分泌，引起便秘；兴奋胆道 Oddi 括约肌，诱发或加重胆绞痛，胆绞痛时应与阿托品合用。

(7) 心血管系统：抑制血管平滑肌，扩张全身血管，引起体位性低血压；抑制呼吸作用致 CO_2 积聚，可使脑血管扩张，颅内压升高。

(8) 其他：提高膀胱括约肌张力，导致尿潴留；对抗缩宫素作用，延长产程；大剂量可收缩支气管（2006）。

2. 应用

(1) 疼痛：对各种疼痛均有效，但仅用于其他镇痛药无效的剧痛；对胆绞痛和肾绞痛需加用解痉药（如阿托品等）；对神经压迫性疼痛疗效较差。

(2) 心源性哮喘：静脉注射吗啡是治疗的主要措施；具有镇静作用，可迅速缓解患者的紧张、恐惧和窒息感；抑制呼吸作用，使呼吸由浅快变得深慢；扩张外周血管，降低外周阻力，减少回心血量，有利于缓解左心衰竭和消除肺水肿。

3. 不良反应

(1) 一般反应，治疗量有时会有恶心、呕吐、便秘、排尿困难等副作用。

(2) 耐受性及依赖性。

(3) 急性中毒，表现为针尖样瞳孔，呼吸高度抑制，血管扩张导致血压降低，甚至休克（2016）。

4. 禁忌证

(1) 禁用于分娩及哺乳期妇女止痛。

(2) 支气管哮喘及肺心病患者禁用。

(3) 颅脑损伤的患者禁用。

(4) 肝功能严重减退患者禁用。

二、人工合成镇痛药

(一) 哌替啶（度冷丁）

1. 作用特点

(1) 与吗啡基本相同，有镇痛、镇静、欣快、呼吸抑制和扩张血管作用；镇痛效力弱于吗啡。

(2) 提高胃肠道张力和减少推进性蠕动，不引起便秘。

(3) 中枢性止咳作用不明显。

2. 应用

(1) 可代替吗啡用于镇痛和心源性哮喘的治疗（2015）。

(2) 用于麻醉前给药（2010）和人工冬眠。

(二) 其他常用人工合成镇痛药

有美沙酮、芬太尼、喷他佐辛（镇痛新）、二氢埃托啡。

第十二单元 解热镇痛药

☆ 重点提示

本单元考试题型基本都是 A1 型题,也是基本的概念,今后肯定还会出,出题点一般会在阿司匹林的药理作用及临床应用。

考点集合

一、阿司匹林

1. 作用
（1）解热镇痛。
（2）抗炎。随剂量增加而增强。
（3）抗血栓形成。小剂量抗凝,抑制血栓影响；大剂量抑制环氧酶活性,减少 PGI_2 合成。

2. 应用
（1）发热（2010,2016）,钝痛（头痛、牙痛、神经痛、月经痛和术后创口痛）。
（2）风湿性关节炎或类风湿关节炎。
（3）防止血栓形成。

3. 不良反应
（1）胃肠道反应：口服对胃黏膜有直接刺激作用,引起恶心、呕吐、上腹部不适等,还可诱发胃溃疡和出血。
（2）凝血障碍：长期使用者凝血酶原合成减少,凝血时间延长,增加出血性倾向。
（3）过敏反应：白三烯类（LTs）合成增加。
（4）雷耶（Reye）综合征：毒性感染伴有发热的儿童和青年,服用阿司匹林有发生此综合征的危险,表现为开始有急性感染症状,继而惊厥、频繁呕吐、颅内压增高,甚至昏迷。
（5）水杨酸反应：是剂量过大引起的中毒反应,表现为头痛、眩晕、恶心、呕吐、耳鸣,以及视力和听力减退等。

二、其他解热镇痛药

1. 对乙酰氨基酚
（1）作用特点：解热镇痛作用较强,而抗炎作用弱。
（2）应用：①各种疼痛。头痛、牙痛、神经痛、肌肉痛、关节痛、痛经等。②感冒发热。

2. 布洛芬
（1）作用特点：有较强的抗炎镇痛作用。
（2）应用：①主要用于风湿性关节炎、类风湿关节炎。②疼痛、发热。

3. 塞来昔布
（1）作用特点：选择性抑制 COX-2,抑制 PGI_2 合成。
（2）应用：①主要用于风湿性关节炎、类风湿关节炎和骨关节炎。②手术后疼痛、牙痛、痛经等。

第十三单元 抗组胺药

重点提示

本单元内容较少，今后出题的可能性不大，只需掌握 H_1 受体阻滞药的临床应用即可。

---考点集合---

H_1 受体阻滞药

1. 作用
（1）抗 H_1 受体：对抗组胺引起的支气管、胃肠道平滑肌收缩；对组胺引起的毛细血管扩张和通透性增加有很强的抑制作用。
（2）抑制中枢：表现有镇静、嗜睡；阿司咪唑不易通过血脑屏障，无抑制中枢作用（2010）。
（3）其他：抗胆碱作用、防晕作用（异丙嗪无此作用）、较弱的局麻作用。

2. 应用
（1）皮肤黏膜变态反应性疾病。荨麻疹、花粉症、过敏性鼻炎的首选；对昆虫咬伤所致的皮肤瘙痒和水肿也有良效；对药疹和接触性皮炎有一定疗效；对变态反应性支气管哮喘效果差。
（2）晕动病和呕吐。苯海拉明和异丙嗪可用于晕动病、放射病等引起的呕吐。
（3）镇静、催眠及术前给药。

3. 常用制剂　第1代有异丙嗪和苯海拉明等；第2代有吡啶类、羟嗪类及其他类，如阿司咪唑、西替利嗪、氯雷他定等。

第十四单元 利尿药、脱水药

☆ 重点提示

本单元每年必有题出现，各种题型出题都有可能，关键是理清各型利尿药的作用机制及不良反应，其余内容熟悉即可。

---考点集合---

一、利尿药

（一）呋塞米

1. 作用　①作用于髓袢升支粗段。利尿。②扩张血管。
2. 应用　①严重水肿，对各类水肿均有效，主要用于其他利尿药无效的顽固性水肿和严重水肿（2016）。②急性肺水肿和脑水肿。③急、慢性肾衰竭。④药物中毒，主要用于经肾排泄的药物中毒抢救。⑤高钾血症和高钙血症。
3. 不良反应　①水和电解质紊乱，长期用药，利尿过度可引起低血容量、低血钠、低血钾、低血镁及低氯性碱中毒。②耳毒性，应避免与氨基糖苷类抗生素等有耳毒性的药物合用。③胃肠道反应，可致恶心、呕吐、胃肠道出血。④高尿酸血症。⑤其他，过敏等。

（二）氢氯噻嗪

1. 作用　①利尿，促进尿中 Na^+、Cl^- 排出（2016）。②抗利尿，使尿崩症患者尿量明显减少；因其排出 Na^+、Cl^-，使血浆渗透压下降，可减轻患者的口渴感。③降压。

2. 应用　①轻、中度水肿：是治疗各类轻、中度水肿的首选药（2016，2017）。②轻、中度高血压：可单用或合用。③尿崩症：用于肾性尿崩症及垂体性尿崩症（2010）。④特发性高钙尿症和肾结石。

3. 不良反应　①电解质紊乱，可引起低血钾、低血镁、低氯性碱中毒（2005）。②代谢异常，血糖升高、高脂血症、高尿酸血症（2006，2011）。③过敏。④加重肾功能不良。⑤高尿酸血症。

（三）螺内酯

1. 作用　①利尿。②排钠留钾，拮抗醛固酮的作用，促进 Na^+ 和水的排出。
2. 应用　用于醛固酮增多的顽固性水肿。
3. 不良反应　①久用可致高血钾。②性激素样副作用。

二、脱水药

1. 特点　①静脉注射后不易透过毛细血管，迅速提高血浆渗透压，对机体无毒性作用和过敏反应。②易经肾小球滤过，但不易被肾小管重吸收。③在体内不易被代谢。④不易从血管透入组织液中。
2. 常用药　甘露醇、山梨醇、高渗葡萄糖等。

第十五单元　抗高血压药

☆ 重点提示

本单元是出题的重点，几乎每年都会有考题，需要对各个考点都有所了解。按照考试大纲的要求，临床应用型的题目比例会有所上升，而机械记忆的题目会减少，所以预计今后此种题目可能分量会增加，故而考生应在熟读教材的基础上针对此类内容多加练习。

———————— 考点集合 ————————

一、利尿降压药

氢氯噻嗪

（1）降压作用：①排钠利尿，使血容量减少而降压。②长期应用不易发生耐受性，有增强其他降压药的应用。

（2）应用：可单用于 1 级高血压或与其他降压药合用治疗各类高血压，联合用药可增强降压作用，并防止其他药物引起的水钠潴留。

（3）不良反应：长期大剂量使用可致低血钾，引起血脂、血糖及尿酸升高等。

二、肾素-血管紧张素系统抑制药

1. 卡托普利

（1）作用：抑制血管紧张素Ⅰ转化酶（ACE），减少血管紧张素Ⅱ形成（2005）。

(2) 应用：用于各型高血压及充血性心力衰竭（2009）。
(3) 不良反应：①主要不良反应有咳嗽、血管神经性水肿等。②高血钾、低血压（2005，2006）。

2. 氯沙坦
(1) 作用：可选择性地与 AT_1 受体结合，阻断 Ang Ⅱ 引起的血管收缩，从而降低血压。
(2) 应用：各型高血压。
(3) 不良反应：主要有头晕、高血钾和与剂量相关的体位性低血压。

三、β 受体阻滞药

普萘洛尔
(1) 降压作用：①减少心输出量（2010）。②抑制肾素分泌。③降低外周交感神经活性。④中枢性降压。⑤促进具有扩张血管作用的前列环素生成。
(2) 应用：①适用于1、2级高血压。②对伴有心排血量偏高或肾素偏高者，以及伴有冠心病、脑血管病变者更适宜（2010，2016）。
(3) 不良反应：①眩晕、神志模糊、精神抑郁、反应迟钝等。②低血压所致头昏。③心率过慢。长期使用不能突然停药，以免诱发或加重心绞痛。

四、钙通道阻滞药

硝苯地平
(1) 降压作用：抑制细胞外 Ca^{2+} 的内流，选择性松弛血管平滑肌（2008）。
(2) 应用：用于各型高血压。
(3) 不良反应：可能加重心肌缺血。

五、抗高血压药物的合理应用

1. 根据高血压程度选药　①1级高血压：调整饮食活动等措施未奏效时，首选作用温和的降压药，如噻嗪类利尿药、ACEI、二氢吡啶类钙拮抗药或β受体阻滞药等一种药物。②2级高血压：两种药物联用，常用的四类一线降压药的任何两类均可。③3级高血压：联合用药基础上，改用或加用作用更强的米诺地尔、直接血管扩张药、中枢性降压药等。④高血压危象：静脉滴注或肌注快速起效的药物，如硝普钠。

2. 根据病情特点及并发症选药　①伴有心绞痛者宜用硝苯地平。②伴有心力衰竭者宜用利尿药、ACEI、哌唑嗪等，不宜用β受体阻滞药。③伴有肾功能不全者宜用卡托普利、硝苯地平、α-甲基多巴等。④伴有消化性溃疡者，宜用可乐定，禁用利血平。⑤伴有心动过速者宜用美托洛尔等β受体阻滞药。⑥伴有支气管哮喘者不宜用β受体阻滞药。⑦伴有糖尿病及痛风者不宜用噻嗪类利尿药。⑧伴有精神抑郁者，不宜用利血平。

3. 联合用药　现有药物长期单用常引起耐受性，加大剂量又易致不良反应。联合用药可从不同环节协同降压，又能减轻不良反应，药物用量也相应减少。但要注意同类药物不宜合用。

第十六单元 抗心律失常药

重点提示

本单元出题的题点非常多，需要考生对各考点都有所了解，重点掌握常用抗心律失常药的药理作用及临床应用。记住可区分的特征以用于解题，今后肯定会出题，但万变不离其宗，需要加以甄别。

―― 考点集合 ――

1. 奎尼丁

（1）作用：①降低自律性：通过阻滞钠通道，适度抑制 Na^+ 内流（2010）。4 相舒张期自动除极速率减慢，心房肌、心室肌和浦肯野纤维的自律性降低。②减慢传导速度：适度抑制 Na^+ 内流，使动作电位 0 相上升的速率和振幅降低，从而使心房肌、心室肌、浦肯野纤维的传导减慢，可使单向阻滞变为双向阻滞，消除折返激动。③延长有效不应期：减慢 2 相 Ca^{2+} 内流和 3 相 K^+ 外流（2010），延长 APD 和 ERP。

（2）应用：可用于心房颤动、心房扑动、室上性及室性期前收缩和心动过速的治疗。

（3）不良反应：发生率约 1/3。①胃肠道反应，如恶心、呕吐、腹泻等。②心血管反应，低血压、心律失常，过量引起房室和心室内传导阻滞、尖端扭转型室性心动过速；偶见奎尼丁晕厥，或心室颤动而致猝死；窦房结功能低下时，可引起心动过缓或停搏。停药指征为心率减慢，<60 次/分，收缩压 <90mmHg，Q-T 间期延长 >30%。③久用引起金鸡纳反应，轻者耳鸣、头痛、视力模糊，重者谵妄、精神失常。④血栓栓塞，心房有微血栓者慎用。

（4）禁忌证：严重心肌损害、心功能不全、重度房室传导阻滞、低血压、强心苷中毒及对奎尼丁过敏者禁用。

2. 利多卡因

（1）作用：①降低自律性，抑制 4 相 Na^+ 内流，促进 K^+ 外流（只作用于浦肯野纤维和心室肌）。②改变传导速度，减慢传导，使单向阻滞变为双向阻滞而消除折返。③相对延长 ERP。

（2）应用：①仅用于治疗室性心律失常，是治疗急性心肌梗死引起的室性心律失常的首选药（2009，2010，2011，2015，2016）。②对强心苷中毒所致者有效（2009）。

（3）不良反应：①中枢反应，如嗜睡、头痛、视力模糊，过量惊厥或呼吸抑制。②心血管反应，如窦性心动过缓、窦性停搏、房室传导阻滞、血压下降等。③严重室内和房室传导阻滞者禁用。

3. 苯妥英钠

（1）作用：与利多卡因类似，能阻滞钠通道降低浦肯野纤维的自律性，还能与强心苷竞争 Na^+-K^+-ATP 酶。

（2）应用：治疗室性心律失常，对强心苷中毒所致心律失常疗效显著（2011）。治疗癫痫强直-阵挛发作和局限性发作的首选药，还用于周围神经痛。

（3）不良反应：①心律失常，如窦性心动过缓、窦性停搏、室颤等，以及血压降低和呼吸抑制。②窦性心动过缓、心功能不全及二、三度房室传导阻滞者禁用。

4. 普罗帕酮

（1）作用：抗心律失常，抑制 0 相 Na^+ 内流的作用强于奎尼丁，还有较弱的 β 受体阻滞作用和钙通道阻滞作用。明显减慢心房、心室和浦肯野纤维的传导速度。易导致心律失常，轻度抑制心肌收缩。

(2) 应用：<u>危及生命的室性心律失常</u>。

5. 普萘洛尔

(1) 作用：阻滞心脏的 β_1 受体而发挥抗心律失常作用，表现为<u>减慢传导</u>，降低自律性，延长房室结 ERP。

(2) 应用：①室上性心律失常，如心房颤动、心房扑动及阵发性室上性心动过速等。②室性心律失常，特别是<u>对由于运动和情绪激动引起者疗效显著</u>。③急性心肌梗死。④焦虑、甲亢等引起的窦性心动过速。

6. 胺碘酮

(1) 作用：①阻滞心肌细胞膜钾通道，还可阻滞钠通道和钙通道。②延长有效不应期，抑制 K^+ 外流，抑制复极过程，明显延长 APD 和 ERP。③降低自律性，阻滞钠、钙通道和 β 受体，降低窦房结和浦肯野纤维的自律性。④减慢传导。⑤扩张血管。⑥拮抗 T_3、T_4 受体结合。

(2) 应用：<u>广谱抗心律失常药</u>。可用于各种室上性和室性心律失常，<u>对心房扑动、心房颤动和室上性心动过速疗效好</u>。

7. 维拉帕米

(1) 作用：①阻滞心肌细胞膜的钙通道，抑制 Ca^{2+} 内流。②降低自律性，减慢 4 相自动除极化速率，主要针对慢反应细胞。③减慢传导速度，使慢反应细胞 0 相极上升速率减慢、振幅减小，而使冲动传导减慢。④延长动作电位时程和有效不应期。⑤抑制心肌收缩力、扩张动脉、扩张外周血管。

(2) 应用：<u>阵发性室上性心动过速（2006，2011，2015）</u>；强心苷中毒引起的室性期前收缩；冠心病、高血压伴心律失常。

第十七单元 抗慢性心功能不全药

☆ 重点提示

本单元在全书来说是重点，也是考试的出题重点，出题基本都围绕强心苷类的药理作用、临床应用及不良反应，可以成题的内容较多，继续出题的可能性非常大。考生应该重点掌握。

---考点集合---

一、强心苷类

强心苷的作用及应用

1. 作用

(1) <u>正性肌力作用：使心肌收缩力加强；降低衰竭心肌耗氧量；增加心排血量（2016）</u>。

(2) 负性频率：增加心排血量，提高迷走神经兴奋性，从而减慢心率。

(3) 对心肌电生理的影响：<u>降低房室结的传导性，降低窦房结的自律性</u>，对心室以上部分心脏传导性和自律性的影响与兴奋迷走神经有关；升高心室浦肯野纤维的自律性。

(4) 对心电图的影响：治疗量强心苷主要引起<u>Q-T 间期缩短，ST 段降低呈鱼钩状</u>。

2. 不良反应 ①心脏反应，<u>室性期前收缩最多见且发生早，室颤最为严重</u>。②胃肠道反应，是中毒的早期反应，可有厌食、恶心、呕吐、腹泻、腹痛等（2005）。③中枢神经系统反应，可有眩晕、头痛、失眠。④视觉障碍为强心苷中毒的特征，可表现为黄视、绿视及视物模糊。

二、减负荷药

（一）利尿药

1. 利尿药可促进 Na^+ 和水的排出，从而减轻心脏的负荷。

2. 首选利尿药物是噻嗪类药物，必要时可选用强效利尿药呋塞米，注意补钾或与保钾利尿药合用。

（二）血管扩张药

1. 作用　能扩张小静脉或小动脉，适当减轻心脏的前、后负荷，有助于改善心脏功能。

2. 常用药物　①硝酸甘油：扩张静脉。②肼屈嗪：扩张动脉。③硝普钠、哌唑嗪：扩张动、静脉。

三、血管紧张素系统抑制药（ACEI 和 AT_1）

作用特点：①抑制 ACE，降低肾素－血管紧张素系统的活性，扩张血管以减轻心脏负荷。②抑制心肌重构，逆转心室肥厚，改善心肌的顺应性和舒张功能。目前是治疗 CHF 的一线药物。

四、β受体阻滞剂

1. 作用特点　①恢复 β 受体对正性肌力药的敏感性。②抑制 RAS 和血管加压素的作用，减轻心脏的前后负荷。③减慢心率，从而降低心肌耗氧量，改善心肌供血，并有利于心室充盈。④减少 CHF 时心律失常的出现。用于心功能比较稳定的 Ⅱ～Ⅲ 级 CHF 患者，尤为适用于扩张型或肥厚型心肌病患者。

2. 常用药物　美托洛尔、卡维地洛等。

第十八单元　抗心绞痛药

☆ 重点提示

本单元出题频率呈增加趋势，重点掌握硝酸酯类和 β 受体阻滞药的药理作用及临床应用。记住可以区分的特征以用于解题。

―――考点集合―――

一、硝酸酯类

硝酸甘油

1. 作用　①降低心肌耗氧量。②改善缺血区心肌供血。

2. 应用　①用于缓解心绞痛急性发作，是治疗稳定型心绞痛的首选药。②急性心肌梗死。③心功能不全。（2008，2016）。

3. 不良反应　①常见因血管扩张所继发的搏动性头痛、皮肤潮红、眼内压升高和颅内压增高。②大剂量可见<u>体位性低血压</u>，且可反射兴奋交感神经，导致心绞痛加重。③超剂量可引起<u>高铁血红蛋白症</u>。④长期应用可出现耐受性。

二、β受体阻滞药

1. 作用　①<u>降低心肌耗氧量</u>。②改善心肌代谢。③<u>增加缺血区血液供应</u>。④促进氧合血红蛋白解离。

2. 应用　①用于<u>稳定型心绞痛和不稳定型心绞痛</u>，对伴有高血压和快速性心律失常者效果更好。②<u>变异型心绞痛不宜应用（2006）</u>。

3. 常用药物　<u>普萘洛尔、美托洛尔、阿替洛尔</u>等是临床常用抗心绞痛的β受体阻滞药。

三、钙通道阻滞药

1. 作用：①降低心肌耗氧量。②增加心肌血液供应，扩张冠脉。③保护缺血的心肌细胞，减轻"钙超载"。

2. 常用药及应用

（1）<u>硝苯地平</u>：应用于<u>变异型及稳定型心绞痛（2010）</u>、急性心肌梗死、高血压和心力衰竭。

（2）哌克昔林：应用于心绞痛伴心力衰竭或支气管哮喘。

（3）维拉帕米：应用于变异型及稳定型心绞痛、心律失常、高血压。

（4）普尼拉明：应用于各型心绞痛、室性期前收缩、室性心动过速。

（5）地尔硫䓬：应用于各型心绞痛、心律失常、高血压、心肌梗死。

第十九单元　血液系统药

重点提示

本单元内容在全书来说并不是重点，因此也不是考试的出题重点。概念比较多，可能考生看起来比较困难，可是只要抓住每个概念的特点，也许一两个字就可以。重点是肝素和香豆素类药物的药理作用和临床应用。

考点集合

一、抗贫血药

1. 铁制剂　应用：铁剂用于<u>预防和治疗缺铁性贫血（2010）</u>，尤其适用于营养不良、生长发育期需求增加的慢性失血引起的贫血。

2. 叶酸

（1）作用：促进红细胞的生成；对细胞的分裂生长及核酸、氨基酸、蛋白质的合成起着重要的作用；在体内以四氢叶酸的形式起作用；是胎儿生长发育不可缺少的营养素。

（2）应用：①治疗各种原因所致的<u>巨幼红细胞性贫血</u>。②对二氢叶酸还原酶抑制药甲氨蝶呤等引起的巨幼红细胞性贫血，应用一般叶酸制剂无效，需直接选用亚叶酸钙治疗。③对恶性贫血、维生素B_{12}缺乏所致的巨幼红细胞性贫血，<u>应用叶酸治疗可改善血象</u>，但不能减轻神经系统症状。

3. 维生素 B_{12}

（1）作用：①促进红细胞的发育和成熟。②维生素 B_{12} 可促进四氢叶酸的循环利用。保持神经系统健全，可消除异常脂肪酸。

（2）应用：①恶性贫血及巨幼红细胞性贫血。②神经炎、神经萎缩等神经系统疾病。

二、止血药

维生素 K

（1）作用：维生素 K 在肝脏参与凝血因子 Ⅱ、Ⅶ、Ⅸ、Ⅹ 的合成。

（2）应用：①维生素 K 缺乏引起的出血。②杀鼠药敌鼠中毒、胆道蛔虫所致的胆绞痛。

三、抗凝血药

1. 肝素

（1）作用：①抗凝作用：加速对 Ⅱa、Ⅸa、Ⅹa、Ⅺa、Ⅻa 等的灭活（2017）。②其他作用：抗血小板聚集。

（2）应用：①血栓栓塞性疾病。②缺血性心脏病；不稳定型心绞痛、急性冠脉闭塞。③弥散性血管内凝血（DIC）。④体外抗凝，如心血管手术、血液透析和心导管检查时防止血栓形成（2010）。

2. 香豆素类药物

（1）作用：①维生素 K 的拮抗药，阻止凝血因子 Ⅱ、Ⅶ、Ⅸ、Ⅹ 前体成为凝血因子而抗凝。②抑制凝血酶诱导的血小板聚集作用。

（2）常用药物：华法林、双香豆素等。

四、纤维蛋白溶解药

1. 作用　①直接或间接激活纤维酶原成为纤维酶，促进纤维蛋白溶解。②对血浆和血栓中的纤维酶原选择性低。③作用时间短。④对新形成的血栓疗效好，对陈旧性血栓溶解作用差。

2. 应用　主要用于血栓栓塞性疾病，如急性心肌梗死、脑栓塞、肺栓塞、深静脉血栓、眼底血栓等。

3. 常用药物　链激酶、尿激酶、组织型纤溶酶原激活剂。

五、抗血小板药

1. 阿司匹林

（1）作用：①使 TXA_2 合成减少。②抑制血小板聚集而阻止血栓形成。

（2）应用：小剂量用于防治心脑血栓形成、心绞痛、心肌梗死、一过性脑缺血发作等。

2. 氯吡格雷

（1）作用：与血小板膜表面 ADP 受体结合，从而抑制血小板相互聚集。

（2）应用：防治心肌梗死、缺血性脑血栓、闭塞性脉管炎和动脉粥样硬化及血栓栓塞引起的并发症。

3. 双嘧达莫（潘生丁）

（1）作用：抑制磷酸二酯酶，抑制腺苷摄取而激活腺苷酸环化酶，防止血小板黏附于血管壁损伤部位，抗血栓形成，扩张冠脉。

（2）应用：与口服抗凝药合用治疗血栓栓塞性疾病，如急性心肌梗死，防止心瓣膜置换术血栓形成。

4. 依前列醇

（1）作用：激活腺苷酸环化酶，防止血小板聚集，舒张血管作用明显。

（2）应用：①治疗某些心血管疾病以防高凝状态，防止血栓形成。②用于严重外周血管性疾病、缺血性心脏病、原发性肺动脉高压、血小板消耗性疾病等。

第二十单元　消化系统药

重点提示

本单元内容较少，出题的可能性不大。考试题型基本都是 A1 型题，也是基本的概念变化。重点是 H_2 受体阻滞药和奥美拉唑的药理作用和临床应用。

考点集合

一、抗消化性溃疡药

1. 抗酸药常用制剂　氢氧化镁、三硅酸镁、氧化镁、氢氧化铝、碳酸钙、碳酸氢钠。

2. H_2 受体阻药　常用药物有西咪替丁、雷尼替丁、法莫替丁、尼扎替丁、罗沙替丁等（2017）。

（1）作用：①抑制胃酸分泌。②调节免疫。③其他，西咪替丁有抗雄性激素和药酶抑制作用，能延缓华法林、苯妥英钠、茶碱、普萘洛尔等药物的代谢，合用时应调整合用药的剂量，雷尼替丁有弱的药酶抑制作用，法莫替丁、尼扎替丁不影响药酶活性。

（2）应用：消化性溃疡、胃肠道出血、胃酸分泌过多症和食管炎等与胃酸分泌相关的疾病。

3. 质子泵抑制药　常用药物有奥美拉唑、兰索拉唑、泮托拉唑和雷贝拉唑等。

（1）作用：①抑制胃酸分泌。②抗高倍视野（2008）。

（2）应用：用于胃、十二指肠溃疡，反流性食管炎等。

4. 黏膜保护药　前列腺素衍生素、硫糖铝、铋制剂。

（1）作用：抑制胃酸分泌，增强胃黏膜的保护屏障，防止一些有害因素损害胃黏膜。

（2）应用：主要用于消化性溃疡的防治。

5. 抗幽门螺杆菌药

（1）抗溃疡类药：抗幽门螺杆菌作用较弱，单用疗效差，如硫糖铝。

（2）抗菌药：阿莫西林、甲硝唑、四环素、呋喃唑酮、庆大霉素等。

二、止吐药

1. 分类及常用药

（1）抗胆碱药：东莨菪碱用于防治晕动病和内耳眩晕症。

（2）抗组胺药：常用药物有苯海拉明、茶苯海明、异丙嗪、美克洛嗪、羟嗪和布克利嗪等，主要用于晕动病，或内耳眩晕症、手术、妊娠呕吐。

（3）吩噻嗪类药物：氯丙嗪、硫乙拉嗪对各种原因的呕吐都有止吐作用，但对晕动病无效。

（4）胃肠促动力药：常用药物有多潘立酮、甲氧氯普胺和西沙必利等。用于胃食管反流病，慢性功能性、非溃疡性消化不良，胃轻瘫及便秘等。

（5）5-HT$_3$受体阻断药：昂丹司琼、格拉司琼、托烷司琼等能阻断中枢及迷走神经传入纤维的5-HT$_3$受体，止吐作用强大。对一些强致吐作用的化疗药（如顺铂、环磷酰胺、阿霉素等）引起的呕吐有迅速强大的预防和抑制作用，但对晕动病及去水吗啡引起的呕吐无效。

2. 多潘立酮

（1）作用：多巴胺受体阻断剂，能阻断胃肠D$_2$受体，加强胃肠蠕动，促进胃的排空，协调胃肠运动，防止食物反流。对结肠作用很弱。多潘立酮与甲氧氯普胺相比少有中枢神经系统的药理作用。

（2）应用：①恶心、呕吐、手术、药物、疾病、检查等各种原因引起的恶心、呕吐，以及胃食管反流病等。②胃轻瘫。③胃溃疡的辅助治疗。

（3）不良反应：①中枢神经系统反应。②内分泌紊乱，促催乳素分泌，可引起泌乳和月经失调、乳房胀痛。

第二十一单元　呼吸系统药

重点提示

本单元出题的可能性比较小，考生只需掌握各型平喘药的药理作用及临床应用即可。根据新修改的大纲，以后出题可能更联系临床，病例分析题中夹带药理内容是出题方向。

── 考点集合 ──

一、镇咳药

1. 中枢性镇咳药　可待因、喷托维林、右美沙芬。
2. 外周性镇咳药　苯丙哌林、那可丁、苯佐那酯。

二、祛痰药

1. 促进黏液分泌药　如氯化铵、愈创甘油醚、碘化钾、酒石酸锑钾等。
2. 溶解黏痰药　如乙酰半胱氨酸、溴己新、糜蛋白酶、羧甲司坦、泰洛沙泊等。

三、平喘药

1. β$_2$受体激动药（2011）

（1）分为选择性和非选择性两类。前者常用药物有沙丁胺醇、特布他林、氯丙那林、丙卡特罗、吡布特罗、克仑特罗、非诺特罗、沙美特罗等（2015）；后者有肾上腺素、异丙肾上腺素和麻黄碱。

（2）沙丁胺醇、特布他林、克仑特罗为中效β$_2$受体激动药，可用于平喘（2005，2010）；福莫特罗、沙美特罗为长效β$_2$受体激动药，用于慢性哮喘与慢性阻塞性肺疾病，能缓解症状。

2. 氨茶碱

（1）作用：①具有较强的直接松弛支气管平滑肌作用。②有强心、利尿作用。③兴奋中枢、促进胃酸分泌（2011）。

（2）应用：①用于各型哮喘，急性哮喘用氨茶碱缓慢推注。②用于急性心功能不全、肾性水肿。③用于胆绞痛。

（3）不良反应：①兴奋不安、失眠和消化道刺激反应。②剂量过大可致心律失常、心悸等。

3. 抗过敏平喘药

（1）作用：①稳定肥大细胞膜。②直接抑制引起支气管痉挛的某些反射。③降低病人过高的支气管反应性。④抑制感觉神经末梢释放的P物质、神经激肽A和B等诱导的气管平滑肌痉挛和黏膜水肿。

（2）应用：①色甘酸钠为哮喘的预防性用药，对外源性哮喘疗效好，内源性哮喘次之。②扎普司特对过敏性哮喘疗效较好，对过敏性鼻炎和皮炎有效。③酮替芬疗效优于色甘酸钠，对儿童哮喘效果好。

4. 糖皮质激素

（1）作用：①抑制多种参与哮喘发病炎性细胞因子和黏附分子的生成。②抑制变态反应，减少过敏介质释放。③降低气道血管通透性，加强儿茶酚胺对腺苷酸环化酶的激活作用。④非特异的抗炎作用，能抑制气道高反应性。

（2）应用：吸入型，主要用于气道扩张药不能有效控制的慢性支气管哮喘、反复发作的顽固性哮喘和哮喘持续状态。如曲安西龙、倍他米松、二丙酸倍氯米松、布地奈德、曲安奈德、氟尼缩松等。

第二十二单元　糖皮质激素

☆ 重点提示

本单元每年必有题，各种题型出题都有可能，关键是理清糖皮质激素的临床应用及不良反应，也是解题的题眼。对各个考点都需有所了解。

―――― 考点集合 ――――

一、药理作用

1. 抗炎

（1）对细菌、病毒等病原微生物无影响，但能抑制感染性炎症和非感染性炎症，改善红、肿、热、痛等症状。

（2）抗炎作用环节主要有，抑制磷脂酶 A_2、稳定溶酶体膜、降低毛细血管通透性、抑制巨噬细胞功能、抑制炎症细胞功能、抑制炎症后期肉芽组织的增生、抑制某些细胞因子及黏附因子的产生。

2. 抑制免疫。

3. 抗内毒素　提高机体对细胞内毒素的耐受力。

4. 抗休克　常用于严重休克的抢救，对感染中毒性休克疗效尤好。

5. 影响血液与造血系统　增强骨髓造血功能，使红细胞和血红蛋白含量增加，血小板增多，中性粒细胞增多，淋巴细胞减少。

6. 影响代谢　①升高血糖。②负氮平衡。③促进脂肪分解及重新分布。④核酸代谢。⑤水钠潴留及低 Ca^{2+}、K^+。

7. 其他　①退热。②中枢兴奋。③促进消化，可刺激胃产生胃酸和胃蛋白酶，加快消化性溃疡的进展。

二、应用（2011）

1. 肾上腺皮质功能不全　用于肾上腺皮质功能减退症、肾上腺危象和肾上腺次全切除术后。
2. 严重感染　主要用于中毒性感染或同时伴有休克者。
3. 防止某些炎症后遗症。
4. 免疫性疾病　如风湿性关节炎、类风湿关节炎、肾病综合征。
5. 器官移植。
6. 过敏性疾病。
7. 休克　大剂量对各种休克均有一定的疗效（2006）。
8. 血液病　用于治疗急性淋巴细胞性白血病、再生障碍性贫血、粒细胞减少症。
9. 皮肤病　局部应用治疗皮炎、湿疹。

三、不良反应

1. 不良反应（2010，2016）　医源性肾上腺皮质功能亢进症（库欣综合征）、诱发或加重感染、消化系统反应、骨质疏松、延缓伤口愈合、肾上腺皮质萎缩和功能不全（停药反应）、反跳现象、神经精神异常、白内障、青光眼（2005）。
2. 停药反应　肾上腺皮质功能不全、反跳现象。

第二十三单元　抗甲状腺药

重点提示

本单元内容不是考试的出题重点，而且出题基本都围绕抗甲状腺药物的药理作用及不良反应。以后出题的可能性不大。

———— 考点集合 ————

硫脲类

1. 作用　抑制甲状腺激素的生物合成（2005，2010）。
2. 应用　①甲状腺功能亢进症。②甲状腺术前准备，手术前宜先用硫脲类将甲状腺功能控制到正常或接近正常。③甲状腺危象时进行辅助治疗。
3. 不良反应　①过敏反应。②消化道反应。③粒细胞减少。④甲状腺肿及甲状腺功能减退。

第二十四单元　降血糖药

重点提示

本单元在临床上常用，但出题的频率不是很高。重点掌握胰岛素和各型降血糖药的药理作用及临床应用。考试题型基本都是A1型题。

考点集合

一、胰岛素

1. 作用
（1）降血糖：加速葡萄糖的利用，降低血糖；抑制葡萄糖的生成。
（2）脂肪代谢：促进脂肪合成并抑制其分解。
（3）正氮平衡：增加氨基酸的转运和蛋白质的合成，抑制其分解。
（4）促钾转运。
（5）促生长。

2. 应用
（1）糖尿病：治疗糖尿病的最主要药物，对胰岛素缺乏的各型糖尿病均有效；主要用于重症糖尿病，2型糖尿病经饮食控制或用口服降血糖药未能控制者，合并重度感染、消耗性疾病、高热、妊娠、创伤及手术的各型糖尿病（2005）。
（2）糖尿病急性并发症：如糖尿病酮症酸中毒或非酮症性高渗昏迷。

二、口服降血糖药

1. 磺酰脲类
（1）作用：①降血糖。②抗利尿作用（2017）。③对凝血功能的影响，使血小板的数目减少，黏附力减弱，还刺激纤溶酶原的合成，恢复纤溶酶活力。
（2）应用：①糖尿病，用于胰岛功能尚存的2型糖尿病饮食控制无效者。②尿崩症，氯磺丙脲可使尿量减少，与氢氯噻嗪合用可提高疗效（2010）。
（3）不良反应：①胃肠道反应，肠胃不适、恶心、腹泻等。②过敏反应，皮肤过敏、粒细胞减少和胆汁淤积性黄疸。③低血糖症（2005）。

2. 二甲双胍
（1）作用：使糖尿病患者血糖明显降低。①促进组织对葡萄糖的摄取和利用。②降低葡萄糖在肠道的吸收。③增加肌肉组织中的无氧糖酵解。④减少肝细胞糖异生。⑤增加胰岛素与其受体结合。⑥降低血中胰高血糖素水平。此外，还可改善血脂代谢，降低 LDL 及 VLDL、甘油三酯及胆固醇水平。
（2）应用：用于单用饮食控制无效的轻、中度2型糖尿病，尤其肥胖伴胰岛素抵抗者（2006，2016）。
（3）不良反应：①一般反应，常见有厌食、口苦、口腔金属味、胃肠刺激等，减量或停药后消失。②低血糖症。③乳酸血症及酮症（2008）。④维生素 B_{12} 和叶酸缺乏。

3. α-葡萄糖苷酶抑制药
（1）作用：减慢水解及产生葡萄糖的速度并延缓葡萄糖的吸收，使血糖峰值降低。
（2）应用：主要用于轻、中度2型糖尿病患者。
（3）不良反应：主要是胃肠道反应。

4. 胰岛素增效药
（1）作用：主要是增加肌肉和脂肪组织对胰岛素的敏感性而发挥降低血糖作用。
（2）应用：主要用于2型糖尿病患者。

第二十五单元 合成抗菌药

重点提示

本单元不是考试的出题重点。重点在磺胺类药物的药理作用及临床应用。

---考点集合---

一、氟喹诺酮类药物

1. 抗菌作用

（1）对革兰阴性菌、铜绿假单胞菌有效，对金黄色葡萄球菌、肺炎链球菌、溶血性链球菌等革兰阳性球菌也有效。

（2）对衣原体、支原体、军团菌及结核杆菌有较强作用。

2. 应用

（1）呼吸系统感染。左氧氟沙星、莫西沙星与万古霉素合用，为青霉素高度耐药的肺炎链球菌感染首选。氟喹诺酮类（除诺氟沙星外）可代替大环内酯类用于支原体肺炎、衣原体肺炎、嗜肺军团菌引起的军团病。

（2）泌尿生殖道感染。环丙沙星、氧氟沙星与β-内酰胺类同为首选药。环丙沙星是铜绿假单胞菌性尿道炎的首选药。氟喹诺酮类对敏感菌所致的急、慢性前列腺炎以及复杂性前列腺炎，均有较好疗效。

（3）肠道感染与伤寒。首选用于治疗志贺菌引起的急、慢性菌痢和中毒性菌痢，以及鼠伤寒沙门菌、猪霍乱沙门菌、肠炎沙门菌引起的胃肠炎。对沙门菌引起的伤寒或副伤寒，应首选氟喹诺酮或头孢曲松。本类药物也可用于旅行性腹泻。

（4）对脑膜炎奈瑟菌具有强大的杀菌作用，其在鼻咽分泌物中浓度高，可用于鼻咽部带菌者的根除治疗。

3. 不良反应　①胃肠道反应。②中枢神经系统毒性。③光敏反应。④心脏毒性。⑤软骨损害。⑥其他，包括跟腱炎、肝毒性、替马沙星综合征、过敏等。

二、磺胺类药物

常用药物有磺胺甲噁唑（SMZ）、磺胺异噁唑（SIZ）、磺胺嘧啶（SD）等。

1. 抗菌作用

（1）磺胺药是广谱抑菌药，对大多数革兰阳性菌和革兰阴性菌、部分放线菌及沙眼衣原体、弓形体、疟原虫等病原体均有较好的抗菌活性。

（2）对病毒、螺旋体、支原体、立克次体无效。

2. 不良反应（2010）　①泌尿系统反应。②过敏反应。③血液系统反应。④肝损害。⑤其他，恶心、呕吐、头痛、头晕、嗜睡（2008）。

三、甲氧苄啶（TMP）

1. 抗菌增效作用　与磺胺药合用，可使细菌四氢叶酸的合成受到双重阻断，使磺胺药的抗菌作用增强（2017）。

2. 复方制剂　常与SMZ或SD合用或制成复方制剂，发挥协同抗菌作用；还与其他抗菌药合用，治疗呼吸道、泌尿道、软组织感染，败血症，脑膜炎以及伤寒、副伤寒，菌痢等肠道感染（2005）。

四、硝咪唑类

1. 甲硝唑

（1）作用：①厌氧菌所致的各种感染，如腹腔、盆腔、牙周脓肿、骨髓炎、脓胸等。②幽门螺杆菌所致的消化性溃疡。③与广谱青霉素或氨基糖苷类合用预防术后厌氧菌感染。④滴虫和阿米巴原虫所致的相关感染。

（2）不良反应：①消化道反应。②大剂量见神经系统症状。③荨麻疹、皮肤潮红、瘙痒等变态反应及排尿困难、黑尿。

2. 替硝唑　抗厌氧菌和原虫的活性较甲硝唑为强，临床应用与甲硝唑相同。

第二十六单元　抗　生　素

☆ 重点提示

本单元每年必有题出现，各种题型出题都有可能，对各个考点都要了解。记住可以区分的特征以用于解题，答题时要仔细加以鉴别。

---考点集合---

一、青霉素

（一）青霉素 G

1. 抗菌作用　抗菌谱为：①革兰阳性球菌：溶血性链球菌、肺炎球菌、草绿色链球菌。②革兰阳性杆菌：白喉杆菌、炭疽杆菌、产气荚膜杆菌、破伤风梭菌、乳酸杆菌。③革兰阴性球菌：脑膜炎球菌和淋球菌。④其他：螺旋体、梅毒螺旋体、钩端螺旋体、放线杆菌等。⑤对真菌、立克次体、病毒和原虫无效。金葡菌、肺炎球菌、脑膜炎球菌、淋球菌易耐药。

2. 应用　①对敏感的革兰阳性球菌、阴性球菌、螺旋体感染，可作为首选治疗药（2010）。②溶血性链球菌引起的咽炎、扁桃体炎、猩红热、蜂窝织炎、败血症等。③草绿色链球菌引起的心内膜炎。④肺炎球菌所致的大叶肺炎、中耳炎等。⑤脑膜炎球菌引起的流行性脑脊髓膜炎。⑥作为治疗放线菌病、钩端螺旋体病、梅毒、回归热等及预防感染性心内膜炎发生的首选（2017）。⑦与抗毒素合用治疗破伤风、白喉患者。

3. 不良反应

（1）水电解质紊乱：高钾血症、高钠血症。

（2）变态反应：过敏反应最严重。

（3）赫氏反应：青霉素在治疗梅毒、钩端螺旋体病、雅司、鼠咬热或炭疽时，可有症状加剧的现象。

（4）其他：周围神经炎。

4. 过敏性休克的防治

（1）详细询问病史，有过敏史者禁用。

（2）初次使用、用药间隔 3 日以上、药品批号或厂家改变时均应皮试，阳性禁用。

（3）不在无急救药物（如肾上腺素）和抢救设备的条件下使用。

（4）避免滥用和局部用药。

（5）避免在饥饿时注射。

（6）注射液应当新鲜配制，立即使用。

（7）注射后观察30分钟，一旦休克发生，立即皮下或肌内注射肾上腺素0.5~1.0mg（2011），严重者静脉注射或心腔内注射，必要时可加用糖皮质激素和抗组胺药。

（二）常用半合成青霉素

1. 青霉素V　①作用：耐酸，口服吸收好，但不耐酶。抗菌谱与青霉素G相同，抗菌活性较青霉素弱。②应用：主要用于革兰阳性球菌引起的轻度感染，也常用于风湿热的预防。

2. 苯唑西林、氯唑西林、双氯西林G和氟氯西林　①作用：对革兰阳性细菌的作用不及青霉素，对革兰阴性肠道杆菌或肠道球菌也没有明显作用。②应用：主要用于耐青霉素的金黄色葡萄球菌感染的治疗。

3. 氨苄西林　①作用：对革兰阴性杆菌有较强的抗菌作用。②应用：治疗敏感菌所致的呼吸道感染、伤寒、副伤寒、尿路感染、胃肠道感染、软组织感染、脑膜炎、败血症、心内膜炎等。

4. 阿莫西林　①作用：抗菌谱与抗菌活性与氨苄西林相似。②应用：用于敏感菌所致的呼吸道、尿道、胆道感染以及伤寒的治疗，以及活动性胃炎和消化性溃疡的治疗。

5. 羧苄西林　①作用：对铜绿假单胞菌作用强（2010）。②应用：主要用于烧伤继发铜绿假单胞菌感染（2010，2017）。

二、头孢菌素类

（一）抗菌作用

1. 第一代　①对革兰阳性菌作用强于第二、第三代。②对革兰阴性菌作用弱于第二、第三代。③可被β-内酰胺酶破坏。

2. 第二代　①对革兰阳性菌和革兰阴性菌都有效，但作用都不强，治疗混合感染较好。②对β-内酰胺酶较稳定。③对厌氧菌有一定作用，对铜绿假单胞菌无效。

3. 第三代　①对革兰阳性菌作用差，对革兰阴性菌作用强。②对铜绿假单胞菌及厌氧菌均有较强作用。③对β-内酰胺酶高度稳定。

4. 第四代　①对革兰阳性菌、革兰阴性菌均有高效。②对β内酰胺酶高度稳定。

（二）应用

1. 第一代　①常用的药物有头孢唑林。②主要用于革兰阳性菌所致的呼吸道和尿路感染，以及皮肤、软组织感染等。

2. 第二代　①常用的药物有头孢呋辛、头孢孟多。②主要用于治疗感染所致的肺炎、菌血症、尿路感染和其他组织器官感染。

3. 第三代　①常用的药物有头孢曲松、头孢他啶。②主要用于尿路感染及危及生命的败血、脑膜炎、骨髓炎、肺炎等。

4. 第四代　①常用的药物有头孢匹罗等。②主要用于治疗第三代头孢菌素耐药的细菌感染。

（三）不良反应

1. 过敏反应　5%~10%与青霉素抗生素有交叉过敏现象。

2. 肾脏毒性 ①第一代大剂量可出现肾近曲小管坏死。②第二代肾毒性降低。③第三代肾毒性更低。④第四代基本无毒。

3. 神经系统 偶可见头痛、头晕等。

4. 血液系统 第二代的头孢孟多和第三代的头孢哌酮可引起凝血酶原或血小板减少。

5. 二重感染 第三、第四代头孢菌素偶见二重感染或肠球菌、铜绿假单胞菌和念珠菌的增殖现象。

6. 其他 ①静脉给药可发生静脉炎。②口服可引起胃肠反应。③大量静脉注射还应注意高钠血症的发生。

三、大环内酯类

1. 阿奇霉素的抗菌作用 ①抗菌谱较红霉素广，对革兰阴性菌明显强于红霉素。②对某些细菌表现为快速杀菌作用。

2. 阿奇霉素的应用 ①治疗化脓性链球菌引起的急性咽炎、急性扁桃体炎以及敏感菌引起的急性支气管炎、慢性支气管炎急性发作。②治疗肺炎链球菌、流感杆菌及肺炎支原体所致的肺炎。③治疗衣原体引起的泌尿道感染和宫颈炎，以及敏感菌所致皮肤软组织的感染。

3. 阿奇霉素的不良反应 ①胃肠道反应，口服大剂量可出现恶心、呕吐、腹痛和腹泻。②偶见肝功能异常与外周白细胞下降。

四、林可霉素类

1. 林可霉素、克林霉素的抗菌作用 ①对厌氧菌有良好的抗菌作用。②对革兰阳性菌均高度敏感；对阴性球菌也敏感；对人型支原体、沙眼支原体敏感。③对肠球菌、MRSA、肺炎支原体、革兰阴性菌无效。

2. 林可霉素、克林霉素的应用 ①治疗金黄色葡萄球菌所致的骨髓炎的首选药。②用于治疗各种厌氧菌感染和需氧革兰阳性球菌引起的呼吸道感染、败血症等。

3. 林可霉素、克林霉素的不良反应 ①胃肠道反应。②过敏。

五、氨基糖苷类

1. 抗菌作用 ①抗菌谱较广，主要对各种需氧革兰阴性杆菌有强大的杀菌作用。②对革兰阴性球菌作用较差。③对革兰阳性球菌中各型链球菌作用微弱，对厌氧菌不敏感。

2. 应用 ①敏感需氧革兰阴性杆菌所致的全身感染。②口服治疗消化道感染、肠道术前准备、肝性脑病，如新霉素。③制成外用软膏或眼膏或冲洗液可治疗局部感染。④链霉素、卡那霉素可作为结核病治疗药物。

3. 不良反应 ①耳毒性，可引起前庭功能障碍和耳蜗神经损害。②肾毒性。③过敏反应，可引起过敏性休克，尤其是链霉素。④神经肌肉阻滞作用。

六、四环素类

1. 四环素

（1）抗菌谱广：①革兰阳性和阴性菌（对阳性菌的作用＞阴性菌）。②极高浓度时具有杀菌作用。③对伤寒杆菌、副伤寒杆菌、铜绿假单胞菌、结核分枝杆菌、真菌和病毒无效。

（2）抗菌活性：对革兰阳性菌的作用不如青霉素类和头孢菌素类；对革兰阴性菌的作用

不如氨基糖苷类及氯霉素类。

2. 氯霉素 ①广谱抗菌药。②对革兰阴性菌的抑制作用强于革兰阳性菌。③对流感杆菌、肺炎链球菌、脑膜炎球菌为杀菌药。④对革兰阳性菌的抗菌活性不如青霉素类和四环素类。⑤对立克次体属、支原体、螺旋体和沙眼支原体等也有抑制作用。⑥对结核分枝杆菌、真菌、原虫和病毒无效。⑦对伤寒杆菌、流感杆菌、副流感杆菌和百日咳杆菌的作用比其他抗生素强。

第二十七单元 抗真菌药与抗病毒药

重点提示

本单元内容比较少，能考的题点不多，以后出题的可能性不大。重点在阿昔洛韦和利巴韦林的药理作用及临床应用。

---考点集合---

一、抗真菌药

1. 两性霉素B 广谱抗真菌药（2017），对各种深部真菌有强大抑制作用。静脉滴注用于深部真菌感染，脑膜炎时还可配合鞘内注射。口服仅用于肠道真菌感染。局部应用可治疗浅部真菌感染。

2. 制霉菌素 对白色念珠菌及隐球菌有抑制作用。毒性大。局部用于防治皮肤、口腔及阴道念珠菌感染；口服用于胃肠道感染；可与广谱抗生素合用防止真菌引起的二重感染。

3. 咪康唑 咪唑类广谱抗真菌药。临床主要局部用于治疗五官、皮肤、阴道的念珠菌感染。

4. 特比萘芬 丙烯类广谱抗真菌药。用于治疗由皮肤癣菌引起的甲癣、体癣、股癣、手癣及足癣。

5. 氟胞嘧啶 人工合成抗真菌药，抗菌谱窄，仅对酵母菌和酵母样菌有较强的抑制作用，另对着色真菌、烟曲菌等也有抗菌作用。主要用于敏感菌引起的深部感染。

二、抗病毒药

1. 阿昔洛韦
（1）作用：①广谱高效抗病毒药（2010）。②对单纯疱疹病毒的作用最强，对乙型肝炎病毒也有一定作用。③对RNA病毒无效。
（2）应用：①治疗HSV感染的首选药。②局部应用治疗HSV引起的皮肤和黏膜感染。③口服或静脉注射治疗生殖器疱疹、疱疹病毒脑炎等。④对乙型肝炎有明显近期效果。

2. 利巴韦林
（1）作用：属广谱抗病毒药，对多种DNA、RNA病毒有效。
（2）应用：①治疗流感病毒引起的呼吸道感染、疱疹病毒性角膜炎、结膜炎、口腔炎、小儿病毒性肺炎等。②对甲型肝炎也有一定疗效。

第二十八单元 抗结核病药

重点提示

按照新的考试大纲要求，临床应用型的题目比例会有所上升，而机械记忆的题目会减少，预计今后此种题目分量会明显增加，故考生应在熟读教材的基础上，针对这部分内容多加练习。该单元的重点是各种抗结核药的临床应用及不良反应。

考点集合

1. 分类及常用药物

（1）一线和二线：前者包括异烟肼、利福平、链霉素、乙胺丁醇、吡嗪酰胺，以及喹诺酮类的环丙沙星、氧氟沙星、利福喷汀、利福定和司帕沙星等；后者包括氨基水杨酸、乙硫异烟胺、卡那霉素、卷曲霉素、阿米卡星等。一线抗结核药疗效好、不良反应较少，在治疗中首选。二线抗结核药毒性较大或疗效较低，主要用于对一线抗结核药产生耐药性时的替换治疗。

（2）按作用机制的不同分：①阻碍细菌细胞壁合成的药物，如环丝氨酸、乙硫异烟胺。②干扰结核杆菌代谢的药物，如对氨基水杨酸钠。③抑制 RNA 合成药，如利福平。④抑制结核杆菌蛋白合成药，如链霉素和紫霉素等。⑤多种机制共存或机制未明的药物，如异烟肼、乙胺丁醇。

2. 异烟肼

（1）药动学特点：口服吸收快而完全。主要在肝内代谢为乙酰化异烟肼和异烟酸，代谢产物与少量原形药物由肾脏排出。

（2）应用：各种类型结核病的首选药。

（3）不良反应：①神经系统反应，常见周围神经炎、大剂量可见中枢神经系统反应。同服维生素 B_6 可防治。②肝脏毒性，肝功能不良者慎用。③胃肠反应。④过敏反应。

3. 利福平

（1）抗菌作用：①广谱抗菌（2011）。②对结核杆菌、麻风杆菌有强大抗菌作用。③对革兰阴性菌、沙眼衣原体和某些病毒也有抑制作用。④抗菌作用机制是阻碍 mRNA 合成。

（2）应用：用于治疗各种结核病及重症患者；耐药金黄色葡萄球菌及其他敏感细菌所致的感染；麻风病；局部用药可用于沙眼、急性结膜炎及病毒性角膜炎的治疗。

4. 乙胺丁醇

（1）应用：与异烟肼或利福平合用治疗各型结核病。

（2）不良反应：可导致球后视神经炎（2015），表现为弱视、视野缩小、红绿色盲。

第二十九单元　抗恶性肿瘤药

重点提示

本单元应注意对概念的掌握。

考点集合

一、分类及常用药

1. **根据化学结构和来源分**　①烷化剂，直接破坏 DNA 并阻止其复制，属周期非特异性，如氮芥类、乙烯亚胺类、亚硝脲类等。②抗代谢药，阻止核酸代谢，属周期特异性，如二氢叶酸还原酶抑制药、嘧啶类核苷酸拮抗药、嘌呤类核苷酸拮抗药。③抗肿瘤抗生素，干扰转录过程及阻止 RNA 合成，属周期非特异性，如蒽环类抗生素、普卡霉素类、放线菌素类。④抗肿瘤植物药，影响蛋白质的合成，属周期特异性，如鬼臼毒素类、长春碱类、喜树碱类。⑤激素，如肾上腺皮质激素、雌激素及其拮抗药、雄激素等。⑥铂类配合物，阻止核酸代谢，属周期非特异性，如顺铂及卡铂等。

2. **根据细胞增殖周期分**　①细胞周期非特异性药物，主要杀灭增殖期细胞，如烷化剂、抗肿瘤抗生素等。②细胞周期特异性药物，仅杀灭某一增殖周期细胞，对静止期细胞不敏感，如抗代谢药物主要作用于 S 期，长春碱类主要作用于 M 期。

3. **根据抗恶性肿瘤药作用机制分**

（1）干扰核酸生物合成：根据药物主要干扰的生化步骤可分为：①二氢叶酸还原酶抑制剂（抗叶酸药），如甲氨蝶呤。②胸苷酸合成酶抑制药，如氟尿嘧啶。③嘌呤核苷酸互变抑制药，如巯基嘌呤。④核苷酸还原酶抑制剂，如羟基脲。⑤DNA 多聚酶抑制剂，如阿糖胞苷。

（2）破坏 DNA 结构与功能：①烷化剂，如环磷酰胺。②铂类配合物，如顺铂。③丝裂霉素和博来霉素、依托泊苷，抑制拓扑异构酶，使 DNA 不能修复，如喜树碱类。

（3）干扰转录过程和阻止 RNA 合成：如柔红霉素、阿霉素、表阿霉素、吡喃阿霉素等蒽环类抗生素。

（4）干扰蛋白质合成与功能：①影响纺锤丝形成和功能，如长春碱类、紫杉醇等。②干扰核蛋白体功能，如三尖杉生物碱类。③影响氨基酸供应，如门冬酰胺酶。

（5）影响激素平衡的药物：①糖皮质激素、雌激素、雄激素等激素类或其拮抗药。②通过与芳香化酶结合，并阻断其将雄激素转化为雌激素，抑制肿瘤生长，如氨鲁米特、弗隆。

二、不良反应

①骨髓抑制，通常先见白细胞减少，后出现血小板减少。②消化道反应，恶心、呕吐最常见，系药物直接刺激胃肠道、作用于延脑呕吐中枢以及刺激呕吐化学感受区所致。③脱发。④重要器官及神经系统损害，心脏毒性以阿霉素常见；博来霉素长期大量应用可引起肺纤维化；门冬酰胺酶、环磷酰胺等可引起肝损害；大剂量环磷酰胺可引起出血性膀胱炎；铂损害肾小管；长春碱类、顺铂有神经毒性。⑤过敏反应，如门冬酰胺酶、博来霉素等静脉注射后容易引起过敏反应。⑥烷化剂等抗恶性肿瘤药物具有致癌性、致突变性及免疫抑制作用，产生与化学治疗相关的第二原发恶性肿瘤。⑦不育和致畸。

第十二篇 传染病学

第一单元 传染病学总论

重点提示

本单元内容在全书不是重点,因此也不是考试的出题重点,概念比较多,抓住每个特点的关键词就可以。重点在传染病学基础理论,考试题型基本都是A1型题,也是基本的概念变化。

――――――――考点集合――――――――

一、感染与免疫

1. 感染的概念 病原体和寄生虫感染进入人体的过程。
2. 感染过程的表现
(1) 隐性感染:又称亚临床感染。只能通过免疫学检查才能发现,最常见。
(2) 显性感染:感染后不但引起机体免疫应答,还导致组织损伤,引起病理改变和临床表现(2011)。
(3) 病原携带状态:人体不出现临床症状,较常见(2011)。
(4) 潜伏感染:由于机体免疫功能足以将病原体局限化而不引起显性感染,成为携带者,待机体免疫功能下降时,才引起显性感染(2010)。
(5) 病原体被清除:人体具有强大的防御体系,病原体在入侵部位即被消灭,或排出体外,不出现病理损害和临床表现。
3. 感染过程中病原体的作用 毒力,侵袭力,数量变异性(2016,2017)。

二、传染病流行过程

1. 传染病流行过程三环节
(1) 传染源:①患者。②隐性感染者。③病原携带者及受感染的动物。
(2) 传播途径:①呼吸道传播(非典、结核病等)。②消化道传播(霍乱、痢疾等)。③血液和体液传播(乙肝、丙肝等)。④母婴垂直传播(艾滋、梅毒等)。⑤虫媒传播(乙脑、出血热等)。⑥接触传播(性病、狂犬病等)。⑦土壤传播(破伤风、炭疽等)。
(3) 易感人群:主要是指没有特异性免疫保护的人群。
2. 影响流行过程的环境因素
(1) 自然因素:地理因素(地方性)、气候因素(季节性)和生态环境(自然源性传染病)。
(2) 社会因素:社会制度、经济和生活条件、文化水平对流行过程有决定性影响。

三、传染病的特征

1. 基本特征 有病原体、有传染性、有流行病学特征(流行性、季节性、地方性)有感染后免疫（2004，2006）。

2. 临床特征　①病程发展的阶段性：潜伏期、前驱期、症状明显期、恢复期、复发与再燃和后遗症期。②常见的症状与体征：发热、发疹、毒血症状、单核-巨噬细胞系统反应。

四、传染病的诊断

1. 临床资料　将采集到的病史及体格检查材料进行分析与综合，尤其是应注意哪些传染病所特有的症状和体征。

2. 流行病学资料　此为诊断传染病必不可少的，包括既往患传染病史、接触史、疫苗接种史、发病季节及当地传染病的流行情况等。

3. 实验室检查　常规检查、病原学检查（金指标）、免疫学检查等。

五、防治

1. 治疗
（1）治疗原则：①综合治疗的原则：治疗、护理与隔离、消毒并重，一般治疗、对症治疗与特效治疗结合。②中医中药的治疗原则：积极参与。
（2）治疗方法：①一般及支持疗法。②病原或特效疗法。③对症治疗。④康复疗法。⑤中医中药治疗。

2. 预防　①管理传染源。②切断传播途径。③保护易感人群（2017）。

第二单元　病毒感染

☆ 重点提示

本考点是出题的重点和热点，可以说是每年都会有题。出题的题点还是非常多的，需要对各个考点都有所了解，才不会束手无策。但是其重点范围仍在临床表现和诊断，各种题型都可能出现，着重复习病毒性肝炎、艾滋病和流行性出血热。

———— 考点集合 ————

一、病毒性肝炎

（一）病原学

1. 甲型肝炎病毒　小RNA病毒科（2008）。
2. 乙型肝炎病毒　嗜肝DNA病毒（2010）。
3. 丙型肝炎病毒　单链RNA病毒（2010）。
4. 丁型肝炎病毒　是一种单负链RNA缺陷病毒，需要乙肝病毒作为衣壳（2008）。
5. 戊型肝炎病毒　单正链RNA病毒。

（二）流行病学

1. 传染源
（1）甲型：病人和隐性感染者。
（2）乙型：急性、慢性患者或无症状HBsAg携带者。
2. 传播途径
（1）甲型：粪-口传播（2007）。

(2) 乙型：输血及血制品以及使用污染的注射器或针刺器具等传播；母婴传播；性接触传播；日常生活密切接触传播（2005，2008，2010）。

(3) 丙型：基本同乙肝，但以输血途径感染更常见（2010，2011，2016，2017）。

(4) 丁型：伴随乙肝一起传播。

(5) 戊型：粪-口传播（2005，2016）。

3. 易感人群

(1) 甲型：没有特异性免疫的人群都易感（黄色人种更易感）。

(2) 乙型：普遍易感，但有特异性免疫力的人群相对不易感。

(3) 丙肝：普遍易感。

(4) 丁肝：乙肝患者易感。

(5) 戊肝：同甲肝。

4. 流行特征 分布遍及全世界，不同地区各型肝炎感染率有很大差别。

（三）临床表现

各型肝炎的潜伏期长短不一，甲型肝炎为2~6周，乙型肝炎为4~24周，丙型肝炎为2~26周，丁型肝炎为4~20周，戊型肝炎为2~9周。

1. 急性肝炎 根据有无黄疸分为两型。以黄疸型肝炎为例，介绍病变过程的基本特点。

(1) 黄疸前期：多数起病缓慢，可有恶寒发热，主要症状为乏力、食欲减退、恶心呕吐、肝区胀痛、腹胀、便秘或腹泻等。

(2) 黄疸期：巩膜、皮肤出现黄染，黄疸日益加深，皮肤瘙痒，大便色浅，肝多肿大，质地充实，有压痛、叩击痛。约10%的病人脾大。肝功能检查有明显异常。

(3) 恢复期：黄疸和其他症状逐渐消退，精神食欲明显好转，肝逐渐回缩，肝功能渐趋正常。

2. 慢性肝炎

(1) 轻度：临床症状、体征轻微或缺如，肝功能指标仅1项或2项轻度异常。

(2) 中度：症状、体征、实验室检查居于轻度和重度之间。

(3) 重度：有明显或持续的肝炎症状，如乏力、食欲不振、腹胀、尿黄、便溏等，有肝病面容、肝掌、蜘蛛痣、脾大等体征，且无门脉高压表现者。ALT、AST反复或持续升高、白蛋白降低或A/G比值异常，丙种球蛋白明显升高。除前述条件外，凡白蛋白≤32g/L，胆红素大于5倍正常值上限，40%＜凝血酶原活动度＜60%，胆碱酯酶＜4500U/L，四项检测中有一项达上述程度者即可诊断为重度慢性肝炎。

3. 重型肝炎

(1) 急性重型肝炎：以急性黄疸型肝炎起病，病程2周内出现极度乏力，明显消化道症状，常有高热，迅速出现神经、精神症状，肝浊音界进行性缩小，黄疸急剧加深，血白细胞计数及中性粒细胞增高，血小板减少，凝血酶原时间延长，PTA≤40%（2006，2007，2015，2016，2017）。

(2) 亚急性重型肝炎：以急性黄疸型肝炎起病，病程15日~24周出现极度乏力，消化道症状明显，出血倾向明显，有神经、精神症状，晚期可出现肝肾综合征，临终前多发生消化道出血、肝性脑病等并发症。凝血酶原时间明显延长，PTA≤40%，黄疸迅速加深，每日上升≥17.1μmol/L或血清胆红素大于正常值上限的10倍。

(3) 慢性重型肝炎：是指在慢性肝脏病基础上出现的重型肝炎表现。

4. 淤胆型肝炎 临床上以梗阻性黄疸为主要表现，有乏力、皮肤瘙痒、肝大、大便呈灰白色，但消化道症状较轻。肝功能示直接胆红素、ALP、γ-GT、胆固醇增高，黄疸持续3周以上（2006，2007，2017）。

5. 肝炎肝硬化　门静脉高压（典型表现：腹水、脾大和侧支循环的建立），预后差。

（四）实验室检查及其他检查

1. 血象　改变不大，慢性者白细胞有时略降低。
2. 肝功能检查　胆红素和转氨酶不同程度升高，白蛋白降低，凝血时间延长。
3. 病原学检查
(1) 直接法：检测血清及肝组织中的病原体 DNA、RNA。
(2) 间接法：检测血清中的特异性抗体。

（五）诊断与鉴别诊断

1. 诊断　根据临床资料、流行病学资料和实验室检查结果综合判断，但以病原体检查为主要标准。
2. 鉴别诊断　主要鉴别各种病毒型（甲、乙、丙、丁、戊及未分型类），酒精性肝炎，药物性肝炎，非酒精性脂肪肝及自身免疫性肝病等。

（六）治疗

1. 急性肝炎　休息、营养、保肝退黄等支持对症处理。急性病毒性肝炎多为自限性，一般不需抗病毒治疗。急性乙型肝炎有慢性化倾向者及急性丙型肝炎可考虑应用抗病毒治疗。
2. 慢性肝炎　在一般营养支持治疗的基础上，应用抗病毒药物、调整机体免疫功能及改善肝细胞功能的药物治疗。
3. 重型肝炎　一般营养支持治疗；病因治疗；促进肝细胞再生；抗内毒素血症；人工肝支持；肝移植。

（七）预防

1. 管理传染源　急性期应隔离，积极治疗。
2. 切断传播途径　血液透析病房应加强卫生管理，尽量用一次性注射输液用品。
3. 保护易感人群　目前已经成功研制的疫苗有甲肝疫苗和乙肝疫苗（2011）。

二、流行性感冒

（一）病原学

1. 流感病毒属正黏病毒科，直径 80～120nm，呈球形或丝状，由核心和包膜组成。
2. 流感病毒的变异，最常发生于甲型，主要形式有两种：①抗原漂移，变异幅度小，属于量变，不会引起流感的大规模流行，出现频率较高，且有逐渐积累效应。②抗原转换，变异幅度大，属于质变，形成新的病毒亚型，会引起流感的全球性大流行，发生频率较低且缓慢。
3. 流感病毒不耐热，100℃ 1 分钟或 56℃ 30 分钟灭活，对常用消毒剂及紫外线敏感，耐低温和干燥，真空干燥或 -20℃ 以下仍可存活。

（二）流行病学

1. 传染源　主要为流感患者和隐性感染者。潜伏期即有传染性，发病 3 日内传染性最强。
2. 传播途径　主要经呼吸道 - 空气飞沫传播。
3. 易感人群　普遍易感。
4. 流行特征　一般多发于冬季。根据世界上已发生的 4 次大流行情况分析，一般 10～15 年发生一次大流行。流感在流行病学上最显著的特点为：突然暴发，迅速蔓延，波及面广，具有一定的季节性，一般流行 3～4 周后会自然停止。甲型流感常引起暴发流行，乙型流感呈局部流行或散发，亦可大流行，丙型以散发为主。

（三）临床表现

潜伏期通常为 1~3 日。起病多急骤，主要以全身中毒症状为主，呼吸道症状轻微或不明显。发热通常持续 3~4 日。

1. <u>单纯型流感</u>　最常见，<u>骤起畏寒、发热，体温可达 39~40℃</u>，头痛、全身酸痛、咽干、乏力及食欲减退等<u>全身症状明显</u>；咳嗽、流涕、鼻塞、咽痛等呼吸道症状较轻。

2. 肺炎型流感　较少见，可以由单纯型转为肺炎型，或直接表现为肺炎型，<u>多发生在 2 岁以下的小儿，或原有慢性基础疾病者（2017）</u>。特点是在发病后 24 小时内出现高热、烦躁、呼吸困难、咳血痰和明显发绀，可进行性加重，抗菌治疗无效，可因呼吸循环衰竭在 5~10 日内死亡。两肺可有呼吸音减低、湿啰音或哮鸣音，但无肺实变体征。X 线胸片可见双肺广泛小结节性浸润，近肺门较多。

3. 其他类型　包括中毒型、胃肠型、脑炎型等少见类型。

4. 并发症

（1）呼吸道并发症：细菌性气管炎、细菌性支气管炎、细菌性肺炎。

（2）肺外并发症：雷耶综合征、中毒性休克、骨骼肌溶解、心肌炎、心包炎。

（四）实验室检查与其他检查

1. 血液检查　在发病最初数日白细胞总数大多减少，中性粒细胞显著减少，淋巴细胞相对增加。

2. 血清学检查　急性期（发病后 7 日内采集）和恢复期（间隔 2~3 周采集）双份血清进行补体结合试验或血凝抑制试验，后者抗体滴度与前者相比有 4 倍或以上升高，有助于确诊（回顾性诊断）。灵敏度、特异性均较差。

3. 病毒特异抗原及其核酸检查　取患者呼吸道标本或肺标本，采用免疫荧光或酶联免疫法检测甲、乙型流感病毒型特异的核蛋白（NP）或基质蛋白（M1）及亚型特异的血凝素蛋白。

4. 快速诊断法　取患者鼻黏膜压片染色找到包涵体，免疫荧光检测抗原。

5. 胸部影像学检查　重症患者胸部 X 线检查可显示单侧或双侧肺炎。

（五）诊断与鉴别诊断

1. 诊断　在同一地区，流行季节，短时间之内出现大量流感样病例，应考虑流感。诊断分为疑似病例与确诊病例。

2. 鉴别诊断　主要与普通感冒和流行性非典型肺炎鉴别。

（六）治疗

1. 治疗原则　①隔离患者。②起病 1~2 日内应用抗流感病毒药物治疗。③加强支持治疗和防治并发症。④合理应用对症治疗药物。儿童忌用阿司匹林制剂，以免诱发致命的<u>雷耶（Reye）综合征（2015）</u>。

2. 抗流感病毒药物治疗

（1）离子通道 M_2 阻滞剂。

（2）神经氨酸酶抑制剂。奥司他韦是目前较为理想的抗病毒药物，<u>发病初期使用</u>。扎那米韦适用于成年患者和 12 岁以上的青少年患者，治疗甲型和乙型流感，每日 20mg，间隔 12 小时，分 2 次吸入，连用 5 日。

三、人感染高致病性禽流感

（一）病原学

1. <u>该病是由甲型禽流感病毒引起的（2015）</u>。

2. 禽流感病毒属于正黏病毒科，属甲型流感病毒，包括其全部亚型。根据其致病性，禽流感病毒可分为高致病性、低致病性和非致病性三大类，其中 H5 和 H7 亚型为高致病性，又以 H5N1 致病性最强。

（二）流行病学（2015）

1. 传染源　主要为病禽、健康带毒的禽，特别是感染 H5N1 亚型病毒的鸡、鸭。
2. 传播途径　主要经呼吸道传播，通过密切接触感染的禽类及其分泌物、排泄物，受污染的水及直接接触病毒株被感染。目前尚无人与人之间直接传播的确切证据。
3. 易感人群　偶可感染人。发病与年龄、性别无关，12 岁以下的儿童病情较重。
4. 发病季节　禽流感一年四季均可发生。

（三）临床表现

潜伏期一般为 1~3 日，通常在 7 日以内。急性起病，早期表现类似流感。主要为发热，体温大多持续在 39℃以上，热程 1~7 日，一般为 3~4 日，可伴有眼结膜炎、流涕、鼻塞、咳嗽、咽痛、头痛和全身不适。部分患者可有消化道症状。体征可见眼结膜轻度充血，咽部充血，肺部有干啰音等，半数患者有肺部实变体征。

（四）实验室检查与其他检查

1. 血常规检查　多数患者外周血白细胞、淋巴细胞和血小板不同程度减少。
2. 血生化检查　部分患者肝功能异常，表现为 ALT、AST 升高，亦可出现 BUN 的升高。
3. 病原及血清学检查

（1）病毒抗原及基因检测：取患者呼吸道标本，采用免疫荧光法（或酶联免疫法）检测甲型流感病毒核蛋白抗原（NP）及禽流感病毒 H 亚型抗原。

（2）病毒分离：从患者呼吸道标本（如鼻咽分泌物、口腔含漱液、气管吸出物或呼吸道上皮细胞）中分离禽流感病毒。

（3）血清学检查。

4. 其他检查　重症患者胸部 X 线检查可显示单侧或双侧肺炎，严重者呈"白肺"。

（五）诊断与鉴别诊断

1. 诊断　根据流行病学资料、临床症状和病原分离而确诊（2017）。
2. 鉴别诊断　注意与流感、普通感冒、细菌性肺炎、SARS、传染性单核细胞增多症、巨细胞病毒感染、衣原体肺炎、支原体肺炎等疾病相鉴别，确诊需依据实验室检查，如病原体分离、血清学检查和核酸检测。

（六）治疗

1. 一般治疗　对疑似和确诊患者应进行隔离治疗。加强支持治疗，预防并发症。
2. 对症治疗　可应用解热药、缓解鼻黏膜充血药、止咳祛痰药等。儿童忌用阿司匹林制剂，以防发生雷耶综合征。
3. 抗流感病毒治疗　应在发病 48 小时内试用抗流感病毒药物。

（1）神经氨酸酶抑制剂：奥司他韦对禽流感病毒 H5N1 和 H9N2 有抑制作用。成人每日 150mg，儿童每日 3mg/kg，分 2 次口服，5 日为一疗程。扎那米韦是第一个新型抗流感病毒的神经氨酸酶抑制剂，对病毒的各种变异株均有作用，是一种雾化吸入剂，每次 10mg，每日 2 次，现已批准用于治疗无并发症的、年龄满 7 岁的急性流感患者。

（2）离子通道 M_2 阻滞剂：金刚烷胺和金刚乙胺可抑制禽流感病毒株的复制，早期应用可阻止病情发展。金刚烷胺成人每日 100~200mg，儿童每日 5mg/kg，分 2 次口服，5 日为一疗程。治疗过程中应注意中枢神经系统和胃肠道副作用，有癫痫病史者忌用。

4. 重症患者的治疗 对出现呼吸障碍者给予吸氧及其他呼吸支持，必要时进行免疫调节治疗。

四、艾滋病

（一）病原学

1. 形态结构 单链 RNA 病毒，属于反转录病毒科。球形，外层为类脂包膜，内部为圆柱状核心。

2. 生物学特性 对热敏感；酒精、漂白粉、次氯酸钠均能灭活。

（二）流行病学

1. 传染源 艾滋病患者和无症状 HIV 感染者。

2. 传播途径 ①性接触传播。②输血注射传播。③母婴传播。④其他传播途径，被 HIV 污染的针头刺伤、人工授精。⑤一般接触不会传播艾滋病（2005，2006，2008，2010，2011）。

3. 易感人群

（1）易感人群：普遍易感。

（2）高危人群：①同性恋者。②性乱交者。③静脉注射吸毒者。④血友病和多次输血者。

4. 流行特征 疫情上升速度有所减缓；疫情的地区分布差异大；性传播已成为主要传播途径；流行因素广泛存在。

（三）临床表现

注意临床分期（2010）。

1. 急性感染期 少数急性感染者有临床症状，通常持续数日到数周后自然消失，平均为 1~2 周（2017），以发热最为常见，可伴有头痛、咽痛、恶心、呕吐、腹泻、皮疹、关节痛、淋巴结肿大以及神经系统症状。

2. 无症状感染期 持续时间一般为 6~8 年，短可数月，长可达 15 年（2017）。临床无明显症状，但血中可检出病毒及抗体，有传染性。

3. 艾滋病期 持续 1 个月以上的发热、盗汗、腹泻，体重减轻。部分患者可表现为神经精神症状，如记忆力减退、精神淡漠、性格改变、头痛、癫痫及痴呆等，还可出现持续性全身性淋巴结肿大。

（四）实验室检查

1. 常规检查 不同程度贫血、白细胞计数降低。尿常规常发现尿蛋白。

2. 免疫学检查 T 细胞绝对计数下降，$CD_4^+/CD_8^+ < 1.0$。迟发型变态反应皮肤试验阴性。

3. 病原学检查

（1）HIV 抗体筛查：检测阳性率可达 99%。

（2）抗原检查：ELISA 法检测 p24 抗原。

（3）病毒载量测定：RT-PCR 等。

（五）诊断

1. 确诊病例 有流行病学资料支持，有感染可能，病原学检测明确机体存在 HIV，并且有临床症状者（2008）。

2. 疑似病例 流行病学资料和临床症状支持，但病原学检测 HIV 抗体初筛可疑阳性者。

（六）治疗

1. 抗病毒治疗

（1）核苷类反转录酶抑制药：齐多夫定、拉米夫定等。

(2) 非核苷类反转录酶抑制药：奈韦拉平、依非韦伦。

(3) 蛋白酶抑制剂：沙奎那韦等。

2. 免疫治疗　IL-2与抗病毒药物同时应用。

3. 机会感染与恶性肿瘤的治疗

(1) 卡氏肺孢子菌肺炎：复方磺胺甲噁唑、喷他咪等。

(2) 结核病：抗结核治疗。

(3) 鸟分枝杆菌感染：克拉霉素、阿奇霉素等。

(4) 弓形虫脑病：乙胺嘧啶+磺胺嘧啶。

(5) 真菌感染：氟康唑、两性霉素等。

(6) 病毒感染：阿昔洛韦等。

(7) 卡波氏肉瘤：抗病毒联合α干扰素治疗。

4. 支持及对症　输血、营养支持、补充维生素（维生素B_{12}、叶酸）。

5. 预防性治疗　CD_4^+T淋巴细胞$<0.2\times10^9/L$者，预防肺孢子虫肺炎，服复方磺胺甲噁唑。

（七）预防

1. 管理传染源。

2. 切断传播途径。

3. 保护易感人群。

五、流行性出血热

（一）病原学

1. 病原体　为流行性出血热病毒，属布尼亚病毒科中的汉坦病毒属，为单股负链RNA病毒。

2. 生物学特性　病毒的G1、G2蛋白上存在中和抗原和血凝素抗原，并能诱导中和抗体。病毒的抵抗力弱，对脂溶剂很敏感，易被紫外线及γ射线灭活，一般消毒剂（碘酒、乙醇、甲醛溶液等）均可将病毒杀灭。

（二）流行病学

1. 传染源　黑线姬鼠和褐家鼠（2006，2010）是主要的传染源，人传染罕见。

2. 传播途径（2007）　①接触传播。②呼吸道传播。③消化道传播。④垂直传播（2015）。⑤虫媒传播。

3. 易感人群　人群普遍易感。感染后免疫力较持久，罕见有二次感染发病者。

4. 流行特征　①地区性。②季节性和周期性。③人群分布（青壮年男性农民多见）。

（三）临床表现

1. 发热期（3~6天）　主要为感染中毒症状和毛细血管损伤和肾脏损害（2010，2011）。起病较急骤（20%左右起病较缓），大多突发畏寒、发热，1~2天内体温达39~40℃，热型无特殊。可有乏力、倦怠、关节肌肉酸痛等非特异症状（2006）。热度高或热程较长者病情较重。常有典型的"三痛"（头痛、腰痛、眼眶痛）（2017）。

2. 低血压休克期　在热退的同时或热退后发生四肢厥冷、血压下降、脉压减小、发绀等，后期尿量开始减少。

3. 少尿期　少尿甚至无尿。可引起尿毒症、酸中毒和水及电解质紊乱，重者可出现高血容量综合征和肺水肿。可并发内脏出血或原有出血加重、感染等。常有厌食、恶心、腹泻、头晕、抽搐，甚至昏迷等表现。

4. 多尿期　本期水电紊乱达高峰，软弱无力，脱水、低钾、低钠，甚至出现第二次休克。

5. 恢复期　尿量恢复到每天2000mL以下。上述各型症状逐渐恢复好转，体力恢复。

（四）实验室检查

1. 血象

（1）早期白细胞增高，一般达$(15~30)×10^9/L$，少数重症患者白细胞达$(50~200)×10^9/L$。

（2）早期外周血中性粒细胞可略高，重者可见幼稚细胞，呈类白血病反应。出现异常淋巴细胞有早期诊断意义，第1~2病日即可出现。

（3）第2病日起开始减少，一般在$(50~80)×10^9/L$左右。

2. 尿常规　蛋白尿多出现在第2病日，1日之内尿蛋白迅速增加，少尿期还可出现膜状物和絮状物。有明显的早期诊断意义。

3. 血液生化检查　尿素氮及肌酐；血酸碱度；电解质；肝功能。

4. 凝血功能检查　一般血小板均减少。

5. 血清学检查　特异性血清、特异性抗体、特异性抗原检测。

6. 病原学检查　病原体RNA检测。

7. 其他检查　心电图、眼压和眼底、胸部X线。

（五）诊断与鉴别诊断

1. 诊断

（1）临床诊断：流行病学资料，问病史时应重视询问鼠类接触史（居住环境）。典型的三主症为发热、出血、肾脏受损表现（2005）。"三红""三痛"，热退病情反而加重，典型的五期经过。

（2）实验室诊断：外周血WBC增多，异型淋巴细胞、大量尿蛋白、血小板减少，尿蛋白于短期内急剧增加，如见膜状物及包涵体更有助于诊断。血清特异性抗体IgM阳性，血或尿标本病毒抗原或病毒RNA阳性可确诊。

2. 鉴别诊断

（1）发热期：上呼吸道感染、败血症等。

（2）休克期：其他感染性休克。

（3）少尿期：急性肾炎、其他原因引起的急性肾衰竭。

（六）治疗

1. 发热期治疗　①抗病毒（利巴韦林）。②减轻外渗。③改善中毒症状。④预防DIC（2016）。

2. 低血压休克期治疗　①补充血容量。②强心。③纠正酸中毒。④血管活性药物与糖皮质激素应用（2009，2011）。

3. 少尿期治疗　①稳定内环境。②促进利尿。③导泻和放血疗法。④透析疗法（2008，2010，2016）。

4. 多尿期治疗

（1）多尿期应积极补充水、电解质，尤其是补钾。以口服补液为主（2005）。

（2）防治继发感染。

5. 恢复期治疗　加强营养，休息1~2个月，逐步恢复工作。

6. 积极防治并发症　病程中应积极防治腔道大出血、心衰、肺水肿、急性呼吸窘迫综合征及各种继发感染等。

（七）预防

1. 控制传染源　灭鼠、防鼠。

2. 切断传播途径　加强食品和环境卫生管理。注意个人防护：不用手接触鼠类及其排泄物，野外作业防止皮肤损伤，加强实验室管理。

3. 保护易感人群　注射减毒活疫苗主动免疫。

六、流行性乙型脑炎

（一）病原学

1. 乙型脑炎病毒属虫媒病毒乙组的黄病毒科，直径40～50nm，球形，核心为单股正链RNA。

2. E蛋白是病毒的主要抗原成分，可诱导机体产生中和抗体和血凝抑制抗体。

3. 乙脑病毒对热、乙醚和酸等常用消毒剂敏感，100℃2分钟、56℃30分钟即可灭活，但耐低温和干燥。在蚊虫体内繁殖的适宜温度为25～30℃。

（二）流行病学（2017）

1. 传染源　人不是主要的传染源，猪是本病主要的传染源。蝙蝠可作为本病的长期寄存宿主。

2. 传播途径　乙脑主要通过蚊虫叮咬而传播。在我国三带喙库蚊是主要的传播媒介，其次是东方伊蚊和中华按蚊。

3. 易感人群　人群对乙脑病毒普遍易感。感染乙脑病毒后多为隐性感染，显性极少。感染后可获得持久的免疫力。母亲传递的抗体对婴儿具有保护作用。

4. 流行特征　东南亚和西太平洋地区是乙脑的主要流行区。主要与蚊虫繁殖、气温、雨量及人口流动（如大学新生入学、新兵入伍）、交通状况、卫生措施（防蚊灭蚊）等因素有关。发病人群以10岁以下儿童为主，尤以2～6岁儿童发病率为高。

（三）临床表现

乙脑潜伏期为4～21日，一般为10～14日。

1. 初期　病程的1～3日。起病急骤，发热，体温在1～3日内达到39～40℃，伴头痛、食欲不振、呕吐，多有嗜睡和精神倦怠。少数患者可有颈项强直。头痛是乙脑最常见和最早出现的症状。

2. 极期　病程的4～10日，此期多为脑实质损害的表现。

（1）高热：此期发热达顶点，可达40℃以上，一般持续7～10日，重者可达3周。发热越高，持续时间越长，病情越重。

（2）意识障碍：表现可轻可重，可见嗜睡、谵妄、昏迷或定向力障碍等。意识障碍最早可见于病程的1～2日，以3～8日多见，一般持续1周左右，重者可长达1个月以上。

（3）惊厥或抽搐：多于病程第2～5日出现，是病情严重的表现。可由脑实质炎症、脑缺氧、脑水肿及高热等原因引起。

（4）呼吸衰竭：多见于深度昏迷的患者。主要为中枢性呼吸衰竭。

（5）颅内高压及脑膜刺激征。

（6）其他神经系统症状和体征：常有浅反射先减弱后消失，深反射先亢进后消失，锥体束征阳性。昏迷者可有肢体强直性瘫痪、偏瘫或全瘫，伴肌张力增高，还可伴膀胱和直肠麻痹（大、小便失禁或尿潴留）。

3. 恢复期　病程的8～12日，患者体温逐渐下降，于2～5日内降至正常，神经系统症状和体征逐日好转，一般于2周左右可完全恢复。重症患者可留有神志迟钝、痴呆、失语、多汗、吞咽困难、颜面瘫痪、四肢强直性瘫痪或扭转痉挛等。

4. 后遗症期　发病半年后，5%～20%重症患者仍有意识障碍、痴呆、失语、肢体瘫痪、扭转痉挛和精神失常等，称为后遗症。

5. <u>分型</u>（2017）

（1）<u>轻型</u>：体温39℃以下，神志始终清楚，有轻度头痛、恶心呕吐、嗜睡等，无抽搐，脑膜刺激征不明显。病程5～7日。

（2）<u>普通型</u>：体温39～40℃，嗜睡或浅昏迷，偶有抽搐及病理反射阳性，脑膜刺激征明显。病程7～14日，多无后遗症。

（3）<u>重型</u>：体温40℃以上，昏迷，反复或持续性抽搐，病理反射阳性，深反射先亢进后消失。可有肢体瘫痪或呼吸衰竭。病程多在2周以上，恢复期常有精神异常、瘫痪、失语等，部分患者留有不同程度的后遗症。

（4）<u>极重型</u>（暴发型）：起病急骤，体温于1～2日内升至40℃以上，常反复或持续性抽搐，深度昏迷，迅速出现脑疝及中枢性呼吸衰竭等。多于3～5日内死亡。

（四）实验室检查

1. 血象　白细胞总数常增高，多为$(10～20)×10^9/L$，中性粒细胞80%上，嗜酸性粒细胞常减少。

2. 脑脊液　脑脊液压力增高，外观清或微混，白细胞计数多为$(50～500)×10^9/L$，分类早期以中性粒细胞稍多，以后以单核细胞为主，糖及氯化物正常，蛋白质轻度升高。

3. 血清学检查

（1）特异性IgM抗体测定：目前多用此法进行早期诊断。

（2）血凝抑制试验：血凝抑制抗体出现较早，一般在病后4～5天出现，2周达高峰，抗体水平维持数年，可用于临床诊断及流行病学调查。

（3）补体结合试验：为IgG抗体，多在发病后2周出现，5～6周达高峰，1年后消失。

（4）中和试验：出现和消失最晚，可持续10～20年，主要用于免疫水平调查，一般不用于诊断。

4. 病原学检查

（1）病毒分离：病程第1周内死亡病例的脑组织中可分离到病毒，但脑脊液和血中不易分离到病毒。

（2）病毒抗原或核酸检测：采用直接免疫荧光或RT-PCR检测。

（五）诊断与鉴别诊断

1. 诊断

（1）流行病学资料：<u>严格的季节性（7～9月）</u>，10岁以下儿童多见。

（2）临床特征：<u>起病急、高热、头痛、呕吐、意识障碍、抽搐、病理征及脑膜刺激征阳性等</u>。

（3）实验室检查：<u>外周血白细胞及中性粒细胞均增高；脑脊液压力高，细胞数轻度增高，蛋白稍高，糖及氯化物正常；血清特异性IgM或脑脊液抗原检测阳性可进行早期诊断</u>。

2. 鉴别诊断

（1）中毒型菌痢：本病与乙脑均多发生于夏秋季，10岁以下儿童多见，但起病较乙脑更急，常在发病24小时内迅速出现高热、抽搐、意识障碍和循环衰竭。脑膜刺激征常阴性。<u>肛拭子取便或生理盐水灌肠镜检，可见大量白细胞或脓细胞</u>（2017）。

（2）结核性脑膜炎：无季节性，多有结核病史或接触史。起病缓慢，病程长，脑膜刺激征明显。脑脊液呈毛玻璃样。

(3) 化脓性脑膜炎：患者脑膜刺激征显著，脑脊液外观混浊，脑脊液及血液细菌学检查可找到相应的病原菌。脑膜炎球菌所致者，多发生于冬春季，皮肤黏膜常有瘀点、瘀斑。

（六）治疗

1. 一般治疗　患者应住院隔离于有防蚊设施的病室，控制室温在30℃以下。注意水及电解质平衡。

2. 对症治疗

（1）降温：物理降温；药物降温；亚冬眠疗法。

（2）止痉：包括去除病因及镇静解痉。①高热所致者以降温为主。②脑水肿所致者以脱水降低颅内压为主，可用20%甘露醇快速静脉滴注或推注（20～30分钟内）。③因脑实质病变引起的抽搐，可使用镇静剂，首选地西泮（2016）；水合氯醛鼻饲或灌肠。巴比妥钠可用于预防抽搐。

（3）防治呼吸衰竭：①氧疗。②由脑水肿所致者应用脱水剂。③中枢性呼吸衰竭可用呼吸兴奋剂，首选山梗菜碱，亦可用尼可刹米、山梗菜碱、二甲弗林等交替使用。若缺氧明显时，可经鼻导管使用高频呼吸器治疗。必要时可行气管插管或气管切开，人工辅助呼吸。④呼吸道分泌物梗阻所致者，吸痰和加强翻身引流。⑤改善微循环，减轻脑水肿，可用血管扩张剂，如东莨菪碱，也可用酚妥拉明、山莨菪碱等。

（七）预防

以防蚊、灭蚊及预防接种为预防乙脑的关键（2016）。

第三单元　细菌感染

☆ 重点提示

细菌感染疾病比较常见，近几年考题明显增多，出题的题点还是非常多的，复习的重点应该放在临床表现和鉴别诊断，四种疾病都常出题。

---考点集合---

一、流行性脑脊髓膜炎

（一）病原学

1. 生物学特性　脑膜炎奈瑟菌、革兰阴性双球菌、内毒素是致病重要因素（2005）。

2. 主要流行菌群　A群（大流行，我国主要流行株），B群，C群（散发和小流行），但目前B、C群的感染率有上升趋势。

（二）流行病学

1. 传染源　带菌者和患者（2017）。

2. 传播途径　呼吸道飞沫直接传播（2007，2010）。

3. 易感人群　普遍易感，但以6个月至2岁的儿童常见。

4. 流行特征　高发期，11月至次年5月（3～4月为高峰）；大城市以2岁以下幼儿发病率高。

（三）临床表现

1. 普通型

（1）前驱期：多数无症状，少数表现为低热，咽痛，轻咳，鼻咽分泌物增多。此期传染性最强。

（2）败血症期：①突发寒战、高热、头痛、呕吐、精神萎靡等。②<u>瘀点、瘀斑（最重要的体征）</u>。

（3）脑膜炎期

1）症状：<u>剧烈头痛，频繁呕吐，烦躁不安。</u>

2）体征：<u>①脑膜刺激征。②血压增高。</u>

（4）恢复期：<u>体温下降，瘀点、瘀斑消失，症状好转，神经系统检查正常。</u>

2. 暴发型

（1）败血症型：循环衰竭为主要特征。

（2）脑膜脑炎型：中枢神经系统症状为特征。

（3）混合型：以上两型同时存在，病死率高。

3. 轻型临床表现　不典型，发热，头痛症状轻，脑膜刺激征缺如。

4. 慢性败血症型　间歇发热、皮疹及关节疼痛，诊断主要依据发热期反复多次的血培养阳性。

（四）实验室检查

1. 血象　白细胞升高一般都在 $20×10^9/L$ 以上，以中性为主（2010）。

2. 脑脊液检查　明确诊断的重要方法。<u>压力上升，外观混浊，白细胞上升，蛋白质上升，糖下降，氯化物下降（2006，2008，2010）</u>。

3. 细菌学检查　涂片（脑脊液沉淀涂片染色后查找病原体，阳性率可达80%～90%，为早期诊断的主要方法）；<u>细菌培养（阳性可确诊）（2016）</u>。

4. 血清学检查　特异性抗原，特异性抗体。

5. 分子生物学检查　PCR技术检测。

（五）治疗

1. 一般治疗　早诊断，早隔离，保证液体量、热量供应，监测生命体征，降温，营养支持治疗。

2. 抗菌治疗　抗生素治疗原则：早期、足量、连续、足疗程。<u>首选青霉素G（2004，2010，2016）</u>（成人每日20万U/kg，儿童每日20万～40万U/kg）。亦可选用头孢菌素、氯霉素或磺胺。

3. 对症治疗　脱水降颅压，高热用物理及药物降温，惊厥用地西泮等处理。

4. <u>暴发型的救治（2017）</u>　在住院治疗的同时，<u>抗休克</u>（补充血容量，纠正酸中毒，使用血管活性药，如山莨菪碱、肾上腺皮质激素，抗DIC，保护重要脏器功能），<u>减少脑水肿</u>（脱水及糖皮质激素等对症处理），处理呼吸衰竭。

（六）预防

1. 控制传染源　患者隔离时间为症状消失后3天，密切接触者医学观察7日。

2. 切断传播途径　必要时空气消毒，及时有效地处理污染物。

3. 保护易感人群　注射脑膜炎球菌A群多糖菌苗。药物预防：复方磺胺甲噁唑。

二、伤寒

（一）病原学

1. 形态结构　有周身鞭毛及菌毛，革兰阴性杆菌，无芽孢，无荚膜。伤寒杆菌可产生内毒素。

2. 生物学特性　具有菌体（O）抗原、鞭毛（H）抗原、表面（Vi）抗原。生活能力较强，能耐热，在水中存活2～3周，在冰冻环境中可存活数月。对热抵抗力不强，60℃15分钟即可杀死。对一般化学药品敏感。

（二）流行病学

1. 传染源　患者及带菌者。
2. 传播途径　主要经粪－口途径传播。散发流行多经日常生活接触传播。
3. 易感人群　人群普遍易感。病后可获持久免疫力。

（三）临床表现

1. 潜伏期　10天左右。
2. 临床分期

（1）初期：起病缓慢。

（2）极期：①高热。②消化系统症状（右下腹可有轻压痛）。③神经系统症状。④循环系统症状。⑤皮疹（玫瑰疹）。⑥肝脾大（2005）。

（3）缓解期。

（4）恢复期。

3. 临床类型

（1）轻型：全身毒血症状轻，病程短，1～2周痊愈。多见于发病前曾接受伤寒菌苗注射或发病初期已应用过有效抗菌药物治疗者，在儿童病例中亦非少见。

（2）暴发型：起病急，毒血症状严重，有畏寒，高热，血压下降，中毒性脑病，心肌炎，肝炎，肠麻痹，休克。

（3）迁延型：起病与典型伤寒相似，发热持续不退，可达5周以上。伴有慢性血吸虫病的伤寒患者常属此型。

（4）小儿伤寒：一般年龄越大，临床表现越似于成人，年龄越小，症状越不典型。

（5）老年伤寒：体温多不高，症状多不典型，虚弱现象明显。易并发支气管肺炎与心功能不全，常有持续的肠功能紊乱和记忆力减退，病程迁延，恢复不易，病死率较高。

（6）复发与再燃：症状消失后1～3周，临床表现与初次发作相似，血培养转阳为复发，复发的症状较轻，病程较短，与胆囊或单核－巨噬细胞系统中潜伏的病菌大量繁殖，再度侵入血循环有关。疗程不足，机体抵抗力低下时易见。偶可复发2～3次。再燃是指病程中，体温于逐渐下降的过程中又重升高，5～7天后方正常，血培养常阳性，机制与初发相似。

4. 常见并发症　肠出血、肠穿孔、中毒性肝炎、中毒性心肌炎、肺炎、胆囊炎、骨髓炎、肾盂肾炎等。

（四）实验室检查

1. 常规检查　白细胞计数减少或正常，伴中性粒细胞减少和嗜酸性粒细胞消失（2010，2015）。高热时可有轻度蛋白尿。大便潜血试验阳性。

2. 病原学培养

（1）血培养是确诊的证据，第1周阳性率最高，可达80%，第3周降为30%～40%，第4周时常阴性。

（2）骨髓培养阳性率较血培养高，可达90%。尤其适合于已用抗生素药物治疗，血培养阴性者（2011）。

（3）粪便培养，从潜伏期起便可获阳性，第3～4周可高达75%（2016）。

（4）尿培养，病程后期阳性率可达25%，但应避免粪便污染（2010，2011）。

3. 肥达反应　病程第1周阳性反应不多，一般从第2周开始阳性率逐渐增高，至第3～4

周可达90%，正常人血清中可能有低效价凝集抗体存在，通常"O"效价≥1∶80，"H"效价≥1∶160，才有诊断价值；每周检查1次，如凝集效价逐次递增，则更具诊断意义。

4. 其他检查　免疫学方法和生物学检查方法。

（五）诊断与鉴别诊断

1. 诊断　确诊标准为血、骨髓、尿、大便、玫瑰疹刮取物中，任一种标本分离到伤寒杆菌。血清特异性抗体阳性，肥达反应"O"抗体凝集效价≥1∶80，"H"抗体凝集效价≥1∶160，恢复期效价增高4倍以上者。

2. 鉴别诊断

（1）伤寒初期（第1周以内），特征性表现尚未显露，应与病毒感染、疟疾、钩端螺旋体病、急性病毒性肝炎等病相鉴别。

（2）伤寒极期（第2周以后），多数病例无典型伤寒表现，须与败血症、粟粒性肺结核、布氏杆菌病、地方性斑疹伤寒、结核性脑膜炎、恶性组织细胞增多症等相鉴别。

（六）治疗

1. 一般治疗及对症治疗　消化道隔离，营养支持治疗，以高热量、高维生素、易消化的食物为主。注意皮肤及口腔护理，观察生命体征，高热当物理降温，便秘可用开塞露灌肠。

2. 抗菌治疗　喹诺酮类药物为首选。第三代头孢菌素更适用于孕妇、儿童、哺乳期妇女及氯霉素耐药菌所致伤寒者。还有氯霉素、氨苄西林和SMZ等均有效。

3. 常见并发症的治疗

（1）肠出血：绝对卧床休息，严密观察生命体征及便血情况；暂停饮食，或进少量流质；静脉滴注葡萄糖生理盐水，注意电解质平衡，应用止血药；根据出血情况，酌量输血；如病人烦躁不安，可注射镇静药，<u>禁用泻剂及灌肠</u>；经积极治疗仍出血不止者，应考虑手术治疗。

（2）肠穿孔：除局限者外，肠穿孔伴发腹膜炎的患者应及早手术治疗，同时加用足量有效的抗生素控制腹膜炎。

（3）中毒性心肌炎：卧床休息，注意输液量和速度，营养心肌治疗。必要时应用糖皮质激素。有心衰者，可酌情使用小剂量毛花苷C等强心剂。

（七）预防

1. 控制传染源　病人和带菌者按肠道传染病隔离，至培养连续2次阴性为止。
2. 切断传播途径　加强饮食、饮用水和粪便的卫生管理，消灭苍蝇。
3. 保护易感人群　提高人群免疫力，也可口服死菌疫苗主动免疫，但效果不理想。

三、细菌性痢疾

（一）病原学

1. 分型分群　痢疾杆菌属肠杆菌科志贺菌属，<u>为革兰阴性杆菌，无鞭毛（2009）</u>。

分型：目前分为A、B、C、D 4群（分别相当于痢疾志贺、福氏、鲍氏和宋内志贺菌）及40个血清型及多个亚型。痢疾志贺菌感染病情较重，<u>福氏志贺菌感染易转为慢性（2015）</u>，宋内志贺菌感染病情轻。宋内志贺菌抵抗力最强，福氏志贺菌次之，痢疾志贺菌最弱。志贺菌可产生内毒素及外毒素。<u>痢疾志贺菌产生外毒素的能力最强（2010，2011，2015）</u>。

2. 生物学特性　志贺菌抵抗力弱，加热60℃10分钟可被杀死，对酸和一般消毒剂敏感。在粪便中数小时内死亡，在污染物品及瓜果、蔬菜上可存活10～20日。

（二）流行病学

1. 传染源　<u>急、慢性菌痢患者及带菌者</u>。

2. 传播途径 粪-口途径。
3. 易感人群 普遍易感，免疫力不持久，无交叉免疫。
4. 流行特征 夏秋季多见，儿童、中青年多见。

（三）临床表现

潜伏期一般为1~3日。

1. 急性菌痢（2011）

（1）典型菌痢：①高热，寒战。②腹痛，腹泻，里急后重。③黏液脓血便。④左下腹压痛，肠鸣音亢进。

（2）轻型菌痢：①毒血症状轻，低热或不发热。②肠道症状轻，腹泻次数少，无脓血。③轻度腹痛，无明显里急后重。

（3）中毒型菌痢：分为休克型、脑型和混合型。

2. 慢性菌痢 为病程超过2个月者（2006，2011）。大便间歇或经常带黏液及脓血，伴有不同程度的腹痛、腹胀。

（1）主要原因：①治疗不当。②耐药，福氏志贺菌感染。③免疫力低。④基础疾病。

（2）分型：慢性迁延型、急性发作型、慢性隐匿型。

（四）实验室检查及其他检查

1. 粪便常规 黏液脓血便，WBC≥15个/高倍视野（2010，2016，2017）。

2. 细菌培养 确诊菌痢的金标准。应取早期、新鲜、未与尿液混合、含黏液脓血的粪便或肠拭子，多次送检，可提高检出阳性率。

3. 特异性核酸检测 灵敏度高、特异性强、对标本要求低。

4. 血常规 血常规白细胞升高，中性粒细胞升高，慢性者伴有贫血。

（五）诊断

1. 急性菌痢 ①夏秋季，有进食不洁食物或与菌痢病人接触史。②临床表现为发热、腹痛、腹泻、里急后重及黏液脓血便，左下腹明显压痛。③实验室检查。

2. 慢性菌痢 ①病人有急性菌痢史。②病程超过2个月而疾病未愈。

3. 中毒型菌痢 ①儿童多见，以严重毒血症状、休克和（或）中毒性脑病为主要表现。②胃肠道症状轻微甚至无腹痛、腹泻。③应及时取便送检。④粪便镜检痢疾杆菌阳性。

（六）治疗

1. 急性菌痢的治疗

（1）一般治疗：隔离休息、易消化高能量饮食、保证足够水分、电解质及酸碱平衡。

（2）病因治疗：喹诺酮类（首选，常用环丙沙星、左氧氟沙星、加替沙星）（2010），三代头孢菌素（匹美西林、头孢曲松、头孢哌酮、阿奇霉素），小檗碱。

2. 中毒型菌痢的治疗 在病原治疗的基础上结合以下治疗：

（1）休克型的治疗：①扩充血容量及纠正酸中毒（低分子右旋糖酐、葡萄糖盐水、5%碳酸氢钠以纠正酸中毒）。②血管活性药（山莨菪碱解除微血管痉挛；多巴胺、酚妥拉明或间羟胺升压）。③保护重要脏器功能（心脏、肾脏）。④短期应用糖皮质激素。⑤防止DIC。

（2）脑型的治疗：①20%甘露醇，6~8小时重复使用。②血管活性药改善脑血管痉挛。③应用糖皮质激素。④防治呼吸衰竭，中枢型呼吸衰竭、周围型呼吸衰竭。

3. 慢性菌痢的治疗

（1）一般治疗：生活规律，进食易消化食物，积极治疗并存的慢性疾病。

（2）病原治疗：根据药敏选择有效抗生素。需要联合用药，疗程长，1~3个疗程。药物保留灌肠疗法。

（3）对症治疗：①解痉药物。②应用微生态制剂。

（七）预防

1. 管理传染源　早期发现病人和带菌者，及时隔离和彻底治疗。
2. 切断传播途径　搞好"三管一灭"（2016），养成饭前便后洗手的习惯。
3. 保护易感人群　流行季节可口服依链株活菌苗。

四、霍乱

（一）病原学

1. 分类　O_1群、非O_1群和不典型O_1群，其中O_1群是主要的流行株（2011）。

（1）O_1群霍乱弧菌。两个生物型：古典生物型、埃尔托生物型（2010）。三个血清型：小川型、稻叶型、彦岛型。

（2）其他类型。非O_1群霍乱弧菌、O_{139}血清型霍乱弧菌。

2. 生物学特性　①对干燥、日光、热、酸及一般消毒剂均敏感。②在自然环境中存活时间较长。③在鱼虾或贝壳生物中存活期长。④在正常胃酸中能存活4分钟。

（二）流行病学

1. 传染源　病人和带菌者为主要传染源。
2. 传播途径　粪-口途径传播。经水传播是最主要途径（2009，2011），常引起暴发流行。日常生活中经接触可传播，苍蝇也可传播。
3. 易感人群　人群普遍易感，且感染后免疫时间短，可再次感染。
4. 流行特征　①季节性：夏秋季为流行季节，高峰期7~9月。②地区性：沿江沿海地区发病较多。③流行形式：暴发型与慢性迁延散发型两种形式并存。

（三）临床表现

1. 潜伏期　1~3天（数小时至7天）。大多急起，少数有前驱症状。
2. 典型表现

（1）泻吐期：腹泻：无痛性剧烈腹泻（2016），不伴里急后重。黄色水样、米泔样水便（2006，2011），无粪臭。大便量多次频。呕吐：先泻后吐，喷射状，次数不多，少有恶心（2006）。呕吐物初为胃内容物，继之为水样或米泔水样。无发热，其中O_{139}血清型霍乱发热、腹痛比较常见，并发菌血症。

（2）脱水期：出现脱水和循环衰竭。表情淡漠，或烦躁不安，甚至昏迷。声音嘶哑、眼窝凹陷、口唇干燥、皮肤弹性差或消失、手指皱瘪，脉搏细速或不能触及，血压低甚至休克，少尿或无尿。代谢性酸中毒（呼吸增快，意识障碍），肌肉痉挛（低钠引起腓肠肌和腹直肌痉挛），低血钾（肌张力减低，腱反射消失，鼓胀，心律失常），循环衰竭（低血容量性休克）。

（3）恢复及反应期：症状逐渐消失。反应性低热因循环改善后肠毒素吸收增加造成。

3. 临床类型　主要分三型——轻型、中型（典型）、重型，与脱水和循环衰竭的程度同步。尚有一种罕见的暴发型或称中毒型，又称"干性霍乱"。本型起病急骤，尚未出现腹泻和呕吐症状，病人即因循环衰竭而死亡。

（四）实验室检查（2011）

1. 常规检查　由于血液浓缩，白细胞增高（2010，2015），红细胞及血红蛋白增高。

血生化检查：血清钾、钠、氯正常或降低，碳酸氢钠下降。

2. 粪便检查

（1）便常规：黏液、少量红白细胞（2017）。

（2）涂片染色：革兰阴性、稍弯曲弧菌（2010）。
（3）悬滴检查：运动活泼呈穿梭状的弧菌，此为动力试验阳性（2010）。
3. 增菌培养　提高检出率和早期诊断。
4. 血清学检查　双份血清抗凝集素抗体滴度增长4倍以上，有诊断意义。主要用于流行病学调查、回顾性诊断或粪便培养阴性可疑患者的诊断。

（五）诊断
1. 诊断标准
（1）有腹泻症状，粪便培养霍乱弧菌阳性。
（2）霍乱流行期间，在疫区内有典型的霍乱腹泻症状，进行双份血清凝集素试验，滴度4倍上升或杀弧菌抗体呈8倍以上增长者可诊断。
（3）疫源检索中发现粪便培养阳性前后5天内有腹泻症状者。
2. 疑似病例诊断标准
（1）具有典型霍乱症状的首发病例病原学检查尚未肯定前。
（2）霍乱流行期间与霍乱患者有明确接触史，并发生泻吐症状，而无其他原因可查者。疑似患者应进行隔离、消毒，进行疑似霍乱的疫情报告，并每天进行粪便培养，若连续2次粪便培养阴性，可做否定诊断，并做疫情订正报告。

（六）治疗
1. 补液疗法（2007，2015）
（1）补液原则：①早期、迅速、足量（2004）。②先盐后糖，先快后慢。③纠酸补钙，见尿补钾。
（2）补液种类：①静脉补液：5∶4∶1溶液。补液量与速度应根据患者的失水程度、血压、脉搏、尿量和血浆比重等决定，最初24小时总入量按临床分型的轻、中、重分别给3000～4000mL、4000～8000mL、8000～12000mL。②口服补液：补液盐。成人轻、中型脱水在最初6小时内每小时服750mL，体重不足20kg的儿童每小时服250mL。
2. 抗菌治疗　抗菌药：减少腹泻量，缩短泻吐期和排菌期；不能替代补液措施。
3. 对症治疗
（1）中毒性休克：糖皮质激素及血管活性药物。
（2）急性肺水肿及心力衰竭：暂停输液，镇静，强心，利尿。
（3）低钾血症：口服或静滴氯化钾。
（4）急性肾衰竭：纠正酸中毒和电解质紊乱，透析治疗。

（七）预防
1. 控制传染源
（1）按甲类传染病管理，建立健全腹泻门诊，病人登记，采便培养。
（2）隔离治疗病人，停用抗菌药物后大便培养每日一次，连续3次阴性，可解除隔离。
（3）接触者检疫5天（2006，2011），服药预防。
2. 切断传播途径　作好"三管一灭"，养成良好的卫生习惯。
3. 保护易感人群　提高人群免疫力。

第四单元 消毒与隔离

重点提示

本单元内容较为次要，考试虽然偶有涉及但考查相对简单，考生只需对基础概念内容了解即可。

---考点集合---

一、消毒

1. 概念 用物理、化学或生物方法杀灭或清除所在环境的病原微生物，但不包括芽孢。
2. 目的 防止感染。
3. 种类 分疫源地消毒和预防性消毒两种。
（1）疫源地消毒：是指对有传染源（病者或病原携带者）存在的地区进行消毒，以免病原体外传。可分为终末消毒与随时消毒。
（2）预防性消毒：是指未发现传染源情况下，对可能被病原体污染的物品、场所和人体进行消毒。
4. 消毒方法
（1）物理消毒法：有热力、光照、微波、辐射、过滤除菌等方法。
（2）化学消毒法：醇类、含碘化合物、含氯化合物、醛类、杂环类气体、过氧化物类、酚类、季胺盐类和洗必泰等。
5. 消毒方法的监测

二、隔离

1. 概念 将传染病病人及带菌者在传染期间安置在指定的地点与健康人群分开，便于治疗和护理（2005）。同时，便于污染物的消毒，缩小污染范围，减少传染病传播的机会。这样，既有利于防止传染病的蔓延，也有利于病人的康复。
2. 种类 根据控制传染源和切断传播途径的原则选择相应的隔离方法。主要分：严密隔离、呼吸道隔离、肠道隔离、接触隔离、血液-体液隔离、虫媒隔离和保护性隔离。
3. 期限 根据传染病的最长传染期而确定的，同时应根据临床表现和微生物检验结果来决定是否可以解除隔离。

三、医院感染

1. 医院感染的概念 住院病人在医院内获得的感染，包括在住院期间发生的感染和在医院内获得出院后发生的感染，但不包括入院前已开始或入院时已存在的感染。医院工作人员在医院内获得的感染也属医院感染。
2. 医院感染的防护原则 以保护医务工作人员和患者免受感染为主要原则。发生医院感染的原因虽然多种多样，但只要加强管理，采取行之有效的措施，将近2/3的医院感染是可预防的。

第十三篇 医学伦理学

第一单元 概述

重点提示

本单元内容在全书来说并不是重点,因此也不是考试的出题重点,出题基本都围绕道德的本质和特征,可以成题的内容比较匮乏,了解即可。

━━━━━ 考点集合 ━━━━━

一、伦理学与医学伦理学

1. 概念

(1) 伦理学:是研究道德现象、本质及发展规律的学问,分为规范伦理学和非规范伦理学。规范伦理学分为两大理论体系:目的论和义务论。

(2) 医学伦理学:是运用一般伦理学的原则和道德原则来研究、解决和调整医疗实践与医学科学发展中人们的道德关系和行为准则的科学。它以医务工作者道德为主要研究对象,并对医学发展中出现的各种医学道德现象、道德问题进行研究。

(3) 医学道德:是一种职业道德,简称为"医德"。是社会一般道德在医学领域中的具体表达,是医务人员自身的道德品质和调节医务人员与病人、他人、集体及社会之间关系的行为准则、规范的总和。

2. 医学伦理学的研究对象 医务人员与患者及其家属之间的关系;医务人员相互之间的关系;医务人员与社会之间的关系;医务人员与医学科学发展之间的关系。

3. 医学伦理学的研究内容 医学道德的基本理论、规范体系、基本实践。

二、医学模式与医学目的

1. 医学模式 医学模式即医学观,在不同的历史时期有不同的医学模式。它反映人们对医学的总体认识,是医学临床实践活动和医学科学研究的指导思想和理论框架,反映医学科学总的特征。

2. 生物-心理-社会医学模式 此为现行的医学模式,1977年由美国罗彻斯特大学精神病学和内科学教授恩格尔提出。这种模式认为人的心理与生理、精神与躯体、机体内外环境是一个完整的统一体,心理、社会因素与疾病的发生、发展、转化有着密切的联系。强调生物、心理、社会三因素是相互联系、不可分割的。

第二单元 医学伦理学的历史发展

重点提示

本单元抓住基本概念，记住几本著作内容及作者，面对考试应该不成问题。

---考点集合---

一、中国医学伦理学的历史发展

1. 中国古代医学道德思想的发展过程
（1）萌芽时期：从原始社会的晚期到奴隶社会的初中期。神农、炎帝、伏羲为代表。
（2）形成时期：从奴隶社会末期到西汉。"医乃仁术"思想贯穿之中。
（3）发展时期：东汉至隋唐时期。张仲景《伤寒杂病论》提出"精究方术""爱人知人"；孙思邈《大医精诚》主张具备"精""诚"。
（4）相对完善时期：宋元明清时期。《医说》中有"医以救人为心"篇；陈实功《外科正宗》中提出"医家五戒十要"（2006）。
2. 中国近代医学伦理学的发展　继承发扬传统医德思想；吸收借鉴西方医学伦理准则；初步探讨医学伦理学理论。1932年上海出版宋国宾主编的《医业伦理学》，是我国第一部较系统的医学伦理学专著，表明中国已由传统的医德学进入到近代医学伦理学阶段。
3. 中国医学道德的优良传统　仁爱救人，赤诚济世的行医宗旨；不图名利，清廉正直的道德品质；普同一等，一心赴救的服务态度；尊重同道，谦和不矜的医疗作风；注重自律，忠于医业的献身精神（2006）。

二、国外医学伦理学的历史发展

1. 国外古代医学道德思想
（1）古希腊医学道德：《希波克拉底誓言》（2006，2010，2017）。
（2）古罗马医学道德：代表人物盖仑。
（3）印度医学道德：《妙闻集》《阇罗迦集》。
（4）阿拉伯医学道德：《迈蒙尼提斯祷文》。
2. 国外近现代医学伦理学的发展
（1）医学伦理学在近代的西方已形成一门独立的学科，以1803年英国托马斯·帕茨瓦尔《医学伦理学》出版（2011）为标志。
（2）近现代医学伦理学在规范体系和理论基础方面都较完善，以1948年《日内瓦宣言》和1949年《国际医德守则》的颁布为标志。

三、生命伦理学

1. 生命伦理学产生的背景　医学模式的转变；从义务论哲学到价值论哲学的转变；新生命科学技术的发展；经济发展与卫生经济社会；卫生制度改革（人人享有基本医疗保健）。
2. 生命伦理学的基本理论、原则和研究内容
（1）研究内容：生命伦理学是对人类生存过程中生命科学技术和卫生保健政策以及医疗活动中道德问题的伦理学研究，是有关人和其他生命体生存状态和生命终极问题的学科。
（2）基本原则：无伤原则、行善原则、公正原则和尊重原则，由美国学者比彻姆和丘卓

斯在《生物医学伦理学原则》一书中提出。

第三单元 医学伦理学的理论基础

重点提示

本单元出题的可能性不大，但是概念比较多，要抓住每个概念的特点。重点在医学伦理学的研究对象、内容、意义和方法。

———————————— 考点集合 ————————————

一、生命论

1. 生命神圣论、生命质量论、生命价值论的概念
（1）<u>生命神圣论</u>：人的生命至高无上，神圣不可侵犯。
（2）<u>生命质量论</u>：是以人的自然素质（体能和智能）的高低、优劣为依据，衡量生命对自身、他人和社会存在价值的一种伦理观。
（3）<u>生命价值论</u>：是以人具有的内在价值与外在价值统一来衡量生命意义的一种伦理观。

2. 生命质量论的标准及伦理意义
（1）<u>标准</u>：①主要质量，指人体的身体和智力状态。②根本质量，指生命的目的、意义及与其他人在社会、道德上的相互作用。③操作质量，如利用智商、测量智能方面的质量（2006）。
（2）伦理意义：有利于提高人口素质、控制人口增长、人类自我认识的飞跃。为医务人员对某些不同生命质量的病人，采取相应的治疗原则、方法和手段提供理论依据，对于合理、公正地分配卫生资源也有十分重要的意义。

3. 生命价值论的标准及伦理意义　生命价值论是生命神圣与生命质量统一的理论。
（1）标准：①生命的内在价值，即生命本身的质量（体力和智力）是生命价值判断的前提和基础。②生命的外在价值，即某一生命对他人、社会的贡献，是生命价值的目的和归宿。
（2）伦理意义：将生命的内在价值和外在价值统一起来，并以此来评价生命的价值，可以避免就个体生命的某一阶段或某个时期来判断生命的价值。

二、人道论

1. 医学人道主义的含义　在医学活动中，特别是在医患关系中表现出来的<u>同情和关心病人、尊重病人的人格与权利、维护病人的利益、珍视人的生命价值和质量</u>的伦理思想和权利观念。
2. 医学人道主义的核心内容　<u>尊重病人生命，尊重病人的人格，尊重病人的权利</u>（2011，2016）。

三、美德论

1. 美德论的含义　以行为者为中心，研究和探讨人应该具有什么样的美德和品格，什么是有意义的生活。
2. 医德品质的含义　指医务人员在长期的职业行为中形成和表现出来的稳定的医学道德气质、习惯和特征。<u>医德品质是医德认识、医德情感和医德意志的统一</u>。

3. 医德品质的内容　仁爱、严谨、诚挚、公正、奉献。

四、功利论

1. 功利论的含义　功利论是以"功利"作为道德标准的学说，认为追求利益就是道德的标准。
2. 功利论的主要特征
（1）用"功利"来定义善的内涵，功利是指对有感受力的存在者而言的利益、好处、快乐、善或幸福。
（2）强调行为的结果，不重视行为的动机，即"最大多数人的最大幸福"原则。

五、道义论

1. 道义论的含义　又称义务论，认为道德上应当采取的具体行动或行动准则的正确性不是由行为的后果所决定的，而是由这一行为或这种行为准则的自身固有特点所决定的。医学道义论主要研究医务人员职业道德规范。
2. 道义论的主要特征
（1）强调行为动机的重要性，只要行为的动机是善的，不管结果如何，这个行为都是道德的。
（2）强调原则的超验性，以人的理性为基础，而不进行感性经验的证明。
（3）立足于全体社会成员的普遍性，而不是从个体的利益出发提出准则。

第四单元　医学道德的规范体系

☆ 重点提示

本单元是出题的重点和热点，几乎每年都会有题。各种题型出题都有可能，根据新修改的大纲，内容变化较多，应熟读教材。

---考 点 集 合---

一、医学道德原则

1. 行善原则
（1）内容：善待生命；善待服务对象，"以病人为中心"的服务理念；善待社会，把满足个体患者康复利益与满足人人享有卫生保健的利益统一起来。
（2）意义：是医学道德的根本原则、最高原则。
2. 尊重原则（2006）
（1）内容：尊重患者的人格；尊重患者的自主决定权；尊重患者的隐私权。
（2）意义：有利于医患合作，提高治疗效果；可以减少医务人员可能要承担的民事和刑事责任。
3. 公正原则（2006）
（1）内容：对待服务对象一视同仁；公正分配卫生资源。
（2）意义：协调医患之间的利益关系。利于患者的心理平衡、医患关系的和谐、医疗效果的提高；利于社会公正环境的形成。
4. 无伤原则（2006，2017）

(1) 内容：为病人利益和健康着想；尽力提供最佳的诊治、护理手段；不滥施辅助检查，不滥用药物，不滥施手术。

(2) 意义：医学界的道德底线。

二、医学道德规范

1. 医学道德规范的含义　医学道德规范是医务人员在各种医学活动中应遵守的行为准则，是医学道德基本原则的具体体现，是医务人员道德行为和道德关系普遍规律的反映。

2. 医学道德规范的内容　救死扶伤，忠于医业；钻研医术，精益求精；一视同仁，平等待患；慎言守密，礼貌待人；廉洁奉公，遵纪守法；互学互尊，团结协作。

三、医学道德范畴

1. 医学道德范畴的含义　是医学道德实践的总结与概括，是医学活动中人自身以及人的本质关系的反映，是普遍道德范畴在医学活动中的特殊表现。内容有权利与义务、情感与良心、审慎与保密、荣誉与幸福等。

2. 医学道德权利的含义和作用

(1) 含义：指医学道德活动中主体所拥有的正当权利和义务。既包括医务人员的权利，也包括患者的权利。

(2) 作用：医务人员——保证医学职业的声誉和社会地位，调动和提高医务人员履行职业道德义务的积极性和主动性；患者——利于患者道德义务的履行，促进患者配合诊疗的积极性，提高治疗效果，有利于医患关系的和谐。

3. 医学道德义务的含义和作用

(1) 含义：指医学道德主体在医学道德活动中对患者、集体、社会所负的责任。

(2) 作用：增强医务人员的责任感，使之自觉、愉快地履行自己的职业义务，并逐渐变成自己的内心信念。有利于在维护和提高人类健康水平方面作出贡献，不断使自己的医学道德境界得到升华。

4. 医学道德情感的含义和作用

(1) 含义：指医务人员对医学事业和服务对象所持的态度和主要包括同情感、责任感和事业感。

(2) 作用：同情感是促使医务人员为患者服务的原始动力；责任感使医务人员的行为具有稳定性，并能真正履行对病人的道德责任；事业感能激励医务人员对医学事业的发展发愤图强，为患者的利益承担风险，真正实现为人民健康服务的道德原则。

5. 医学道德良心的含义和作用

(1) 含义：是指医务人员在履行义务的过程中，对自己行为应负道德责任的自觉认识和自我评价能力（2006，2008）。

(2) 作用：无论有无监督，自觉地遵守医学道德义务，作出正确的选择。

6. 医学道德审慎的含义和作用

(1) 含义：是指医务人员在行为之前的周密思考及行为之中的小心谨慎。

(2) 作用：有利于医务人员养成良好的医护作风，提高责任感；促使医务人员钻研业务知识和医疗技术；促进医务人员以高度负责的精神对待病人，以医学道德的原则、规范严格要求自己和加强自身道德修养。

7. 医学道德保密的含义和作用

(1) 含义：指医务人员在医疗活动中应具有对医疗和护理保守秘密的职业道德品质。

(2) 作用：体现了患者对医务人员的信任，也体现了医务人员对患者人格和权利的尊重，有利于建立良好的医患关系。

8. 医学道德荣誉的含义和作用

（1）含义：是指医务人员履行了自己的职业义务以后，获得他人、集体或社会的赞许、表扬和奖励。

（2）作用：促使医务人员关心自己行为的社会后果；鼓励广大医务人员关心荣誉、争取荣誉，从而形成一种积极向上的正气。有利于提高医务人员的积极性，建立良好的医患关系。

9. 医学道德幸福的含义和作用

（1）含义：是同人生目的、意义及现实生活或理想关系最密切的道德现象。

（2）作用：促使医务人员自觉履行医学道德义务，树立正确的苦乐观。

第五单元　医患关系道德

☆ 重点提示

本单元出题频率呈增加趋势，应引起考生注意。出题的题点还是非常多的，需要对各个考点都有所了解，才不会束手无策。考试题型基本都是 A1 型题。

考点集合

一、医患关系概述

1. 医患关系的内涵　医患关系是医疗活动中最大量、首要的关系，是医学伦理学的核心问题和主要研究对象。狭义的医患关系指行医者与患者的关系。广义的医患关系指以医务人员为一方的群体与以患者及其家属等为一方的群体之间的医疗人际关系。

2. 医患关系的内容　可分为技术方面和非技术方面两部分。

（1）技术方面的关系：医患间因诊疗方案、措施的制定和实施而产生的关系。

（2）非技术方面的关系：医患交往过程中在社会、法律、道德、心理、经济等方面建立起来的人际关系。如医患间的道德关系、经济关系、价值关系、法律关系等。

3. 医患关系的模式　根据医生和患者的地位、主动性大小，分为主动－被动型、指导－合作型、共同参与型。1976 年美国学者萨斯和荷伦德提出（2016，2017）。

4. 影响医患关系的主要因素

（1）医生方面：医生的医疗观、道德修养、服务态度和责任感等。

（2）病人方面：不遵守就医道德、对医务人员不信任等。

（3）管理、社会方面：医院管理制度上的缺陷、国家对卫生事业的资金投入不足、社会上的不正之风仍然严重存在、卫生法规不够健全等。

5. 医患关系的发展趋势　医患关系结构的"人机化"趋势；医患交往的"经济化"趋势；医患要求的"多元化"趋势；医患关系调节方式上的"法制化"趋势。

二、医患双方的权利与义务

1. 医生的权利内容　①在注册的执业范围内，进行医学检查、疾病调查、医学处置、出具相应的医学证明文件，选择合理的医疗、预防、保健方案。②按照国务院卫生行政部门规定的标准，获得与本人执业行为相当的医疗设备基本条件。③从事医学研究、学术交流，参加专业学术团体。④参加专业培训，接受继续医学教育。⑤在执业活动中，人格尊严、人身安全不受侵犯。⑥获取工资报酬和津贴，享受国家规定的福利待遇。⑦对所在机构的医疗、预防、保健工作和卫生行政部门的工作提出建议,依法参与所在机构的民主管理。

2. 医生的义务内容　①遵守法律、法规,遵守技术操作规范。②树立敬业精神,遵守职业道德,履行医师职责,尽职尽责为患者服务。③关心、爱护、尊重患者,保护患者的隐私。④努力钻研业务,更新知识,提高专业技术水平。⑤从事科学研究,发展医学科学。⑥宣传卫生保健知识,对患者进行健康教育等。医生还应履行下列职业道德义务:维护病人健康,减轻病人痛苦;解释说明与履行知情同意原则;保守秘密。

3. 患者的权利内容　<u>基本医疗权、疾病认知权、知情同意权、保护隐私权、社会免责权、经济索赔权</u>。

4. 患者的义务内容　<u>保持和恢复健康的义务;积极配合诊疗的义务;遵守医院各种规章制度的义务;支持医学科学发展的义务</u>。

三、医患沟通与道德要求

1. 医患沟通的意义
(1) 含义:医患沟通是医患之间利用语言或非语言形式进行的信息交流。
(2) 意义:是医学目的、医学诊断、临床治疗、医学人文精神、减少纠纷的需要。
2. 医患冲突的原因　服务态度;医疗事故与医疗过失;满足病人需求方面的因素;医疗体制与医院管理方面的因素。
3. 医患冲突的化解
(1) 医患纠纷:大部分的纠纷是因为沟通方面存在问题,比如知识、信息方面的不对称,医生在解释方面的欠缺,病人理解上的误区等。医生在医患关系中起主导作用,因此要求医生在此环节承担更大的责任。
(2) 医疗事故:依据相关的法律、法规和制度进行处理,公开、公平、公正,实事求是。

第六单元　临床诊疗工作中的道德

☆ 重点提示

本单元一直是出题的热点,以后还是A1、B2两种题型都可能出现,重点在临床诊疗的医学道德原则。

────── 考点集合 ──────

一、临床诊疗工作的医学道德原则

1. 诊疗道德的含义　指医务人员在诊疗过程中处理好各种关系的行为准则和特殊医德要求,是医德原则、规范在临床医疗实践中的具体运用。
2. 临床诊疗道德的原则　<u>最优化原则、知情同意原则、保密原则、生命价值原则(2016,2017)</u>。

二、临床诊断工作的道德要求

1. 中医四诊　<u>安神定志,实事求是(2006)</u>。
2. 体格检查　<u>全面系统,认真细致;关心体贴,减少痛苦;尊重病人,公正无私</u>。
3. 辅助检查　<u>目的明确,诊治需要;知情同意,尽职尽责;综合分析,切忌片面;密切联系,加强协作</u>。

三、临床治疗工作的道德要求

1. 药物治疗中　对症下药，剂量安全；合理配伍，细致观察；节约费用，公正分配。
2. 手术治疗中
（1）术前准备：知情同意；严格掌握手术指征，动机正确；认真作好术前准备。
（2）术中：关心病人，体贴入微；态度严肃，作风严谨；精诚团结，密切协作。
（3）术后：严密观察，勤于护理，减轻患者痛苦，加速患者康复。
3. 心理治疗中　掌握和运用心理治疗的知识、技巧；有同情、帮助病人的诚意；以健康、稳定的心理状态影响和帮助病人；要保守病人的秘密、隐私。
4. 康复治疗中　理解与同情；关怀与帮助；联合与协作。

四、临床某些科室的道德要求

1. 急诊科（室）
（1）工作特点：①随机性强。②时间性强。③协作性强。
（2）道德要求：①争分夺秒，全力抢救。②敢担风险、团结协作的使命感。③满腔热情，关注患者的心理需求。④合理使用医疗资源。
2. 传染科（室）
（1）工作特点：①病人心理问题多。②病房管理难度大。③对医务人员道德要求高。
（2）道德要求：①热爱本职工作，具有无私奉献精神。②坚持预防为主的积极防疫思想。③严格执行消毒隔离制度，防止交叉感染。④遵守国家法律规定，及时上报疫情（2016）。

第七单元　医学科研工作的道德

重点提示

本单元的重点在人体实验工作的道德要求。

考点集合

一、医学科研工作的基本道德要求

1. 道德准则　实事求是，真诚协作。
2. 工作作风　严肃的治学态度，严格的工作作风，严密的科学手段。

二、医学人体实验工作的道德

1. 人体实验的类型　自愿实验、欺骗实验、强迫实验、天然实验（2008）。
2. 人体实验的道德原则　医学目的、维护病人利益、知情同意、科学对照（2016）。

第八单元　医学道德的评价、教育和修养

☆ 重点提示

本单元是出题的重点和热点，几乎每年都会有题。其范围多在医学道德修养的内容和评价的标准。考试题型基本都是 A1 型题。

―――――― 考点集合 ――――――

一、医学道德评价

1. 医德评价的标准
（1）疗效标准：有利于疾病的缓解、痊愈和生命的安全。
（2）社会标准：有利于人类生存环境的保护和改善（2017）。
（3）科学标准：有利于医学科学的发展和社会的进步。
2. 医德评价的依据　动机与效果的辩证统一；目的和手段的辩证统一。
3. 医德评价的方式　社会舆论、内心信念和传统习俗。

二、医学道德教育

1. 医德教育的意义　有助于医务人员内在品质的形成；是形成良好医风的重要环节；是促进医学科学发展的重要措施。
2. 医德教育的过程　提高医德认识、培养医德情感、锻炼医德意识、坚定医德信念、养成医德行为和习惯五个方面（2006）。

三、医学道德修养

医德修养是指医务人员按照一定的医德原则和规范进行自我改造、自我锻炼、自我培养的医德实践过程，以及在此基础上所要达到的医德境界。包括在医疗实践中所形成的情操、举止、仪表、品行等。

第九单元　生命伦理学

重点提示

本单元不是考试的出题重点，复习重点在生命伦理学内容和原则，记住可以区分的特征以期用于解题，本部分内容基本掌握即可，考试题型基本都是A1型题。

―――――― 考点集合 ――――――

一、生命伦理学研究的内容及伦理原则

1. 实施人类辅助生殖技术的伦理原则　①有利于患者。②夫妻双方自愿和知情同意。③确保后代健康。④维护社会公益。⑤互盲和保密。⑥严防精子、卵子商品化。⑦伦理监督。
2. 人体器官移植的伦理原则　①知情同意原则，供体和受体都自愿。②尊重原则，不会损害活体器官捐献人其他正常的生理功能、尊重死者捐献者的尊严；对摘取器官完毕的尸体进行符合伦理原则的医学处理。③效用原则，恪守不伤害原则。④禁止商业化原则。⑤保密原则，对人体器官捐献人、接受人和申请人体器官移植手术患者的个人资料保密。⑥伦理审查原则。
3. 人类胚胎干细胞研究和应用的伦理原则　①尊重原则，只允许将14天内的人体胚胎用于研究。②知情同意原则，只允许使用自愿捐献的生殖细胞或辅助生殖多余的胚胎。③安全和有效原则，必须经动物实验有效；不允许将捐献胚胎重新植入妇女子宫，不允许将人类配子与动物配子相结合。④防止商品化原则，禁止买卖人体胚胎，并避免妇女故意制造胚胎。

4. 基因诊断和基因治疗的伦理原则　①尊重与平等的原则，无论携带有何种的基因都应受到尊重，反对基因决定论，防止基因歧视。②知情同意的原则。③保护隐私原则。④以治疗为目的原则。

5. 死亡标准与安乐死的伦理问题

（1）传统的心肺死亡标准：心脏和循环功能的丧失，即呼吸、心跳、血液循环的完全停止。

（2）脑死亡：包括脑干在内的全脑功能不可逆转的丧失，即死亡。按照这个死亡定义，即使心跳、呼吸还能靠人工维持，但是只要全脑功能已经发生不可逆的损坏，就可以宣布死亡。

（3）脑死亡的诊断标准：①哈佛标准：对外部的刺激和内部的需要无接受性、无反应性；自主的肌肉运动和自主呼吸消失；诱导反射消失；脑电波平直或等电位。凡符合以上4条标准，持续24小时测定，每次不少于10分钟，反复检查多次结果一致者，可宣告死亡。②我国卫生部标准：判定的三步骤——脑死亡临床判定、脑死亡确认试验、脑死亡自主呼吸激发试验。三步骤均符合判定标准才能确认为脑死亡。

（4）安乐死的伦理问题：①在道德上是否接受。②知情同意的问题。③与人道主义原则相违背的问题。④与人的生存权相冲突的问题。

二、生命伦理学最新重要文献

1. 《贝尔蒙报告》（保护人类受试者的伦理原则与准则）　①区分医疗与研究之间的界限。②基本伦理学原则，尊重个人、有利、公正。③伦理原则的应用，要求知情同意，进行风险及效益评估，在选择受试者时应当具备公平的程序和结果。

2. 《赫尔辛基宣言》（涉及人类受试者医学研究的伦理准则）　①必须保护受试者准则。②必须符合医学目的准则。③必须经受试者知情同意准则。④必须接受伦理审查准则。

3. 生命伦理学《吉汉宣言》　坚决主张科技必须考虑公共利益。意识到生物学与医学的巨大进展，保证人权的迫切需要，滥用这个进展可能给人权带来的危险。

4. 《国际性研究中的伦理与政策问题：发展中国家的临床试验》　①对临床试验伦理行动的基本要求。②提供已确定的有效治疗作为对照。③公平对待和尊重参加者。④获得试验后利益。⑤在国际性临床试验中确保保护研究参加者。

5. 国际人类基因组组织（HUGO）伦理委员会关于人类基因组数据库的声明　①人类基因组数据库是全球的公共财产。②个人、家庭、社群、商业实体、机构和政府应促进这项公共财产。③应该鼓励数据的自由流动以及从使用数据库研究中所获利益的公平和公正的分配。④应尊重个人、家庭与社群的选择和隐私。⑤应保护个人、家庭与社群，防止歧视和侮辱。⑥研究人员、机构与商业实体有权为数据库作出智力和财政贡献而获得公平回报。

第十四篇　卫生法规

重点提示

本篇内容在历年考试中所占份额很小，且大多为对概念的考查。不建议考生通读教材，故将历年真题以及相对重点的内容进行整理，以期提高应试效率。

———— 考 点 集 合 ————

【历年考点及重点辑要】
- 法律效力仅次于宪法的卫生法渊源是卫生法律（2017）。
- 卫生行政法规是由国务院制定和颁布，或由卫生部制定并由国务院批准颁布的卫生行政管理和管理事项的规范性文件（2004，2011）。
- 公平原则就是以利益均衡作为价值判断标准来配置卫生资源，协调卫生保健活动，以便整个社会成员普遍能得到卫生保健（2016）。
- 卫生行政处罚的种类主要有警告、罚款、没收非法财物、没收违法所得、责令停产停业、暂扣或吊销有关许可证等（2016）。
- 承担民事责任的方式包括停止侵害；排除障碍；消除危险；返还财产；恢复原状；修理、重做、更换；赔偿损失；支付违约金；消除影响、恢复名誉、赔礼道歉（2005）。
- 刑罚，分为主刑和附加刑两种。主刑是指对犯罪分子独立适用的主要刑罚方法，只能独立适用，不能附加适用，种类有管制、拘役、有期徒刑、无期徒刑和死刑 5 种。附加刑是指补充主刑适用的刑罚方法，可以附加于主刑适用，也可以独立适用，种类有罚金、剥夺政治权利和没收财产 3 种（2006）。
- 具有高等学校医学专科学历或者中等专业学校医学专科学历，在执业医师指导下，在医疗、预防、保健机构中试用期满一年的，可以参加执业助理医师资格考试（2015）。
- 执业医师的注销及注册要在其所在的医疗、预防、保健机构，应当在 30 日内报告准予注册的卫生行政部门，卫生行政部门应当注销注册（2005）。
- 医师变更执业地点、执业类别、执业范围等注册事项的，应当到准予注册的卫生行政部门办理变更注册手续（2004）。
- 执业医师的义务：①遵守法律、法规，遵守技术操作规范。②树立敬业精神，遵守职业道德，履行医师职责，尽职尽责为患者服务。③关心、爱护、尊重患者，保护患者的隐私。④努力钻研业务，更新知识，提高专业技术水平。⑤宣传卫生保健知识，对患者进行健康教育。
- 药品管理法的立法目的是为加强药品管理，保证药品质量，增进药品疗效，保障人民用药安全，维护公民健康和用药的合法权益（2004）。
- 假药指药品所含成分与国家药品标准规定成分不符的或以非药品冒充药品或以他种药品冒充此种药品的（2004）。
- 劣药指药品成分的含量不符合国家药品标准（2005）。
- 精神药品指直接作用于中枢神经系统，使之兴奋或抑制，连续使用能产生依赖性的药

- 品（2005）。
- 处方不超过 7 日用量，急诊处方不超过 3 日用量（2004，2005，2017）。
- 甲类传染病包括鼠疫、霍乱（2005）。
- 乙类传染病包括传染性非典型肺炎、艾滋病、病毒性肝炎、脊髓灰质炎、狂犬病等（2005）。
- 丙类传染病包括流行性感冒、流行性腮腺炎、风疹、麻风病、伤寒和副伤寒等。
- 对乙类传染病中传染性非典型肺炎、炭疽中的肺炭疽和人感染高致病性禽流感，采取本法所称甲类传染病的预防、控制措施（2015）。
- 传染病防治方针与管理原则是以预防为主，防治结合，分类管理，依靠科学，依靠群众（2004）。
- 医疗机构发现甲类传染病时，应当及时采取下列措施：①对病人、病原携带者予以隔离治疗，隔离期限根据医学检查结果确定。②对疑似病人，确诊前在指定场所单独隔离治疗。③对医疗机构内的病人、病原携带者、疑似病人的密切接触者，在指定场所进行医学观察和采取其他必要的预防措施（2016）。
- 突发事件监测机构、医疗卫生机构和有关单位发现有下列情形之一的，应当在 2 小时内向所在地县级人民政府卫生行政主管部门报告；接到报告的卫生行政主管部门应当在 2 小时内向本级人民政府报告，并同时向上级人民政府卫生行政主管部门和国务院卫生行政主管部门报告：①发生或者可能发生传染病暴发、流行的。②发生或者发现不明原因的群体性疾病的。③发生传染病菌种、毒种丢失的。④发生或者可能发生重大食物和职业中毒事件的（2017）。
- 二级医疗事故为造成患者中度残疾、器官组织损伤导致严重功能障碍的（2006，2011，2017）。
- 四级医疗事故为造成患者明显人身损害的其他后果的（2006）。
- 患者死亡，医患双方当事人不能确定死因或者对死因有异议的，应当在患者死亡后 48 小时内进行尸检；具备尸体冻存条件的，可以延长至 7 日（2015）。
- 在紧急情况下为抢救垂危患者生命而采取紧急医学措施造成不良后果的；在医疗活动中由于患者病情异常或者患者体质特殊而发生医疗意外的；在现有医学科学技术条件下，发生无法预料或者不能防范的不良后果的；无过错输血感染造成不良后果的；因患方原因延误诊疗导致不良后果的；因不可抗力造成不良后果的。这些情况不属于医疗事故。
- 卫生行政部门应当自收到医疗事故争议处理申请之日起 10 日内进行审查（2005）。
- 国家保护、扶持、发展中医药事业，实行中西医并重的方针，鼓励中西医相互学习、相互补充、共同提高，推动中医、西医两种医学体系的有机结合，全面发展我国中医药事业（2004，2005）。
- 中医药教育机构应当加强中医药基础理论教学，重视中医药基础理论与中医药临床实践相结合，推进素质教育。设立各类中医药教育机构，应当符合国家规定的设置标准，并建立符合国家规定标准的临床教学基地（2005）。
- 医德规范的内容：①救死扶伤，实行社会主义的人道主义。②尊重患者的人格与权利。③文明服务。④廉洁奉公。⑤为患者保密。⑥互学互尊，团结协作。⑦严谨求实，奋发进取，钻研医术，精益求精。